达拉斯鼻修复术

全球大师的杰作

Secondary Rhinoplasty

by the global masters

上卷　基础篇

主　编　**Rod J. Rohrich　Jamil Ahmad**

顾　问　曹谊林　艾玉峰　郭树忠　范　飞

主　审　祁佐良　马继光

主　译　李战强

副主译　曾　高　牛永敢　张　辉　欧阳天祥
　　　　罗延平　梁晓健　杨　力　刘　伟

人民卫生出版社

图书在版编目（CIP）数据

达拉斯鼻修复术：全球大师的杰作/（美）罗德·J. 勒里希
（Rod J. Rohrich）主编；李战强主译. —北京：人民卫生出版社，2017
　　ISBN 978-7-117-25340-6

　　Ⅰ.①达… Ⅱ.①罗…②李… Ⅲ.①鼻-整形外科学
Ⅳ.①R765.9

　　中国版本图书馆 CIP 数据核字（2017）第 248551 号

人卫智网　**www.ipmph.com**	医学教育、学术、考试、健康，	
	购书智慧智能综合服务平台	
人卫官网　**www.pmph.com**	人卫官方资讯发布平台	

版权所有，侵权必究！

图字：01-2017-3811

ISBN 978-7-117-25340-6
9 787117 253406 >

达拉斯鼻修复术
全球大师的杰作
（上、下卷）

主　　译：李战强
出版发行：人民卫生出版社（中继线 010-59780011）
地　　址：北京市朝阳区潘家园南里 19 号
邮　　编：100021
E - mail：pmph @ pmph.com
购书热线：010-59787592　010-59787584　010-65264830
印　　刷：北京汇林印务有限公司
经　　销：新华书店
开　　本：889×1194　　1/16　　总印张：88
总 字 数：2850 千字
版　　次：2017 年 11 月第 1 版　2017 年 11 月第 1 版第 1 次印刷
标准书号：ISBN 978-7-117-25340-6/R·25341
定　　价(上、下卷)：980.00 元
打击盗版举报电话：010-59787491　E-mail：WQ @ pmph.com
（凡属印装质量问题请与本社市场营销中心联系退换）

参 译 人 员

顾问

曹谊林　上海交通大学医学院附属第九人民医院　　郭树忠　联合丽格第一医疗美容医院

艾玉峰　美莱医疗美容连锁医院集团　　　　　　　范　飞　中国医学科学院整形外科医院

主审

祁佐良　中国医学科学院整形外科医院　　　　　　马继光　中国医学科学院整形外科医院

主译

李战强　中国医学科学院整形外科医院

副主译

曾　高　中日友好医院　　　　　　　　　　　　　罗延平　广州美莱医疗美容门诊部

牛永敢　郑东美美医疗美容门诊部　　　　　　　　梁晓健　深圳美莱医疗美容医院

张　辉　西安希美得医疗美容门诊部　　　　　　　杨　力　四川华美紫馨医学美容医院

欧阳天祥　上海美莱医疗美容门诊部　　　　　　　刘　伟　郑州美莱医疗美容医院

译者（按汉语拼音排序）

陈　杨　四川华美紫馨医学美容医院　　　　　　　欧阳春　上海美莱医疗美容门诊部

杜奉舟　北京协和医院　　　　　　　　　　　　　秦　晓　四川华美紫馨医学美容医院

甘　承　中国医学科学院整形外科医院　　　　　　孙维绎　中国医学科学院整形外科医院

谷聪敏　中国医学科学院整形外科医院　　　　　　单　磊　重庆美莱整形美容医院

顾云鹏　中国医学科学院整形外科医院　　　　　　田　怡　重庆医科大学附属第二医院

李保锴　上海美莱医疗美容门诊部　　　　　　　　王春虎　中国医学科学院整形外科医院

李高峰　广州美容医疗美容门诊部　　　　　　　　王　欢　中国医学科学院整形外科医院

李　芯　中国医学科学院整形外科医院　　　　　　王克明　中国医学科学院整形外科医院

梁雪冰　中国医学科学院整形外科医院　　　　　　王睿恒　北京悦美好医医疗美容门诊部

梁志为　深圳美莱医疗美容医院　　　　　　　　　徐　鹏　四川华美紫馨医学美容医院

刘　攀　深圳美莱医疗美容医院　　　　　　　　　杨晓宁　中国医学科学院整形外科医院

刘彦军　北京圣嘉新医疗美容医院　　　　　　　　于　璐　中国医学科学院整形外科医院

龙鹏辉　深圳美莱医疗美容医院　　　　　　　　　张国强　重庆华美整形美容医院

吕倩雯　中国医学科学院整形外科医院　　　　　　周　蔚　郑州美莱医疗美容医院

3

Peter A. Adamson, MD, FRCSC, FACS
Professor and Head, Division of Facial Plastic
and Reconstructive Surgery, Department of
Otolaryngology–Head and Neck Surgery,
University of Toronto, Toronto, Ontario,
Canada

Paul N. Afrooz, MD
Aesthetic Surgery Fellow, Dallas Plastic Surgery
Institute, Dallas, Texas

Jamil Ahmad, MD, FRCSC
Director of Research and Education, The
Plastic Surgery Clinic, Mississauga, Ontario;
Assistant Professor, Division of Plastic and
Reconstructive Surgery, Department of Surgery,
University of Toronto, Toronto, Ontario,
Canada

Natalie H. Attenello, MS, MD
Facial Plastic Surgeon, Awaken Aesthetics,
Torrance, California

Jay W. Calvert, MD, FACS
Plastic and Reconstructive Surgeon, Private
Practice, Beverly Hills, California

Nazim Cerkes, MD
School of Health Science, Istanbul Bilgi
University, Istanbul, Turkey

John Jared Christophel, MD, MPH
Associate Professor, Department of
Otolaryngology–Head and Neck Surgery,
University of Virginia, Charlottesville, Virginia

C. Spencer Cochran, MD
Clinicial Assistant Professor, Department of
Otolaryngology–Head and Neck Surgery,
University of Texas Southwestern Medical
Center, Dallas, Texas

Mark B. Constantian, MD, FACS
Visiting Professor, Department of Plastic
Surgery, University of Virginia; Adjunct Clinical
Professor, Division of Plastic Surgery, University
of Wisconsin; Active Staff, Department of
Surgery, St. Joseph Hospital, Southern New
Hampshire Medical Center, Nashua, New
Hampshire

Fadi C. Constantine, MD
Clinical Instructor, Department of Plastic
Surgery, University of Texas Southwestern
Medical Center, Dallas, Texas

Richard E. Davis, MD, FACS
Voluntary Professor of Facial Plastic and
Reconstructive Surgery and Fellowship
Director, Department of Otolaryngology–Head
and Neck Surgery, The Leonard Miller School of
Medicine, Miami, Florida

Christopher Derderian, MD
Assistant Professor of Plastic Surgery,
Department of Plastic Surgery, University of
Texas Southwestern Medical Center, Dallas,
Texas

Hardik K. Doshi, MD
Resident in Otolaryngology, New York
Presbyterian Hospital—Columbia University
College and Cornell Medical College, New
York, New York

Onur O. Erol, MD
Emeritus Professor, Department of Plastic
Surgery Hacettepe University Medical School,
Ankara, Turkey; Professor of Plastic Surgery,
Department of Aesthetic Plastic Surgery, Onep
Plastic Surgery Science Institute, Istanbul,
Turkey

4

Christopher R. Forrest, MD, MSc, FRCSC, FACS
Chief, Division of Plastic and Reconstructive Surgery, Department of Surgery, The Hospital for Sick Children, University of Toronto, Toronto, Ontario, Canada

Brad M. Gandolfi, MD
Clinical Instructor and Craniofacial Fellow, Division of Plastic and Reconstructive Surgery, UCLA David Geffen School of Medicine, Los Angeles, California

Palmyra J. Geissler, MD
Plastic Surgeon, Private Practice, Rio de Janeiro, Brazil

Ronald P. Gruber, MD
Adjunct Clinical Associate Professor, Department of Plastic and Reconstructive Surgery, Stanford University, Stanford, California; Clinical Associate Professor, Department of Plastic and Reconstructive Surgery, University of California, San Francisco, San Francisco, California

Joseph S. Gruss, MBChB, FRCSC, FRACS (Hon)
Marlys C. Larson Professor and Endowed Chair in Pediatric and Craniofacial Surgery, Department of Plastic and Craniofacial Surgery, Seattle Children's Hospital, Harborview Medical Center, University of Washington School of Medicine, Seattle, Washington

Wolfgang Gubisch, MD, PhD
Professor and Senior Director, Clinic for Facial Plastic Surgery, Marienhospital Stuttgart, Stuttgart, Germany

Bahman Guyuron, MD, FACS
Emeritus Professor, Department of Plastic Surgery, Case Western Reserve University, Cleveland, Ohio

Peter A. Hilger, MD
Professor, Division of Facial Plastic Surgery, Department of Otolaryngology, University of Minnesota, Minneapolis, Minnesota

Stefan O.P. Hofer, MD, PhD, FRCSC
Professor of Surgery, Wharton Chair in Plastic and Reconstructive Surgery, Division of Plastic Surgery, Department of Surgery and Surgical Oncology, University Health Network, Toronto, Ontario, Canada

Yong Ju Jang, MD, PhD
Professor, Department of Otolaryngology, Asan Medical Center, University of Ulsan College of Medicine, Seoul, Korea

Hong Ryul Jin, MD, PhD
Professor and Chair, Department of Otorhinolaryngology–Head and Neck Surgery, Seoul National University Boramae Medical Center, Seoul, Korea

Iman Khodaei, MBChB, FRCSI FRCS(ORL-HNS), Fellow EAFPS
Consultant ENT and Facial Plastic Surgeon, ENT Department, Chesterfield Royal Hospital, Chesterfield, United Kingdom

David W. Kim, MD
Clinical Associate Professor, Department of Otolaryngology–Head and Neck Surgery, University of California San Francisco School of Medicine, San Francisco; Private Practice, San Franciso, California

T. Jonathan Kurkjian, MD
Clinical Instructor, Department of Plastic Surgery, University of Texas Southwestern Medical Center in Dallas, Dallas, Texas

Matthew K. Lee, MD
Staff Surgeon, Department of Surgery, Olive View–UCLA Medical Center, Los Angeles, California

Michael R. Lee, MD
Plastic Surgeon, Private Practice, Wall Center for Plastic Surgery, Shreveport, Louisiana

Myriam Loyo Li, MD
Assistant Professor, Division Facial Plastic and Reconstructive Surgery Department of Otolaryngology–Head and Neck Surgery, Oregon Health and Science University, Portland, Oregon

Ali Manafi, MD
Associate Professor, Department of Plastic Surgery, Iran University of Medical Sciences, Tehran, Iran

Jeffrey R. Marcus, MD, FACS, FAAP
Director, Duke Cleft and Craniofacial Center, Division of Plastic, Maxillofacial and Oral Surgery, Duke Children's Hospital, Durham, North Carolina

Basim Matti, MBChB, FRCS
Consultant Plastic Surgeon, B. Matti Company, Ltd., London, United Kingdom

Frederick J. Menick, MD
Plastic Surgeon, Private Practice, Tucson, Arizona

Fernando Molina, MD
Professor of Plastic Surgery, Postgraduate Division, School of Medicine, Universidad la Salle; Professor of Plastic Surgery, Fernando Ortiz Monasterio Foundation for Craniofacial Anomalies, Hospital Angeles del Pedregal, Mexico City, Mexico

Sam P. Most, MD, FACS
Professor and Chief, Division of Facial Plastic and Reconstructive Surgery, Stanford University School of Medicine, Stanford, California

Mohsen Naraghi, MD
Faculty, Division of Facial Plastic and Reconstructive Surgery, Department of Otorhinolaryngology–Head and Neck Surgery, Tehran University of Medical Science, Tehran, Iran

Reza Nassab, MBChB, FRCS
Consultant Plastic Surgeon, London, United Kingdom

Phuong D. Nguyen, MD
Assistant Professor of Surgery, Department of Plastic and Reconstructive Surgery, Children's Hospital of Philadelphia, Philadelphia, Pennsylvania

Pietro Palma, MD
Clinical Professor, Department of Otorhinolaryngology–Head and Neck Surgery, University of Insubria, Varese, Italy; Private Practice, The Face Clinic, Milan, Italy

Ira D. Papel, MD
Associate Professor, Division of Facial Plastic and Reconstructive Surgery, Department of Otolaryngology–Head and Neck Surgery, The Johns Hopkins University School of Medicine, Baltimore, Maryland

Stephen S. Park, MD
Vice Chairman and Professor, Department of Otolaryngology–Head and Neck Surgery, University of Virginia, Charlottesville, Virginia

Santdeep H. Paun, MBBS, FRCS(ORL-HNS)
Consultant Surgeon, Department of Nasal and Facial Plastic Surgery, St. Bartholomew's Hospital/The Royal London Hospital; Medical Director, Symmetry Clinic, London, United Kingdom

Steven J. Pearlman, MD, FACS
Associate Professor of Clinical Otolaryngology, Department of Otolaryngology–Head and Neck Surgery, Columbia University, New York, New York

Stephen W. Perkins, MD
Clinical Associate Professor, Department of Otolaryngology–Head and Neck Surgery, Indiana University School of Medicine, Indianapolis, Indiana

Ronnie A. Pezeshk, MD
Fellow, Plastic Surgery, University of Texas Southwestern Medical Center, Dallas, Texas

Volney Pitombo, MD
Invited Professor, Department of Plastic Surgery, Federal University of the State of Rio de Janeiro, Rio de Janeiro; Director of Plastic Surgery, Centro—Ciruneia Plastica Botafogo, Rio de Janeiro, Brazil

Ahmadreza Rajaee, MD
Assistant Professor, Department of Otolaryngology International Branch of Shiraz University of Medical Sciences, Shiraz, Iran

Enrico Robotti, MD
Chief of Plastic Surgery, Department of Plastic Surgery Ospedale Papa Giovanni XXIII, Bergamo, Italy

Rod J. Rohrich, MD, FACS
Professor and Founding Chairman, Distinguished Teaching Professor, Department of Plastic Surgery, University of Texas Southwestern Medical Center, Dallas, Texas

Jason Roostaeian, MD
Assistant Clinical Professor, Division of Plastic Surgery, UCLA David Geffen School of Medicine Los Angeles, California

Julian Rowe-Jones, MB, BS, FRCS
Consultant Plastic Surgeon, Department of Otorhinolaryngology–Head and Neck/Facial Plastic Surgery, Royal Surrey Hospital NHS Trust, Surrey; Private Practice, The Nose Clinic, St. Mary's House, Surrey, United Kingdom

Ali Sajjadian, MD
Plastic Surgeon, Department of Plastic Surgery, Hoag Hospital, Newport Beach, California

Scott Shadfar, MD
Private Practice, Meridian Plastic Surgeons, Indianapolis, Indiana

Gaith Shubailat, MD
Chief of Plastic Surgery, Department of Surgery, Amman Surgical Hospital, Amman, Jordan

Kevin H. Small, MD
Assistant Professor, Division of Plastic Surgery, Department of Surgery, New York Presbyterian Hospital/Weill Cornell Medical Center, New York, New York

James M. Smartt, Jr., MD
Assistant Professor, Department of Plastic Surgery, University of Texas Southwestern Medical Center, Dallas, Texas

Darren M. Smith, MD
Craniofacial Surgery Fellow, Department of Plastic Surgery, The Hospital for Sick Children, Toronto, Ontario, Canada

Gordon Soo, MD
Clinical Associate Professor (Hon), Department of Otorhinolaryngology–Head and Neck Surgery, The Chinese University of Hong Kong, Hong Kong; Private Practice, The Entific Centre, Hong Kong, China

Lane D. Squires, MD
Assistant Professor of Clinical Otolaryngology, Department of Otolaryngology–Head and Neck Surgery, University of California Davis Medical Center, Sacramento, California

Jonathan M. Sykes, MD
Professor and Director, Department of Facial Plastic and Reconstructive Surgery, University of California Davis Medical Center, Sacramento, California

Georges N. Tabbal, MD
Aesthetic Fellow, Department of Plastic Surgery—Lenox Hill Hospital; Surgery Fellow, Manhattan Eye, Ear, and Throat Hospital, New York, New York

Nicolas G. Tabbal, MD, FACS
Clinical Associate Professor of Plastic Surgery, Institute of Reconstructive Plastic Surgery, New York University Langone Medical Center, New York, New York

James F. Thornton, MD
Professor, Department of Plastic Surgery, University of Texas Southwestern Medical Center, Dallas, Texas

Dean M. Toriumi, MD, FACS
Professor, Division of Facial Plastic and Reconstructive Surgery, Department of Otolaryngology–Head and Neck Surgery, University of Illinois at Chicago, Chicago, Illinois

Ali Totonchi, MD
Assistant Professor, Department of Surgery, Case Western Reserve University, Cleveland; Physician, Department of Plastic Surgery, MetroHealth Medical Center, Cleveland, Ohio

Gilbert J. Nolst Trenité, MD, PhD
Emeritus Professor, Academic Medical Center, Jan van Goyen Kliniek, Amsterdam, The Netherlands

Jacob G. Unger, MD
Plastic Surgeon, Private Practice, Maxwell Aesthetics, Nashville, Tennessee

Frederick D. Wang, MD, MAS
Resident Physician, Division of Plastic and
Reconstructive Surgery, Department of Surgery,
University of California, San Francisco, San
Francisco, California

Tom D. Wang, MD, FACS
Professor, Division of Facial Plastic and
Reconstructive Surgery, Department of
Otolaryngology–Head and Neck Surgery,
Oregon Health and Science University,
Portland, Oregon

Jeremy P. Warner, MD, FACS
Clinical Assistant Professor, Department of
Plastic and Reconstructive Surgery, University
of Chicago, Chicago, Illinois

Eric J. Wright, MD
Chief Resident, Division of Plastic and
Reconstructive Surgery, Stanford University,
Stanford, California

Deborah Yu, MD
Resident Physician, Department of Plastic and
Maxillofacial Surgery, University of Virginia,
Charlottesville, Virginia

Li Zhanqiang, MD
Associate Professor, Department of Plastic Surgery,
Plastic Surgery Hospital, CAMS, PUMC, Beijing,
China

Preface to Chinese Edition

It has been ten years since the *Dallas Rhinoplasty* (2nd Edition) first introduced into China. Since then, great changes have taken place in this field in the past decade. As a senior author of this textbook, also the organizer and chairman of the famous Dallas Rhinoplasty Symposium, I am very happy to share all these techniques and advances with our great Chinese colleagues.

Secondary rhinoplasty, one of the greatest challenge to all rhinoplasty surgeons, is much more complex than primary rhinoplasty. Physiology, morphology, psychology, even sociology situations are all worse. With accumulated cases, more secondary cases will present to even most experienced surgeons' practices. However, there has been no such book for it.

With great efforts, *the Secondary Rhinoplasty: by the Global Masters* was released in Paris last year. World-renowned experts' experiences and contributions from both Plastic Surgery and Facial Plastic Surgery distinguish it from all other rhinoplasty textbooks. Built upon principles set in the Dallas Rhinoplasty, their creative ideas and innovative techniques allow you as a rhinoplasty surgeon to refine and help you obtain better and more consistent great results in secondary or revision rhinoplasty as a true art with finesse.

Now, the Chinese edition of this textbook is going to be published, thanks in great part to my wonderful student and fellow Dr Li Zhanqiang. His excellent translation has allowed us to bring this wonderful book to you in Chinese. Wisdom and experiences from the whole world can propagate in the most populated country on earth. It is believed that Chinese rhinoplasty surgeons and patients will greatly benefit from this to improve both the safety and and outcomes from this challenging procedure.

We are regret that my best friend, also the founder of the Dallas rhinoplasty, Dr. Jack P. Gunter left us not long ago. Although he cannot see the translation of this work, his faith will be carried on by all followers.

Enjoy the book as much as I and my Co-editor Jamil Ahmad had in putting it together for all my friends and colleagues in China!

Rod J. Rohrich, MD, FACS

达拉斯鼻修复术：全球大师的杰作

Secondary Rhinoplasty *by the global masters*

《达拉斯鼻整形术》(第2版)引进中国已经十年。在这十年中,这个领域内出现了巨大的变化。作为这本教科书的原著,也是著名的达拉斯鼻整形研讨会的组织者和主席,我很高兴与我们伟大的中国同事们分享所有这些技术和进步。

鼻修复对所有的鼻整形医生来讲,都算得上是最大的挑战之一。与初次鼻整形比起来,其生理、形态、心理,甚至社会问题都会更糟。随着病例数的增多,即使是最有经验的医生也会出现更多的修复病例。但是在这方面,还缺少一本教科书。

经过不懈努力,这本《达拉斯鼻修复术:全球大师的杰作》去年在巴黎面世了。世界知名的整形美容专家们的工作和经验让这本书与众不同。在达拉斯鼻整形建立的原则基础上,他们的创意和新技术会让鼻整形医生们更上一层楼,获得更好更稳定的鼻整形效果,达到真正的艺术水准。

现在,这本书的中文版即将出版,需要感谢我的得意门生李战强医生。他出色的翻译使我们能用中文把这本精彩的书带给你们。来自全世界的智慧和经验可以在地球上人口最多的国家传播。有理由相信,中国的鼻整形医生和患者们将因此受益,并提升这个复杂手术操作的安全性和效果。

很遗憾,我最好的朋友,也是达拉斯鼻整形的创始人,Jack P. Gunter 医生在不久前离我们而去。虽然他看不到这部作品的翻译出版,但他的信念仍将受到所有追随者的支持。

希望你们能像我和合著者 Jamil Ahmad 一样喜欢这本书,并将其奉献给我在中国的所有朋友和同行们!

Rod J. Rohrich, MD, FACS

达拉斯鼻修复术：全球大师的杰作

Secondary Rhinoplasty *by the global masters*

译 者 序

　　完成《达拉斯鼻修复术：全球大师的杰作》中文版最后一个章节，合上电脑，我在台灯下点燃了一支烟。青烟缭绕，将我的思绪又拉回美国达拉斯那间小小的公寓。那时的我，"恰同学少年，风华正茂；书生意气，挥斥方遒。"因缘际会，习艺于美国鼻整形大师 Rohrich 和 Gunter 教授门下。时光荏苒，岁月如梭，一晃便是十年。十年来，达拉斯鼻整形的理念与技术，在国内得到快速推广普及，鼻整形也成为国内炙手可热的一个专业领域。

　　我们这一代人是幸运的。我们之所以能亲身见证、参与并引领这十年间中国鼻整形的巨大变革，首先要感谢我们的祖国。做为一个细分程度极高的专业领域，所有的鼻整形理念发展和技术更新，都离不开中国改革开放数十年，所带来的经济增长和综合国力提高。我们的服务对象提出了更高的健康和审美要求，加上互联网技术的快速发展，信息不对等的现象被逐步消除，我们与世界的距离被迅速拉近，甚至周边邻国也主动参与到国内这一领域的市场竞争当中。在这样的大背景下，产生了变革的需求，先进理念与技术的推广应用成为必然，我们所做的外文著作引进、翻译，乃至技术实践和传播工作，都只是顺应了这个时代潮流而已。

　　另一方面，新的理念和技术，会带来新的问题。具体到鼻整形这个领域中，就是鼻修复的课题。与初次鼻整形中有规律可循的天然解剖不同，鼻修复要面对的解剖情况会千奇百怪。求美者的心理状况会更为复杂，甚至很多情况下，医患之间已经失去最重要的信任感。所有这些，让鼻修复成为世界上所有整形医生们都可能经历的最艰难的挑战。《达拉斯鼻修复术：全球大师的杰作》一书即在这个背景下应运而生。

　　在达拉斯鼻整形领军人物 Rod J. Rohrich 教授号召和组织下，全球 70 多名经验丰富的鼻整形专家们，历经两年多的辛勤工作，将各自的经验与技术无私分享，并汇集成册。2016 年 9 月，这本新书在法国巴黎凡尔赛召开的首届国际鼻整形大会上首发。我本人有幸作为中国的代表，在本书中也完成了一个章节。在得到此书后，我立即联系人民卫生出版社，第一时间购买版权。并着手组织中国医学科学院整形外科医院一批英语水平高、专业知识丰富的青年医生和进修医生们进行翻译和审校工作。在翻译了部分章节，审校了全书书稿后，我深深感慨于国际同行们细致与深入的工作。我本人亦从此次书籍翻译过程中汲取了大量的养分，受益颇丰。这部著作既有基础性的指导原则总结，又体现了全球专家的个人经验与特色；既提供了现成的临床套路流程供初学者学习，又有细节闪光点让经验丰富的专家作为参考。这是一部目标明确，特色鲜明的专业书，理应成为每位从事鼻部整形手术的医生必备工具。

　　这本书与它的姊妹篇《达拉斯鼻整形术：大师的杰作》相比，两者如同一母所生，却又有所不同。这本书遵循了达拉斯鼻整形研讨会一贯秉持的精神——求实、平等和创新，反复强调并严格遵守达拉斯鼻整形中所确立的基本原则。但是,这部著作更专注于鼻修复这个细分领域,并放眼全球,将作者群从美国一地扩展到全世界,"以合作求共赢,以创新促发展",这让其具备了与众不同的气质和内涵,也更符合我们这个世界,乃至全人类的根本利益。

我们生活的这个时代,是一个充满机遇与挑战的时代。我们需要认清事物发生发展的根本规律,顺应潮流,让自己跟上节奏和步伐。同时,面对比前人更困难的挑战,更需要放下一己之私,通过开放的心态,加强交流与合作,为更多的人谋求利益,这是我们这一代人的责任。希望通过此书中文版的翻译引进,一步一个脚印地将这个伟大事业扎实推进。

感谢我的妻子和家人,在我工作期间给与的理解和支持。

感谢中华医学会整形外科学分会历任领导,中国医学科学院整形外科医院各位领导,在我临床工作和学术研究上给予的关心与帮助。

感谢美莱医疗美容集团在普及推广达拉斯鼻整形理念方面做出的贡献。

感谢人民卫生出版社在本书版权引进及出版方面做出的工作和努力。

李战强

2017 年 10 月于北京

    我认识 Rod Rohrich 已经快 30 年了,他一直是老样子——孜孜不倦,力求卓越,永不懈怠。这就是为什么我们会成为这么铁的老哥们儿。

    我还记得当年 Rod 刚从休斯敦的贝勒医学院毕业,到密西根大学做整形外科住院医生时的样子,充满求知欲,热心投入,积极主动。那时,我还在密西根大学整形外科 William C. Grabb 和 Reed O. Dingman 医生手下做住院总医师。所以,我们安排他去负责我们所有的重病号,包括住在 ICU 里的严重褥疮患者,我们想考验他,看看他是个什么样的医生。结果他远远超出了我们的预期,他推动了美国乃至国际整形外科和鼻整形领域的进步。他建立了国际一流的整形外科住院医师训练计划,现在是 *Plastic and Reconstructive Surgery* 杂志的主编,在他的带领下,这本杂志在高度和广度上都远超之前。他是一位模范榜样和优秀导师,在鼻整形领域也做了同样的工作。

    Rod 不仅是一名孜孜不倦的医学工作者,还是一位优秀的学生,他掌握了整形外科的艺术和科学,从一名学生,成长成为一名教育家,直到成为行业领军人物和鼻整形专家。自从我在密西根大学接受整形外科培训以来,我一直梦想着要教会外科大夫们做鼻整形,这是我在 40 年前就深深爱上的一项手术。我作为一个完全合格的面部整形医生,认为在提升鼻整形术后效果中缺少了一个环节,这就是教育。开放式鼻整形手术刚刚起步时,作为一名整形医生,我全情投入。为了填补这一空白,我召集了一流的鼻整形医生,开创了"达拉斯鼻整形研讨会"。现在,这个会议开到第三十四个年头,已经有超过 10 000 名整形医生参会,学习鼻整形这个领域中不断进步的艺术和科学。Rod 从会议初期开始,就为这个研讨会做出了巨大贡献,并主持了多年的会议,使得卓越的传统得以传承。我们编写了《达拉斯鼻整形术:大师的杰作》的前 3 版,已经成为全球鼻整形圣经,以 4 种语言在全球出版发行——英文、中文、西班牙文和葡萄牙文。

    Rod 又提拔了另一位后起之秀 Jamil Ahmad,他用同样的专注和执著,同样的激情和兴奋,投入这一极具挑战性、令人敬畏和颇有成就感的手术中。我很高兴能看到下一代整形医生们创新方法和技术,不断提升鼻整形的水平。

    这本新书《达拉斯鼻修复术:全球大师的杰作》,由 Rod 和 Jamil 主编,这本书将鼻修复提升到了另一个层次,其以我们研讨会上所构建的原则作为基础,吸纳了全世界最优秀的鼻整形医生们的经验——每一位作者都分享了他或她在鼻修复方面的观点。这些原则保持不变,但是这些医生们在自己的临床实践中处理这些具有挑战性的案例的实战方式,使这本新书与众不同。而且,这本令人兴奋的著作,融合了世界上最优秀的整形医生们的共同努力——这样的精品荟萃了在鼻修复培训方面能提供的最佳观点。

我真诚地祝贺和赞赏 Rohrich 和 Ahmad，他们在构建这个独一无二、无可替代的教育资源方面作出的巨大努力。

Jack P. Gunter ,MD

耳鼻咽喉与头颈外科、整形外科退休教授

美国德克萨斯大学西南医学中心

原版前言

《达拉斯鼻整形术：大师的杰作》（第 1 版）于 2002 年出版，大部分是总结 Jack P. Gunter 教授主创的达拉斯鼻整形研讨会中授课专家们的知识和概念。到 2014 年第 3 版出版时，则记录了鼻整形术的持续演变过程，囊括了世界上最著名的鼻整形医生们广泛接受和使用的概念和技术。《达拉斯鼻整形术》已成为全球初次鼻整形的首选参考书，全世界有超过 10 000 名外科医生从中学习，不断改善初次鼻整形的安全性和效果。

然而，在鼻修复方面，还缺少这样一本教科书。十多年来，我们一直在考虑做这样一本书来填补这个空白。《达拉斯鼻修复术：全球大师的杰作》实现了这一目标，基于初次鼻整形的原则和概念，引入了一些《达拉斯鼻整形术》第 3 版中在鼻修复方面的内容。鼻修复在美容整形外科临床中，是最为艰难的挑战之一。即使对最有经验的整形外科医生来讲，它也会很复杂，让人望而生畏，其与初次鼻整形完全不同——患者期望值，哪些可以实现，哪些不能实现，以及如何以持续稳定的方式来获得一个好的效果等。虽然鼻整形培训资源以及有了很大的扩展和改进，但鼻修复仍然是独特的复杂问题——问题更为严重，解决方案更为棘手。

《达拉斯鼻修复术：全球大师的杰作》呈现了世界上 70 多位鼻整形权威的方法和技术，将这个领域内各个国家的领军人物汇聚到一起，首次共同关注这一重要课题。本书汇集了来自世界各地整形外科医生们的集体经验。来自四大洲十多个不同国家的鼻整形医生们，共同为这一资源做出了贡献，为鼻修复提供了全球的观点。

我们在《达拉斯鼻修复术：全球大师的杰作》一书中，以鼻修复原则作为开篇：患者是谁，如何管理期望值，如何获得稳定的效果，如何避开导致鼻修复失败的坑。列出了关键话题，包括围术期和手术概念，并针对每个解剖区域列出具体的挑战和解决方法。

在鼻修复的原则之后，列出了享誉世界的鼻修复专家们的个人技术和方法。除了鼻修复，还有 6 个章节关注了鼻再造和唇裂鼻畸形的矫治策略。

本书通过案例分析来阐释每个章节中提出的概念。全书共有超过 150 个案例，故列出一个基于案例的索引，能让读者选择特定的畸形并学习专家如何处理这个问题。本书还包括了超过 3000 幅医学插画和照片，提供无与伦比的阅读体验。

17

　　《达拉斯鼻修复术：全球大师的杰作》对个人来讲是挑战，亦是多年的梦想，希望能帮助鼻整形医生们成功完成鼻修复手术。本书能弥补美容整形外科中这一独一无二的复杂且具有挑战性领域中的知识差距。本书必将成为全球鼻修复的权威指导。我们希望您能从本书中学到一些东西，帮助您在人生旅程中成为掌握鼻修复技艺的大师。

Rod J. Rohrich

Jamil Ahmad

致 谢

本书从开始到完成,离不开主编、作者和出版社的团结协作和努力。所有人都应该获得我们诚挚的感谢。

我们首先要感谢 Sue Hodgson 和 CRC 出版社的全体员工,他们在过去的 3 年中,和我们一起完成了本书。他们孜孜不倦的奉献精神和对细节的关注,使我们能够以一种有组织的、优雅的、友好的方式向读者传达我们的思想和想法。

我们非常感谢完成各章节的作者——世界著名的鼻整形专家们——他们愿意花时间来分享他们的知识,而这些知识只有通过多年的艰苦努力才能获得。

我们要感谢达拉斯德克萨斯大学西南医学中心医学整形科的工作人员和学员们的贡献和支持。特别感谢 Patti Aitson,他在很多我们发表的内容中贡献了他在摄影、视频以及图形设计方面的专业知识。我们非常感谢 Diane Sinn(Rohrich 教授的资深助理),其组织和奉献精神,对我们的很多教育事业都至关重要。我们还要感谢 *Plastic and Reconstructive Surgery* 杂志的编辑部主任 Aaron Weinstein。LWW 公司很慷慨地允许我们使用之前发表在杂志中的内容。

最后,我们还欠 Jack P. Gunter 医生一个很大的人情。Gunter 教授一直致力于鼻整形这个复杂手术技术的发展和传播。他是每年一度的达拉斯鼻整形研讨会的主办者,编写了第 1 版《达拉斯鼻整形术:大师的杰作》。

Gunter 教授致力于推动鼻整形艺术和科学的发展,极大地促进了对整形外科中这一具有挑战性的领域的认识。Gunter 教授对鼻整形的贡献,不仅极大地帮助了他的患者,还培养出一代鼻整形医生。事实上,Gunter 教授对这本鼻修复中的内容影响超过任何人,为此,鼻整形医生和他们的患者们将永远感激他。

达拉斯鼻修复术：全球大师的杰作

Secondary Rhinoplasty *by the global masters*

目　录

上卷　基础篇

第一部分　围术期概念

第二部分　手术概念

第三部分　手术入路

第四部分　鼻　背

第五部分　鼻　尖

达拉斯鼻修复术：全球大师的杰作

Secondary Rhinoplasty *by the global masters*

　　本索引提供与正文中案例相同的直观表现,便于查找专家解决方案[5]。以下案例均引自正文。

鼻背

缺陷	案例

歪鼻

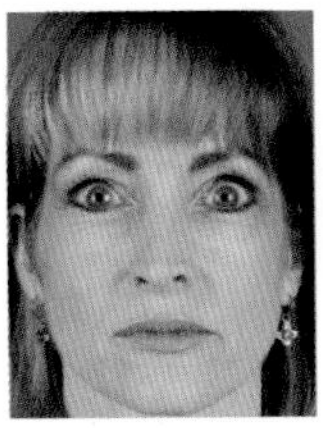

图 6-1 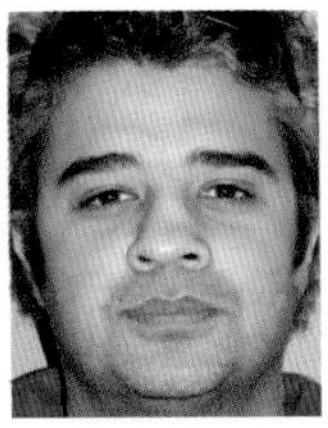　　　　　图 33-26 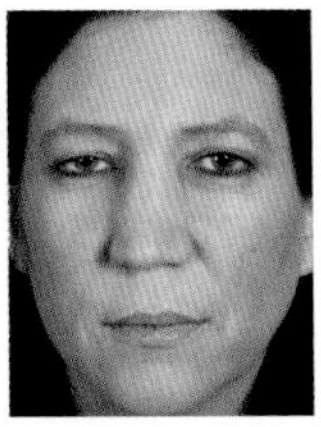　　　　　图 63-4

鼻背形态不规则

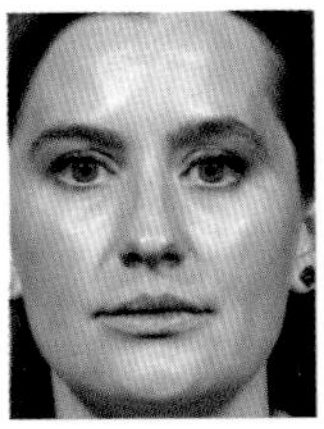

图 10-2 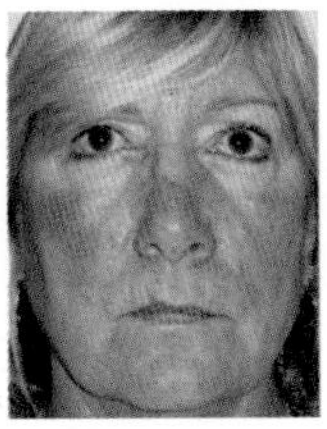　　　　　图 12-20 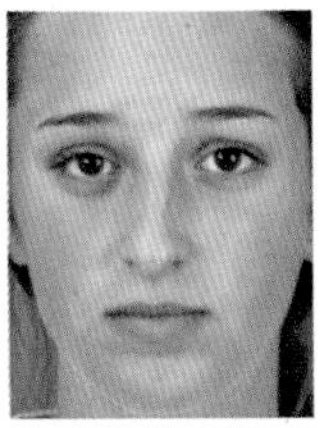　　　　　图 31-6

倒 V 畸形

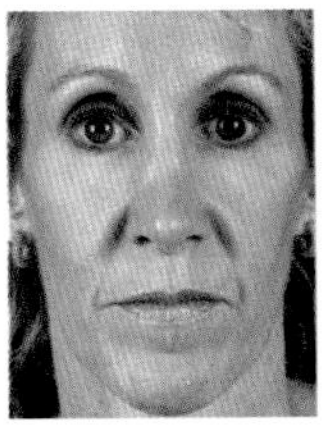

图 16-14 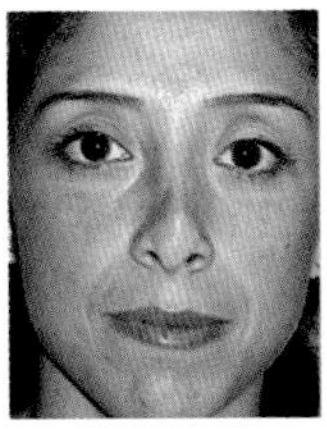　　　　　图 33-28 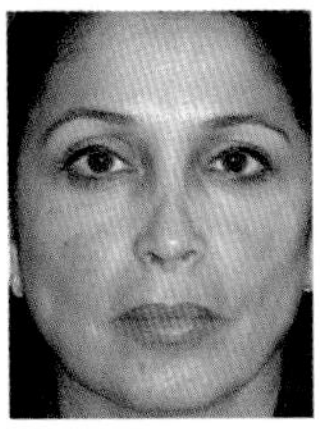　　　　　图 33-29

鹦鹉嘴畸形

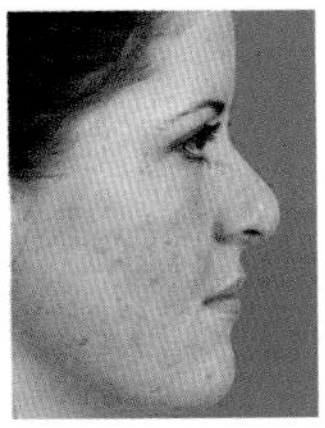

图 12-18 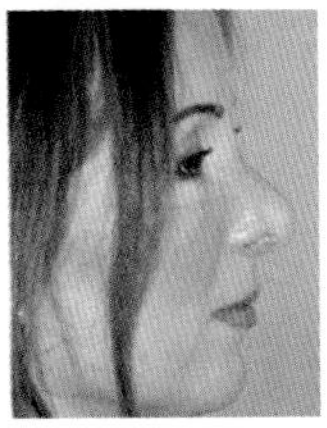　　　　　图 33-25 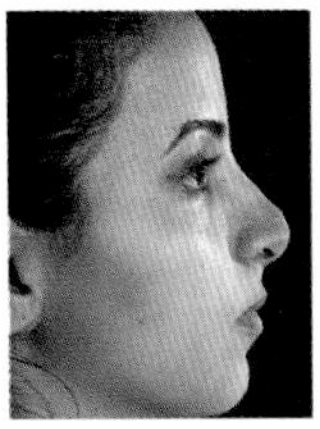　　　　　图 61-1

鼻背（续）

缺陷	案例

切除过多

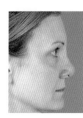 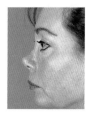 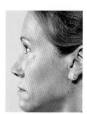

图 12-19　　　　图 22-16　　　　图 39-4

切除不足

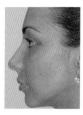 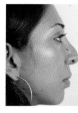 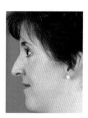

图 21-16　　　　图 51-12　　　　图 52-15

鼻尖

缺陷	案例

不对称

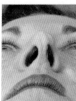 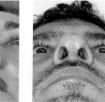 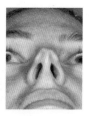

图 15-19　　　　图 15-20　　　　图 61-3

球形鼻尖

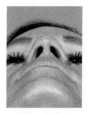 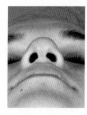 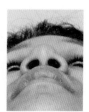

图 15-18　　　　图 30-28　　　　图 58-3

鼻尖夹捏畸形

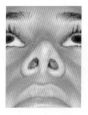 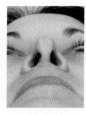 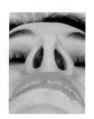

图 33-27　　　　图 54-7　　　　图 62-15

鼻尖（续）

缺陷	案例		
过度旋转	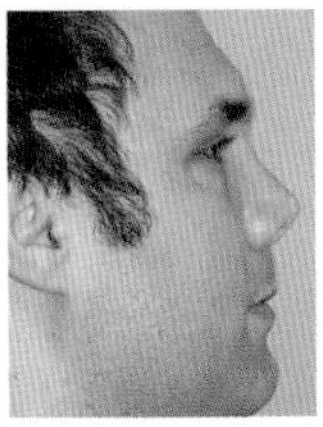 图 33-33	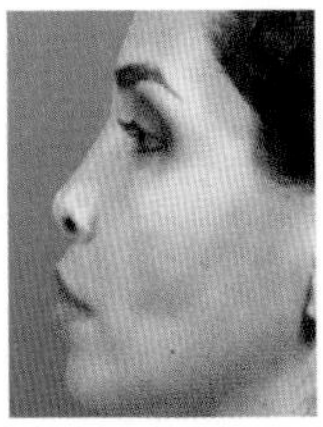 图 34-8	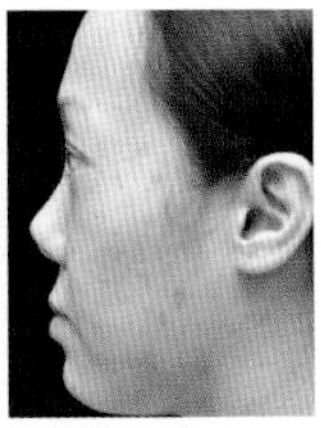 图 64-13
旋转不足	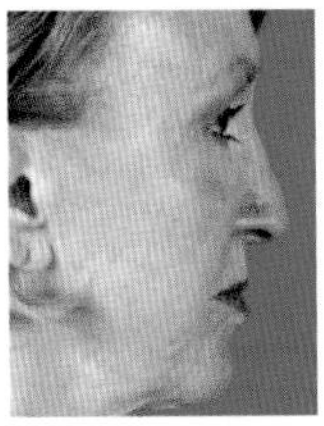 图 14-30	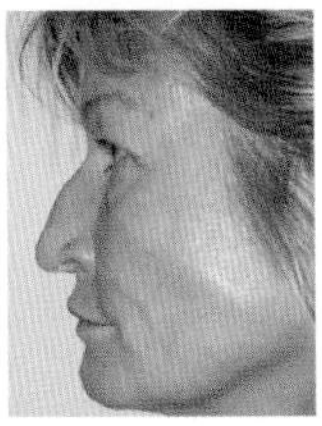 图 22-15	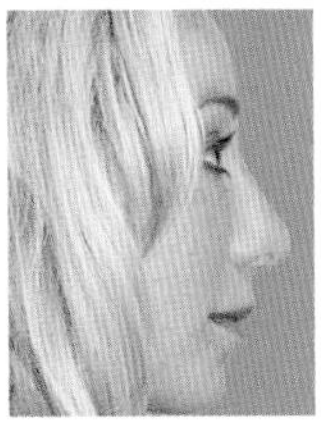 图 32-2
过度突出	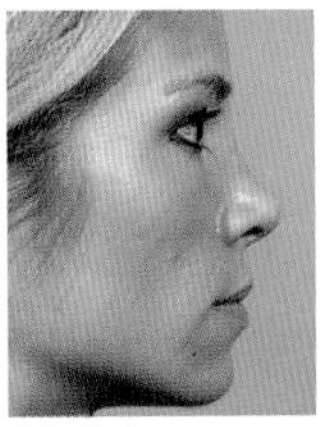 图 14-28	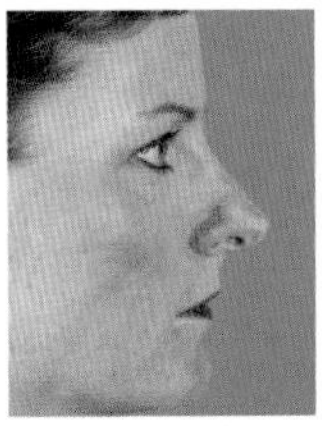 图 14-29	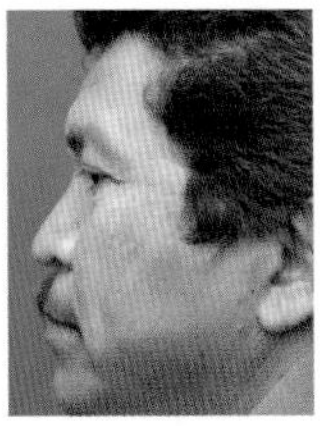 图 60-1
突出度不足	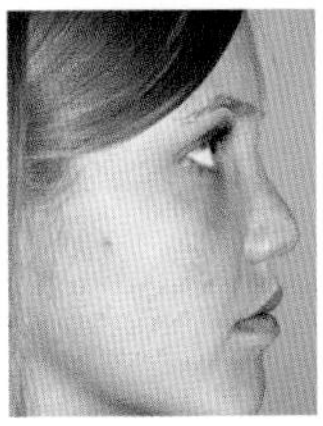 图 36-12	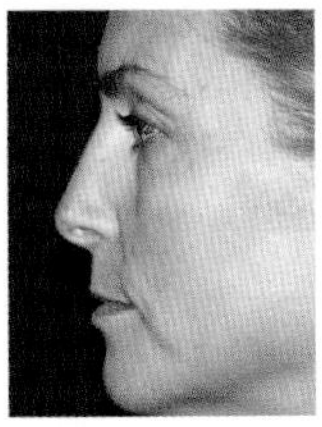 图 38-20	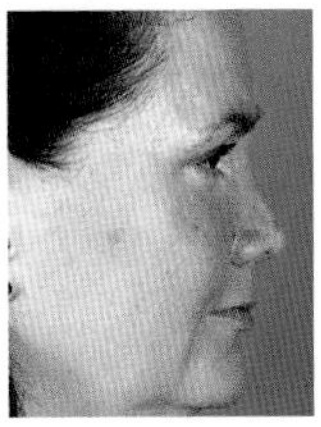 图 40-13

鼻小柱

缺陷	案例	
不对称	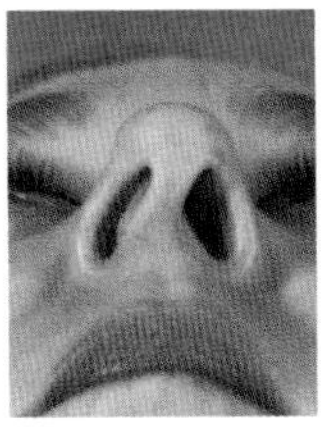 图 18-15	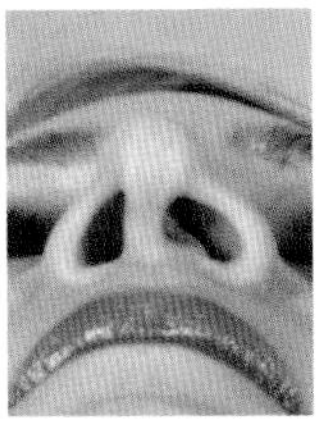 图 62-14

鼻小柱(续)

缺陷	案例

鼻小柱悬垂

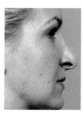 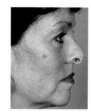

图 11-30　　　　图 40-14

鼻小柱退缩

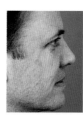 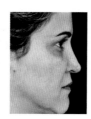

图 16-13　　　　图 56-13

过宽

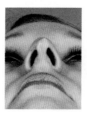 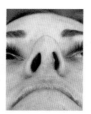

图 18-16　　　　图 52-14

鼻翼

缺陷	案例

鼻翼塌陷

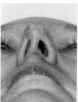 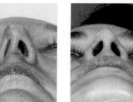 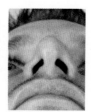 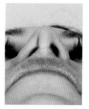

图 21-15　　　　图 30-29　　　　图 62-16　　　　图 62-17

鼻翼退缩

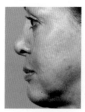 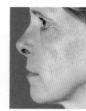 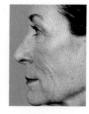 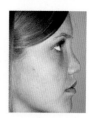

图 17-19　　　　图 17-20　　　　图 20-12　　　　图 36-12

鼻翼基底

缺陷	案例
不对称	图 45-8　　图 56-10
外张	图 19-12　　图 54-8
鼻孔过大	图 46-3　　图 56-9

骨拱

缺陷	案例
过宽	图 13-7　　图 53-6　　图 59-4

特殊情况

缺陷	案例

唇裂鼻畸形

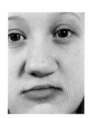 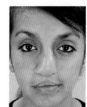 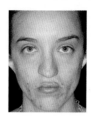

图 24-8　　　　　图 25-4　　　　　图 27-14

鼻再造

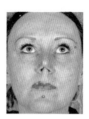 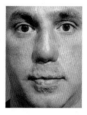 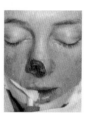

图 26-2　　　　　图 28-13　　　　　图 29-5

特殊情况

缺陷	案例

Gunter 鼻整形图解说明

G unter 鼻整形图解于 1989 年创立,用图解的方式记录鼻整形的术中操作[1]。其一目了然,医生可以看到并理解应用于每位患者的不同技术。知道确切的操作后,主刀医生可以评估不同外科技术对术后结果的影响和疗效。这些图解也有助于向其他外科医生传授鼻整形中所采取的技术手段。

下面是读图的色块标志:
红色 = 切开和切除部分
黑色 = 缝合和解剖结构的轮廓
绿色 = 自体移植物
蓝色 = 假体
橙色 = 之前的切口或切除部分
粉红色 = 同种异体移植物(经放射线照射的软骨或同种异体真皮)

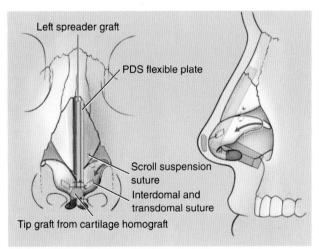 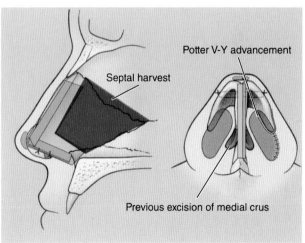

本书中所使用的基础图解是由 Canfield Scientific Inc 公司研发的应用软件做出来的。这些图是通用图,即只有鼻背降低的范围。因此,如果在一章中记录了鼻背降低,它只是告诉读者,进行了这个操作,并不能代表降低的程度大小。同样的,外侧脚头侧边缘切除,也只有一个尺寸。

然而,在一些特殊情况下,图解会进行定制,以阐明作者的技术。

这些图解仅说明作者在文中所描述的内容。比如说,一些临床照片中可能显示驼峰被祛除了,但是在图解中却没有被纳入,因为我们觉得通过术后照片很难解释做了什么,所以仅选择性地强调作者希望阐述的内容。

参考文献

1. Gunter JP. A graphic record of intraoperative maneuvers in rhinoplasty: the missing link for evaluating rhinoplasty results. Plast Reconstr Surg 84:204, 1989.

第一部分

围术期概念

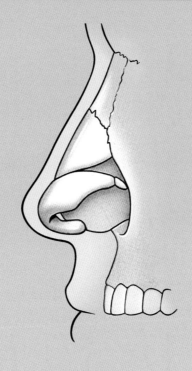

达拉斯鼻修复术：全球大师的杰作

Secondary Rhinoplasty *by the global masters*

1

初次鼻整形为什么会失败

Rod J. Rohrich ■ *Jamil Ahmad*

鼻整形是我们开展的美容手术中最具挑战性的项目之一。鼻整形学习很难,教学也很难,而且也很难最终获得持久、美观而又可以重复的效果。这是因为鼻整形同时包括了美观和功能的要素,用于处理不同类型组织的技术不仅会产生短期影响,也会产生长期的后果;鼻子在面部美观方面起着重要的作用,而且患者在这类手术后会对手术的积极效果抱有比较高的期望值[1-3]。

文献中通常报道的初次鼻整形术后的返修率在5%到10%之间,但是这个数字很可能被低估了[4]。初次鼻整形失败原因中有一些关键因素:

- 患者筛选
- 调整患者的期望值
- 术前分析不充分或不准确
- 术中最适合的技术选择错误或操作不到位
- 功能问题处理不充分或者产生了新的功能问题
- 愈合的不可预测性
- 心理问题

患者筛选

患者选择对于获得鼻整形术成功至关重要[2,3,5]。了解患者的需求以后,医生应该与患者开诚布公地讨论在鼻修复中哪些效果是可能实现的,哪些是不可能实现的。必须从术前第一次咨询时就开始调整患者的期望值。必须遵守患者筛选的3R原则:

- 患者是否理智(Rational)?
- 患者是否通情达理(Reasonable)?
- 患者是否已经准备好(Ready)接受一个有所改善但并不完美的结果?

如果这些问题中有任何一个的答案是"不"——不要做手术。

调整患者的期望值

期望值设定和控制不仅是鼻整形,也是所有美容手术中最为重要的方面[2,3,5]。虽然临床决策过程和手术技术的改进,使得在并发症最小的情况下获得长期的明显外观改善变得可能,但因为一些因素导致外观的效果并不能得到保证。其中一些因素与术者实现预期效果的能力不足有关;还有一些因素与患者体质有关。

做鼻修复的医生应该少承诺,多做事。

另一个最困难的因素就是患者对效果的主观感受。最打击人的一种情况就是医生觉得效果很好但是患者不认可。换而言之,效果达到了医生的预期但没有达到患者预期。

医生和患者之间审美接近对于手术成功至关重要。

一定要确认患者最关心的三个问题,并在术前讨论哪些能实现,哪些不能实现。患者的关注点一定要和医生认为的此次鼻修复术中合理且能实现的目标相一致。

患者需要听到三次告知后才能真正考虑和理解这些信息。

我们提出一种观点,在术前要至少三次告诉患者我们能做到什么,不能做到什么:一次在初次咨询时;一次在给患者书面文件阅读时;最后一次在鼻整形手术当天,在术前准备区。

患者必须理解:无论术者是谁,初次鼻整形或者鼻修复手术都永远不可能做出完美的鼻子。如果患者对手术效果有不切实际的期望,医生最好拒绝。

无论医生认为手术多成功,手术效果有多理想,追求完美的患者还是会失望。

如果患者不能或者不愿意接受手术的局限性,医生就不应手术。

如果手术目标不现实或期望值过高,也不要做手术。

术前分析不充分或不准确

患者通常会对于鼻子需要改善的情况提出几个一般的问题[2,3,5,6]。比如,某些最常见的问题集中在鼻背驼峰、鼻尖形态或者歪鼻上。但是,为了获得平衡和谐的外观效果,一般都还会有几个其他的畸形也需要矫正。很多情况下,患者并没有意识到这些同时存在的畸形。如果只矫正他们关心的主要问题,在术后患者会更清楚地发现这些其他畸形和失衡的问题。在鼻修复的患者中,对于上次手术前就存在的畸形感到不满意的情况并不少见。仔细查看患者在所有鼻手术前的面部照片就能确认这一点。一般患者都会对这一情况感到意外,也会对这些他们没有意识到的合并畸形在上次手术中没有得到矫正不满意。

为了避免这种情况,并且为鼻整形患者制定一个综合的治疗计划,必须对患者的鼻面比例和关系进行全面分析并且向患者详细解释[1-3]。还要分析鼻子本身各部分的形状、比例和关系[2,3,5,6]。

从正面、侧面和基底面对鼻进行系统分析,全面找出所有的畸形和失衡之处(图1-1)。比如,这个初次鼻整形的患者属于 Fitzpatric Ⅱ型薄皮肤。正面观上,她的鼻背美学线不对称,鼻背和鼻尖向左偏,鼻翼轻度退缩,鼻中隔尾侧端明显突入左侧鼻孔。侧面观上她有轻度额部后缩,鼻背驼峰明显,鼻尖上区饱满,过度突出的张力型鼻尖,鼻尖下小叶过短。张力性鼻尖的外观使得鼻尖存在张力,导致小柱-小叶角变钝,上唇变短。仰头位可以充分显示鼻尖过于突出的程度。她的鼻中隔尾端严重偏曲,进入左侧鼻孔,导致鼻小柱基底部不对称。她还有轻度的鼻头肥大,仰头位时更明显。

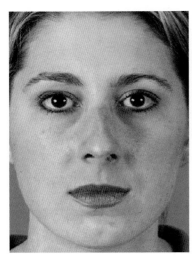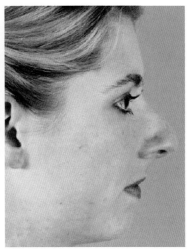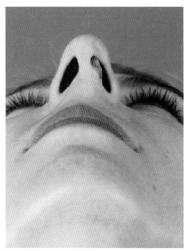

图1-1　初次鼻整形的系统分析

所有的鼻系统分析时发现的问题都可以在术前与患者充分讨论,这样患者可以理解在手术中哪些可以改变,也能理解哪些不能改变。

医生和患者必须在术前对于鼻整形能实现的理想目标达成共识。

选择并且完成最适合的手术技术

应用可控性佳、逐步到位的成熟技术,可以提高获得持久满意效果的能力。这方面的一个典型例证就是从复合驼峰去除转变为驼峰分段去除和重建[7-9]。应用复合去除方法时,一些需要保留的结构被不必要地去除掉。这种方法常会导致一些畸形,包括鼻背美学线不对称或丧失、倒 V 畸形、中鼻拱塌陷等。

通过分段方法,鼻背的每个组分都单独操作,逐步降低,可保留结构,预防畸形如鼻背凹凸不平的出现。

鼻整形术后与鼻背相关的常见问题包括切除过度、鼻背凹凸不平和鹦鹉嘴畸形等(图1-2)。如果术前对鼻部进行系统分析,正确和全面地诊断这些畸形,并在术中选择了合适的手术技术的话,这些继发畸形可以避免或得到矫正。

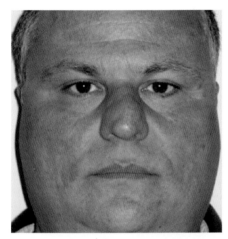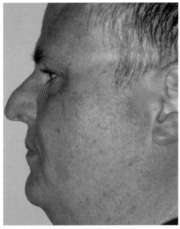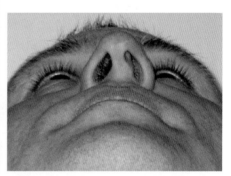

图 1-2 这个患者以前做过鼻中隔成形,现在表现的继发鼻畸形包括鼻背不规则,鹦鹉嘴畸形和鼻尖不对称等

一定要了解某一种操作的短期和长期效果,再决定选择哪些操作。保留原位组织,或者利用这些组织改善结构性支撑的技术会得到持久的长期效果。举例来说,从主要靠鼻尖移植物来对鼻尖塑形转变到利用鼻尖缝合技术,有助于在避免鼻尖移植物的长期后遗症前提下保持鼻尖形态,比如移植物逐渐显形或吸收[10-12]。

采用渐进式的方法,多使用预后明确的技术,少使用效果不稳定的技术,这样有利于提高鼻整形术后的远期成功率。

鼻整形术后最常见的鼻尖畸形是鹦鹉嘴畸形和鼻尖不对称。如果采用分度改善鼻尖的方法,这些继发鼻畸形就可以避免或得到矫正。在许多病例中,使用包括内侧脚-鼻小柱缝合、内侧脚间缝合、贯穿穹隆和穹隆间缝合等在内的缝合技术就可以设定鼻尖的突出度和旋转度,同时也可以矫正很多鼻尖不对称,而不需要用到鼻尖盖板移植物。

功能问题处理不充分或产生了新的功能问题

所有鼻整形术中鼻功能都应该保留或进行重建,但在鼻修复中更为普遍。

鼻修复患者中因为结构原因导致气道阻塞的情况并不少见[13,14]。患者经常意识不到

自己的鼻腔通气差,也有可能他们成年后的大部分时间都饱受此问题的困扰。在鼻修复中有几个常见的气道阻塞部位都可以进行调整[13,14](框1-1)。最常见的可以通过手术改善的区域包括鼻中隔、下鼻甲和内、外鼻阀。在制定手术方案的时候一定要找出鼻气道阻塞的结构原因,在有手术指征的情况下与患者讨论可能的手术治疗方法。

有些患者出现的鼻塞,病因不能通过手术得到改善,如过敏性鼻炎、急性或慢性鼻窦炎、药物性鼻炎,以及萎缩性鼻炎等[15]。这些情况可能会通过药物治疗得到缓解,而患者必须理解这些问题通过鼻修复手术是不能改善的。

框1-1　可以通过手术改善的鼻腔通气关键部位

鼻中隔
下鼻甲
内鼻阀
外鼻阀

鼻修复患者中最常见的功能问题包括内鼻阀阻塞、下鼻甲肥大,以及鼻中隔前下方的偏曲。这三个关键部位对鼻腔通气影响显著,因为它们位于鼻气道前下部,这个部位的截面积在整个鼻气道中最小。

在鼻背降低时如果黏膜受损可能会出现内鼻阀处的瘢痕。

鼻背分段降低的方法可以分离和保留内鼻阀处的黏软骨膜瓣,防止这一关键部位形成任何瘢痕。

下鼻甲肥大常出现在鼻中隔偏曲的患者中,这是对鼻中隔偏曲的一种代偿。如果矫正中隔偏曲时没有同时纠正下鼻甲肥大,鼻阻塞可能仍然会存在。大多数情况下,向外轻微骨折可以使这一结构向外侧移位,保持鼻腔通畅。大多数时候,我们把鼻中隔矫直,下鼻甲向外移位后,会处理反应性的黏膜增生。

在鼻整形手术中,如果没能发现并矫正鼻中隔偏曲将会导致鼻气道的持续阻塞。术前医生应告知,患者如果术中发现鼻中隔明显偏曲,就会进行鼻中隔偏曲矫正以防止术后鼻气道阻塞。

特别是鼻中隔前下方,即使很轻度的偏曲也会对鼻气道产生显著影响,因为这里是鼻气道最窄的地方。

特别是鼻中隔前下方,即使很轻度的偏曲也会对鼻气道产生显著影响,因为这里是鼻气道最窄的地方。

愈合的不可预测性

即使选择了合适的患者,术前做了充分的准备,并采用了可以提供持久而且效果可靠的手术技术,愈合情况仍可能难以预测,并且严重影响鼻整形的效果。先天体质在愈合中的作用不可低估。有些患者瘢痕形成很小,深层的软骨变形和表现点变钝都不会出现,而有些患者手术后会出现严重瘢痕反应。

在某些部位,如鼻尖上区,瘢痕可能会形成过度并且严重影响轮廓(图1-3)。消灭死腔十分重要。如果术后出现过厚或持续水肿,为了减少内部瘢痕的形成,可以考虑注射激素。

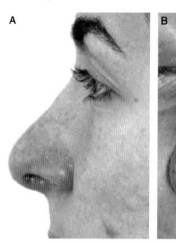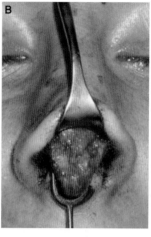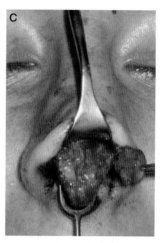

图1-3　鼻尖上区瘢痕增生。A,初次鼻整形后1年。鼻尖上区的饱满继发于瘢痕组织的过度增生。B,皮肤掀起后鼻尖上区厚厚的瘢痕组织。C,从鼻尖上区切除后,可以看到过度增生的瘢痕

瘢痕挛缩还会引起术后畸形。一个典型的例子就是鼻翼切迹。鼻翼边缘和软组织三角区的皮肤及软组织薄,而且没有软骨支撑,使得这一区域容易受到瘢痕挛缩影响并形成鼻翼切迹。要考虑到鼻子上瘢痕挛缩可能会导致变形的部位并保证这些部位保留足够的支撑,特别是以软骨移植物的形式做支撑,对于防止瘢痕挛缩和变形非常重要。

心理问题

咨询的一个重要方面就是确定这个患者的情绪和心理状态是否适合做鼻整形手术。虽然说起来大家都明白,但有时还真的很难发现潜在的心理问题。

对很多患者来说,决定接受手术需要承受很大的压力,可能引起焦虑。这些反应属于正常情绪反应范围。有时,患者会因为这些情绪带来行为改变。挑战就在于如何通过患者的外在表现去发现其深层的心理问题。一些"红色警报"表示患者可能会有潜在的心理问题[16]:

- 小瑕疵
- 体像障碍
- 身份不认同或性别模糊
- 手术动机复杂或不清
- 妄想通过手术改变人生
- 社交能力差,情商低

- 没有解决的悲伤或危机状况
- 认为人生不幸是外表造成
- 神经有问题的老年男性,过度关心老化问题
- 突然厌恶自己身体,特别是老年男性
- 对权威的敌视和责备态度
- 曾经就医并对医生不满
- 偏执妄想的表现

有着以上某些或者全部特征的患者可能不适合进一步手术。在某些患者中可能会出现体像障碍[17](框1-2)。

框1-2　体像障碍的诊断标准

1. 个体表现出一种固执的想法,自己有某些能够看到的外观上的缺陷或瑕疵,而对别人来说看起来不易发现或者只是很轻微。
2. 在这个障碍存续时间内,个体会表现出重复动作(例如反复照镜子、过度修饰、抓挠皮肤、寻求保证)或者精神活动(例如把自己的外貌与别人比较)以应对他们对自己外貌的关切。
3. 在临床上,这种固执的想法会引发明显压力(如抑郁情绪、焦虑和羞耻),或者在社会、工作等其他重要的功能领域产生不良影响(如学校、人际关系和家庭等)。
4. 区别于那些症状符合进食障碍诊断的人,她们还不仅仅执著于身体脂肪和体重等问题。

在与患者互动的时候,医生可能会从讨论的性质、患者的行为或怪癖、或者根本无法明确的一些原因中体会到不自在或令人担心的感觉——一种什么东西不对劲儿的感觉。

有潜在心理问题的患者,如人格障碍或体像障碍等,可能并不容易识别。有时,患者已经学会了怎样去掩盖自己的症状,这样她们的行为看起来是正常的。这些患者最难识别。一些患者为了看起来更讨人喜欢,会去奉承医生。医生们必须提高警惕,切忌被表象蒙蔽。

医生如果认为不应该给某个患者手术时,应遵循自己的本能和直觉。

作为医生来讲,想要拒绝患者可能会比较困难,原因很多。在某些情况下,我们觉得好像拒绝给患者手术是对他们关心不够。但是如果患者的情绪或心理状态不适合手术时,这可能是最好的做法。

为情绪或心理上不稳定的患者手术往往会导致灾难。

理解初次鼻整形为什么会失败是鼻修复手术成功的关键。鼻整形手术成功和失败之间的影响因素众多,包括筛选合适的患者、调整患者期望值、充分正确的术前分析和诊断,找出合并的功能问题,以及使用的手术技术是否可靠等。

要　点

- 在处理鼻修复的患者时,最好是少承诺,多做事。
- 医生和患者之间审美接近对于手术成功至关重要。
- 患者需要听到三次告知后才能真正考虑和理解这些信息。
- 无论医生感觉手术多成功、手术效果有多理想,追求完美的患者还是会失望。
- 如果医生不能使得患者完全理解哪些是做不到的,就不应当手术。
- 如果手术目标不现实或期望值过高,也不要手术。
- 在术前,医生和患者必须对于鼻整形能实现的理想目标达成共识。
- 通过使用分段的方法,鼻背的每个组分都单独操作,逐步降低,这样可以保留结构,预防畸形如鼻背凹凸不平等情况出现。
- 采用渐进式的方法,多使用预后明确的技术,少使用效果不稳定的技术,这样有利于提高鼻整形术后的远期成功率。
- 所有鼻整形术中,鼻功能都应该保留或进行重建,特别是鼻修复。
- 当发现一个患者不应进行手术时,医生应该遵循自己的本能和直觉。
- 为情绪或心理上不稳定的患者手术通常会导致灾难。

（王欢 译　李战强 校）

参考文献

1. Rohrich RJ, Lee MR. External approach for secondary rhinoplasty: advances over the past 25 years. Plast Reconstr Surg 131:404-416, 2013.
2. Rohrich RJ, Ahmad J. Rhinoplasty. Plast Reconstr Surg 128:49e-73e, 2011.
3. Rohrich RJ, Ahmad J. A practical approach to rhinoplasty. Plast Reconstr Surg 137:725e-746e, 2016.
4. Warner J, Gutowski K, Shama L, et al. National interdisciplinary rhinoplasty. Aesthet Surg J 29:295-301, 2009.
5. Rohrich RJ, Ahmad J. Preoperative concepts for rhinoplasty. In Rohrich RJ, Adams WP Jr, Ahmad J, et al, eds. Dallas Rhinoplasty: Nasal Surgery by the Masters, ed 3. St Louis: CRC Press, 2014.
6. Rohrich RJ, Ahmad J, Gunter JP. Nasofacial proportions and systematic nasal analysis. In Rohrich RJ, Adams WP Jr, Ahmad J, et al, eds. Dallas Rhinoplasty: Nasal Surgery by the Masters, ed 3. St Louis: CRC Press, 2014.
7. Rohrich RJ, Muzaffar AR, Janis JE. Component dorsal hump reduction: the importance of maintaining dorsal aesthetic lines in rhinoplasty. Plast Reconstr Surg 114:1298-1308; discussion 1309-1312, 2004.
8. Roostaeian J, Unger JG, Lee MR, et al. Reconstitution of the nasal dorsum following component dorsal reduction in primary rhinoplasty. Plast Reconstr Surg 133:509-518, 2014.
9. Geissler PJ, Roostaeian J, Lee MR, et al. Role of upper lateral cartilage tension spanning suture in restoring the dorsal aesthetic lines in rhinoplasty. Plast Reconstr Surg 133:7e-11e, 2014.
10. Ghavami A, Janis JE, Acikel C, et al. Tip shaping in primary rhinoplasty: an algorithmic approach. Plast Reconstr Surg 122:1229-1241, 2008.
11. Rohrich RJ, Ahmad J. Getting rhinoplasty right the first time. In Rohrich RJ, Adams WP Jr, Ahmad J, et al, eds. Dallas Rhinoplasty: Nasal Surgery by the Masters, ed 3. St Louis: CRC Press, 2014.
12. Rohrich RJ, Liu JH. Defining the infratip lobule in rhinoplasty: anatomy, pathogenesis of abnormalities, and correction using an algorithmic approach. Plast Reconstr Surg 130:1148-1158, 2012.

13. Ahmad J, Rohrich RJ, Lee MR. Safe management of the nasal airway. In Rohrich RJ, Adams WP Jr, Ahmad J, et al, eds. Dallas Rhinoplasty: Nasal Surgery by the Masters, ed 3. St Louis: CRC Press, 2014.

14. Howard BK, Rohrich RJ. Understanding the nasal airway: principles and practice. Plast Reconstr Surg 109:1128-1144; quiz 1145-1146, 2002.

15. Cochran CS, Marple BF. Medical management of rhinologic disorders in rhinoplasty. In Rohrich RJ, Adams WP Jr, Ahmad J, et al, eds. Dallas Rhinoplasty: Nasal Surgery by the Masters, ed 3. St Louis: CRC Press, 2014.

16. Rohrich RJ, Janis JE, Kenkel JM. Male rhinoplasty. Plast Reconstr Surg 112:1071-1085, 2003.

17. American Psychiatric Association. Diagnostic and Statistical Manual of Mental Disorders, ed 5. Washington, DC: American Psychiatric Association, 2013.

达拉斯鼻修复术: 全球大师的杰作

Secondary Rhinoplasty *by the global masters*

2

术前评估和患者选择

Rod J. Rohrich ■ *Jamil Ahmad*

鼻修复比初次鼻整形更复杂,因为原始解剖结构的改变,部分结构的损伤或缺失,瘢痕组织,以及需要从较远的部位采集移植材料等[1]。但是,更难的是对患者期望值和情绪的管理。成功的鼻修复术要从正确的术前评估和患者选择开始。

病史

询问患者的病史时,应从医疗、身体以及心理等方面考虑患者是否已经做好接受鼻修复的准备。初次鼻整形之后,一定要找到患者不满意的点在哪儿。患者可能会在美学上和功能上都有不满意的地方。此外,要建立完整准确的病史,还要注意到以下几点:既往史,手术史(包括鼻部手术和其他手术),鼻外伤史,鼻及上呼吸道症状,药物使用情况,个人史,以及系统检查[4]。

患者的关注点是什么?

评估鼻修复患者时要首先确认他们的关注点。

一定要了解患者上次鼻整形之后是对哪里不满意,以及修复希望达到的目的。有时,患者鼻整形之后有非常具体的诉求;但是在某些情况下,患者可能只想让医生帮她确认一下术后恢复好了的效果会如她所愿。因此一定要确认患者对手术不满的具体关注点。

患者最好是逐条列出她们最希望改善的三个美学上或功能上的诉求。这能帮助医生确立手术目标。在很多情况下,还会有很多可以改善的地方,但是患者可能并不在意。这些点也需要进行讨论,最终双方要明确,这些关注点在优先顺序上需要靠后排。

有时,患者特别关注的点,在医生看来可能无足轻重,甚至本身就是正常的。小题大做的患者对手术效果失望的可能性会更大(图2-1)。

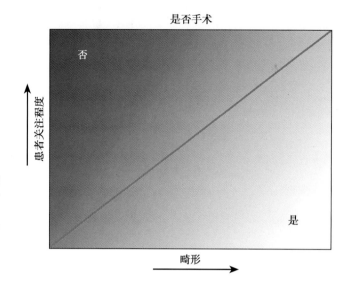

是否手术

否

患者关注程度

是

畸形

图 2-1　患者对畸形的担心程度和实际畸形程度的关系。如患者对畸形的担心程度跟实际畸形程度不成比例,应慎重避免对这类患者进行手术

鼻气道阻塞

接受鼻部手术后,患者可能会一直感觉鼻塞。[5-7]如果确有这种情况存在时,需要确定上次手术做了些什么。有时,这是因为上次手术对鼻塞的处理不到位,甚至完全没处理;有时,鼻塞可能是鼻整形后出现的新情况。能通过手术改善的常见部位包括鼻中隔、下鼻甲和内、外鼻阀[5,6]。

有些患者出现的鼻塞,病因不能通过手术得到改善,比如过敏性鼻炎、急性或慢性鼻窦炎、药物性鼻炎以及萎缩性鼻炎等[5,6,8]。这些情况可以通过药物治疗得到好转,但是需要告知患者这些问题通过鼻修复不能改善。

既往史和手术史

仔细评估患者的既往史和手术史,以了解患者有没有鼻修复的禁忌证,是否需要请会诊或进一步检查排除等。仔细复习患者之前接受的鼻部手术,这些非常珍贵的信息能帮助判定患者是否适合接受鼻修复。注意患者此前接受过的鼻整形次数,是开放式手术,还是闭合式手术,都是什么时候做的? 询问患者是否使用过假体,有没有从鼻子以外的部位,比如耳朵或肋骨等处部位采集移植物。

之前做过的鼻部手术或创伤其实是警告医生可能存在结构的异常,比如鼻中隔骨折、局部或远处移植材料的耗竭,这样在手术准备的过程中就能考虑到隐患。

注意这些手术是否成功以及失败的原因,还有围术期并发症。

其他注意事项

询问患者其他可能影响手术的因素。术前必须停用增加术中出血风险的某些药物和营养品。抽烟对伤口愈合影响很大,尤其对于组织特性和血供已经产生变化的鼻修复患者来讲更是如此。抽烟还会导致术后鼻塞时间延长。

鼻修复之前一定要戒烟。

　　鼻修复前还必须戒毒,特别是可卡因[9]。因为对吸毒患者的处理非常复杂,鼻修复之前必须获得患者主治医生开具的许可证明。

体格检查

　　鼻修复前的体检包括对鼻面比例的评估,鼻部系统分析,外鼻检查以评价经过手术后的组织质量,行鼻内检查以发现导致鼻塞的原因。此外,软骨是常见的鼻修复移植材料,因此对供区也要进行评估。

鼻面比例和鼻部系统分析

　　对于初次鼻整形和鼻修复而言,都必须全面分析鼻面比例,以获得准确的诊断来确定最佳治疗方案[4,10]。如果鼻子和面部极度不成比例,可能只通过正颌手术甚至颅颌面手术矫正。但是,具体到每个患者时,医生和患者需要好好讨论一套方案,以适合其需求。

　　系统分析鼻子自身不同部位的形状、比例和相互关系(表 2-1)。从正面、侧面和基底

表 2-1　鼻部系统分析

视图	需要分析的方面
正面观	面部比例
	皮肤类型/状况:Fitzpatrick 型,薄皮肤或厚皮肤,油性皮肤
	对称性以及鼻偏斜:位于中线;C 形,反 C 形,或 S 形偏曲
	骨拱:窄或宽,不对称,短鼻骨或长鼻骨
	中鼻拱:窄或宽,塌陷,倒 V 畸形
	鼻背美学线:平直,对称或不对称,轮廓清晰或不清晰,窄或宽
	鼻尖:理想型/球型/盒型/夹捏畸形,鼻尖上区,鼻尖点,鼻尖下小叶
	鼻翼边缘:海鸥翅型,切面,切迹,退缩
	鼻翼基底:宽度
	上唇:长或短,降鼻中隔肌动态情况,上唇皱褶
侧面观	鼻额角:锐角或钝角,鼻根点高或低
	鼻长度:长或短
	鼻背:平滑,驼峰,鞍鼻
	鼻尖上区:中断,丰满,鹦鹉嘴畸形
	鼻尖突出度:过度突出或不足
	鼻尖旋转度:过度旋转或旋转度不足
	鼻翼-鼻小柱关系:鼻翼悬垂或退缩,鼻小柱悬垂或退缩
	根尖周发育不全:上颌骨或软组织缺乏
	唇-颏关系:正常,不足
基底面观	鼻尖突出度:过度突出或突出度不足,鼻小柱-小叶比
	鼻孔:对称或不对称,长或短
	鼻小柱:鼻中隔倾斜,内侧脚外张
	鼻翼基底:宽度
	鼻翼外张

面对鼻进行系统分析,全面找出所有的畸形和失衡之处。举个例子,图 2-2 中需要修复的患者为 Fitzpatrick Ⅱ 型皮肤,皮肤薄。从正面看,她的鼻背美学线不对称,背部和鼻尖向右偏,鼻翼轻度退缩,基底较宽,鼻翼外张,鼻尖下小叶过大而且鼻尖偏窄。从侧面看,鼻背和鼻尖上区较丰满,鼻尖旋转度不足,鼻小柱-小叶角较锐,鼻翼和鼻小柱关系为鼻翼退缩、鼻小柱悬垂。从基底位视图可以看到过窄和偏斜的鼻尖以及鼻翼外张。

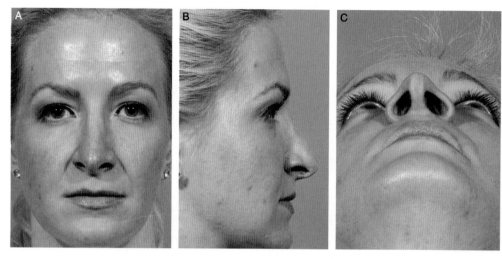

图 2-2   鼻修复的系统分析。A,正面观;B,侧面观;C,基底面

第 3 章有对鼻修复系统分析的详细论述。

外鼻检查

除评估鼻面比例以及完成鼻系统分析之外,对之前手术造成的鼻部变化的检查也很重要。皮肤状况也需要全面评估。

皮肤厚度

皮肤过厚有可能导致轮廓不清,这种情况因为手术后瘢痕形成会更加重(图 2-3)。皮肤过薄时,软组织覆盖过少,会使骨软骨支架的细微凹凸不平之处都显现出来。

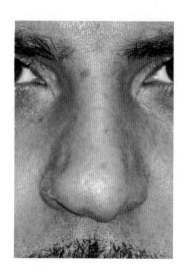

图 2-3   鼻皮肤较厚时会限制鼻整形手术的效果表现

皮肤顺应性

如果皮肤受上次鼻整形影响较小,皮肤顺应性好,而且可以在骨软骨支架表面移动。但是先前的手术也可能会导致皮肤僵硬、纤维化,并与深层的软骨和骨发生粘连。

皮肤表层

之前的手术可能造成皮肤表层性质发生改变,比如色素不均匀、红血丝、红斑或毛细血管再充盈缓慢等。这些异常表现可能表示循环已经受损;应在这些情况处理之后再进行鼻修复(图2-4)。

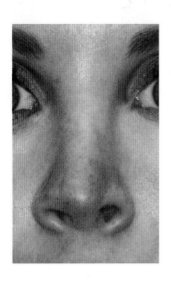

图2-4　鼻整形之后,由于组织性质和血供的改变,鼻部皮肤可能出现异常的发红

瘢痕

仔细检查鼻外皮肤可以发现经鼻小柱或鼻翼基底的瘢痕。应仔细评估这些瘢痕的位置和性质。在某些情况下,如果瘢痕所处的位置理想,可以再利用这些瘢痕。如果瘢痕所处位置不理想,忽略原来的经鼻小柱瘢痕,另找鼻小柱切口的理想位置[11]。

鼻内检查

在大多数情况下,使用带光源鼻镜可以充分检查鼻内情况(图2-5)。鼻内检查可以显示上次手术留下的瘢痕。其通常位于软骨下缘或软骨间的位置或膜性鼻中隔上。有时,外鼻阀或内鼻阀的瘢痕狭窄会导致鼻塞。

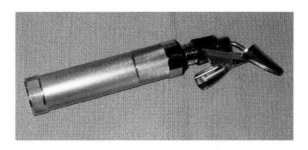

图2-5　自带光源鼻镜

在内外鼻阀导致的鼻塞可使用棉签进行评估,分别把下外侧软骨或上外侧软骨轻轻向外移动(图2-6)。这个操作如果能改善通气,表示已出现鼻阀的塌陷。

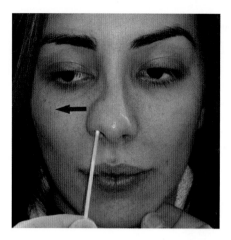

图 2-6 可使用棉签挑开内外鼻阀评估鼻阀塌陷情况

评价鼻中隔偏曲情况。鼻中隔前部和下部的偏曲即使程度较轻,一般也都会有症状,因为这个位置的鼻气道最窄。但是,鼻中隔后方的偏曲如果没做处理,也可能导致鼻修复患者出现持续的鼻塞。

可以直接观察下鼻甲。下鼻甲肥大往往与鼻中隔偏曲有关,之前的手术如果对下鼻甲和鼻中隔处理不当时容易造成阻塞[5]。从另外一个方面讲,下鼻甲的过度切除可能导致萎缩性鼻炎或空鼻症。在第 23 章中会详细论述鼻修复中对下鼻甲的处理。

供区检查

鼻修复中常会用到软骨来重塑支撑和表面轮廓[12]。此外也可能还会用到筋膜。但是,鼻中隔软骨的量不一定够用。有时候,之前的手术已经采集了耳软骨和肋软骨。

除了使用鼻镜观察鼻中隔外,还可以用棉签触摸鼻中隔,如果还硬说明软骨还在,如果软骨被采集过了就会是软的[4]。在鼻中隔软骨被采集的部位,一定要评估鼻中隔前部或 L 形支撑的宽度。这可以用手拿着棉签朝向鼻背,从后往前触碰鼻中隔来进行。然后就可以估计鼻中隔的背侧缘至 L 型支撑后缘之间的距离了。

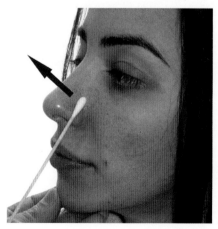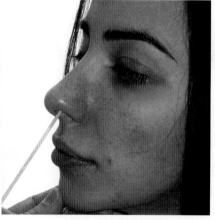

图 2-7 用棉签从后方向至前方向触碰鼻中隔,以估计剩下的鼻中隔前部的宽度

虽然这样可以做到确认之前手术后鼻中隔软骨是否还在,但要确认鼻中隔软骨是否受损伤往往难度很大。

　　之前的手术可能已取过耳软骨,在耳朵前部和后部留下瘢痕。触诊耳甲腔可以发现软骨移除后的松弛区域(图 2-8)。

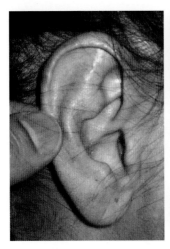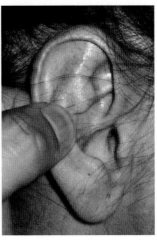

图 2-8　采集耳软骨之后耳甲腔摸起来较松弛

　　如果需要用到肋软骨时,乳房大小、乳房下皱褶的位置以及是否有乳房假体等都会影响切口的选择。如果患者年纪较大时,一定要注意肋软骨钙化的问题。如果患者钙化可能性较大时,建议做胸骨和肋骨的 CT(图 2-9)[13]。

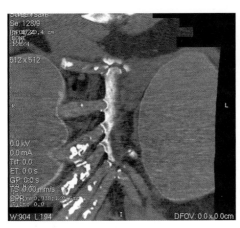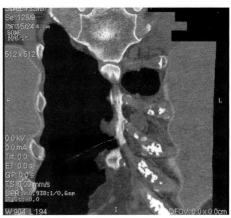

图 2-9　肋骨和胸骨的 CT 扫描可用于评估年纪较大患者的肋软骨钙化情况

标准化术前照片和电脑模拟

　　每名患者在术前都应拍摄标准化的正面视图,正侧位视图,斜位视图和基底位视图(图 2-10)[4,14]。此外还需要能展现特定畸形的其他视图,比如用俯视图和不同打光方法展现异常(图 2-11)。通过清晰的照片和对畸形同一时间不同视角的展现,可以很容易地看出细微的不对称和畸形。与患者共同评估患者照片可以促进与患者的沟通,能让患者更准确地表达他们的问题,也能让医生更准确地解释存在的畸形。

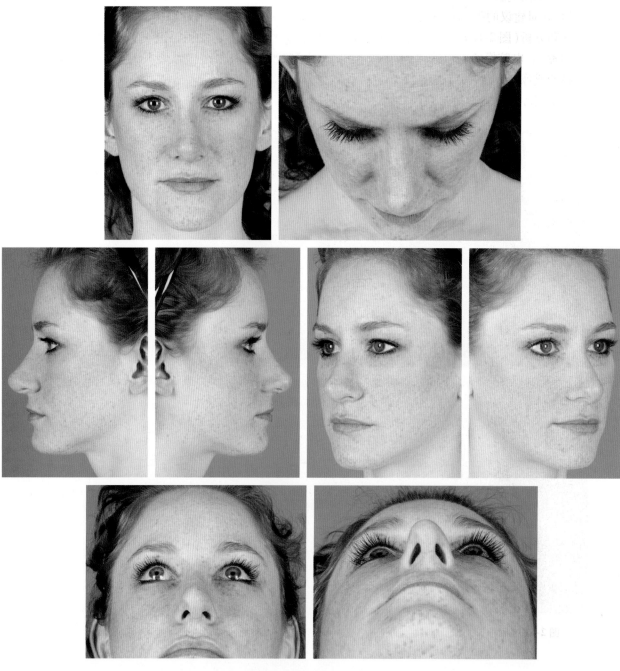

图 2-10　标准化术前照片

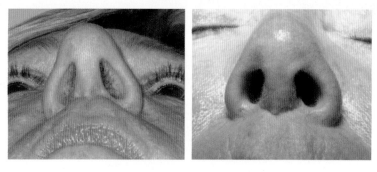

图 2-11　特定术前照片视角显示出继发畸形。变换不同灯光或角度可以更好地展现鼻修复患者的细微畸形

术前电脑模拟可让患者了解术后的可能效果[4,14,15]。其仅仅用于医生和患者讨论期望值,并对建议的手术提供一个教学工具。它让医生模拟术后鼻子的变化,让患者在术前看到和分析(图2-12)。预测鼻尖和鼻背的术后效果尤其困难,这一点医生应让患者在术前知悉[15]。电脑模拟可以展示手术的局限性,让患者期望值更脚踏实地。医生应仔细评估最终的成像,确定模拟图中的效果可以实现。医生不能做出过分乐观的模拟,让患者术前有不切实际的期望,最终导致术后不满意。

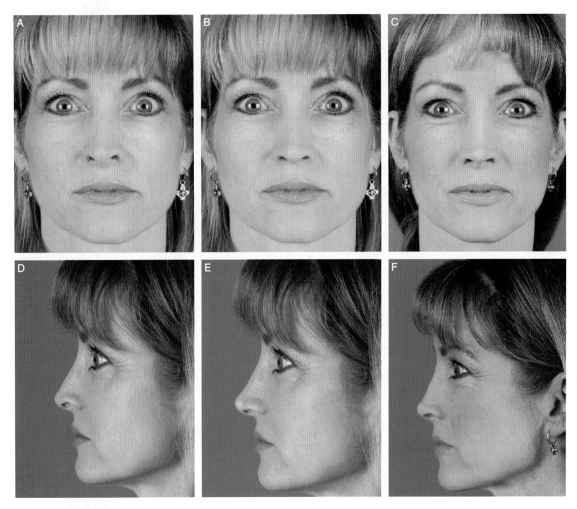

图2-12　正面观和侧面观的对比。A 和 D,术前照片。B 和 E,术后效果的模拟图。C 和 F,术后照片

医生要特别小心那些要求做多次模拟成像以及对成像多次做细微改动的患者,这种人很可能对术后效果抱有不切实际的期望。

由于术后效果受很多因素影响,医生一定要向患者说明,模拟成像只代表手术目标,而不代表最终效果。即使手术很成功,患者的满意度在很大程度上取决于术前医生所做出的承诺。在口头上和作为书面同意书的一部分都要做出这个免责声明,说清楚电脑模拟的目的。

患者选择

对鼻修复而言,患者的选择对于手术成功至关重要。了解患者的诉求之后,医生必须与患者开诚布公地讨论鼻修复可能达到以及不可能达到的效果。医生必须在术前初次交流时就管理好患者的期望值。

初次鼻整形时和患者讨论的重点是医生能实现什么,而鼻修复时医生要讨论的则是医生不能实现和不能改善什么。

患者必须理解:无论术者是谁,初次鼻整形或者鼻修复手术都永远不能做到完美的鼻子。如果患者对手术效果有不实际的期望,医生最好拒绝。

无论医生认为手术多成功、手术效果有多理想,追求完美的患者还是会失望。

有过一次失败手术的经历可能是优势也可能是劣势。经过一次不成功的手术之后,患者可能对手术目标,以及手术能达到和不能达到的效果有更好的了解。但是,手术经历和效果欠佳也可能会使其持续焦虑,甚至怀疑一切。对于医生来说,一定要了解患者的这些情绪,并在术前充分沟通,让其做好心理准备。

鼻修复的最大挑战之一就是它的不可预知性。手术中会遇到什么事情,谁也不知道。手术之前,我们不可能预测自然解剖发生了哪些变化,组织性质将怎样变化。这些因素对手术方案影响重大,并对能实际实现的效果产生巨大影响。务必让患者在术前做好应对这一切的心理准备。应把重点放在几个可以改善的关键问题上,才能确立好鼻修复的目标。

鼻修复中,少承诺,多做事是关键。

患者情绪是否合适

患者情绪必须处于适合接受进一步手术的良好状态。患者可能经历过效果不理想或未达到期望的一次鼻整形,她们可能经历过绝望和悔恨。有时甚至是愤怒。

如果患者重点强调上一位主刀医生的能力不足或无能,或一直把手术效果怪罪在上一位主刀头上,接诊时要小心。

必须等到这些问题得到解决,或让患者摆脱这些负面情绪,面对现实,把注意力转移到如何改进上来。

一些"红灯"可能表示患者存在潜在的心理问题[16]:

- 小瑕疵
- 体像障碍
- 身份不认同或性别模糊
- 手术动机复杂或不清
- 妄想手术改变人生
- 社交能力差,情商低
- 没有解决的悲伤或危机状况
- 现在的不幸被归结于外貌问题
- 神经过敏的老年男性对衰老过分担心
- 突然厌恶自己身体,尤其是老年男性
- 对权威的敌对和责备态度
- 曾经就医并对医生不满
- 偏执妄想的表现

有着以上某些或者全部特征的患者可能不适合进一步手术。在某些患者中可能会出现体像障碍(参见框1-2)[17]。

结论

术前评估和患者选择是鼻修复成功的关键。患者从医疗、身体以及心理等方面应已经做好接受鼻修复的准备。初次鼻整形之后,一定要找到患者不满意的点在哪儿。为了达到更好的术前谈话效果,需让患者按照重要性的顺序列出三个最想要改善的外观或功能的关注点。术前建立符合实际的期望值将提高术后患者满意度。期望值不切实际的患者在鼻修复之后很有可能还是会对手术不满意,对这种患者最好是拒绝手术。

要　点

- 评估鼻修复患者时首先要确认他们的关注点。
- 之前做过的鼻部手术或创伤其实是警告医生可能存在结构的异常,比如鼻中隔骨折、局部或远处移植材料的耗竭,这样在手术准备的过程中就能考虑到隐患。
- 鼻修复之前一定要戒烟。
- 尽管目前可以做到确认一次鼻整形之后鼻中隔软骨的存在,确认鼻中隔软骨是否受损往往难度很大。
- 初次鼻整形时患者咨询的重点是医生能实现什么,而鼻修复时医生要讨论的则是医生不能实现,不能改善什么。
- 无论医生认为手术多成功,手术效果有多理想,追求完美的患者还是会失望。
- 鼻修复术中,少承诺、多做事是关键。
- 如果患者把重点放在上一位主刀医生的能力不足或无能,或一直因为手术效果怪罪上一位主刀医生时,医生应谨慎接诊。

(顾云鹏 译,李战强 校)

参考文献

1. Rohrich RJ, Lee MR. External approach for secondary rhinoplasty: advances over the past 25 years. Plast Reconstr Surg 131:404-416, 2013.
2. Rohrich RJ, Ahmad J. Rhinoplasty. Plast Reconstr Surg 128:49e-73e, 2011.
3. Rohrich RJ, Ahmad J. A practical approach to rhinoplasty. Plast Reconstr Surg 137:725e-746e, 2016.
4. Rohrich RJ, Ahmad J. Preoperative concepts for rhinoplasty. In Rohrich RJ, Adams WP Jr, Ahmad J, et al, eds. Dallas Rhinoplasty: Nasal Surgery by the Masters, ed 3. St Louis: CRC Press, 2014.
5. Ahmad J, Rohrich RJ, Lee MR. Safe management of the nasal airway. In Rohrich RJ, Adams WP Jr, Ahmad J, et al, eds. Dallas Rhinoplasty: Nasal Surgery by the Masters, ed 3. St Louis: CRC Press, 2014.
6. Howard BK, Rohrich RJ. Understanding the nasal airway: principles and practice. Plast Reconstr Surg 109:1128-1144; quiz 1145-1146, 2002.
7. Constantine FC, Ahmad J, Geissler P, Rohrich RJ. Simplifying the management of caudal septal deviation in rhinoplasty. Plast Reconstr Surg 134:379e-388e, 2014.
8. Cochran CS, Marple BF. Medical management of rhinologic disorders in rhinoplasty. In Rohrich RJ, Adams WP Jr, Ahmad J, et al, eds. Dallas Rhinoplasty: Nasal Surgery by the Masters, ed 3. St Louis: CRC Press, 2014.
9. Guyuron B, Afrooz PN. Management of the cocaine nose. In Rohrich RJ, Adams WP Jr, Ahmad J, et al, eds. Dallas Rhinoplasty: Nasal Surgery by the Masters, ed 3. St Louis: CRC Press, 2014.
10. Rohrich RJ, Ahmad J, Gunter JP. Nasofacial proportions and systematic nasal analysis. In Rohrich RJ, Adams WP Jr, Ahmad J, et al, eds. Dallas Rhinoplasty: Nasal Surgery by the Masters, ed 3. St Louis: CRC Press, 2014.
11. Unger JG, Roostaeian J, Cheng DH, et al. The open approach in secondary rhinoplasty: choosing an incision regardless of prior placement. Plast Reconstr Surg 132:780-786, 2013.
12. Rohrich RJ, Hofer SOP, Ahmad J. Harvesting autologous grafts for primary rhinoplasty. In Rohrich RJ, Adams WP Jr, Ahmad J, et al, eds. Dallas Rhinoplasty: Nasal Surgery by the Masters, ed 3. St Louis: CRC Press, 2014.
13. Cochran CS, Gunter JP. Harvesting rib cartilage grafts for secondary rhinoplasty. In Rohrich RJ, Adams WP Jr, Ahmad J, et al, eds. Dallas Rhinoplasty: Nasal Surgery by the Masters, ed 3. St Louis: CRC Press, 2014.
14. Afrooz PN, Amirlak B. Digital imaging and standardized photography in rhinoplasty. In Rohrich RJ, Adams WP Jr, Ahmad J, et al, eds. Dallas Rhinoplasty: Nasal Surgery by the Masters, ed 3. St Louis: CRC Press, 2014.
15. Lehrman CR, Lee MR, Ramanadham S, Rohrich RJ. Digital imaging in secondary rhinoplasty. Plast Reconstr Surg 137:950e-953e, 2016.
16. Rohrich RJ, Janis JE, Kenkel JM. Plast Reconstr Surg 112:1071-1085, 2003.
17. American Psychiatric Association. Diagnostic and Statistical Manual of Mental Disorders, ed 5. Washington, DC: American Psychiatric Association, 2013.

3

鼻修复中的鼻部系统分析和常见畸形

Rod J. Rohrich ■ *Jamil Ahmad*

无论是初次鼻整形还是鼻修复,为了达到满意的术后效果,有条理且周密的鼻部术前分析都很重要[1-3]。通过鼻部系统分析能够准确地发现各种畸形及比例失调。以系统方式,从正面观、侧面观、基底面观对鼻部进行评估能够确定畸形;这是确立手术目标的基础。在鼻修复中,识别和确认常见的术后畸形能够更好地完成术前评估。

鼻部系统分析

表 3-1 详细阐述了初次鼻整形的鼻部系统分析方法,这个方法同样也适用于修复患者[1-5]。此外,对于鼻修复患者,还需要熟悉各种常见畸形。

表 3-1 鼻部系统分析

视图	需要分析的方面
正面观	面部比例
	皮肤类型/状况:Fitzpatrick 分型,薄或厚,油性或干性
	对称性及鼻偏斜:位于中线;C 型,反 C 型,或 S 型偏曲
	骨拱:窄或宽,不对称,短鼻骨或长鼻骨
	中鼻拱:窄或宽,塌陷,倒 V 畸形
	鼻背美学线:平直,对称或不对称,轮廓清晰或不清晰,窄或宽
	鼻尖:理想型/球型/盒型/夹捏畸形,鼻尖上区,鼻尖点,鼻尖下小叶
	鼻翼边缘:海鸥翅型,切面,切迹,退缩
	鼻翼基底:宽度
	上唇:长或短,降鼻中隔肌动态情况,上唇皱褶
侧面观	鼻额角:锐角或钝角,鼻根点高或低
	鼻长度:长或短
	鼻背:平滑,驼峰,鞍鼻

视图	需要分析的方面
	鼻尖上区:中断,丰满,鹦鹉嘴畸形
	鼻尖突出度:过度突出或突出度不足
	鼻尖旋转度:过度旋转或旋转度不足
	鼻翼-鼻小柱关系:鼻翼悬垂或退缩,鼻小柱悬垂或退缩
	根尖周发育不全:上颌骨或软组织缺乏
	唇-颏关系:正常,不足
基底面观	鼻尖突出度:过度突出或突出度不足,鼻小柱-小叶比
	鼻孔:对称或不对称,长或短
	鼻小柱:鼻中隔倾斜,内侧脚外张
	鼻翼基底:宽度
	鼻翼外张

系统评估从面部整体入手,包括评估鼻面比例和皮肤特点等。一定要发现颅面失衡情况,这可能会改变对鼻部畸形的看法。有些颅面失衡情况在鼻修复的患者中很常见,包括面部不对称(图 3-1),中面部或根尖周的发育不全(图 3-2),以及颏部后缩等。

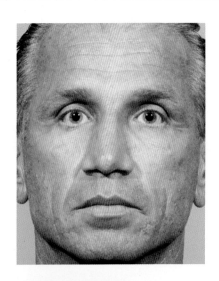

图 3-1 面部不对称。注意面部下 1/3 相对于上 2/3 偏右

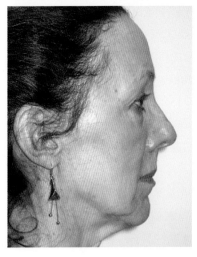
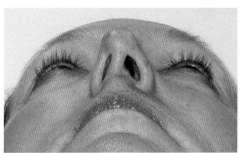

图 3-2 明显的右侧根尖周发育不全,继发于大的正颌手术

在术前仔细找出,并与患者一点不漏地讨论这些问题,这样能避免患者把这些问题算到修复失败的头上。

　　一定要注意皮肤的特点,如颜色、质地及厚度等,因为这些特征能显著影响鼻整形能否达到特定的效果。皮肤过厚有可能导致轮廓不清,这种情况因为手术后瘢痕形成会更加严重(图 3-3)。

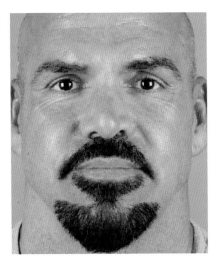
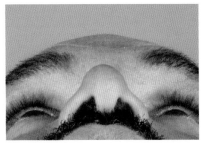

图 3-3　该患者的皮肤较厚,偏油性

　　较薄的皮肤其皮下软组织覆盖不足,骨软骨支架上有一丁点的凹凸不平都会表现出来(图 3-4)。

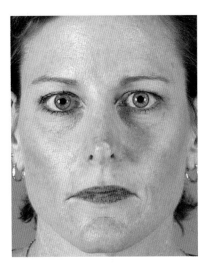
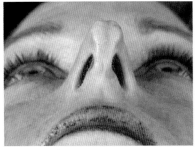

图 3-4　该患者皮肤较薄。透过皮肤就可看到其深层软骨的形态细节

正面观

在正面观上,歪鼻是最明显的(表3-2)。可表现为鼻部真的偏离了面部中线(图3-5),或者表现为鼻背美学曲线不对称(图3-6)[6,7]。需要从上至下地评估。骨拱的畸形可能表现为不对称,或使鼻背美学曲线的上部变宽[8,9]。另外,可能还会使鼻颊连接处过宽。

表3-2 歪鼻分类

类型	形态
Ⅰ. 鼻中隔尾侧偏曲	a. 直的鼻中隔倾斜
	b. 凹陷畸形(C形)
	c. S形畸形
Ⅱ. 鼻背凹陷畸形	a. C形鼻背畸形
	b. 反C形鼻背畸形
Ⅲ. 鼻背凹陷/凸起畸形	a. S形畸形

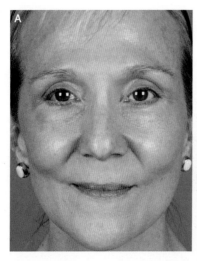
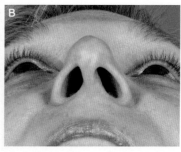

图3-5 歪鼻。A,正面观显示鼻背美学曲线在向鼻尖下降时向右偏斜。B,基底面观显示鼻尖及鼻中隔尾侧端向右偏斜

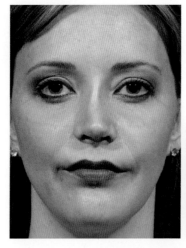
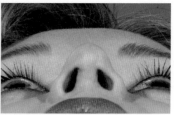

图3-6 歪鼻。该患者的鼻背美学曲线不对称,键石区向右偏斜

鼻修复的患者常会在骨拱与中鼻拱衔接处的键石区出现畸形。

倒 V 畸形(图 3-7),鼻背凹凸不平,以及内鼻阀塌陷(图 3-8)在这个区域均较常见。鼻背美学曲线应平滑地从骨拱向下延伸至中鼻拱,终止于鼻尖表现点[10-13]。

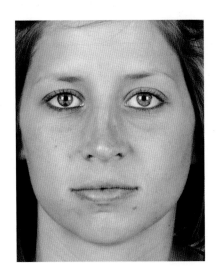

图 3-7　倒 V 畸形

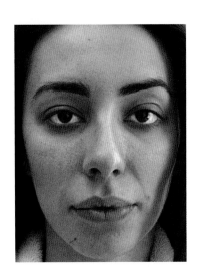

图 3-8　右侧内鼻阀塌陷

鼻背美学曲线畸形在修复患者中较为常见。

鼻背美学曲线可能缺失(图3-9)、不对称或过宽。从正面观上评价鼻尖形态(框3-1)。鼻整形后鼻尖常见的畸形包括鼻尖不对称(图3-10)、球形鼻尖或鼻尖轮廓欠佳(图3-11)、鼻尖比例失调如鼻尖下小叶过大(框3-2及图3-12)[14-16]。

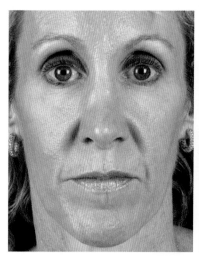
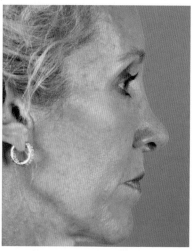

图3-9　因鼻背过度切除导致鼻背美学曲线的上部缺失

框3-1　鼻尖术后畸形的分类

Ⅰ. 鼻尖降低不足
Ⅱ. 鼻尖过度降低
Ⅲ. 鼻尖下小叶畸形
Ⅳ. 鼻尖不对称
Ⅴ. 球形鼻尖

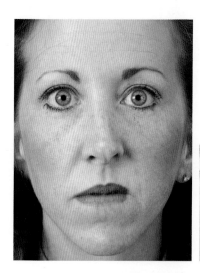
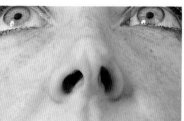

图3-10　鼻尖不对称,分叉

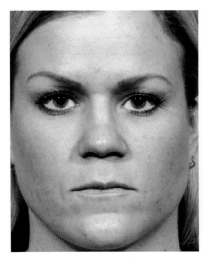
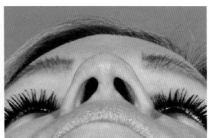

图 3-11　球形鼻尖

框 3-2　鼻尖下小叶畸形的分类及原因

Ⅰ. 自身原因, 内侧脚过长
Ⅱ. 自身原因, 内侧脚过宽
Ⅲ. 自身原因, 下外侧软骨异位或不对称
Ⅳ. 自身原因, Ⅰ、Ⅱ、Ⅲ型畸形的结合
Ⅴ. 外因导致, 鼻中隔尾侧端或鼻中隔前角突出

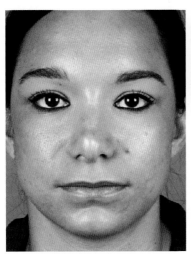
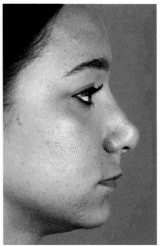

图 3-12　鼻尖下小叶过大。从小柱-小叶转折点到鼻尖表现点的距离增大

　　鼻尖下小叶应该顺着两侧到鼻翼缘, 形似一只平滑飞翔的海鸥。而鼻翼有切迹或退缩时, 则像一只振翅飞翔的海鸥(图 3-13)。鼻尖和上唇密切相关。张力高的鼻尖会使上唇被拴住;鼻尖动态畸形是指在做表情时鼻尖急速下降, 常和上唇过短或微笑时上唇出现横形皱折有关[17]。

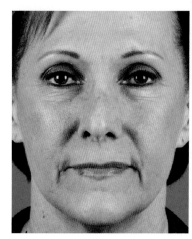
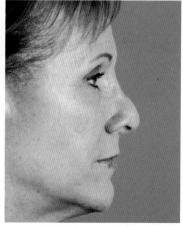

图 3-13　鼻翼退缩,右侧为著

侧面观

　　侧面观上,也应从上至下地评估。评价鼻根的位置。较低的鼻根可能伴有鼻背过度切除,在正面观上表现为鼻背美学曲线的缺失(图 3-14)。另外还需评估鼻长度,这和鼻根及鼻尖的位置均有关。

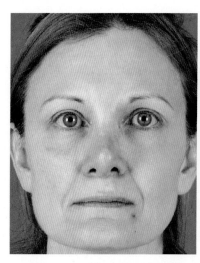
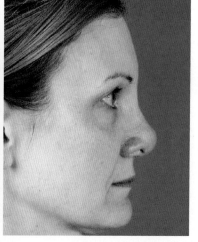

图 3-14　由于鼻根过低造成鼻背美学线上部缺失。侧位观上表现为短鼻

鼻尖旋转度不足可能会造成鼻长度过长,而鼻尖旋转度过大可能会造成短鼻。

　　鼻整形术后鼻背的畸形通常包括鼻背驼峰残留(图 3-15)或鼻背过度切除。鼻背与鼻尖的关系,特别是在鼻尖上区的过渡,对于塑造一个理想鼻型至关重要。鼻尖上区转折的缺失或鹦鹉嘴畸形(图 3-16,A)会在鼻背过渡到鼻尖处表现得非常明显。鼻尖突出度和旋转度均应仔细评估,它们与鼻背高度存在复杂的联系。

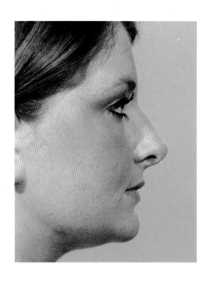

图 3-15 鼻背驼峰,鼻尖上区饱满

　　在侧面观上还应该评价鼻翼-鼻小柱关系。鼻翼退缩是最常见的鼻翼-鼻小柱不协调的现象之一。根尖周发育不全可以在侧面及基底面上观察到。鼻-颏关系能够在侧面进行准确评价。

基底面观

　　在基底面观上能够评估鼻尖位置。可通过测量鼻小柱-小叶比例及鼻尖突出度与鼻基底的比例判断鼻尖突出度是否合适(图 3-16,B)。在基底面观上还能充分的评估鼻尖偏斜情况。

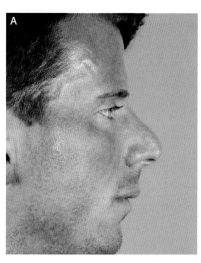
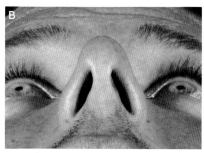

图 3-16 A,该患者有鹦鹉嘴畸形。B,鼻尖突出度过大

　　鼻孔不对称在基底面观上也很明显,通常与鼻小柱及鼻翼缘的畸形有关(图 3-17)。根据下述原因,将鼻小柱畸形分为以下四类(框 3-3)[18]。鼻中隔尾侧端偏斜可能是造成鼻小柱畸形的深层原因(图 3-18)。鼻翼缘畸形包括轻度的鼻翼缘凹陷、外鼻阀塌陷等(图 3-19)。鼻翼外张在基底面上的评估是最准确的,并被分为三类(框 3-4)[19]。此外,还应检查之前手术遗留的瘢痕(图 3-20)[20]。

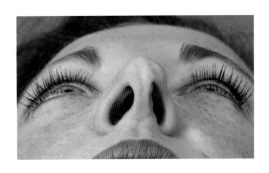

图 3-17　鼻中隔尾侧端向左偏斜造成的鼻孔不对称、内侧脚踏板不对称及鼻翼缘不对称

框 3-3　鼻小柱畸形的分类

Ⅰ. 鼻中隔尾侧端脱位和/或前鼻棘位置异常是造成鼻小柱扭曲的主要原因。

Ⅱ. 内侧脚异常是造成鼻小柱扭曲的主要原因。内侧脚踏板过早外张是最常见的原因。

ⅢA. 软组织过多是造成鼻小柱扭曲的主要原因，且可能会阻塞鼻通气。

ⅢB. 软组织缺乏是造成鼻小柱异常的主要原因。

Ⅳ. 由鼻中隔、内侧脚和（或）软组织因素结合造成的鼻小柱扭曲。

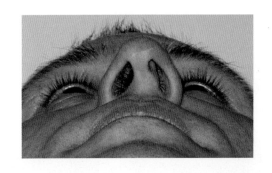

图 3-18　鼻中隔尾侧端偏斜进入左侧鼻孔

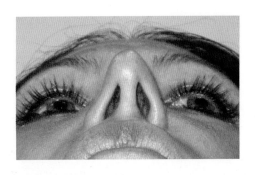

图 3-19　右侧鼻翼缘轻度凹陷，外鼻阀塌陷

框 3-4　鼻翼外张的分类

Ⅰ. 鼻翼缘最外侧点非常接近鼻翼基底。

Ⅱ. 与Ⅰ型相比，鼻翼缘最外侧点位于距鼻翼基底稍远的位置。

Ⅲ. 该型具有最大的外张弧度。最外侧点出现在鼻翼缘最远端，大大超过鼻翼基底。

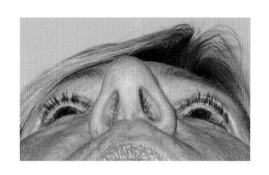

图 3-20　在鼻小柱-上唇连接处遗留的之前手术瘢痕

特殊角度

除了正面观、侧面观、基底面观外，为了更好地了解特殊的畸形，还需要其他角度仔细观察，包括俯视图，利用不同的照明技术显示不规则等。微小的不对称和畸形需要利用高质量的照片评估，同时通过多个角度仔细评估畸形。

案例分析

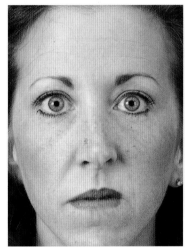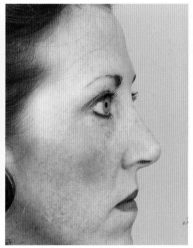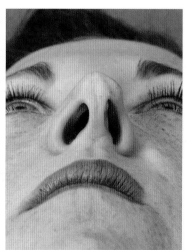

图 3-21

这名鼻修复患者皮肤为 Fitzpatrick Ⅰ 型，皮肤薄。正面观上，她的鼻背美学曲线不对称，鼻背及鼻尖向左侧偏斜，左侧鼻翼轻度退缩，鼻尖有分叉且不对称。侧面观上，鼻背及鼻尖上区饱满，鼻尖下小叶过大。基底面观上，能够全面评估不对称且分叉的鼻尖。鼻中隔尾侧端偏斜造成她的鼻孔明显不对称，鼻翼缘不对称。

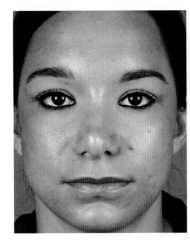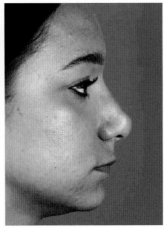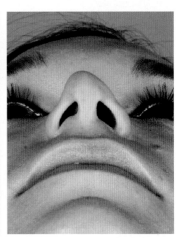

图 3-22

　　这名鼻修复患者皮肤为 Fitzpatrick Ⅳ 型，皮肤厚。正面观上，她骨拱较宽，鼻背美学曲线不对称，鼻背及鼻尖向右侧偏斜，鼻尖不对称，鼻尖下小叶过大。侧面观上，能够全面评估鼻尖下小叶过大情况。基底面观上，鼻尖不对称非常明显。她的鼻孔不对称是由于内侧脚踏板不对称造成，鼻翼缘凹陷。轻度鼻翼外张。

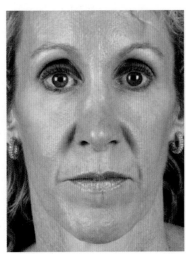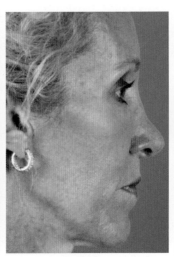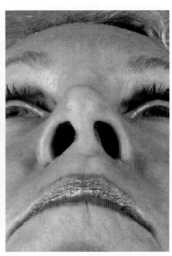

图 3-23

　　这名鼻修复患者皮肤为 Fitzpatrick Ⅱ 型，皮肤厚。正面观上，她鼻背美学曲线的上部缺失，在键石区呈现倒 V 畸形。鼻尖和鼻小柱轻度不对称。侧面观上，鼻背被过度切除，鼻翼退缩，鼻尖旋转不足。基底面观上，鼻尖向右轻度偏斜。她的鼻孔不对称是由于鼻小柱不对称造成。

要　　点

□ 鼻部系统评估从面部整体入手,包括评估鼻面比例和皮肤特点等。

□ 医生应在术前与患者讨论所有同时存在的颅面失衡情况。

□ 从骨拱过渡到中鼻拱的键石区是鼻修复患者出现畸形的常见部位。

□ 鼻背美学曲线的畸形在鼻修复患者中较为常见。

□ 鼻尖旋转度不足可能会造成鼻长度过长,而鼻尖旋转度过大可能会造成短鼻。鼻整形术后鼻背的畸形通常包括鼻背驼峰残留或鼻背过度切除。

□ 鼻整形术后鼻背的畸形通常包括鼻背驼峰残留或鼻背过度切除。鼻背及鼻尖的比例失调会造成鼻轮廓明显失衡。

□ 除了正面观、侧面观及基底面观,为了更好的显示特殊的畸形还需要其他的角度进行观察评估。

（李芯 译,李战强 校）

参考文献

1. Rohrich RJ, Ahmad J. Rhinoplasty. Plast Reconstr Surg 128:49e-73e, 2011.

2. Rohrich RJ, Ahmad J. A practical approach to rhinoplasty. Plast Reconstr Surg 137:725e-746e, 2016.

3. Rohrich RJ, Ahmad J, Gunter JP. Nasofacial proportions and systematic nasal analysis. In Rohrich RJ, Adams WP Jr, Ahmad J, et al, eds. Dallas Rhinoplasty: Nasal Surgery by the Masters, ed 3. St Louis: CRC Press, 2014.

4. Rohrich RJ, Janis JE, Kenkel JM. Male rhinoplasty. Plast Reconstr Surg 112:1071-1085; quiz 1086, 2003.

5. Rohrich RJ, Ahmad J. Preoperative concepts for rhinoplasty. In Rohrich RJ, Adams WP Jr, Ahmad J, et al, eds. Dallas Rhinoplasty: Nasal Surgery by the Masters, ed 3. St Louis: CRC Press, 2014.

6. Rohrich RJ, Gunter JP, Deuber MA, et al. The deviated nose: optimizing results using a simplified classification and algorithmic approach. Plast Reconstr Surg 110:1509-1523; discussion 1524-1525, 2002.

7. Constantine FC, Ahmad J, Geissler P, Rohrich RJ. Simplifying the management of caudal septal deviation in rhinoplasty. Plast Reconstr Surg 134:379e-388e, 2014.

8. Rohrich RJ, Krueger JK, Adams WP Jr, et al. Achieving consistency in the lateral nasal osteotomy during rhinoplasty: an external perforated technique. Plast Reconstr Surg 108:2122-2130; discussion 2131-2132, 2001.

9. Gruber R, Chang TN, Kahn D, et al. Broad nasal bone reduction: an algorithm for osteotomies. Plast Reconstr Surg 119:1044-1053, 2007.

10. Lee MR, Unger JG, Rohrich RJ. Management of the nasal dorsum in rhinoplasty: a systematic review of the literature regarding technique, outcomes, and complications. Plast Reconstr Surg 128:538e-550e, 2011.

11. Mojallal A, Ouyang D, Saint-Cyr M, et al. Dorsal aesthetic lines in rhinoplasty: a quantitative outcome-based assessment of the component dorsal reduction technique. Plast Reconstr Surg 128:280-288, 2011.

12. Rohrich RJ, Muzaffar AR, Janis JE. Component dorsal hump reduction: the importance of maintaining dorsal aesthetic lines in rhinoplasty. Plast Reconstr Surg 114:1298-1308; discussion 1309-1312, 2004.

13. Roostaeian J, Unger JG, Lee MR, et al. Reconstitution of the nasal dorsum following component dorsal reduction in primary rhinoplasty. Plast Reconstr Surg 133:509-518, 2014.

14. Rohrich RJ, Adams WP Jr. The boxy nasal tip: classification and management based on alar cartilage suturing techniques. Plast Reconstr Surg 107:1849-1863; discussion 1864-1868, 2001.

15. Rohrich RJ, Liu JH. Defining the infratip lobule in rhinoplasty: anatomy, pathogenesis of abnormalities, and correction using an algorithmic approach. Plast Reconstr Surg 130:1148-1158, 2012.

16. Rohrich RJ, Griffin JR. Correction of intrinsic nasal tip asymmetries in primary rhinoplasty. Plast Reconstr Surg 112:1699-1712; discussion 1713-1715, 2003. Erratum in Plast Reconstr Surg 113:1112, 2004.

17. Rohrich RJ, Huynh B, Muzaffar AR, et al. Importance of the depressor septi nasi muscle in rhinoplasty: anatomic study and clinical application. Plast Reconstr Surg 105:376-383; discussion 384-388, 2000.

18. Lee MR, Tabbal G, Kurkjian TJ, et al. Classifying deformities of the columella base in rhinoplasty. Plast Reconstr Surg 133:464e-470e, 2014.

19. Rohrich RJ, Ahmad J, Malafa MM, et al. Managing alar flaring in rhinoplasty: a graduated approach to improving symmetry. Plast Reconstr Surg (in press).

20. Unger JG, Roostaeian J, Cheng DH, et al. The open approach in secondary rhinoplasty: choosing an incision regardless of prior placement. Plast Reconstr Surg 132:780-786, 2013.

术后护理和并发症处理

Rod J. Rohrich ■ *Jamil Ahmad*

术后的一些处理措施对于实现成功的鼻修复非常重要[1-3]。术前就要为术后做准备。虽然鼻修复患者都已经做过手术，也经历过术后恢复过程，但还是要指导她们术后如何进行护理，以及和上次手术术后恢复不一样的细节。术前要告知常规的术后恢复过程以及预期达到的效果，并给患者提供一系列纸质的和口头的术后康复指导。必须要重点强调的一点就是再次手术肯定比第一次手术的恢复期要长很多。

最主要的是，患者必须充分理解，如果想要看到最终的手术效果，要比第一次手术花上更长时间。

常规术后护理

鼻修复的很多术后常规处理措施都和初次鼻整形类似[1]。术后恢复的准备从术前就要开始。要告知患者常规的术后过程，包括术后的一些活动限制，伤口护理，以及术后能看到最终手术效果的时间等。对于所有供区也要特别关注[6,7]。

另外，与初次鼻整形患者比起来，鼻修复的患者术后一般都需要更多的心理疏导和信心。

术后随访

鼻修复的第一次回访通常安排在术后第 5~7 天。可以拿掉鼻腔内填塞和鼻夹板，鼻小柱上的缝线也可以拆掉。鼻翼基底的缝线一般术后 7~10 天再拆。

拿掉鼻夹板和胶布后，鼻背表面的一些黏附物也需要清理干净。多数情况下，鼻背的皮肤毛孔都会被这些黏附物堵塞，容易形成粉刺。换药的时候一定要把这些粘在皮肤上的东西去掉，以打开堵塞的毛孔。用 Adson 镊的柄可以很容易地去掉表皮，把残余物和皮屑从皮肤表面上去掉。

对于有些鼻部皮肤有明显水肿或者肥厚的患者，夹板拿掉后，应该用胶带固定，以更好地控制水肿。一般胶带固定需要到术后 10 ~ 14 天，因为软组织水肿在这个时间点后不再加重。用 Steri-Strips 胶布固定。Steri-Strips 要从鼻尖上区转折一直固定到鼻根。

拿掉鼻夹板和胶带以后，必须进行皮肤护理来帮助皮肤恢复到正常状态。另外，去除皮肤表面的死皮和打开毛孔，对于缓解水肿也会有帮助。患者可以常规用过氧化苯甲酰清洗鼻背皮肤，每天两次，晚上用 2% ~ 5% 的水杨酸局部清洗。这些皮肤护理一直要坚持到鼻背皮肤恢复到正常状态。术后两周后，患者应针对外切口开始使用抗瘢痕增生的凝胶，抗瘢痕增生药物需要使用 3 ~ 4 个月。通常随访的时间为术后 4 ~ 6 周和半年，然后每年一次。当然这个期间，如果患者有什么问题，可以鼓励他们打电话咨询或者门诊随诊。

对于瘢痕增生倾向较强的患者来说，特别是鼻尖上区这个位置，术后一定要多看几次，以确保水肿消退正常。如果水肿续存在，有必要注射皮质类固醇类药物。

给予支持和信心

鼻修复术后一项比较重要的工作就是对患者情绪状态的管理。经历过之前不成功的手术后，患者的焦虑会增加，特别是术后早期。期待看到最终手术效果的心情，加上修复术后早期鼻子的形态，使得这种感受更加复杂。术后一定要理解患者的这种心理状态，并给予安抚和信心。患者往往在术后早期就会关注肿胀带来的一系列问题，应向其保证水肿迟早会消的。

术后早期比较关注鼻子外形的患者，医生也应该给予信心。

术前就要告知患者术后所需要经历的过程，这样患者能够对术后出现的情况有所准备。这样术者就可以有底气地告诉患者这些肿胀的情况是正常恢复过程，术前都交代过的。有时，也可以把患者的注意力转移到局部已经有明显改善的部分，这样也会有帮助。

鼻修复术后，术者一定要承认和处理患者所有的关注点，同时保持自信并给予保证。

常见问题

肿胀

　　术后肿胀很正常,但这仍然是患者焦虑的常见来源。术后 4~6 周肿胀会有明显消退,在此期间,需要反复向病人保证。早期的水肿可以通过 Steri-Strips 胶布固定的方式来处理。通常,术后最初的几周采用胶带固定的方法能够明显减轻水肿,接下来这种方法的效果就非常有限了,而且对患者来讲会很繁琐。

鼻修复术后,根据不同的情况,完全消肿可能需要花上几年的时间。

　　持续的水肿一般都可以自行消退。对于鼻部的某些区域,通过注射激素的方法控制瘢痕组织的增生,以防其在某些部位出现后掩盖了效果。鼻修复术后最常累及的部位为鼻尖上区,因为其解剖位置特殊,在鼻尖复合体和鼻背软骨之间会有死腔存在。鼻背皮肤比较厚的患者,鼻尖上区更容易出现瘢痕增生。

对于鼻修复术后瘢痕增生一定要早发现早处理。

　　对于这些患者,用曲安奈德(10mg/ml)按照 1:1 的比例混合利多卡因,用 27G 的针头注射在鼻尖上区[1,8]。注射层次一定要深,到软骨膜的表面。要避免到皮下,因为皮下注射后可能会引起局部色素沉着,组织萎缩或者溃疡形成。一般来讲每个点注射 1~3mg 曲安奈德就可以。根据患者术后的局部形态,术后早期每 2~4 周可以应用一次,每 4~8 周还可以再重复一次。但是,一定要慎用激素注射,以避免出现一些并发症,比如色素沉着和局部的轮廓畸形等(图 4-1)。

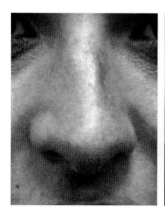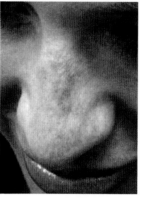

图 4-1　鼻整形术后,这位患者鼻背出现了局部的膨隆,而后接受了不明剂量的激素类药物注射,4 个月后,出现了局部皮肤萎缩和脱色

畸形残留

驼峰去除和鼻背重建术后早期,键石区可能会出现轻微的残余膨隆。在大多数情况下,这是会自行消退的[1]。但是在这个部位,骨膜表面可能出现过度的炎症反应,从而导致瘢痕过度增生。如果键石区出现局部膨隆的情况时,应进行鼻背按摩,一直到膨隆消退,这种按摩可能需要坚持几个月的时间。

鼻整形术后另一常见的畸形残留是鼻背与鼻尖的偏斜[1]。一旦出现,术后早期一定要采用手指压迫的方法,压力方向与偏斜方向相反,以防偏斜进一步加重。

这两种操作每次只需要做几分钟,每天至少 10 次,越多越好。这些措施开始得越早效果就越好,最好在术后两周内就开始施行。

鼻气道阻塞

术后早期阶段出现鼻气道阻塞比较常见,阻塞主要由水肿和分泌物造成[1,9]。鼻腔内夹板去掉后,患者会感到通气立马顺畅。在某些情况下,鼻腔内的血痂、浓缩的黏液、油膏的残余物等都会堵塞气道。如果患者术后两周仍感鼻腔呼吸气流不顺畅,需指导其使用海盐喷雾剂,每天两次以软化鼻腔内的脏东西,以便排出。大多数患者术后都会有一定程度的暂时性鼻塞症状,但通常两到三周后会消失,要向患者保证这是正常现象。但如果阻塞持续存在,术者需要检查鼻腔,以确认导致阻塞的原因。肿胀导致的阻塞需持续观察。如果患者术后鼻腔通气不畅持续超过 6 周,则需氟替卡松鼻喷雾剂,每天两次,使用两周,以缓解鼻腔内水肿。通常鼻整形术后 2~3 个月才能实现鼻腔气流最大程度的恢复。

并发症处理

畸形

鼻修复术后最常见的问题就是效果欠佳和患者不满意[1-5,10]。这也就是为什么鼻修复要强调术前和患者加强沟通,让其保持现实的期望值。

所有手术前,患者都必须充分了解通过手术能达到的现实效果,而且这种效果永远都不可能是完美的。

基于几个特定的关键问题来设定鼻修复术的目标,能够更实际地提高术后结果的可预测性。

为了达到更好的术前谈话效果,患者需按照重要性顺序列出三个最想要改善的外观或功能的关注点。这些术前谈话能帮助医生设定鼻修复的目标。在很多情况下,有一些其他问题也需要解决,但这些问题对于患者来说相对次要些,那么谈话中就需要明确,这些相对次要的问题可能无法通过这次鼻修复术得到改善。

Louis: CRC Press, 2014.

12. Kurkjian TJ, Ahmad J, Rohrich RJ. Soft-tissue fillers in rhinoplasty. Plast Reconstr Surg 133:121e-126e, 2014.

13. Mensah PK, Gooding R. Surgery in patients with inherited bleeding disorders. Anaesthesia 70 Suppl 1:112-120, 339-340, 2015.

达拉斯鼻修复术：全球大师的杰作

Secondary Rhinoplasty *by the global masters*

5

软组织填充剂在鼻修复中的应用

Jamil Ahmad ■ *T. Jonathan Kurkjian* ■ *Rod J. Rohrich*

做 过鼻整形的患者可能会出现各种各样的术后畸形,其中一部分只能通过手术解决。但是,有一些仅表现为微小的不规则畸形和鼻部软组织缺乏的患者也可以通过软组织填充解决。鼻整形术后的畸形病因多样,形态复杂。除病因外,对某一特定鼻畸形的鉴定分析也是决定是否选择软组织填充作为其合适治疗方案的重要环节。由于软组织填充固有的技术限制,使其仅能达到体积的增加,因此精确的注射前分析和诊断对其而言具有独特的重要性。如果不进行该项分析,那么软组织填充治疗可能只会造成新的鼻畸形。

鼻整形术后适用于软组织填充的情况:
■ 不希望进行更多畸形矫正手术的患者
■ 距离进行鼻修复术前还需要等待一段时间的患者
■ 想要在二次鼻整形术前预览手术效果的患者
■ 不适合进行手术的患者[1-3]
■ 畸形微小,可以预知不太可能进行手术的患者

选择合适的软组织填充剂

基于每种产品的特性选用合适的软组织填充材料,对手术成功至关重要[4-6](表5-1)。由于需要防止远期在鼻部皮下形成结节或可触摸到填充物,我们仅应用以透明质酸凝胶为主要成分的充填剂(如瑞蓝和乔雅登),而不使用微粒类的填充剂(如聚左旋乳酸或微晶瓷等)。像瑞蓝、乔雅登 Ultra 和乔雅登 Ultraplus 这些透明质酸填充剂的缺点是持续时间较短,但是相对于面部其他部位来讲,鼻子上这一缺点不是那么重要[1,4]。注射到鼻内的透明质酸填充剂往往会存留更长的时间。另外,使用不同交联工艺形成的新型透明质酸填充物(如乔雅登 Volbella,乔雅登 Volift 和乔雅登 Voluma 等)可以保持超过一年以上。从安全性角度出发,透明质酸填充物相较于其他软组织填充物而言有一个重要的优势,即如果注射后出现局部不规则或缺血时,我们可以采用透明质酸酶进行降解。

表 5-1　在 5Hz 0.8% 张力下透明质酸软组织充填剂的流变学特性

产　　品	透明质酸浓度 （mg/ml）	强度 （Pa）	黏度 （cPa）
瑞蓝-L	20	864	28 000
乔雅登 Ultra XC	24	207	7000
乔雅登 Ultra Plus XC	24	263	9000
添加利多卡因的 Juvederm Volbella	15	271	9000
添加利多卡因的 Juvederm Volift	17.5	340	11 000
添加利多卡因的 Juvederm Voluma	20	398	13 000

　　瑞蓝是鼻背和侧壁皮肤较薄患者的首选,因为它是高浓度交联的透明质酸,亲水性低（表 5-2）。对于鼻尖和鼻翼缘,乔雅登 Ultra 更适合,因其更容易塑形以实现满意的轮廓,甚至注射后一周内都可以进行。还要考虑不同产品间亲水性的不同;乔雅登在治疗区域内有很高的保持水分的能力。新型透明质酸填充剂,如乔雅登 Volbella 和乔雅登 Volift 等,黏性较低,含水量更高,这样的特性在鼻整形术后形成的瘢痕组织和软组织弹性丧失后进行注射治疗时很有帮助。乔雅登 Volift 可以在鼻部大部分区域进行注射。乔雅登 Volbella 可以用于较薄的、结构不规则的瘢痕皮肤,因为它非常柔软,流动性好,便于注射。乔雅登 Voluma 能够提供更多结构支撑;但是,在瘢痕化和失去弹性的软组织中应用这种较硬的材料则不是很理想。另外,可以用一种说明书之外的方法重构形成瑞蓝或乔雅登 Ultra 的一种更稀、流动性更好的复合物,作为一种替代材料。我们首选使用 1ml 瑞蓝或乔雅登 Ultra 混合 0.5ml 的 1% 利多卡因。

表 5-2　不同解剖区域推荐使用的软组织填充剂

解剖区域	软组织填充剂
鼻背	瑞蓝乔雅登 Ultra Plus/Volift/Voluma
鼻侧壁	瑞蓝乔雅登 Ultra/Ultra Plus/Volift
鼻尖	瑞蓝乔雅登 Ultra/Ultra Plus/Volift
鼻翼	瑞蓝乔雅登 Ultra/Ultra Plus/Volift

注射技巧

　　和面部其他大多数部位比起来,向鼻整形术后的患者注射填充剂需要更多的技巧。已经提出有多个因素可能导致血管并发症,如组织坏死和致盲等。包括注射技巧、解剖位置、针头或套管针的使用、局麻药的应用、软组织填充剂量以及注射压力等。原则上,软组织填充剂注射应采用小量、低压的方式。术后按摩和持续评估皮肤软组织灌注情况十分重要。

不要用超大量注射和高压注射。

　　鼻部注射三种典型技巧:①序列穿刺注射;②线形点状注射;③十字交叉注射[7]（图 5-1）。这些注射技巧适用于不同的鼻部解剖区域,并根据畸形程度实现不同的效果。

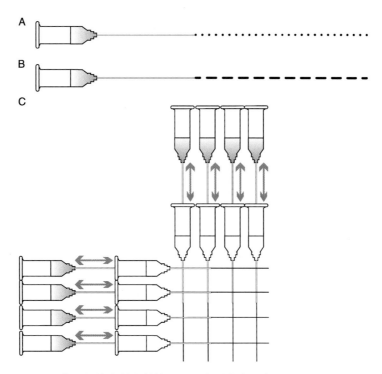

图 5-1　软组织填充剂注射技巧。A,序列穿刺注射;B,线形点状注射;
C,十字交叉注射

鼻背

常见问题及原因

　　鼻背由鼻骨、鼻中隔软骨和上外侧软骨构成。鼻背从鼻根到鼻尖应有一个平滑的轮廓。皮肤或软组织瘢痕及其深面的鼻骨、鼻中隔软骨或上外侧软骨的畸形,都可能造成鼻背不同程度的畸形。对于鼻背而言,软组织填充剂可以改善因组织量不足、鼻背鼻根高度不足或鼻尖上区转折过大造成的鼻部美学线不对称。

原则与方法

　　小剂量透明质酸填充剂是鼻背填充首选。瑞蓝和乔雅登 Ultra Plus 比较适合此区域,因其具有高交联性和低亲水性。透明质酸注射后进行轻柔按摩有助于填充剂均匀分布,可以防止出现轮廓不规则。首次注射后等待 15 分钟,使得软组织有时间适应,产品充分弥散,这样在下一步注射前就可以更准确地评估效果。皮肤颜色也要经常进行评估,以防损害鼻部皮肤血运。由深至浅分层注射透明质酸填充剂是增加鼻背体积的首选方式。为保持合适的鼻部外形,沿鼻背长轴做线性点状注射。

术者应采用低压、少量的方式,将软组织填充剂注射入鼻背上方和鼻根处,因为这个部位血运丰富,存在注射剂误入血管内,逆流入眶区致盲的风险。

鼻侧壁

常见问题及原因

鼻侧壁由鼻骨和上外侧软骨构成。鼻侧壁应平滑，并与鼻背协调，从而形成对称的鼻背美学线。鼻侧壁的凹凸不平、不对称可能是因为截骨位置不当或鼻骨错位造成。透明质酸填充剂注射既可应用于微小的鼻侧壁畸形，也可应用于体积较大的缺损。

原则与方法

鼻侧壁适合用少量透明质酸填充剂进行注射，注射后按摩，两次注射间需间隔 15 分钟。像鼻背注射时一样，对鼻侧壁皮肤的血运也应持续评估。理想的注射方法是十字交叉注射，以达到沿鼻侧壁平面一致的体积分布。对于鼻侧壁较薄的皮肤，瑞蓝和乔雅登 Ultra 为首选产品[5]。

当需要应用软组织填充剂注射鼻侧壁偏下、靠近鼻翼沟的位置时，术者应谨慎，以防侧鼻动脉栓塞，导致鼻尖组织坏死。

此动脉一般在鼻翼沟上约 2mm，经鼻颊连接处入鼻，向鼻尖走行。

鼻尖/鼻翼

常见问题及原因

鼻尖由鼻尖表现点连线围成，上界为鼻尖上区，下界为小柱-小叶转折处。鼻翼是鼻孔周围圆形隆起的皮肤。虽然鼻尖和鼻翼术后可能表现为各种各样复杂的轮廓畸形，但是只有轻微的轮廓畸形可以用软组织填充剂进行处理。这类畸形常由术后瘢痕或下外侧软骨形状不同引起。

原则与方法

在已经做过手术的鼻子上进行注射时，剂量要保守，而且要不断评估鼻尖皮肤血运，以防可能出现的灾难性并发症：鼻尖皮肤损害。在软组织填充注射时，鼻尖皮肤组织特别容易发生坏死。有两个原因：第一，之前手术遗留的皮肤和软组织瘢痕使得软组织罩的顺应性变差；第二，之前的手术会显著影响鼻尖血供。因此必须采用小剂量软组织填充剂或序列穿刺的注射方法。

序列穿刺法适用于鼻尖和鼻翼的注射，因其皮肤和皮下软组织与深层软骨结合更紧密。应用小剂量透明质酸、注射后按摩和注射间 15 分钟间隔也适用于鼻尖和鼻背注射。乔雅登 Ultra 和 Ultra Plus 特别适用于鼻尖，因为它们在注射后几天的时间里都还可以塑形，允许对鼻尖轮廓进行调整，在这个美学敏感区，这是一项重要优势。另外，乔雅登亲水性更好，且在注射后具有一定的膨胀性，这对于那些希望鼻尖得到充分填充的患者而言十分有利。如果希望更加准确地控制最后的体积时，瑞蓝则是可以考虑的备选。在鼻尖或鼻翼注射乔雅登或瑞蓝时应采用序列穿刺的方法，这样可以对此审美关键区域进行精细控制。0.1 ~ 0.2ml 之间的小剂量透明质酸就可以显著改善鼻尖轮廓。

预防与控制并发症

鼻整形术后的进行软组织填充注射需要一些特殊条件。鼻整形术后,皮肤软组织罩的质地缺乏弹性,并且有瘢痕形成。另外,原有的血管分布和血供也已经被改变。这些因素增加了血管性并发症风险,包括组织坏死和致盲等。

皮肤较薄,或曾进行多次鼻部手术的患者,其皮肤和软组织的弹性更差。对于顺应性较差的软组织,应选用质地更柔软的填充剂。较硬的填充剂会显著增加无弹性外覆组织的压力,并导致压力性坏死。应采用小剂量注射,间隔几分钟再进行评价,以保证血流充分。有时必须通过序列穿刺注射来达到预期效果。在一个治疗周期中,每一次注射最好间隔至少两周,且每次都注射极小量的填充剂。这些连续的小剂量注射使得施加在皮肤和软组织上的张力较小,但随着时间的推移,却能使组织容纳的填充剂总量更多。

当进行极小量注射时,将透明质酸填充剂转移到带 31G 针头的 BD 注射器中,以提高精度。

血管解剖位置与鼻部皮肤、软组织血流的改变会增加鼻整形术后注射进入血管的风险。

一般来说,包括鼻尖的鼻下三分之一部分注射到血管内会导致组织坏死,而包括鼻根在内的鼻上三分之一注射到血管内时则会致盲。

鼻尖的血供来自于成对的侧鼻动脉和鼻小柱动脉(图 5-2)。它们构成了鼻尖的皮下血管网。在开放式鼻整形时,会常规断掉鼻小柱动脉。如果软组织填充剂破坏了剩余的一或两条侧鼻动脉血供,那么就可能发生鼻尖或鼻小柱的组织坏死。鼻根附近有内眦动脉和滑车上动脉的一个血管汇合点。颈外和颈内动脉系统在此处汇合。如果软组织填充剂在此区域注射进入血管,则会有意外通过逆流栓塞视网膜中动脉的风险。

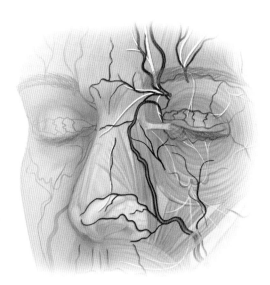

图 5-2　鼻部与眶周区域的血供

如果注射时出现局部苍白,应立即停止注射。如果皮肤颜色与毛细血管充盈没有恢复,则应注射透明质酸酶以降解透明质酸。每注射 0.1ml 透明质酸,对应至少注射 10 个单位的透明质酸酶。如果注射透明质酸酶后血运仍不正常,应在原部位继续追加注射透明质酸酶。透明质酸酶可以多次注射;当使用新型高交联透明质酸填充剂比如乔雅登 Vobella,乔雅登 Volift 和乔雅登 Voluma 时,更是必需。如果组织有坏死的风险,口服阿司匹林和外用硝酸甘油软膏。[8-14] 高压氧治疗也可能有效。像 Sculptra 和 Radiesse 这样的颗粒型填充剂注射后造成的组织灌注障碍特别难以处理,因为透明质酸酶对其无效。[11,12]

案例分析

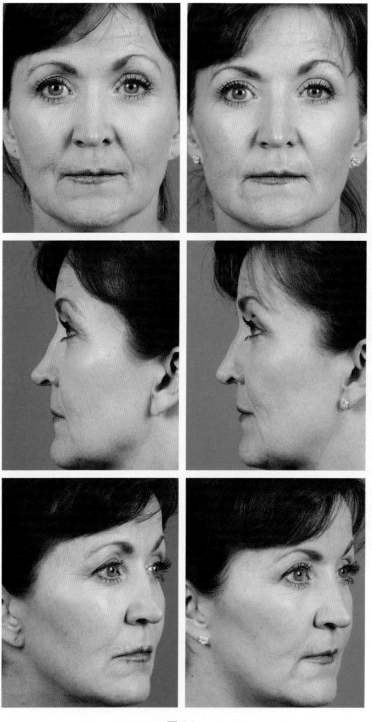

图 5-3

　　这名 55 岁女性鼻整形术后 4 年,中鼻拱过度凹陷。用 1ml 瑞蓝填充鼻背进行处理,显示术后 1 个月。

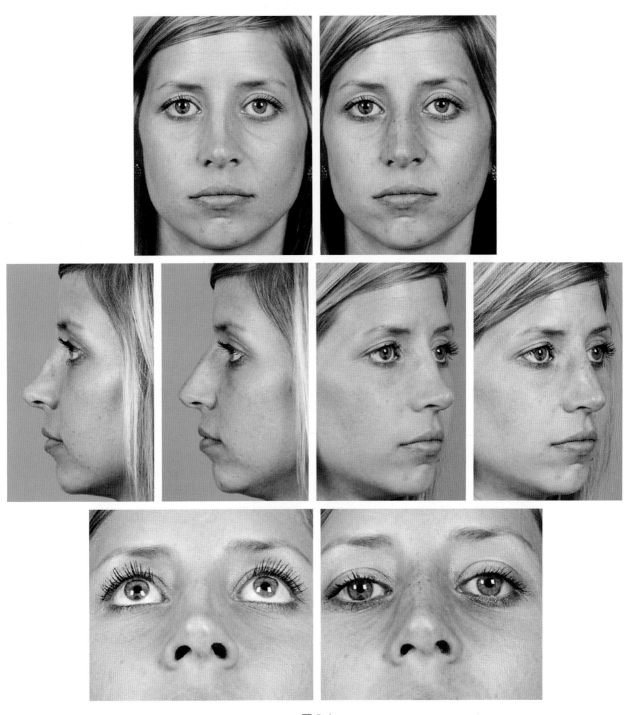

图 5-4

　　这名 28 岁女性,鼻整形术后 4 年,鼻背轮廓畸形明显,鼻背美学线不对称。用 1ml 瑞蓝鼻背注射治疗,显示术后即刻。

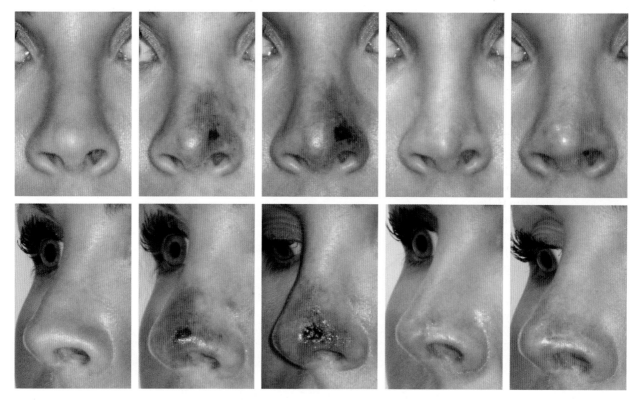

图 5-5

　　这名 36 岁女性,进行 8 次鼻整形术后,鼻尖不对称,包括右侧鼻尖鼻翼连接处畸形和鼻尖过度后缩。右侧鼻尖鼻翼连接处予以乔雅登 Voluma 0.1ml 注射,鼻尖上区和左侧鼻尖鼻翼连接处注射 0.2ml。

　　注射术后 6 天,开始出现组织坏死迹象。把 30 单位透明质酸酶溶入 1.5ml 2% 利多卡因,进行鼻尖、鼻翼、鼻背和鼻侧壁注射,注射分三次进行,每次间隔 10 分钟。患者每日口服 81mg 阿司匹林,同时每隔 8 小时局部应用一次硝酸甘油。共进行 12 次高压氧治疗。

　　注射后第 8 天是组织坏死的最高峰。首次注射 6 个月后,该患者又进行了乔雅登注射治疗,Refine 0.1ml 注射右侧鼻尖鼻翼连接处,0.05ml 注射左侧鼻尖鼻翼连接处,进行两次治疗,间隔 4 周。在治疗过程中产品种类和剂量可能都是导致并发症出现的原因。

要　　点

- 软组织填充剂注射鼻背上部和鼻根时,应采用低压、少量的方式,因为此区域血运丰富,注射入血管时可能逆流入眶而致盲。
- 应用软组织填充剂注射鼻侧壁偏下方,靠近鼻翼沟的位置时,一定要注意预防侧鼻动脉栓塞而导致的鼻尖组织坏死。
- 将透明质酸填充剂转移入带 31G 针头的注射器中进行极小量注射,可以提高精度。
- 一般来说,包括鼻尖的鼻下三分之一部分注射到血管内会导致组织坏死,包括鼻根在内的鼻上三分之一注射到血管内时则会致盲。

（于璐 译,李战强 校）

参考文献

1. Humphrey CD, Arkins JP, Dayan SH. Soft tissue fillers in the nose. Aesthet Surg J 29:477-484, 2009.

2. de Lacerda DA, Zancanaro P. Filler rhinoplasty. Dermatol Surg 33(Suppl 2):S207-S212; discussion S212, 2007.

3. Kim P, Ahn JT. Structured nonsurgical Asian rhinoplasty. Aesthetic Plast Surg 36:698-703, 2012.

4. Kurkjian TJ, Ahmad J, Rohrich, RJ. Soft-tissue fillers in rhinoplasty. Plast Reconstr Surg 133:121e-126e, 2014.

5. Pierre S, Liew S, Bernardin A. Basics of dermal filler rheology. Dermatol Surg 41(Suppl 1):S120-S126, 2015.

6. Sundaram H, Voigts R, Beer K, et al. Comparison of the rheological properties of viscosity and elasticity in two categories of soft tissue fillers: calcium hydroxylapatite and hyaluronic acid. Dermatol Surg 36(Suppl 3):S1859-S1865, 2010.

7. Rohrich RJ, Ghavami, A, Crosby MA. The role of hyaluronic acid fillers (Restylane) in facial cosmetic surgery: review and technical considerations. Plast Reconstr Surg 120(6 Suppl):41S-54S, 2007.

8. Reece EM, Schaverien M, Rohrich RJ. The paramedian forehead flap: a dynamic anatomical vascular study verifying safety and clinical implications. Plast Reconstr Surg 121:1956-1963, 2008.

9. Coleman SR. Avoidance of arterial occlusion from injection of soft tissue fillers. Aesthet Surg J 22:555-557, 2002.

10. Kim YJ, Kim SS, Song WK, et al. Ocular ischemia with hypotony after injection of hyaluronic acid gel. Ophthal Plast Reconstr Surg 27:e152-e155, 2011.

11. Nguyen AT, Ahmad J, Fagien S, Rohrich RJ. Cosmetic medicine: facial resurfacing and injectables. Plast Reconstr Surg 129:142e-153e, 2012.

12. Sung MS, Kim HG, Woo KI, et al. Ocular ischemia and ischemic oculomotor nerve palsy after vascular embolization of injectable calcium hydroxylapatite filler. Ophthal Plast Reconstr Surg 26:289-291, 2010.

13. DeLorenzi C. Complications of injectable fillers, part 2: vascular complications. Aesthet Surg J 34:584-600, 2014.

14. DeLorenzi C. Treatment of hyaluronic acid filler-induced impending necrosis with hyaluronidase: consensus recommendations. Aesthet Surg J 35:844-849, 2015.

达拉斯鼻修复术：全球大师的杰作

Secondary Rhinoplasty *by the global masters*

第二部分

手 术 概 念

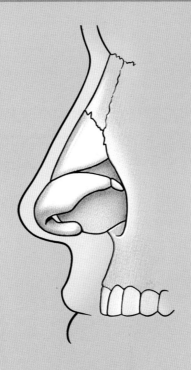

达拉斯鼻修复术：全球大师的杰作

Secondary Rhinoplasty *by the global masters*

6

鼻修复：效果稳定、可重复的操作指导

Jamil Ahmad ■ *Rod J. Rohrich* ■ *Ronnie A. Pezeshk*

很少有手术像鼻整形那样具有挑战性。术后效果差之毫厘失之千里。鼻又处于面部最正中的位置，这使得患者对鼻形的要求几近完美，而鼻整形的成败就在细节。此外，不论天然的鼻形态和解剖结构多么千奇百怪，手术医生都必须要做到可预测的、稳定的术后效果[1,2]。鼻修复的挑战难度更是成指数倍增加，要求医生具备卓越的技术和审美能力[3,4]。比起其他手术，医生常需要更审慎明智地处理鼻修复。初次鼻整形术后鼻解剖结构的变化、患者的负面情绪以及对手术过高的期望值，给鼻修复手术成功实施带来了巨大挑战[3-7]。

在初次鼻整形术后，患者会由于种种理由寻求修复[5-7]。有的是对术后应该实现、也能实现而未实现的美学效果或者功能不满意，而有些人则是因为没有实现妄想的目标而寻求修复。这种不满意的根源往往在于医生术前没能有效地控制好患者的期望值。这些患者也是最难搞的一群人，因为她们往往是完美主义者，有时还伴有其他多种容易混淆的心理问题（如躯体变形障碍等）。

医患双方成功沟通的基础有以下 3 个要点[1,2,8,9]：

1. 正确的术前分析和临床诊断。
2. 确保患者最关注的 3 个要点和医生的术前分析临床诊断一致。
3. 最重要的是控制好患者的期望值，让他/她明确哪些是手术可以实现的，哪些不能。

在术前讨论中要明确患者的期望值，以及医生的手术目的、术后完整的护理计划和预期术后恢复过程等[10]。

初次鼻整形术后，鼻部的解剖结构和组织质地都会发生变化，形成术后瘢痕。修复手术中鼻部都会存在组织变形、解剖结构缺失、瘢痕组织形成，以及血管分布减少这些特点。皮下的瘢痕组织会使局部产生粘连，让深面的骨软骨支架扭曲变形。如果畸形严重，修复手术能获得明显改善的可能性很小；一定要认识到这一点并与患者在术前充分沟通。

成功的鼻修复手术需要以下 5 个要素：

1. 理解患者和医生的审美观，并承认其局限性。
2. 术前调整患者的期望值。
3. 术前与患者坦诚交流。
4. 学会拒绝。
5. 永远别给生气或不开心的患者做手术。

医生必须意识到，如果患者对上一次不成功的鼻整形术很生气，甚至愤怒时，需要控制患者的期望值，确保患者在决定进行下一次鼻修复之前保持理性。

术前就开始注意这些要点，并建立一个术后随访管理患者的机制。在鼻修复中，术中要点就是去实现那些术前医患双方达成一致的期望值。

理解患者和医生的审美观

成功关键之一是要理解患者的审美观。医生和患者的审美观接近也同样重要。

一种令人沮丧的情况是医生对鼻整形的术后效果满意，而患者却不满意——术后效果并没有达到患者的期望值。

一个常见的原因就是患者的手术目的和医生不一样。清晰明了的医患沟通非常重要，它能让医生知道什么是患者认为美的、有魅力的，什么样的手术效果是患者希望获得的。如果患者对修复手术的目的与医生不一致，或者和医生的审美相悖时，不要接这个活儿。初次咨询时，患者就必须明白哪些手术目标医生能实现，哪些不能实现。

如果患者不想接受医生对鼻修复的实际、可操作的想法，医生也不能手术。

术前控制患者期望值

必须从第一次咨询时就开始调整患者的期望值。一旦医生知晓患者的诉求后，就必须开始直接坦诚地讨论在鼻修复术中哪些诉求可以达到，哪些不能。患者必须理解：无论术者是谁，鼻修复都永远做不出完美的鼻子。

如果患者术前对手术能达到的效果抱有不切实际的期望值，医生就不该进行手术。

另外，除了让患者明白鼻修复后可能的效果外，还要让患者知道术后的恢复时间、以及达到最终效果的时间等。经历过之前的鼻整形术和术后恢复后，患者应该能明白鼻修复术后需要一段时间来恢复。有些患者要求的调整很细微，或者要求像在鼻尖这样皮肤较厚部位进行的调整，应告知她们恢复时间会更长一些。

总的来说，鼻修复术后肿胀消退时间会比初次鼻整形术后更长。

术前和患者坦诚交流

在术前控制患者的期望值对手术成功和患者术后满意度都至关重要。

为了达到更好的术前谈话效果，需让患者按照重要性的顺序列出三个最想要改善的外观或功能上的关注点。

这样可以帮助医生为鼻修复设定 3 个目标。以患者的诉求和医生的专业知识为基础，判断出哪些是切实可行的，然后向患者进行教育和提出建议，让她们明白此次鼻修复中哪些目标能够实现，哪些不能。

初次鼻整形术前谈话围绕着哪些手术目标能实现，而在鼻修复的术前谈话则是围绕哪些目标不能实现。

另外，必须做电脑模拟。在我们的经验中，电脑模拟可以帮助医师向患者解释哪些是再次手术能实现的改善目标，而哪些是不能实现的。医生应仔细评估最终的成像，确定模拟图中的效果可以通过鼻修复再现出来。医生不能做出一个过于乐观的术后模拟图像；这些图像可能会让患者在术前形成过高的期望，导致患者术后失望。如果患者不肯接受医生提出的手术改进方案，医生应该拒绝手术；如果医患双方术前未能达成一致或者患者的期望值过高，医生不能进行手术。这是作为一个成熟的鼻修复医生来讲极其重要的思维和方法（见图 6-1）。

在鼻修复中，医生应该尽量少给患者承诺术后效果，多努力在手术中做出更好效果。

鼻修复的最大挑战之一就是它的不可预知性。

手术中会遇到什么事情，谁也不知道。手术开始前，完全无法预测鼻本来的解剖结构和组织质地已经发生了哪些改变。这些因素对手术方案影响重大，并对能实际实现的效果产生巨大影响。患者在术前必须准备好接受这一点。应把重点放在几个可以改善的关键问题上，才能确立好鼻修复的目标。

医生决不应该向患者承诺那些手术达不到的效果。

一定要认清鼻的哪些自然特征和特性会限制手术实现某些特定效果。最常见的一个限制实现清晰轮廓的特征就是皮肤偏厚。不管深层的骨软骨支架如何操作，只要厚皮肤盖上，轮廓就不会清晰。在鼻修复中，自然鼻生理解剖结构的改变，包括组织损伤、组织变弱、或者结构缺失等，都会限制可能的改善。

在鼻修复术中,医生术前对患者一定要诚实和坦白。

患者需要听到和看到这些信息,以便去接受和记住这些术前谈话。我们提出一种观点,在术前要至少三次告诉患者我们能做到什么,不能做到什么:第一次在初次咨询时;第二次在给患者书面文件阅读时;最后一次在鼻整形手术当天,在术前准备区。在手术当天,医患双方还要就此次手术计划和手术目标反复沟通,并让患者再重复最初的 3 个关注点,这样术前双方都能做到相互理解。

患者往往需要经过三次沟通才能去真正思考和理解这些信息。

最后,医生一定要告诉患者,只有把鼻子尽其所能地做好后才会让他/她离开手术室。这样做完后,最终的效果就取决于患者的体质和恢复了—这些都是不可预知的。患者必须同时理解鼻修复后需要花上几年时间来恢复,一旦手术完成,必须耐心等待结果。

学会拒绝

作为外科医生,我们常会觉得如果我们选择不给患者做手术就是没有提供最好的照护给他们。但是对鼻修复而言,哪怕医师或者患者都持乐观的看法,修复手术的效果也可能只是没有任何改进。一定要学会发现这些患者和情况,避免再次手术给患者带来进一步的组织损伤和痛苦。

医生必须学会拒绝。

多次鼻部手术会导致鼻支架结构和软组织质地的永久改变。其中有些畸形改变不可能被矫正,如果执意再次手术将会有巨大风险,给患者带来毁灭性的畸形。组织疲劳还是次要的,患者的疲劳也需要注意。情绪疲劳可能是因之前的手术没能达到患者的预期效果而引发失望的结果。不管修复手术的效果如何,情绪疲劳都会在术前预先影响患者的情绪,使她对这一次手术的效果更为失望。很多患者都不会考虑前次手术失败所造成的远期影响,她们会把所有的改变都归因于做鼻修复的医生。

这些患者一定要在情绪稳定的状态下再做手术。患者经历过效果不理想的一次鼻整形,她们已经经历过绝望和悔恨。有些患者甚至会很愤怒。

如果病人把重点放在上一位主刀医生的能力不足或无能,或一直因为手术效果怪罪上一位主刀医生时,医生应谨慎接诊。

只有等这些情绪消退后,患者才可能回到现实中,去想一些能够改进的方法。

一些"红色警报"表示患者可能会有潜在的心理问题[11]:

- 小瑕疵
- 体像障碍
- 身份不认同或性别模糊
- 手术动机复杂或不清
- 妄想手术改变人生
- 社交能力差,情商低
- 没有解决的悲伤或危机状况
- 认为人生不幸是外表造成
- 神经有问题的老年男性,过度关心老化问题
- 突然厌恶自己身体,特别是老年男性
- 对权威的敌视和责备态度
- 曾经就医并对医生不满偏执妄想的表现

有着以上某些或者全部特征的患者可能不适合进一步手术。在某些病人中可能会出现体像障碍(见框1-2)[12]。

术中的关键策略

在鼻修复中,术中要点就是去实现那些术前医患双方达成一致的期望值。要实现手术目标,一个谨慎小心、深思熟虑的手术计划和术中流程必不可少(框6-1)。一定要在深层分离,就在软骨表面,以防破坏皮肤的血运。使用分级分步的方法对深面的骨软骨支架进行调整,以实现精确控制。先处理鼻背和鼻气道,再处理鼻尖和鼻翼缘。消灭死腔,精细缝合皮肤切口,用一个合适的鼻背夹板外固定。

框 6-1　鼻修复的术中流程

1. 麻醉、摆好体位
2. 开放式入路
3. 在深层分离软组织
4. 术中诊断
5. 切除瘢痕(必要时)
6. 鼻背部分去除
7. 降低鼻背(必要时)
8. 鼻中隔重建或者采集鼻中隔软骨(必要时)
9. 下鼻甲手术(必要时)
10. 在其他供区采集软骨或者筋膜移植物(必要时)
11. 鼻背重建
    - 上外侧软骨张力跨越缝合
    - 自体组织撑开瓣(必要时)
    - 撑开移植物(必要时)
12. 鼻背填充(必要时)
13. 处理外侧脚(必要时)
    - 头侧修剪(必要时)
    - 外侧脚翻转瓣(必要时)
14. 确定最终的鼻尖突出度和形状
    - 鼻小柱支撑移植物(必要时)

框 6-1 鼻修复的术中流程（续）

　　　　-鼻中隔延伸移植物（必要时）

　　　　-鼻尖缝合技术

　　　　-鼻尖移植物（必要时）

15. 截骨术

16. 加强鼻翼缘

　　　　-鼻翼轮廓线移植物（必要时）

　　　　-加长型鼻翼轮廓线移植物（必要时）

　　　　-外侧脚支撑移植物（必要时）

17. 最后检查/冲洗

18. 关闭切口

19. 内侧脚踏板拉拢缝合（必要时）

20. 鼻翼基底手术（必要时）

21. 关闭死腔

　　　　-褥式缝合

　　　　-支持移植物（必要时）

22. 夹板固定,包扎

案例分析

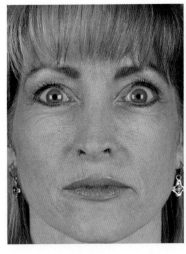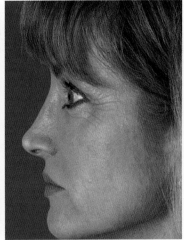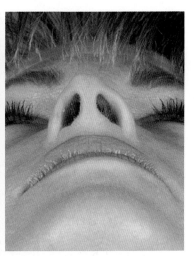

图 6-1

　　这名鼻修复患者是 Fitzpatrick Ⅱ型薄皮肤。正面观可见鼻背美学线不对称,S-形鼻背偏斜,鼻尖右偏,轻度鼻翼退缩,鼻尖不对称。侧面观可见鼻背和鼻尖上区过于饱满,鼻尖轻度下旋,鼻翼退缩。鼻底观可明显观察到偏斜、鼻尖不对称和鼻翼缘不对称。

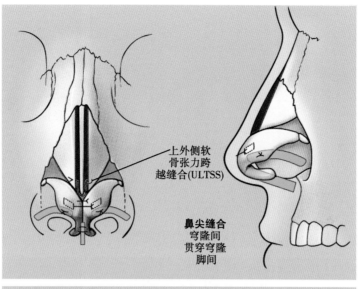

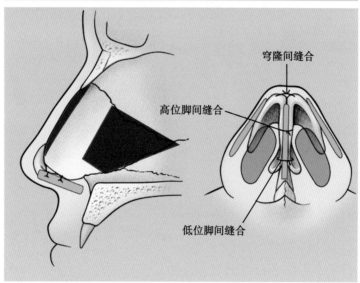

图 6-1(续)

该患者手术技术要点如下:

1. 开放式入路

2. 鼻背驼峰分段降低

3. 中隔重建、采集鼻中隔移植物,原位保留 12mm 宽的 L 形支撑

4. 上外侧软骨张力跨越缝合重建鼻背

5. 内侧脚-鼻小柱支撑移植物缝合,将鼻尖复合体联为一个整体

6. 鼻尖穹隆间缝合和贯穿穹隆缝合,使下外侧软骨成形

7. 加长型鼻翼轮廓移植物

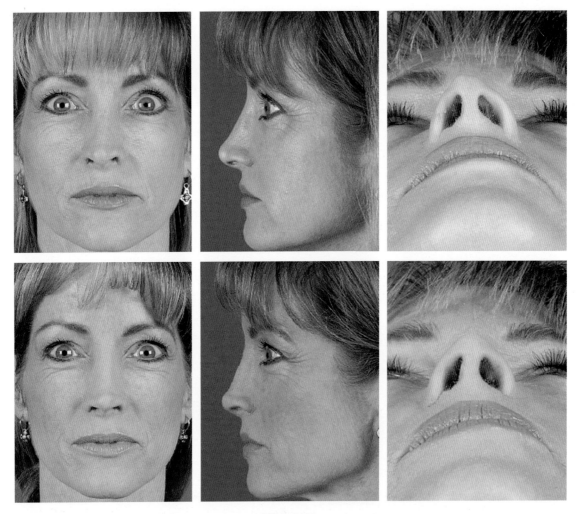

图 6-1（续）

术后一年。正面观可见鼻背笔直的外观和光滑、对称的鼻背美学线。术后的侧面观，可见高度更合适、线条更柔美的侧面鼻轮廓，以及鼻背和鼻尖上区转折较直，鼻尖旋转度明显改善，鼻翼外张得到矫正。基底面上，鼻尖和鼻翼缘的对称性得到改善。

开放式入路鼻修复将在第 11 章做详细讨论。

结论

鼻修复有 5 个成功的要素，从术前开始。理解患者和医生的审美观和局限性，最根本的是要降低患者的期望值，坦诚地讨论切实可行的目标。但是，要学会发现不适合做鼻修复的患者，学会拒绝。把这些要点控制好，就能建立好术后患者管理的机制。在鼻修复中，术中要点就是去实现那些术前医患双方达成一致的目标。这些原则将会引导你实现稳定且可重复的鼻修复效果。

要　　点

□ 经历过之前手术失败的经历后,有的患者可能会对手术本身产生不满意,甚至有愤怒的情绪,尝试着发现这些患者,并劝阻他们进行再次手术。
□ 在鼻修复术中,如果患者不愿意接受医生切实可行的目标,医生不应手术。
□ 医生不应给对手术效果抱有妄想的患者做手术。
□ 初次鼻整形的目标集中在哪些可以实现,鼻修复的术前讨论重点是哪些目标不能实现。
□ 医生不应向患者承诺那些手术达不到的效果。
□ 患者往往需要经过三次沟通才能去真正思考和理解这些信息。
□ 医生必须很小心的与不满意患者进行手术讨论。

（田怡 译,李战强 校）

参考文献

1. Rohrich RJ, Ahmad J. A practical approach to rhinoplasty. Plast Reconstr Surg 137:725e-746e, 2016.
2. Rohrich RJ, Ahmad J. Rhinoplasty. Plast Reconstr Surg 128:49e-73e, 2011.
3. Rohrich RJ, Lee MR. External approach for secondary rhinoplasty: advances over the past 25 years. Plast Reconstr Surg 131:404-416, 2013.
4. Ahmad J, Lee MR, Rohrich RJ. Open approach in secondary rhinoplasty. In Rohrich RJ, Adams WP Jr, Ahmad J, et al, eds. Dallas Rhinoplasty: Nasal Surgery by the Masters, ed 3. St Louis: CRC Press, 2014.
5. Constantian MB. What motivates secondary rhinoplasty? A study of 150 consecutive patients. Plast Reconstr Surg 130:667-678, 2012.
6. Constantian MB, Lin CP. Why some patients are unhappy: part 1. Relationship of preoperative nasal deformity to number of operations and history of abuse or neglect. Plast Reconstr Surg 134:823-835, 2014.
7. Constantian MB, Lin CP. Why some patients are unhappy: part 2. Relationship of nasal shape and trauma history to surgical success. Plast Reconstr Surg 134:836-851, 2014.
8. Rohrich RJ, Ahmad J. Preoperative concepts for rhinoplasty. In Rohrich RJ, Adams WP Jr, Ahmad J, et al, eds. Dallas Rhinoplasty: Nasal Surgery by the Masters, ed 3. St Louis: CRC Press, 2014.
9. Rohrich RJ, Ahmad J. Getting rhinoplasty right the first time. In Rohrich RJ, Adams WP Jr, Ahmad J, et al, eds. Dallas Rhinoplasty: Nasal Surgery by the Masters, ed 3. St Louis: CRC Press, 2014.
10. Rohrich RJ, Ahmad J. Postoperative management of the rhinoplasty patient. In Rohrich RJ, Adams WP Jr, Ahmad J, et al, eds. Dallas Rhinoplasty: Nasal Surgery by the Masters, ed 3. St Louis: CRC Press, 2014.
11. Rohrich RJ, Janis JE, Kenkel JM. Male rhinoplasty. Plast Reconstr Surg 112:1071-1085, 2003.
12. American Psychiatric Association. Diagnostic and Statistical Manual of Mental Disorders, ed 5. Washington, DC: American Psychiatric Association, 2013.

达拉斯鼻修复术：全球大师的杰作

Secondary Rhinoplasty *by the global masters*

7

鼻修复中的鼻畸形解剖基础

Jamil Ahmad ■ *Rod J. Rohrich*

鼻修复患者常表现出各种各样的鼻部畸形。对鼻部进行系统评价有助于我们识别这些畸形,并为确立修复手术目标打下基础[1-5]。在鼻修复中,由于鼻部解剖的改变和术后瘢痕形成,局部解剖及组织性质不可避免地会与自然的鼻子产生差异。修复手术中鼻部都会存在组织变形、解剖结构缺失、瘢痕组织形成,以及血管分布减少这些特点。

识别常见的鼻部继发畸形并预测其潜在的解剖学异常对手术设计很重要。本章会讨论常见的鼻部继发畸形并描述其深层的结构异常。

常见的鼻部继发畸形

倒 V 畸形

鼻背美学曲线应流畅地从骨拱延伸到中鼻拱,然后止于鼻尖表现点[6-10]。由于上外侧软骨头侧端附着于鼻骨尾侧端的下表面,键石区代表了上方的骨拱和软骨性的中鼻拱间的过渡区(图 7-1)。该区域至关重要,因其极易出现继发鼻畸形(图 7-2)。

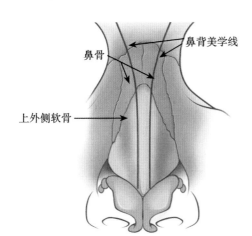

图 7-1 由于上外侧软骨头侧端附着于鼻骨尾侧端的下表面,键石区代表了上方的骨拱与软骨性的中鼻拱之间的过渡区

71

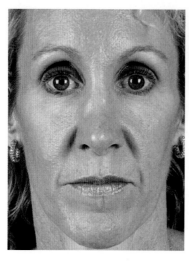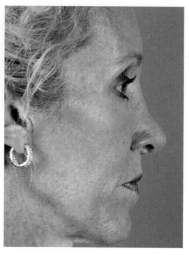

图 7-2　鼻修复患者的倒 V 畸形

倒 V 畸形是由于破坏了上外侧软骨与鼻骨之间连接处，导致该处形成明显转折。

　　一般来讲，这种变化的原因是上外侧软骨向后方和内侧沉降，而鼻骨尾侧端却保持稳定（图 7-3）。倒 V 畸形还有几种潜在的原因。不少操作都会不小心将上外侧软骨从鼻骨下表面撕裂，比如锉骨或行截骨术。过度切除上外侧软骨会让骨拱有相对更高的鼻背高度，但会导致在键石区形成一个转折点而使中鼻拱凹陷。这使鼻骨更为突出并产生可见的倒 V 畸形。在去除较大的鼻背驼峰时，鼻骨鼻背缘可能会过于远离上外侧软骨的位置，导致这些结构之间形成凹陷。在这种情况下，如果不通过截骨使鼻骨内移，就会出现倒 V 畸形。

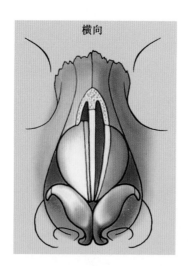

图 7-3　倒 V 畸形多由于上外侧软骨向后方和内侧沉降，而鼻骨尾侧端却保持稳定而产生，比如顶板开放畸形。鼻骨缘和上外侧软骨之间的空隙导致凹陷和阴影

鼻背凹凸不平

鼻背凹凸不平在鼻修复患者中很普遍。常见的原因包括：①之前的手术处理不当；②骨拱和软骨拱异位愈合；③局部移植物的移位或卷曲；④骨组织在撕破的骨膜上生长；⑤软组织凹凸不平。骨性和软骨性鼻中隔高度不一致的现象并不少见，并可从正位和侧位看出来[2,8,9]（图 7-4）。这种畸形经常在正面观上表现为倒 V 畸形或凹陷，而在侧面观上表现为台阶样、突起或凹陷。该畸形多由于打磨鼻背或行内侧截骨时，键石区骨性和软骨性鼻背之间的连接遭到破坏引起。在一些案例中，采集中隔软骨时未能保留好足够宽度的鼻中隔 L 形支架也会引起这种畸形[2,14]（图 7-5）。鼻背支撑不足会导致鼻中隔的沉降以及鼻背驼峰或鞍鼻畸形（图 7-6）。

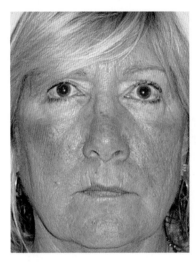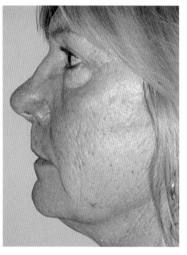

图 7-4 一位鼻整形修复患者在正位和侧位照中显示骨性和软骨性鼻中隔之间高度不一致，由此导致其鼻背出现凹凸不平

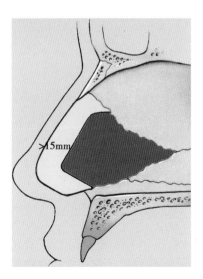

图 7-5 在理想状态下，鼻中隔 L 型支架应最少保留 15mm 宽以提供长期支撑

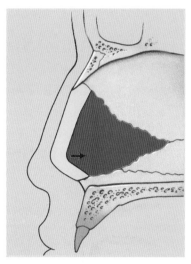

图 7-6 当保留的 L 形支架太窄时,可能
会导致其旋转、沉降,形成鼻背驼峰,在一
些严重的案例中,甚至会导致鞍鼻畸形

有鼻背驼峰的患者其键石区皮肤往往较薄,因此鼻背驼峰去除术后骨软骨框架的细微凹
凸不平也很难被掩盖(图 7-7)。

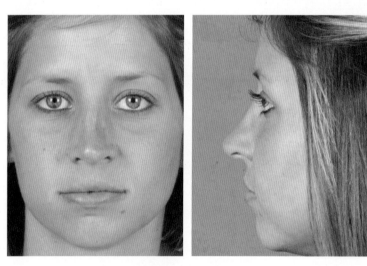

图 7-7 一位鼻修复患者,其键石区皮肤非常薄,使得鼻背凹凸不平更为突显

鞍鼻畸形

鼻的上三分之一是坚硬的骨拱,由上颌骨鼻突支撑,而中鼻拱和下三分之一则高度依
赖鼻中隔的支撑。对这些支撑结构的任何损伤均可明显破坏鼻部的美学外观和功能。

鼻中下三分之二若得不到有效支撑时,会引起鼻背的塌陷,严重时会形成鞍鼻畸形(图
7-8)。这种畸形可继发于鼻中隔软骨前份的过度切除或削弱,或源于鼻中隔软骨从前鼻棘附
着处脱位。最常见的情况是之前鼻整形手术中保留的鼻中隔软骨前份不足(图 7-9)。

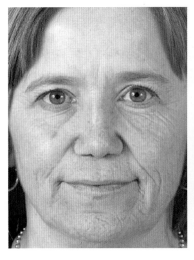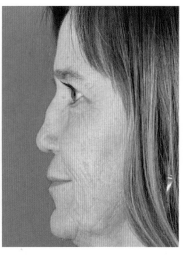

图 7-8　鼻中下三分之二如果得不到有效支撑时,会引起鼻背塌陷,严重时会形成鞍鼻畸形

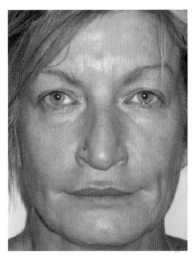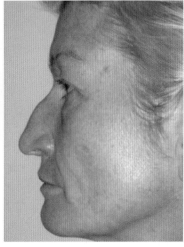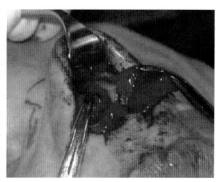

图 7-9　一位鼻尖支撑不足的鼻修复患者。修复术中发现,该患者鼻中隔软骨尾侧端在前次手术中被完全切除,导致其鼻尖突出度降低,反向旋转

L 形支架背面所需的最小宽度很大程度上取决于软骨质量和强度。在大多数患者中,L 形支架背侧保留 15mm 以上应该就够了[2,13]。

此外,如果上外侧软骨被过度切除,会让中鼻拱塌陷更为明显。

鹦鹉嘴畸形

鼻下三分之一的框架由下外侧软骨,鼻中隔前角,和鼻中隔尾侧端构成。对鼻中隔切除不足或过度切除均可引起外形的不满意。

鼻尖上区饱满,也被称为鹦鹉嘴畸形,可由鼻中隔背侧的切除不足或过度切除导致。

鼻中隔背侧的切除不足会导致鼻尖上区丰满,产生鹦鹉嘴畸形(图7-10)。但是,如果过度切除背侧却没有考虑皮肤和下方骨软骨框架间的死腔时也可能出现。这是因为血液可能在死腔处积聚,最终纤维化,引起鼻尖上区饱满(图7-11)。这在鼻背皮肤厚的患者中更为常见。

鼻尖支撑不足会让鼻尖反旋并形成鹦鹉嘴畸形(图7-12)。

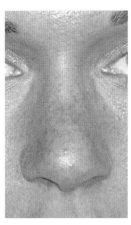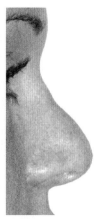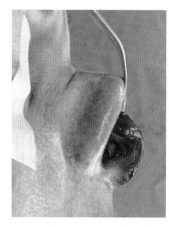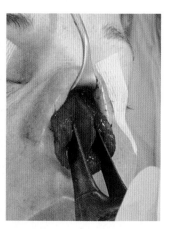

图7-10 一位鹦鹉嘴畸形的鼻修复患者。鼻中隔背侧的切除不足会导致鼻尖上区饱满,产生鹦鹉嘴畸形。修复术中发现,鼻中隔背侧远端在鼻尖上区未被去除,造成鼻尖上区饱满

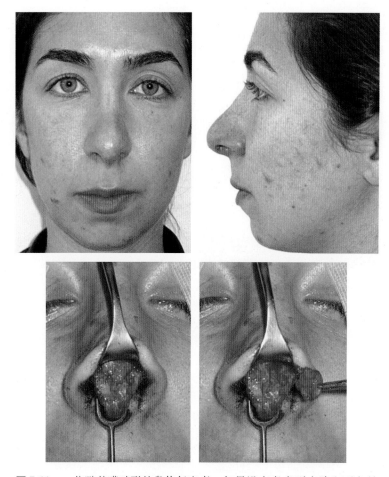

图7-11 一位鹦鹉嘴畸形的鼻修复患者。如果没有考虑到皮肤和下方骨软骨框架间的死腔,也可能造成鹦鹉嘴畸形。这是因为血液可能在死腔处积聚,最终纤维化,引起鼻尖上区饱满。修复术中,通过去除鼻尖上区肥厚的瘢痕组织来重塑轮廓

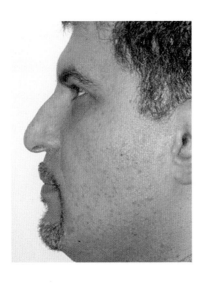

图7-12　一位鹦鹉嘴畸形的鼻修复患者。鼻尖支撑不足会让鼻尖反旋并形成鹦鹉嘴畸形

鼻尖夹捏畸形

　　鼻尖夹捏畸形源于对下外侧软骨支撑结构的损伤和不合适的鼻尖缝合[15-17]。鼻翼缘软骨条被断开,下外侧脚切除过多等均可能导致外侧脚支撑结构的损伤[18](图7-13)。过度加强鼻尖缝合,尤其是贯穿穹窿缝合和穹窿间缝合,也可以导致鼻尖过窄或夹捏畸形。

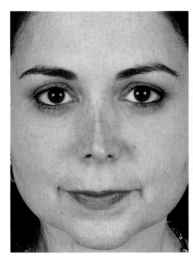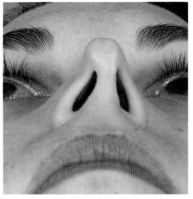

图7-13　一位鼻整形修复患者,因其鼻翼缘变薄、塌陷,形成鼻尖夹捏畸形

　　穹窿垂直离断是塑造鼻尖形态的常用手段。离断下外侧软骨靠近中间脚和外侧脚的交界处会使鼻尖表现点缩窄。不幸的是,这种方法会造成鼻尖以及鼻尖与鼻翼缘间过渡区的严重畸形,外形不自然,形成鼻尖夹捏畸形。

过度加强鼻尖缝合,过度切除或离断鼻翼缘软骨条,不仅会导致鼻尖畸形,也可能造成外侧脚打折,引起鼻翼缘畸形和外鼻阀塌陷。

鼻尖不对称

鼻尖出现不对称或凹凸不平可有多种原因，一般多与鼻尖缝合和鼻尖移植物放置有关[14-17,19]（图7-14）。

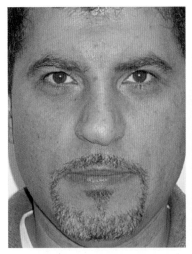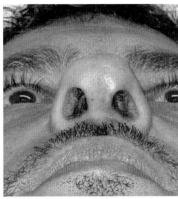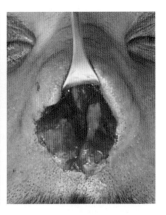

图7-14 一位鼻尖严重不对称的鼻修复患者。在术中发现，鼻尖软骨的大小、形态和位置均不对称

> 不合适的鼻尖缝合（特别是贯穿穹窿缝合），或鼻尖缝合不到位（如穹窿间缝合）均会引起穹窿位置或形态的不对称。

鼻尖移植物可能在之前手术时没能很好地雕刻和放置，或者可能随时间被吸收了[2]（图7-15）。随着时间推移，术后鼻部皮肤会因瘢痕挛缩或自然老化而变得更薄，这会使下外侧软骨或鼻尖移植物更容易外显（图7-16）。

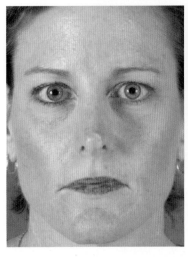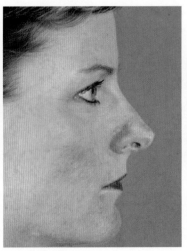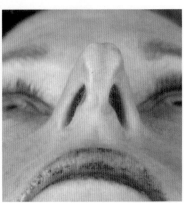

图7-15 一位皮肤很薄且鼻尖移植物外形明显的鼻修复患者

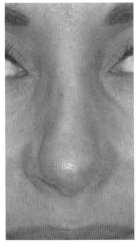
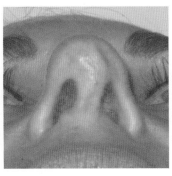
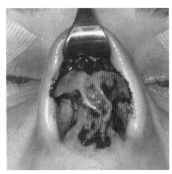

图 7-16　随着时间推移,术后鼻部皮肤会因瘢痕挛缩或自然老化而变得更薄,这会使下外侧软骨及不对称的结构更易显现

　　细微的鼻尖凹凸不平和不对称在皮肤薄的患者中更为常见。有时候,鼻尖不对称继发于下外侧软骨的力量减弱。而有时候,则是瘢痕增生扭曲了下外侧软骨,或是增生的瘢痕直接导致轮廓的凹凸不平。

瘢痕组织是一种很不错的软组织移植物。在薄皮肤的患者中,鼻尖凹凸不平可能需要通过瘢痕组织移植来修饰。颞筋膜或肋软骨膜也可被用于塑造平滑轮廓。

鼻翼退缩

　　鼻尖下小叶应该顺着两侧到鼻翼缘,形似一只平滑飞翔的海鸥。而鼻翼退缩时,则像一只振翅飞翔的海鸥(图 7-17)。当鼻翼缘向头侧凹入超过正常解剖位置时,诊断鼻翼退缩[20-21]。鼻翼切迹用于描述局部有小突起(或凹口)的鼻翼退缩(图 7-18)。鼻翼缘有切迹的部分紧邻外侧脚前方尾侧缘。

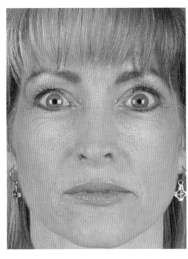
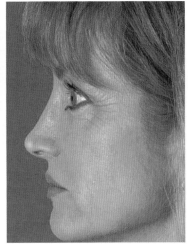
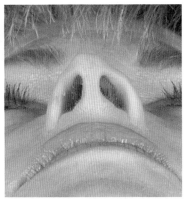

图 7-17　鼻尖下小叶应该顺着两侧到鼻翼缘,形似一只平滑飞翔的海鸥。当鼻翼退缩时,像一只振翅飞翔的海鸥

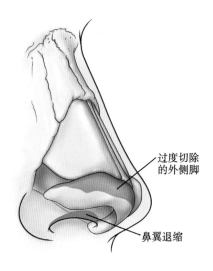

过度切除
的外侧脚

鼻翼退缩

图 7-18　鼻翼切迹用于描述局部有小突起或凹口的鼻翼退缩。鼻翼缘有切迹的部分紧邻外侧脚前方尾侧缘

鼻翼退缩和切迹往往缘于对下外侧软骨的过度削弱或切除,特别是外侧脚。

　　在修剪外侧脚头侧以改善鼻头肥大并彰显鼻尖形态时,常常使下外侧软骨变得薄弱[18]。初次手术时,通常建议保留大约 5 ~ 6mm 宽度的鼻翼缘软骨条。通常,鼻翼缘需要以软骨移植物形式的非解剖支撑物进行支撑[22-24]。若剩下的外侧脚薄弱,则多会伴有鼻翼退缩(图 7-19)。外侧脚头侧缘和尾侧缘也可能处于相对于水平面更垂直的位置,这会加重穹窿过渡区域的阴影(图 7-20)。改变鼻尖突出度和形态的一些操作也会对影响外侧脚。

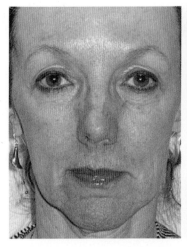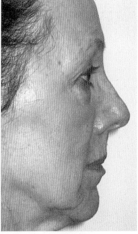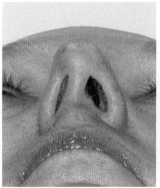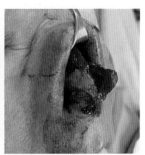

图 7-19　一位鼻翼退缩的鼻修复患者,其右侧鼻翼退缩更为显著。修复术中发现,由于之前的手术过度去除外侧脚,患者的鼻翼缘软骨条很窄

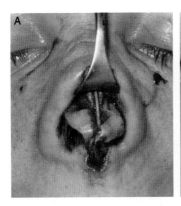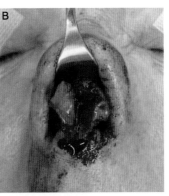

图 7-20 外侧脚的头侧和尾侧缘可能处于相对水平面更垂直的位置,这加重了穹窿过渡区的阴影。A,这名初次鼻整形患者,其左侧外侧脚呈垂直向,导致其左侧穹窿转折点形成阴影。B,这名鼻修复患者,其右侧外侧脚呈垂直方向,使其右侧穹窿转折点形成阴影

常见的鼻尖缝合技术,如贯穿穹窿缝合和外侧脚跨越缝合,除了产生针对鼻尖复合体的预设效果,还可能造成明显的外侧脚轮廓畸形。

　　当用贯穿穹窿缝合塑造鼻尖形态时,其缝合位置会影响中间脚-外侧脚转折点。当缝合位置更靠后或靠外侧脚头侧时,常会引起鼻尖下小叶臃肿。此外,贯穿穹窿缝合位置不合适会引起外侧脚尾侧端向尾侧旋转,这样会凸显鼻尖下小叶,并形成"香肠"样鼻尖外观。

　　外侧脚跨越缝合将外侧脚头侧面连接至鼻中隔背侧,可辅助调整鼻尖旋转度。但是,这种缝合会使外侧脚向内侧和头侧移位,削弱了其对鼻翼缘的支撑作用,从而导致鼻翼退缩。

鼻小柱悬垂

　　鼻翼-鼻小柱关系在鼻下三分之一具有极为重要的地位[20-21]。鼻翼缘与鼻小柱的相互关系会同时影响鼻下三分之一的正面和侧面观。以往经历过鼻整形手术的患者可能会有鼻翼缘、鼻小柱,或二者兼有的结构异常,由此引起两者关系欠佳。真正的小柱悬垂中,鼻孔长轴和鼻小柱缘之间的距离大于 2mm,而鼻孔长轴与鼻孔上缘之间的距离为 1～2mm。鼻整形术后患者中,鼻小柱悬垂的原因可能是由于对膜性鼻中隔或鼻中隔尾侧的切除不充分,或是错误地切除了下外侧软骨中间脚,亦或是使用了过分前突的鼻小柱支撑移植物[25]或鼻中隔延伸移植物(图 7-21)。此外,拉拢中间脚往往也会使鼻小柱基底向尾侧移位,形成鼻小柱悬垂[26]。

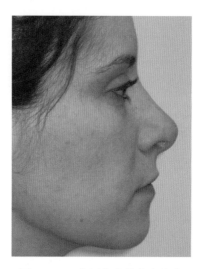

图 7-21 一位因突出的鼻小柱支撑移植物导致鼻小柱悬垂的鼻修复患者

结论

鼻整形时可发生多种类型的鼻部继发畸形,其中一些非常常见。识别常见的鼻部继发畸形并预测其潜在的解剖学异常对手术设计很重要。

要　点

- 倒 V 畸形是由于破坏了上外侧软骨与鼻骨之间连接处,导致该处形成明显转折。
- 有鼻背驼峰的患者其键石区皮肤往往较薄,因此鼻背驼峰去除术后骨软骨框架的细微凹凸不平也很难被掩盖。
- L 形支架背面所需的最小宽度很大程度上取决于软骨质量和强度。在大多数患者中,L 型支架背侧保留 15mm 以上应该就够了。
- 鼻尖上区饱满,也被称为鹦鹉嘴畸形,可由鼻中隔背侧的切除不足或过度切除导致。
- 过度加强鼻尖缝合,过度切除或离断翼缘软骨条,不仅会导致鼻尖畸形,也可能造成外侧脚打折,引起鼻翼缘畸形和外鼻阀塌陷。
- 不合适的鼻尖缝合(特别是贯穿穹窿缝合),或鼻尖缝合不到位(如穹窿间缝合)均会引起穹窿位置或形态的不对称。
- 瘢痕组织是一种很不错的软组织移植物。在薄皮肤的患者中,鼻尖凹凸不平可能需要通过瘢痕组织移植来修饰。颞筋膜或肋软骨膜也可被用于塑造平滑轮廓。
- 鼻翼退缩和切迹往往缘于对下外侧软骨的过度削弱或切除,特别是下外侧软骨外侧脚。
- 常见的鼻尖缝合技术,如贯穿穹窿缝合和外侧脚跨越缝合,除了产生针对鼻尖复合体的预设效果,还可能造成显著的外侧脚轮廓畸形。

(杜奉舟 译,李战强 校)

参考文献

1. Rohrich RJ, Ahmad J. Rhinoplasty. Plast Reconstr Surg 128:49e-73e, 2011.

2. Rohrich RJ, Ahmad J. A practical approach to rhinoplasty. Plast Reconstr Surg 137:725e-746e, 2016.

3. Gunter JP, Rohrich RJ. External approach for secondary rhinoplasty. Plast Reconstr Surg 80:161-174, 1987.

4. Rohrich RJ, Lee MR. External approach for secondary rhinoplasty: advances over the past 25 years. Plast Reconstr Surg 131:404-416, 2013.

5. Rohrich RJ, Ahmad J, Gunter JP. Nasofacial proportions and systematic nasal analysis. In Rohrich RJ, Adams WP Jr, Ahmad J, et al, eds. Dallas Rhinoplasty: Nasal Surgery by the Masters, ed 3. St Louis: CRC Press, 2014.

6. Lee MR, Unger JG, Rohrich RJ. Management of the nasal dorsum in rhinoplasty: a systematic review of the literature regarding technique, outcomes, and complications. Plast Reconstr Surg 128:538e-550e, 2011.

7. Mojallal A, Ouyang D, Saint-Cyr M, et al. Dorsal aesthetic lines in rhinoplasty: a quantitative outcome-based assessment of the component dorsal reduction technique. Plast Reconstr Surg 128:280-288, 2011.

8. Rohrich RJ, Muzaffar AR, Janis JE. Component dorsal hump reduction: the importance of maintaining dorsal aesthetic lines in rhinoplasty. Plast Reconstr Surg 114:1298-1308; discussion 1309-1312, 2004.

9. Roostaeian J, Unger JG, Lee MR, et al. Reconstitution of the nasal dorsum following component dorsal reduction in primary rhinoplasty. Plast Reconstr Surg 133:509-518, 2014.

10. Geissler PJ, Roostaeian J, Lee MR, et al. Role of upper lateral cartilage tension spanning suture in restoring the dorsal aesthetic lines in rhinoplasty. Plast Reconstr Surg 133:7e-11e, 2014.

11. Rohrich RJ, Janis JE, Adams WP, et al. An update on the lateral nasal osteotomy in rhinoplasty: an anatomic endoscopic comparison of the external versus the internal approach. Plast Reconstr Surg 111:2461-2462; discussion 2463, 2003.

12. Rohrich RJ. Osteotomies in rhinoplasty: an updated technique. Aesthet Surg J 23:56-58, 2003.

13. Rohrich RJ, Krueger JK, Adams WP Jr, et al. Achieving consistency in the lateral nasal osteotomy during rhinoplasty: an external perforated technique. Plast Reconstr Surg 108:2122-2130; discussion 2131-2132, 2001.

14. Constantine FC, Ahmad J, Geissler P, Rohrich RJ. Simplifying the management of caudal septal deviation in rhinoplasty. Plast Reconstr Surg 134:379e-388e, 2014.

15. Ghavami A, Janis JE, Acikel C, Rohrich RJ. Tip shaping in primary rhinoplasty: an algorithmic approach. Plast Reconstr Surg 122:1229-1241, 2008.

16. Rohrich RJ, Adams WP Jr. The boxy nasal tip: classification and management based on alar cartilage suturing techniques. Plast Reconstr Surg 107:1849-1863; discussion 1864-1868, 2001.

17. Rohrich RJ, Liu JH. Defining the infratip lobule in rhinoplasty: anatomy, pathogenesis of abnormalities, and correction using an algorithmic approach. Plast Reconstr Surg 130:1148-1158, 2012.

18. Nagarkar P, Stark RY, Pezeshk RA, et al. Role of the cephalic trim in modern rhinoplasty. Plast Reconstr Surg 137:89-96, 2016.

19. Rohrich RJ, Griffin JR. Correction of intrinsic nasal tip asymmetries in primary rhinoplasty. Plast Reconstr Surg 112:1699-1712; discussion 1713-1715, 2003. Erratum in: Plast Reconstr Surg 113:1112, 2004.

20. Gunter JP, Rohrich RJ, Friedman RM. Classification and correction of alar-columellar discrepancies in rhinoplasty. Plast Reconstr Surg 97:643-648, 1996.

21. Gunter JP, Kurkjian TJ, Ahmad J, Rohrich RJ. Altering the alar-columellar relationship. In Rohrich RJ, Adams WP Jr, Ahmad J, et al, eds. Dallas Rhinoplasty: Nasal Surgery by the Masters, ed 3. St Louis: CRC Press, 2014.

22. Unger JG, Roostaeian J, Small KH, et al. Alar contour grafts in rhinoplasty: a safe and reproductive way to refine alar contour aesthetics. Plast Reconstr Surg 137:52-61, 2016.

23. Rohrich RJ, Roostaeian J, Ahmad J. Correction and prevention of alar rim deformities: alar contour grafts. In Rohrich RJ, Adams WP Jr, Ahmad J, et al, eds. Dallas Rhinoplasty: Nasal Surgery by the Masters, ed 3. St Louis: CRC Press, 2014.

24. Cochran CS, Gunter JP. Lateral crural strut grafts. In Rohrich RJ, Adams WP Jr, Ahmad J, et al, eds. Dallas Rhinoplasty: Nasal Surgery by the Masters, ed 3. St Louis: CRC Press, 2014.

25. Rohrich RJ, Hoxworth RE, Kurkjian TJ. The role of the columellar strut in rhinoplasty: indications and rationale. Plast Reconstr Surg 129:118e-125e, 2012.

26. Geissler PJ, Lee MR, Roostaeian J, et al. Reshaping the medial nostril and columellar base: five-step medial crural footplate approximation. Plast Reconstr Surg 132:553-557, 2013.

鼻修复中的气道重建

Jamil Ahmad ■ *Rod J. Rohrich*

鼻修复患者往往会有美观和功能两个方面的关注点。对于外形本不佳的患者而言,如果再加上鼻塞,无疑是雪上加霜[1-8]。有时,这是因为上次手术对鼻塞的处理不到位,甚至完全没处理;有时,鼻塞可能是鼻整形后出现的新情况。在鼻修复中,鼻中隔、下鼻甲、内外鼻阀是与鼻塞相关的最常见修复部位[1-5]。

鼻部症状与鼻内检查

患者咨询鼻修复时,医生必须了解其是否患有鼻气道阻塞。要做到这一点,就需要了解病史、类型和症状特点。

这有助于判断这个症状是否与之前的鼻整形术存在时间上的关联性:
■ 患者在行鼻整形术之前是否患有鼻气道阻塞?
■ 如果有的话,患者在行鼻整形术后,其症状是否有所改善或加重?
■ 如果不是的话,患者在行鼻整形术后,什么时候出现的通气不畅的症状?

上述信息有助于了解上次手术做了哪些改善鼻气道的操作——如果有改善的话。

一定要确认该症状是持续型的还是间歇型的。

如果是因为结构问题导致的鼻气道阻塞,可随时进行手术矫正。

当症状为间歇型时,应注意发病频率及其加重原因。症状是否会在特定时日或季节加重?这表明病因并非由结构导致,而是由如过敏性鼻炎、急慢性鼻窦炎、鼻炎、萎缩性鼻炎等引起[1-5,9]。这些情况可能会通过药物治疗得到缓解,而病人必须理解这些问题通过鼻修复手术是不能改善的。

　　虽然解剖畸形一般可通过手术矫正，但手术解决不了鼻气道的异常生理反应，应进行内科治疗。尽管如此，诸如鼻中隔偏曲或鼻阀塌陷等解剖畸形亦会加重其生理反应。因此，患者可能会由多个原因导致鼻通气不畅，有些本来是内科问题的可能做了手术也会有改善。最后，医生必须首先做出正确诊断，然后再确定手术干预是否有利于患者的治疗。

除系统性分析外，还应对鼻气道进行功能检查。

　　可利用带光源鼻镜对鼻内进行全面检查。鼻中隔偏曲在鼻内检查中容易被识别。应注意下鼻甲肥大或过度切除等情况。下鼻甲肥大与鼻中隔偏曲往往存在关联性，之前的手术如果处理不到位可能会导致鼻气道阻塞[1-5,10-12]。检查内外鼻阀是否通畅。鼻内检查还可发现之前手术遗留的瘢痕。其通常位于软骨下缘、软骨间或鼻中隔。一些患者有外鼻阀或内鼻阀的瘢痕性狭窄，或者两者兼具，这均可能导致鼻气道阻塞。也可能在内外鼻阀连接处存在外侧脚打折的情况，其外侧脚的外侧会导致鼻气道阻塞（图 8-1）。

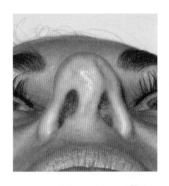

图 8-1　内外鼻阀交界处外侧脚打折，其外侧导致鼻气道阻塞

不但要在静息状态，还要在用力吸气两种状态下检查鼻部情况。

　　外鼻阀在平稳吸气时能充分发挥其功能，但在深吸气或用力吸气时则可能塌陷[1]（图 8-2）。鼻孔单侧或双侧塌陷表明外侧脚弱化。同样的，鼻腔外侧壁塌陷则可能表示上外侧软骨力量不足，以及可能的内鼻阀功能障碍[1]。用棉签或鼻镜尖端轻轻撑开内外鼻阀，可能能改善患者的鼻通气，同时提示这些部位缺乏支撑，在修复时需要注意。

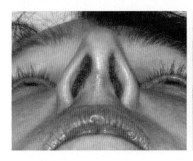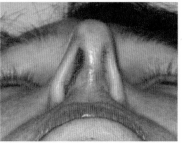

图 8-2　外鼻阀在平稳吸气时能够充分发挥作用，但在深吸气或用力吸气时则可能塌陷

鼻中隔畸形

　　鼻中隔是鼻的主要支撑结构，因此对此部位的手术操作兼具美观与功能两方面的效

果(图8-3)。鼻中隔变弱或异位可能是由于之前的手术中过度划痕或切除导致[1,2]。反过来讲,即使是轻度的鼻中隔偏曲,只要上次手术治疗不当也会导致鼻气道阻塞。

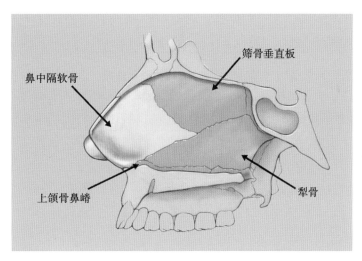

图8-3　鼻中隔是鼻的主要支撑结构,因此对此部位的手术操作兼具美观与功能两方面的效果

鼻中隔前部和下部的偏曲即使程度较轻,一般也都会有症状,因为这个位置的鼻气道最窄。

但是,鼻中隔后方的偏曲如果没做处理,也可能导致鼻修复患者出现持续的鼻塞。

做鼻内检查时,通过直视和棉签触诊检查软骨是否还在、有无穿孔、偏斜、骨刺和粘连等(图8-4)。检查鼻中隔时,把辅助手的中指压在鼻背上,将棉签沿鼻中隔自鼻腔底部向中指按压的鼻背位置移动,由此估量出保留的鼻中隔前端。鼻中隔前方的后缘可能会摸到一个落空感,这个点的前面有中隔软骨,后面就没有了。当然,之前的手术可能也没有取掉鼻中隔软骨,但是做了划痕,导致鼻中隔变弱,这个只能在修复时再看了。起皮和结痂也能显示之前做过鼻中隔软骨采集[1]。

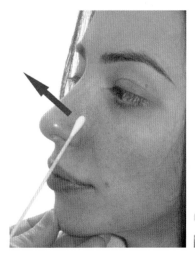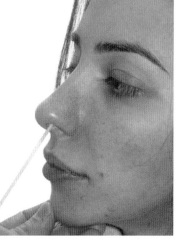

图8-4　检查鼻中隔时,辅助手的中指压在鼻背上,将棉签沿鼻中隔自鼻腔底部向中指按压的鼻背位置移动,由此估计出保留的鼻中隔前端

鼻整形术后可能出现鼻中隔穿孔。这个症状可能不明显。但是,鼻中隔穿孔也可能导致慢性起皮、结痂或鼻出血,还会导致呼吸时出现口哨音。治疗的关键在于明确有无临床意义,是否有治疗指征。

在修复时,鼻中隔偏曲应通过鼻中隔复位或切除偏斜部分来进行矫正。

鼻整形术中,对诸如内外鼻阀等重点功能区域的操作会进一步缩窄鼻气道,因此,即便是轻微的鼻中隔偏曲患者也会出现临床症状。

鼻修复中鼻中隔畸形的诊断与治疗详见第 22 章。

鼻甲

除鼻中隔偏曲外,鼻甲肥大排在鼻气道阻塞常见原因的第二位[1,2,10-12]。若之前的手术没有对鼻甲进行充分治疗,会导致持续性鼻塞。反之,如果之前的手术对鼻甲进行的处理过度的话,则可能导致萎缩性鼻炎或空鼻症等问题。

鼻气道阻塞和鼻甲肥大与鼻气道解剖畸形或异常生理反应都可能有关系。

下鼻甲肥大通常是导致鼻气道阻塞最重要的因素。鼻腔前壁和下壁处鼻气道横截面积往往是最小的,下鼻甲前段体积增大会造成显著的鼻息阻力(图 8-5)。下鼻甲肥大具有解剖学和生理学方面的多种原因,一些患者甚至两个方面兼具。鼻中隔偏曲往往与下鼻甲肥大有关。鼻中隔偏曲和软骨骨刺能够产生湍流,从而刺激鼻黏膜并导致肥大。鼻中隔偏曲部位两侧的下鼻甲肥大通常是对偏曲的反应。

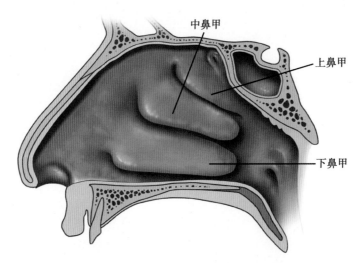

图 8-5 鼻腔前壁和下壁处鼻气道横截面积往往是最小的,
下鼻甲前段体积增大会造成显著的鼻息阻力

之前做过鼻整形手术并采集了鼻中隔软骨的患者,其持续性存在的鼻中隔偏曲会产生湍流,从而导致下鼻甲增大并形成阻塞。

　　下鼻甲肥大且药物（皮质类固醇喷鼻剂、解充血药和抗组胺药）治疗无效的鼻气道阻塞患者适宜进行外科手术[1,2,10-19]。无论是做初次鼻整形还是做修复，下鼻甲手术的主要目标都是缩小影响鼻通气的鼻甲骨体积。当然，也应注意保留其加湿、加温和对鼻气流整体影响的重要功能。

行下鼻甲肥大手术应当保守，以防慢性并发症出现。

　　从保存功能的目标来讲，整体切除等激进型鼻甲切除术因其伴有包括出血、术后结痂、鼻溢、萎缩性鼻炎以及空鼻症在内的严重并发症而饱受争议，现已基本不用[1,2,10-12,20]。

　　为尽量减少并发症并保留功能，诸如鼻甲骨折外移术、有限的黏膜下骨切除术以及各种缩小鼻甲的微创方法已被推广[10-12]（图 8-6）。这些手段有效防止了明显的黏膜切除或损伤，从而有助于保留鼻甲黏膜纤毛的功能，而缩小体积的手术目标亦得以实现。

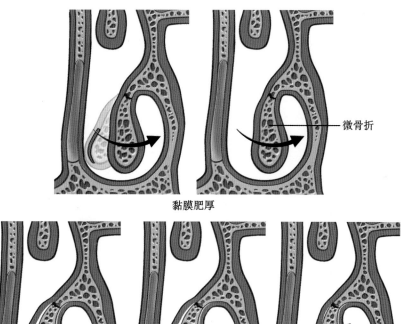

微骨折

黏膜肥厚

骨性肥大

图 8-6　多数情况下，下鼻甲骨折外移结合鼻中隔偏曲矫正足以改善下鼻甲肥大导致的鼻气道阻塞。骨性鼻甲肥大可以通过对前端做有限的黏膜下骨切除进行处理

多数情况下，下鼻甲骨折外移术结合鼻中隔偏曲矫正术足以改善下鼻甲肥大导致的鼻气道阻塞。

　　一侧鼻甲肥大必然伴随着鼻中隔向另一侧偏曲，因为这种代偿性肥大是为了使两侧气道阻力相等的结果。鼻中隔成形术后，下鼻甲黏膜的肥厚往往不治自愈。在这些情况下,可以通过鼻甲骨折外移术确保鼻气道通畅。如果术后肥大持续,可使用皮质类固醇喷鼻剂和解充血药来缓解症状,直到术后肿胀消退。当然,行鼻中隔成形术的同时应对鼻甲肥大加以矫正。

对于之前做过鼻中隔成形和鼻甲缩小,没有鼻中隔偏曲的患者,如果术后鼻甲肥大持续超过一年,则需考虑对下鼻甲进行进一步的手术治疗。基于并发症的原因,应当避免采取诸如鼻甲整体切除等激进手段。

鼻修复中鼻甲的诊断与治疗详见第23章。

外鼻阀

外鼻阀由鼻翼缘、鼻槛、尾侧鼻中隔和内侧脚构成[1-5](图8-7)。气流从穿过鼻孔开始,进入鼻前庭。外鼻阀薄弱或错位会导致塌陷,鼻阀的横截面积减少,随后便会出现堵塞。(图8-8)这种情况在外侧脚被过度切除或变薄弱的修复患者中较为常见[1,6,7]。

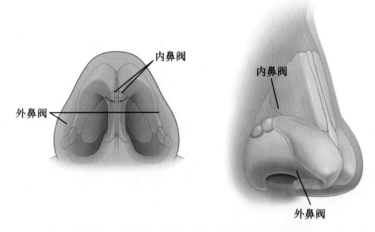

图8-7 外鼻阀由鼻翼缘、鼻槛、尾侧鼻中隔和内侧脚构成。上外侧软骨尾侧缘和鼻中隔背侧连接处形成内鼻阀角;正常角度约为10°～15°

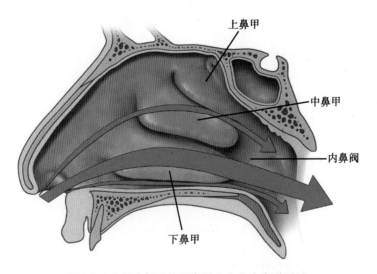

图8-8 大部分气流从下鼻甲上方和中鼻道通过

外鼻阀功能障碍的原因

外鼻阀功能障碍可能是前期手术中过度切除、变弱或错位导致下外侧软骨塌陷而造成。

这些操作会引起术后软组织发生改变,包括鼻翼退缩、切迹以及鼻翼缘形态异常等[6,7]。这会减弱外鼻阀的支撑作用而造成塌陷。此外,鼻中隔偏曲也会导致外鼻阀狭窄。

鼻修复中鼻翼或前庭狭窄较为少见。从病理生理学角度看,前鼻孔狭窄可以继发于鼻翼过度切除、鼻孔内壁软组织损伤或鼻腔前庭衬里缺失等[3]。术后变化也会导致瘢痕性挛缩,这无疑会造成鼻翼偏曲和外鼻阀狭窄。

外鼻阀薄弱或塌陷的治疗

矫正外鼻阀畸形需矫正薄弱或错位的外侧脚。除加强外侧脚之外,鼻中隔复位也能实现外鼻阀结构完整和美观[1,2]。

外鼻阀的治疗方式包括矫正鼻中隔、加强外侧脚和鼻翼缘,或处理外鼻阀狭窄,这些取决于鼻部的分析和术中的发现。

鼻中隔尾侧偏曲的矫正

鼻中隔尾侧偏曲可能是鼻中隔移到了前鼻棘的一侧,导致外鼻阀狭窄(图8-9)。这需要将其释放并居中[1,2,21]。如果鼻中隔垂直向过长,也要切除多余的部分。某些情况下,鼻中隔偏曲涉及鼻中隔软骨固有的畸形,可以通过释放软组织产生的外界变形力进行矫正,或通过对软骨进行处理,用移植物来支撑和矫直鼻中隔。

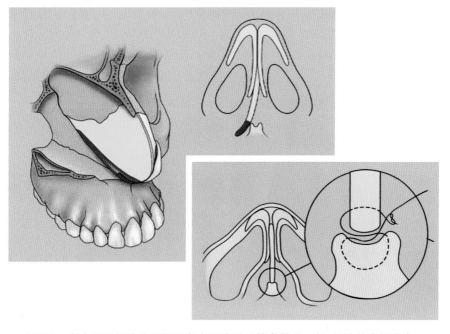

图8-9 鼻中隔尾侧偏曲可能是鼻中隔移到了前鼻棘的一侧,导致外鼻阀狭窄。需要将其释放并居中

加强外侧脚和鼻翼缘

　　加强外侧脚和鼻翼缘有多种操作方法,这反过来又能够保证外鼻阀通畅。

　　如果外侧脚还在,可以做一个外侧脚的翻转瓣,为薄弱或塌陷的外侧脚提供额外支撑[22](图8-10)。但是,这种翻转瓣在鼻修复中并不常见,因为多余的下外侧软骨在之前的手术里都会被头侧切除术去掉了。要做这个瓣,下外侧软骨必须足够宽,做完翻转瓣后至少要保持5mm的鼻翼条带。

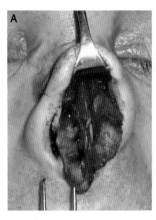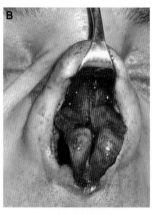

图8-10　A,解剖出的外侧脚的头侧缘。B,外侧脚翻转瓣已经翻转,并缝合到位以加强外侧脚

如果之前的手术削弱甚至完全切除了外侧脚,则可通过使用包括外侧脚支撑移植物在内的解剖型软骨移植物来直接重建外侧脚,或者间接使用非解剖位置软骨移植物,包括鼻翼轮廓线移植物、加长型鼻翼轮廓线移植物、鼻翼铺板移植物等。

　　外侧脚支撑移植物适用于中度或重度的鼻翼退缩或塌陷[23,24](图8-11)。把外侧脚支撑移植物缝合到外侧脚深面,前庭衬里上方。支撑移植物应当坚固,其外侧端应延伸至梨状孔边缘并置于鼻翼沟尾侧和附件软骨处。有时,需要把外侧脚剥离下来,利用支撑移植物向尾侧重置,以矫正鼻翼退缩[23,24]。外侧脚支撑移植物可用于重建先前手术中被切除的外侧脚。

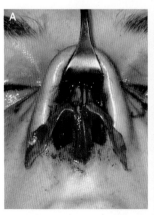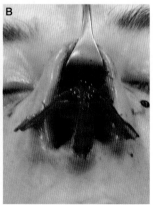

图8-11　A,自然的外侧脚已经被游离出来,和附件软骨离断。外侧脚很薄弱,有明显的打折。B,把外侧脚支撑移植物缝合到外侧脚深面,以矫直外侧脚

鼻翼轮廓线移植物对轻中度鼻翼退缩或塌陷十分有效[25,26]（图 8-12）。鼻翼轮廓线移植物需要沿着软骨下缘切口下方的鼻翼缘做一个非解剖间隙，然后插入一条软骨移植物。移植物需跨越整个鼻翼切迹或凹陷[25,26]。放置鼻翼轮廓线移植物，可以帮助外侧脚向外伸展，并增加外鼻阀的回弹性。

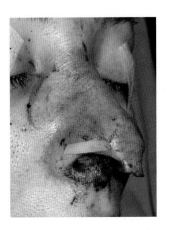

图 8-12　鼻翼轮廓线移植物置于沿软骨下缘切口下方，沿着鼻翼缘所做的一个非解剖腔隙中

加长型鼻翼轮廓线移植物能够为软三角增加额外支撑[26]（图 8-13）。它比鼻翼轮廓线移植物更长，移植物前端穿过软骨下缘切口，插入外侧脚深面和前庭衬里之间的腔隙中。

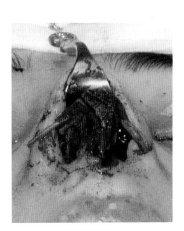

图 8-13　加长型鼻翼轮廓线移植物能够为软三角增加额外支撑。移植物被加长，放置于外侧脚深面和前庭皮肤之间分离的腔隙中

鼻翼铺板移植物放置于上外侧软骨尾侧与下外侧软骨外侧脚连接处的外侧脚表面。尽管鼻翼铺板移植物有助于支撑外鼻阀而防止塌陷，但因其置于鼻翼缘头侧，所以在矫正鼻翼退缩方面作用有限。

外鼻阀狭窄的处理

鼻翼或前庭狭窄可通过多种方式进行处理，根据缺陷的解剖而定。狭窄矫正的顺序为切除阻塞处，用新鲜健康的组织替换瘢痕组织，术后支撑鼻孔以防止再次狭窄[7]。最简单的方法是从鼻孔内部切除瘢痕组织，然后用中厚皮片替换衬里。如果前庭或鼻槛需要更多的软组织,则可行 Z 成形术或 W 成形术,将健康的组织植入鼻衬里。对于需要更多结构支撑的缺损,可以用耳软骨进行复合组织移植;这些移植物可矫正软骨支架缺失和并发的软组织局限性导致的轻微鼻翼畸形。另外,可从鼻翼周边位置转移以鼻翼为蒂的皮瓣,嵌入外鼻阀上较大的缺损处。可使用软骨移植物充填这些皮瓣,为外鼻阀提供支撑[27]。

鼻修复中外鼻阀的诊断与治疗详见第 21 章。

内鼻阀

上外侧软骨尾侧缘和鼻中隔背侧连接处形成内鼻阀角;正常角度约为 10°～15°[1,2]。

内鼻阀是鼻气道中大部分气道阻力的来源。[1,2]

鼻中隔偏曲、鼻背软骨过度切除或者瘢痕都会造成内鼻阀功能受损(图 8-14)。此外,如果上外侧软骨无力承受吸气时不断变化的压力,也会造成内鼻阀塌陷。

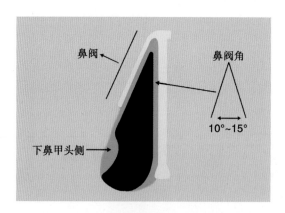

图 8-14　上外侧软骨尾侧缘和鼻中隔背侧连接处形成内鼻阀角;正常角度约为 10°～15°

鼻背或上外侧软骨过度切除的患者常会出现内鼻阀功能障碍[1,3,4]。

下鼻甲头侧构成内鼻阀的尾侧缘;下鼻甲肥大会增加内鼻阀阻力并对鼻气流产生负面影响[1-5]。

内鼻阀功能障碍的原因

上外侧软骨过度切除或削弱、软组织瘢痕形成及中鼻拱未能充分重建都可能造成内鼻阀塌陷。

过度祛除鼻背驼峰会过度切除上外侧软骨,导致其退缩以及鼻侧壁塌陷。上外侧软骨的退缩会夸大键石区的鼻骨突起,形成倒 V 畸形[9]。

内鼻阀功能障碍的治疗

当之前的手术没有保留或重建中鼻拱时,修复时必须重建内鼻阀。

这些患者会出现倒 V 畸形、外侧壁薄弱或鼻背美学线的扭曲变形[1-5]。

根据鼻腔检查及症状表现,内鼻阀的治疗可能包括鼻背的分段处理、内鼻阀修复以及下鼻甲手术等。

鼻背的分段处理

医源性鼻内阻塞常继发于鼻背驼峰复合祛除后的中鼻拱塌陷。鼻背的分段驼峰去除,不像复合去除法,可以实现阶梯式控制和更佳的精度(图 8-15)。

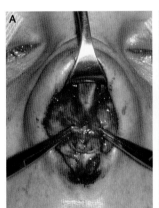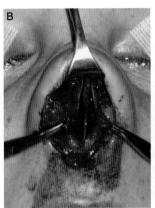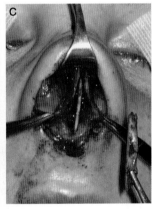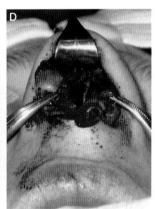

图 8-15　A,掀起皮肤软组织罩后的自然鼻背。B,把上外侧软骨从背侧鼻中隔上分离。C,背侧鼻中隔被降低,切下来的软骨可用作移植材料。D,显示鼻中隔与上外侧软骨间的高度差异。可单独切除上外侧软骨

这个技术可以在鼻背驼峰祛除和中鼻拱重建中保留上外侧软骨、修复鼻背美学曲线并保留内鼻阀[28-30]。

如果之前的手术已经降低了鼻背,修复时可能并不需要进行分段鼻背祛除,但如果需要时,鼻背的分段处理对于释放上外侧软骨和背侧鼻中隔之间不合适的连接,放置撑开移植物等会很有价值。

内鼻阀修复技术

如果之前的手术并未过度切除上外侧软骨,祛除驼峰或对上外侧软骨进行操作后,用上外侧软骨跨越缝合重建上外侧软骨与背侧鼻中隔关系,就能保持内鼻阀功能并恢复鼻背美学线。这些缝合能确保术中形成的中鼻拱结构在术后继续得以保持[28,30]。

在某些需要祛除鼻背驼峰的情况下,自体组织撑开瓣可能对保留或增大内鼻阀角度有用。把上外侧软骨的背侧部分向内侧折叠,起到自体撑开瓣的作用,同时还能降低鼻背

高度,保持鼻背美学线[31-33](图8-16)。但是,如果之前的手术已经切除足够量甚至过度切除,修复时就不能选择这个技术了。

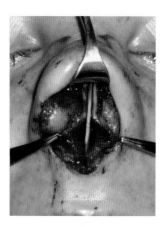

图8-16　上外侧软骨可被用作自体组织撑开瓣来重建鼻背

对于之前做鼻中隔手术,还需要祛除驼峰的修复患者来讲,背侧撑开瓣是有用的。[1]其有助于保留鼻中隔内在应力,并利用这些力量使其互相抵消,从而矫正鼻中隔偏曲。计划好鼻中隔背侧软骨的去除量,不是把多余的背侧鼻中隔切掉,而是将其翻转,作为一个瓣填入鼻中隔的凹面里(图8-17)。把这个瓣在翻转后的对侧划痕,并固定到位[1]。

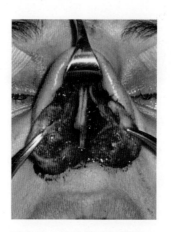

图8-17　鼻背撑开瓣被用于在切除过量的鼻中隔的同时保持鼻背支撑

如果之前的手术中鼻背已经过度切除,修复时放置撑开移植物以矫正内鼻阀塌陷被证实为行之有效的手术方法[1,34]。

撑开移植物被放置于鼻中隔与上外侧软骨之间[1-5,34,35](图8-18)。移植物上端被放到骨性鼻背的深面。通过增加上外侧软骨和鼻中隔间的夹角,内鼻阀角度也被加宽。除重建内鼻阀外,撑开移植物还有助于修复鼻背美学线[1-5,28,29]。鼻修复中常会在单侧或双侧使用撑开移植物,以重建整体对称性与一致性。

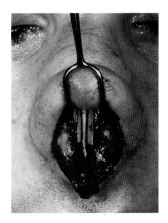

图 8-18　用双侧撑开移植物
进行鼻背重建

下鼻甲手术

　　下鼻甲肥大可仅限于黏膜肥厚,患者也可有骨质增厚的症状[1-5,10-12]。在许多情况下,下鼻甲向外骨折以及鼻中隔重建能有效处理黏膜肥厚。若有骨质增厚存在时,则可能需要打磨、切除或烧灼[10-12]。但是,下鼻甲切除一定要保守;为减少并发症应避免行鼻甲全切除术。

　　鼻修复中内鼻阀的诊断与治疗详见第 21 章。

要　点

- □ 除系统分析外,还应对鼻气道进行功能检查。
- □ 不但要在静息状态,还要在用力吸气两种状态下检查鼻部情况。
- □ 鼻中隔前部和下部的偏曲即使程度较轻,一般也都会有症状,因为这个位置的鼻气道最窄。
- □ 鼻整形术中,对诸如内外鼻阀等重点功能区域的操作会进一步缩窄鼻气道,因此,即便是轻微的鼻中隔偏曲患者也会出现临床症状。
- □ 鼻气道阻塞和鼻甲肥大与鼻气道解剖畸形或异常生理反应都可能有关系。
- □ 多数情况下,下鼻甲骨折外移结合鼻中隔偏曲矫正足以改善下鼻甲肥大导致的鼻气道阻塞。
- □ 外鼻阀功能障碍可能由之前手术中过度切除、削弱或下外侧软骨错位造成。
- □ 如果之前的手术削弱甚至完全切除了外侧脚,则可通过使用包括外侧脚支撑移植物在内的解剖型软骨移植物来直接重建外侧脚,或者间接使用非解剖位置软骨移植物,包括鼻翼轮廓线移植物、加长型鼻翼轮廓线移植物、鼻翼铺板移植物等。
- □ 内鼻阀是鼻气道中大部分气道阻力的来源。
- □ 鼻背或上外侧软骨过度切除的患者常会出现内鼻阀功能障碍。
- □ 如之前的鼻整形未保留或重建中鼻拱,鼻修复时一般都需要重建内鼻阀。
- □ 如果之前的手术中鼻背已经过度切除,修复时放置撑开移植物以矫正内鼻阀塌陷被证实为行之有效的手术方法。

（杨晓宁 译,李战强 校）

参考文献

1. Ahmad J, Rohrich RJ, Lee MR. Safe management of the nasal airway. In Rohrich RJ, Adams WP Jr, Ahmad J, et al, eds. Dallas Rhinoplasty: Nasal Surgery by the Masters, ed 3. St Louis: CRC Press, 2014.

2. Howard BK, Rohrich RJ. Understanding the nasal airway: principles and practice. Plast Reconstr Surg 109:1128-1146; quiz 1145-1146, 2002.

3. Constantian MB. The incompetent external nasal valve: pathophysiology and treatment in primary and secondary rhinoplasty. Plast Reconstr Surg 93:919-931; discussion 932-933, 1994.

4. Rohrich RJ, Ahmad J. Rhinoplasty. Plast Reconstr Surg 128:49e-73e, 2011.

5. Rohrich RJ, Ahmad J. A practical approach to rhinoplasty. Plast Reconstr Surg 137:725e-746e, 2016.

6. Rohrich RJ, Lee MR. External approach for secondary rhinoplasty—advances over the last twenty-five years. Plast Reconstr Surg 131:404-416, 2013.

7. Rohrich RJ, Lee MR. Secondary rhinoplasty: the open approach. In Rohrich RJ, Adams WP Jr, Ahmad J, et al, eds. Dallas Rhinoplasty: Nasal Surgery by the Masters, ed 3. St Louis: CRC Press, 2014.

8. Gunter JP, Rohrich RJ. External approach for secondary rhinoplasty. Plast Reconstr Surg 80:161-174, 1987.

9. Lee MR, Rohrich RJ, Ahmad J. Nasal physiology. In Rohrich RJ, Adams WP Jr, Ahmad J, et al, eds. Dallas Rhinoplasty: Nasal Surgery by the Masters, ed 3. St Louis: CRC Press, 2014.

10. Pollock RA, Rohrich RJ. Inferior turbinate surgery: an adjunct to successful treatment of nasal obstruction in 408 patients. Plast Reconstr Surg 74:227-236, 1984.

11. Rohrich RJ, Krueger JK, Adams WP Jr, et al. Rationale for submucous resection of hypertrophied inferior turbinates in rhinoplasty: an evolution. Plast Reconstr Surg 108:535-544, 2001.

12. Rohrich RJ, McKee D, Malafa M. Closed microfracture technique for surgical correction of inferior turbinate hypertrophy in rhinoplasty: safety and technical considerations. Plast Reconstr Surg 136:607e-611e, 2015.

13. Batra PS, Seiden AM, Smith TL. Surgical management of adult inferior turbinate hypertrophy: a systematic review of the evidence. Laryngoscope 119:1819-1827, 2009.

14. Bhandarkar ND, Smith TL. Outcomes of surgery for inferior turbinate hypertrophy. Curr Opin Otolaryngol Head Neck Surg 18:49-53, 2010.

15. Leong SC, Eccles R. Inferior turbinate surgery and nasal airflow: evidence-based management. Curr Opin Otolaryngol Head Neck Surg 18:54-59, 2010.

16. Brunworth J, Holmes J, Sindwani R. Inferior turbinate hypertrophy: review and graduated approach to surgical management. Am J Rhinol Allergy 27:411-415, 2013.

17. Abou-Sayed HA, Lesavoy MA, Gruber RP. Enlargement of nasal vault diameter with closed septoturbinotomy. Plast Reconstr Surg 120:753-759, 2007.

18. Courtiss EH, Goldwyn RM. Resection of inferior turbinates: a 10-year follow-up. Plast Reconstr Surg 86:152-154, 1990.

19. Courtiss EH, Goldwyn RM. The effects of nasal surgery on airflow. Plast Reconstr Surg 72:9-21, 1983.

20. Jackson LE, Koch JR. Controversies in the management of inferior turbinate hypertrophy: a comprehensive review. Plast Reconstr Surg 103:300-312, 1999.

21. Constantine FC, Ahmad J, Geissler P, Rohrich RJ. Simplifying the management of caudal septal deviation in rhinoplasty. Plast Reconstr Surg 134:379e-388e, 2014.

22. Janis JE, Trussler A, Ghavami A, et al. Lower lateral crural turnover flap in open rhinoplasty. Plast Reconstr Surg 123:1830-1841, 2009.

23. Cochran CS, Gunter JP. Lateral crural strut grafts. In Rohrich RJ, Adams WP Jr, Ahmad J, et al, eds. Dallas Rhinoplasty: Nasal Surgery by the Masters, ed 3. St Louis: CRC Press, 2014.

24. Gunter JP, Friedman RM. Lateral crural strut graft: technique and clinical applications in rhinoplasty. Plast Reconstr Surg 99:943-952; discussion 953-955, 2002.

25. Rohrich RJ, Raniere J Jr, Ha RY. The alar contour graft: correction and prevention of alar rim deformities in rhinoplasty. Plast Reconstr Surg 109:2495-2505; discussion 2506-2508, 2002.

26. Rohrich RJ, Roostaeian J, Ahmad J. Correction and prevention of alar rim deformities: alar contour grafts. In Rohrich RJ, Adams WP Jr, Ahmad J, et al, eds. Dallas Rhinoplasty: Nasal Surgery

by the Masters, ed 3. St Louis: CRC Press, 2014.

27. Daines SM, Hamilton GS III, Mobley SR. A graded approach to repairing the stenotic nasal vestibule. Arch Facial Plast Surg 12:332-338, 2010.

28. Roostaeian J, Unger JG, Lee MR, et al. Reconstitution of the nasal dorsum following component dorsal reduction in primary rhinoplasty. Plast Reconstr Surg 133:509-518, 2014.

29. Lee MR, Unger JG, Rohrich RJ. Management of the nasal dorsum in rhinoplasty: a systematic review of the literature regarding technique, outcomes, and complications. Plast Reconstr Surg 128:538e-550e, 2011.

30. Geissler PJ, Roostaeian J, Lee MR, et al. Role of upper lateral cartilage tension spanning suture in restoring the dorsal aesthetic lines in rhinoplasty. Plast Reconstr Surg 133:7e-11e, 2014.

31. Gruber RP, Melkun ET, Woodward JF, et al. Dorsal reduction and spreader flaps. Aesthet Surg J 31:456-464, 2011.

32. Gruber RP, Park E, Newman J, et al. The spreader flap in primary rhinoplasty. Plast Reconstr Surg 119:1903-1910, 2007.

33. Byrd HS, Meade RA, Gonyon DL Jr. Using the autospreader flap in primary rhinoplasty. Plast Reconstr Surg 119:1897-1902, 2007.

34. Sheen JH. Rhinoplasty: personal evolution and milestones. Plast Reconstr Surg 105:1820-1852; discussion 1853, 2000.

35. Rohrich RJ, Hollier LH. Use of spreader grafts in the external approach to rhinoplasty. Clin Plast Surg 23:255-262, 1996.

达拉斯鼻修复术：全球大师的杰作

Secondary Rhinoplasty *by the global masters*

9

鼻修复中的移植物材料

Jamil Ahmad ▪ *Ali Sajjadian* ▪ *Stefan O. P. Hofer* ▪ *Rod J. Rohrich*

过度去除鼻骨性或软骨支架,会使鼻部结构失去支撑,并形成鼻畸形。鼻修复常需要利用移植物来维持鼻部结构的完整性,构建美观的鼻部外形,以及保证正常通气功能。有三种主要的生物材料:自体材料、同种异体材料和假体[1-4]。

自体材料是鼻修复首选,因为其具备生物相容性好、感染率低等优点,适用于经过手术后组织性质和血供都发生改变的鼻子。

自体材料

自体材料采集自患者自身,包括软骨、筋膜、骨和真皮。自体材料是鼻修复使用的首选材料;但是,对移植物材料能否采集到,以及供区损伤等必须要给予足够的重视[1-4]。

鼻中隔软骨

若需要取软骨进行移植时,鼻中隔软骨是最佳选择[3]。实际上鼻中隔软骨可以用于所有需要应用软骨的情况。但是鼻修复患者因为之前的手术可能已经取掉了鼻中隔软骨,所以需要考虑其他供区。通过开放或闭合入路,都能比较容易地采集到鼻中隔软骨。

当使用开放入路的时候,在下外侧软骨间找到鼻中隔前角,掀起两侧的黏软骨膜瓣,显露鼻中隔(图9-1)。如果使用闭合式入路,可以用贯穿切口或半贯穿切口来掀起黏软骨膜瓣。

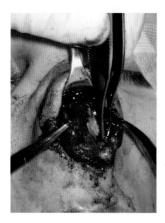

图 9-1 确认鼻中隔前角。在其上方做划痕,然后掀起黏软骨膜瓣。如果分离平面正确时,阻力非常小,黏软骨膜瓣可以被轻松掀起,直至骨和软骨的交界,或上一次采集鼻中隔软骨的位置

在采集鼻中隔软骨之前,确认所有的鼻中隔背侧或尾侧去除操作都已经做完。

一般说来,采集了鼻中隔软骨后,要保留大约 15mm 宽的 L 形支架,但是如果软骨的质地和力量很好的话,保留的宽度可以小一些(图 9-2)。一些患者如果鼻中隔足够坚硬的话,L 形支架可以窄于 10mm。

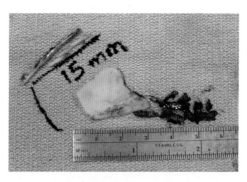

图 9-2 采集鼻中隔软骨之前,要确保已经完成尾侧和背侧的祛除操作。如果鼻中隔完好时,可以整块采集鼻中隔软骨,如果有骨刺时,可以分成碎片取出

不能保持足够强有力的鼻中隔前角,会导致鼻背高度丧失,严重的情况下甚至引起鞍鼻。

鼻修复中,可以把软骨性和骨性鼻中隔一起整块拿下来,因为如果需要时,骨性鼻中隔也能用到(图 9-3)。这需要在 L 形支架的后方边缘切开。在 L 形支架背侧和筛板垂直部的连接处,要用剪刀向后切开骨性鼻中隔。切开后,用 Cottle 剥离子沿着中隔后方,向下方造成鼻中隔的微骨折。微骨折向前方,从鼻腔基底上方直至鼻中隔软骨的骨软骨结合处,经过犁骨。

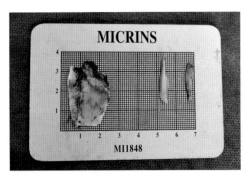

图 9-3　中隔的软骨和骨性部分可以整体切取
以提供更多的移植材料

一旦游离,鼻中隔会很容易去除。如果有阻力时,用剥离子充分松解软组织及骨或软骨的
附着。这会避免不经意的损伤鼻腔黏膜和骨性穹顶。

　　鼻修复患者中,鼻中隔软骨可只切取部分,以利于再次切取剩余的软骨和骨性鼻中隔
(图 9-4)。在上一次采集鼻中隔的位置上分离双侧黏膜软骨膜瓣很困难,此时要注意小心
操作,以防损伤黏膜造成鼻中隔穿孔。

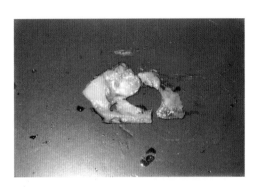

图 9-4　如果鼻中隔之前被部分切取,可以取
残留的软骨和骨性中隔作为移植材料

当使用骨性鼻中隔作为移植物时,可以使用钻头或 18G 注射器针头来钻孔,以利于缝合
(图 9-5)。

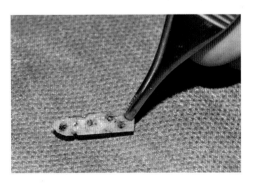

图 9-5　使用骨性鼻中隔作为移植物时,可以
用钻头或 18 号注射器针头来钻孔,利于缝合

耳软骨

如果鼻中隔软骨无法获取或量不够时,耳软骨可以用于非结构性的位置。耳软骨顺应性好,可以弹性复原,其自然外观使其可以塑造成很多形态。耳软骨由弹性软骨构成,因此它具备固定的天然形态,类似于内鼻阀和下外侧软骨的结构。然而,其容易卷曲的自然属性,使其在某些情况下使用时具有劣势。耳廓软骨中,耳甲艇的软骨最厚,可以从这个部位采集起支撑作用的移植物,如鼻小柱支撑移植物等。[5]软骨的厚度和大小个体差异明显,因此术前一定要对供区进行仔细检查。一般来说,可以采集到 3～5cm 长的耳廓软骨。

可以把耳软骨和外覆的软骨膜一起采集下来,这样可以对软骨进行划痕使之平展。耳软骨可以用做鼻背、鼻根和鼻尖的盖板移植物。

保留软骨膜对保持移植物的完整性很有帮助[8]。

有时,可以使用双层耳软骨的支撑结构,把耳软骨划痕后凹面相对扣在一起,形成直且不易弯的移植物。

采集耳软骨时可以通过前入路或后入路。后入路瘢痕不明显,这在鼻整形中是好事。从耳朵上可以采集到一大块移植物(图 9-6)。切口可以放在平行于或者刚好在耳甲腔外侧的位置上(图 9-7)。

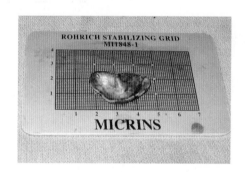

图 9-6 能从耳朵上采集到一大块移植物,一般 3～5cm 长

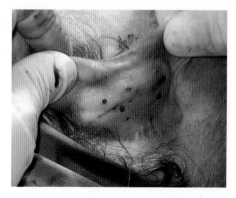

图 9-7 耳后切口放置在平行或刚好在耳甲腔外侧的位置上

用25号注射器针头蘸上美蓝从前向后穿透耳软骨,标记可采集软骨的最大范围(图9-8)。

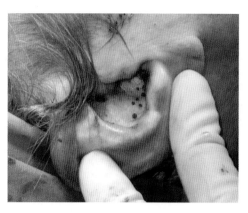

图9-8　用25号注射器针头蘸上美蓝从前向后穿透耳软骨,标记可采集软骨的最大范围

标记好软骨后,保留紧邻对耳轮的至少3mm的耳甲腔软骨,以及耳屏间切迹下方的过渡软骨,对耳轮根部上方的过渡软骨。保持这些结构的完整性,可以防止供区出现明显畸形。采集耳软骨后,会导致耳的突出度部分损失,如果患者很在意这一点,可以在耳甲腔保留一个软骨条,以维持耳的突出度(图9-9)。

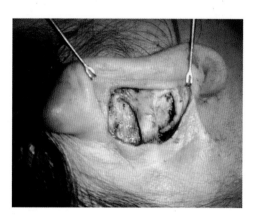

图9-9　采集耳软骨后,会导致耳的突出度部分损失,如果患者很在意这一点,可以在耳甲腔保留一个软骨条,以维持耳的突出度

欲采集软骨的周围前后耳廓皮肤都要用加入肾上腺素的1%利多卡因浸润麻醉。耳后切口切透皮肤即可,然后把皮肤从耳甲腔上分离。耳甲腔完全暴露后,用15号刀片沿着美蓝标记线切开软骨。把耳廓软骨从前方皮肤上分离下来。通过耳甲腔内侧的一个全层切口完成切除,注意别穿透耳甲腔前面的皮肤。

充分止血后,用5-0肠线连续缝合关闭切口(图9-10)。用5-0肠线贯穿缝合前层和后层耳甲腔皮肤,使之贴合(图9-11)。使用油纱作为衬垫来关闭死腔和预防血肿(图9-12)。

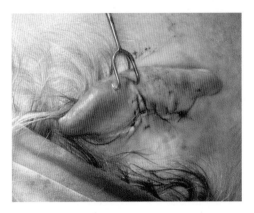

图 9-10   耳后切口用 5-0 肠线做连续缝合

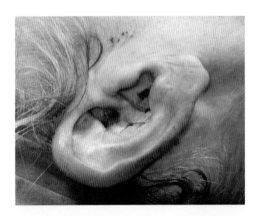

图 9-11   用 5-0 肠线贯穿缝合前层和后层耳甲腔皮肤,使之贴合

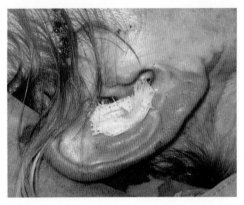

图 9-12   用油纱作为衬垫来关闭死腔和预防血肿

肋软骨

虽然鼻中隔软骨可以主要用于矫正鼻部和鼻尖的轻度突出度不足,但是在畸形严重或鼻修复的案例中,量可能还是不足[1,10]。

如果需要大量软骨作为移植物时，肋软骨是首选材料。

肋软骨用途广泛，材料丰富，为整形外科医生提供了充足的矫正鼻部结构缺陷的材料。可以在进行鼻部分离的同时让助手采集肋软骨，以缩短手术时间。[14]肋软骨可能会出现不可预测的卷曲，影响美学效果，必须进行调整[11,15,16]。Gibson 的理论认为，沿肋软骨中轴进行均衡的断面雕刻可以避免卷曲[17]。一般来讲，这要求从两侧对称雕刻，只选用软骨中间部分做移植物，特别是做鼻中线上的移植物。还有一种策略是连续雕刻，最终使移植物在盐水中卷曲[14]。体外实验表明软骨移植物在雕刻的 15～30 分钟内，就可以完成所有的形变，但在临床上还不能这么下结论，有个案报道称，术后 9 个月还会发生可以察觉到的卷曲[13,17,20,21]。肋软骨的缺点为供区有明显损伤，包括医源性气胸、瘢痕引起的胸廓畸形，术后持续疼痛，麻醉时间更长，感染或切口裂开等[6,15,17,22]。

老人慎用肋软骨，因为进展期中的钙化使肋软骨不容易卷曲，但很多情况下也难以进行雕刻[11,18,23]。

一般从第 5、6、7 肋采集软骨。切口放在肋软骨与骨的结合处，长约 3～6cm（图 9-13）。有经验的外科医生，最短可以通过 1cm 的切口就把肋软骨取出来了[3]。

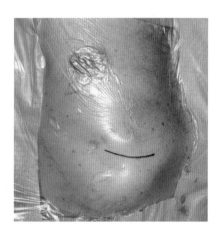

图 9-13　采集肋软骨的切口设计在第5、6、7 肋软骨和肋骨的结合处，大概长3～6cm

女性患者的切口可以放在乳房下皱襞处，这是一个隐蔽的供区。

皮下组织切开后，用拉钩在长度有限的切口内，更好地暴露肋骨。

向下分离到深筋膜。（图 9-14）在切开深筋膜之前，要触摸肋骨，确认切口正对着肋软骨。肋骨显露后，切开肋软骨膜，用一把锋利的骨膜剥离子来分离软骨的前面、上缘和下缘，把软骨膜剥开（图 9-15）。后方分离要使用肋骨剥离子或小的骨膜剥离子（图 9-16）。用 15 号刀片切断肋软骨的内外两端，使之游离。后面仍可能会有组织附着，此时要用骨膜剥离子进行松解。

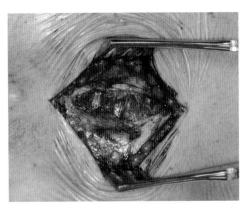

图 9-14　向下分离至深筋膜。在切开深筋膜之前,要触摸肋骨,确认切口正对着肋软骨

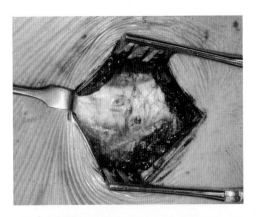

图 9-15　肋骨显露后,切开肋软骨膜,用一把锋利的骨膜剥离子来分离软骨的前面、上缘和下缘,把软骨膜剥开

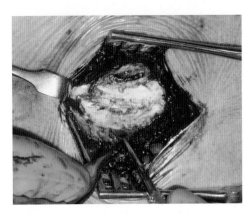

图 9-16　后方分离要使用肋骨剥离子或小的骨膜剥离子

　　根据所需要的软骨量决定是取一根还是多根肋软骨。

　　如果只需要少量的肋软骨,可以只采取肋软骨的上半部分,而留下下半部分(图9-17)。

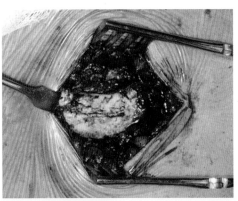

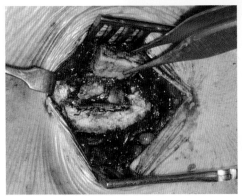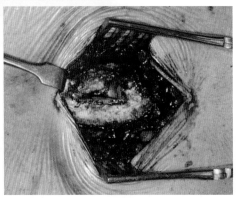

图 9-17　如果只需要少量的肋软骨时,可以只采集肋软骨的上半部分,而留下下半部分

用这种方法,肋骨连续性可以保持完整,有利于患者恢复,术后疼痛轻。

关闭切口前,要仔细检查供区,确认没有气胸。切口灌满盐水,请麻醉医生进行正压通气（图 9-18）。

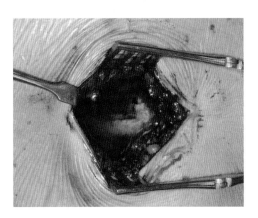

图 9-18　关闭切口前,要仔细检查供区,确认没有气胸。切口灌满盐水,请麻醉医生进行正压通气

如果胸膜被破坏,会有气泡产生,此时我们要仔细检查该区域,确认有无漏气。一旦确认有漏气,要决定是否进行缝合修补。一般来讲,胸膜都很脆,不能耐受大针缝合或有张力的缝合。为了避免已有的裂隙扩大,我们要评估周围组织的情况。用

一个小的局部翻转筋膜瓣或骨膜瓣,来封闭缺损。如果在穿孔周围毗邻区域没有合适的组织,可移植一小片骨膜来将其覆盖修补。缝最后一针前,要进行气道正压通气,使肺扩张。[3]

采集软肋骨后,逐层关闭切口,用 2-0 Vicryl 缝合筋膜层,然后用 4-0 Monocryl 做皮下间断缝合,皮内连续缝合。

颞筋膜

近来,自体颞筋膜开始用于鼻整形,用于掩饰或作为复合组织移植的一部分,比如用颞筋膜包裹软骨丁[24-27](图 9-19)。采集颞筋膜的供区畸形较小,其瘢痕位于颞部头皮隐蔽处。

切口前方不要超过耳屏线。

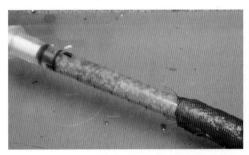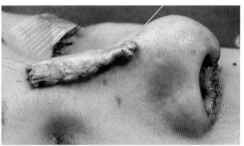

图 9-19　采集一大片耳软骨和颞筋膜,做成软骨丁和筋膜移植物

可以做尖朝向后方的 V 形切口,这样进行皮下组织分离时暴露最好(图 9-20)。

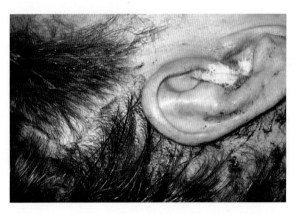

图 9-20　可以做尖朝向后方的 V 形切口采集颞筋膜,这样进行皮下组织分离时暴露最好

切口在头尾方向上通常长 5cm,前后覆盖 2.5cm 宽的范围。头皮用 5ml 含肾上腺素的 1% 利多卡因浸润麻醉。不用剪短切口边缘的头发。而是用止血钳夹住头发,以显露切口处的皮肤。用 15 号刀片切开皮肤,向下穿过颞顶筋膜,以显露颞深筋膜(图 9-21)。用针尖样电凝头分离颞深筋膜表面的蜂窝组织。

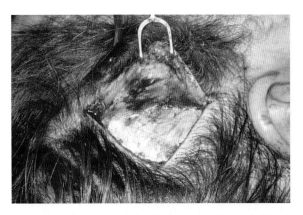

图 9-21　从切口向下分离直到颞顶筋膜,显露颞深筋膜

　　采集能获得的最大量颞筋膜。切开紧贴颞肌上后方与颅骨骨膜附着处附近的颞筋膜,颞筋膜在那里分为深层和向前的浅层。采集颞筋膜时向下可到耳水平线。虽然采集到的面积可达到8cm×6cm,但颞筋膜收缩明显,一般可提供5cm×4cm的筋膜以供移植(图9-22)。

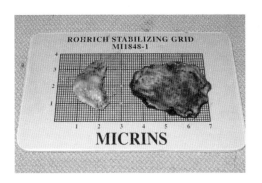

图 9-22　尽管采取面积可达到8cm×6cm,但颞筋膜收缩明显,其实可提供5cm×4cm的筋膜以供移植。从耳甲腔采集一大片耳软骨

尽可能大地采取颞筋膜,因为它有明显的回缩。

　　用针尖样电凝切开颞深筋膜,并与深面的颞肌分离。采集颞筋膜时不要把肌纤维带下来。仔细止血,用 3-0 Vicryl 做皮下间断缝合,然后用 4-0 镀铬肠线连续缝合皮肤。

　　其他筋膜的可能供区包括腹直肌肌膜,乳突筋膜和阔肌膜等[26,28-30]。

同种异体材料

　　同种异体移植物是来源于同一物种其他个体的组织。[1,2]鼻整形中会用到几种同种异体材料。这对那些移植物耗尽的鼻修复患者特别有用。常用于鼻整形的同种异体材料包括脱细胞异体真皮、辐射处理或冷冻的肋软骨。

脱细胞异体真皮

最初,脱细胞异体真皮主要用于鼻背充填[31-33]。但是,脱细胞真皮基质不能提供结构支撑,并有不同程度的吸收,所以它并不适合做鼻背充填。最近鼻整形医生发现,脱细胞异体真皮适用于皮肤软组织罩困难的情况[34,35]。脱细胞异体真皮可以用于掩饰自体移植物,矫正可见或可触的鼻背凹凸不平,轻微垫高鼻背或塌陷的侧壁,修补鼻中隔穿孔,消除鼻骨和外覆皮肤之间的粘连等(图9-23)。该材料有较好的组织相容性,感染和漏出风险低。

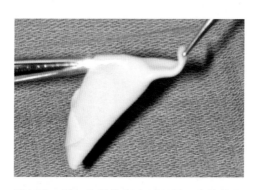

图9-23　脱细胞异体真皮可以用于皮肤软组织罩困难的情况,包括掩饰自体移植物,矫正可见或可触的鼻背凹凸不平,轻微垫高鼻背或塌陷的侧壁,修补鼻中隔穿孔,消除鼻骨和外覆皮肤之间的粘连等

使用脱细胞异体真皮时,一定要过矫;估计会有20%~30%的吸收率,也许远期的吸收率会更高[34,35]。

同种异体肋软骨

经辐射处理过的肋软骨已经成功应用于鼻整形中的结构移植[36]。关于其吸收情况的报道,说法不一,最高达75%,不过也有报道的吸收率低很多[37-40]。辐射处理过的肋软骨在物理特性上的差异,与受到的辐射剂量相关,高辐射剂量会降低硬度,使吸收率增高。还会出现感染、移植物移位和漏出,这些并发症在早期或晚期的发生率高达6%[39,40]。

最近的研究表明,冷冻肋软骨的应用前景值得期待(图9-24)。这种移植物的优势在于在处理之前已经被雕刻好了,这样可以降低卷曲的风险。不过,要在鼻修复中得到广泛应用之前,还需要进行长期随访。

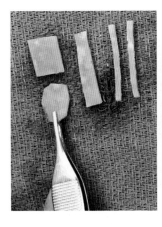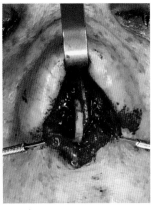

图 9-24　冷冻的肋软骨有预切成条状的,这会降低远期的卷曲风险。其用于鼻修复时可以用来重建鼻中隔尾侧端

假体

　　生物移植物在鼻整形和鼻重建中,被认为是可以接受的标准,其最显著的优势是组织相容性和感染率低[1,2]。供区畸形是采集自体组织的最大顾虑。相反,假体有较高的感染率和排异率。但是,假体便宜、量大、没有供区损伤,易于修剪以适用于特殊需求或畸形[2]。在某些情况下,如果供区有限,假体可能也是恰当的选择。

　　有几种广泛应用于鼻整形的假体,包括硅胶、高密度聚乙烯和聚四氟乙烯等[2]。

　　但是,组织性质和血管化的变化,需要我们在使用假体的时候认真权衡。在鼻修复中使用假体,无疑风险更高。

要　　点

- 自体材料是鼻修复首选,因为其具备相容性好、感染率低等优点,适用于经过手术后和血供都发生了改变的鼻子。
- 不能保持足够强有力的鼻中隔前角,会导致鼻背高度丧失,严重的情况下甚至引起鞍鼻。
- 一旦游离,鼻中隔会很容易去除。如果有阻力时,充分松解软组织及骨或软骨的附着。这会避免不经意地损伤鼻腔黏膜和骨性穹顶。
- 可以把耳软骨和外覆的软骨膜一起采集下来,这样可以对软骨进行划痕使之平展。耳软骨可以用做鼻背、鼻根和鼻尖的盖板移植物。
- 有时,可以使用双层耳软骨的支撑结构,把耳软骨划痕后凹面相对扣在一起,形成直且不易弯的移植物。
- 如果需要大量软骨作为移植物时,肋软骨是首选材料。
- 老年人慎用肋软骨,因为进展期中的钙化使肋软骨不容易卷曲,但很多情况下也难以进行雕刻。
- 采集肋软骨后,关闭切口前,要检查供区,确认没必须气胸。切口灌满盐水,请麻醉医生进行正压通气。
- 尽可能大地采取颞筋膜,因为它有明显的回缩。
- 使用脱细胞异体真皮时,一定要过矫,因为估计会有 20% ~ 30% 的吸收率;也许远期的吸收率会更高。

(王春虎　译,李战强　校)

参考文献

1. Sajjadian A, Rubinstein R, Naghshineh N. Current status of grafts and implants in rhinoplasty: part I. Autologous grafts. Plast Reconstr Surg 125:40e-49e, 2010.

2. Sajjadian A, Naghshineh N, Rubinstein R. Current status of grafts and implants in rhinoplasty: part II. Homologous grafts and allogenic implants. Plast Reconstr Surg 125:99e-109e, 2010.

3. Rohrich RJ, Hofer SOP, Ahmad J. Harvesting autologous grafts for primary rhinoplasty. In Rohrich RJ, Adams WP Jr, Ahmad J, et al, eds. Dallas Rhinoplasty: Nasal Surgery by the Masters, ed 3. St Louis: CRC Press, 2014.

4. Cochran CS, Gunter JP. Harvesting rib cartilage grafts for secondary rhinoplasty. In Rohrich RJ, Adams WP Jr, Ahmad J, et al, eds. Dallas Rhinoplasty: Nasal Surgery by the Masters, ed 3. St Louis: CRC Press, 2014.

5. Kridel RW. Grafts and implants in revision rhinoplasty. Facial Plast Surg Clin North Am 3:473-486, 1995.

6. Vuyk HD, Adamson PA. Biomaterials in rhinoplasty. Clin Otolaryngol Allied Sci 23:209-217, 1998.

7. Kim JH, Jang YJ. Use of diced conchal cartilage with perichondrial attachment in rhinoplasty. Plast Reconstr Surg 135:1545-1553, 2015.

8. Hafezi F, Bateni H, Naghibzadeh B, et al. Diced ear cartilage with perichondrial attachment in rhinoplasty: a new concept. Aesthet Surg J 32:825-832, 2012.

9. Haack S, Gubisch W. Reconstruction of the septum with an autogenous double-layered conchal L-strut. Aesthetic Plast Surg 38:912-922, 2014.

10. Cochran CS, Gunter JP. Secondary rhinoplasty and the use of autogenous rib cartilage grafts. Clin Plast Surg 37:371-382, 2010.

11. Brent B. The versatile cartilage autograft: current trends in clinical transplantation. Clin Plast Surg 6:163-180, 1979.

12. Lovice DB, Mingrone MD, Toriumi DM. Grafts and implants in rhinoplasty and nasal reconstruction. Otolaryngol Clin North Am 32:113-141, 1999.

13. Gunter JP, Clark CP, Friedman RM. Internal stabilization of autogenous rib cartilage grafts in rhinoplasty: a barrier to cartilage warping. Plast Reconstr Surg 100:161-169, 1997.

14. Sherris DA, Kern EB. The versatile autogenous rib graft in septorhinoplasty. Am J Rhinol 12:221-227, 1998.

15. Agaoglu G, Erol OO. In situ split costal cartilage graft harvesting through a small incision using a gouge. Plast Reconstr Surg 106:932-935; discussion 936-937, 2000.

16. Maas CS, Monhian N, Shah SB. Implants in rhinoplasty. Facial Plast Surg 13:279-290, 1997.

17. Gibson T, Davis WB. The distortion of autogenous cartilage grafts: its cause and prevention. Br J Plast Surg 10:257-274, 1958.

18. Tardy ME Jr, Denneny J III, Fritsch MH. The versatile cartilage autograft in reconstruction of the nose and face. Laryngoscope 95:523-533, 1985.

19. Daniel RK. Rhinoplasty and rib grafts: evolving a flexible operative technique. Plast Reconstr Surg 94:597-609; discussion 610-611, 1994.

20. Adams WP Jr, Rohrich RJ, Gunter JP, et al. The rate of warping in irradiated and nonirradiated homograft rib cartilage: a controlled comparison and clinical implications. Plast Reconstr Surg 103:265-270, 1999.

21. Harris S, Pan Y, Peterson R, et al. Cartilage warping: an experimental model. Plast Reconstr Surg 92:912-915, 1993.

22. Ohara K, Nakamura K, Ohta E. Chest wall deformities and thoracic scoliosis after costal cartilage graft harvesting. Plast Reconstr Surg 99:1030-1036, 1997.

23. Allcroft RA, Friedman CD, Quatela VC. Cartilage grafts for head and neck augmentation and reconstruction: autografts and homografts. Otolaryngol Clin North Am 27:69-80, 1994.

24. Daniel RK, Calvert JW. Diced cartilage grafts in rhinoplasty surgery. Plast Reconstr Surg 113:2156-2171, 2004.

25. Daniel RK. Diced cartilage grafts in rhinoplasty surgery: current techniques and applications. Plast Reconstr Surg 122:1883-1891, 2008.

26. Kelly MH, Bulstrode NW, Waterhouse N. Versatility of diced cartilage-fascia grafts in dorsal nasal augmentation. Plast Reconstr Surg 120:1654-1659; discussion 1654-1659, 2007.

27. Cerkes N, Basaran K. Diced cartilage grafts wrapped in rectus abdominis fascia for nasal dorsum augmentation. Plast Reconstr Surg 137:43-51, 2016.

28. Shokrollahi K, Taylor JP, Le Roux CM, et al. The postauricular fascia: classification, anatomy, and potential surgical applications. Ann Plast Surg 73:92-97, 2014.

29. Dogan T, Aydin HU. Mastoid fascia tissue as a graft for restoration of nasal contour deformities. J Craniofac Surg 23:e314-e316, 2012.

30. Karaaltin MV, Orhan KS, Demirel T. Fascia lata graft for nasal dorsal contouring in rhinoplasty. J Plast Reconstr Aesthet Surg 62:1255-1260, 2009.

31. Jackson IT, Yavuzer R. AlloDerm for dorsal nasal irregularities. Plast Reconstr Surg 107:553-538; discussion 559-560, 2001.

32. Gryskiewicz JM, Rohrich RJ, Reagan BJ. The use of AlloDerm for the correction of nasal contour deformities. Plast Reconstr Surg 107:561-570; discussion 571, 2001.

33. Gryskiewicz JM. Waste not, want not: the use of AlloDerm in secondary rhinoplasty. Plast Reconstr Surg 116:1999-2004, 2005.

34. Gryskiewicz JM. Dorsal augmentation with AlloDerm. Semin Plast Surg 22:90-103, 2008.

35. Sherris DA, Oriel BS. Human acellular dermal matrix grafts for rhinoplasty. Aesthet Surg J 31(7 Suppl):95S-100S, 2011.

36. Kridel RW, Ashoori F, Liu ES, et al. Long-term use and follow-up of irradiated homologous costal cartilage grafts in the nose. Arch Facial Plast Surg 11:378-394, 2009.

37. Donald PJ. Cartilage grafting in facial reconstruction with special consideration of irradiated grafts. Laryngoscope 96:786-807, 1986.

38. Burke AJ, Wang TD, Cook TA. Irradiated homograft rib cartilage in facial reconstruction. Arch Facial Plast Surg 6:334-341, 2004.

39. Strauch B, Erhard HA, Baum T. Use of irradiated cartilage in rhinoplasty of the non-Caucasian nose. Aesthet Surg J 24:324-330, 2004.

40. Herman CK, Strauch B. Dorsal augmentation rhinoplasty with irradiated homograft costal cartilage. Semin Plast Surg 22:120-123, 2008.

41. Donald PJ, Deckard-Janatpour K, Sharkey N, et al. The effects of irradiation dose on the stiffness of cartilage grafts. Ann Plast Surg 36:297-303, 1996.

达拉斯鼻修复术：全球大师的杰作

Secondary Rhinoplasty *by the global masters*

第三部分

手术入路

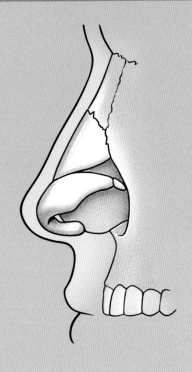

达拉斯鼻修复术：全球大师的杰作

Secondary Rhinoplasty *by the global masters*

鼻修复的路径选择

Jamil Ahmad ■ *Rod J. Rohrich*

鼻修复患者常表现出多种鼻部畸形。这些畸形的差别幅度甚大。对患者的鼻部现状进行系统评估不但有助于对鼻畸形进行分型,还有助于制定手术目标。鼻畸形程度小的,修整手术也就会比较小。有些畸形很特别,针对性的手术可以很好地修复;而有些情况下,则需要进行广泛手术以修复多个并存的明显畸形。因此,鼻畸形的种类以及不同的修复目标决定了不同的路径选择。对于一些小的畸形,非手术治疗如软组织填充等就可以很好地达到目的;而在某些情况下,则必须手术治疗。当选择手术时,还要确定是选择开放入路,还是闭合式入路。

这一章主要阐述如何根据患者个体情况合理选择非手术治疗、闭合性或开放式手术这三种不同的手术路径。

非手术方法

做过鼻整形手术的患者有可能存在很多种鼻畸形,有些必须通过手术加以调整[6,7]。而有些小的凹凸不平或体积上的不足则可以通过软组织填充剂加以改善(图 10-1)。

由于软组织填充固有的技术限制,使其仅能达到体积的增加,因此精确的注射前分析和诊断对其而言具有独特的重要性。

注射前不做准确的分析,而贸然进行软组织填充往往造成新的鼻畸形[6,7]。

鼻整形术后,以下几种情况最适合进行软组织填充:
- 患者拒绝进一步的手术
- 距离进行鼻修复术前还需要等待一段时间的患者
- 想要在二次鼻整形术前预览手术效果的患者
- 不适合进行手术的患者[8-10]

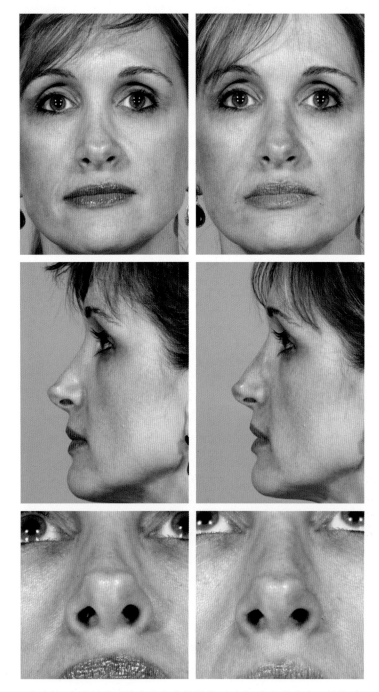

图 10-1 42 岁女性，术前及术后均存在鼻背美学线不对称、中鼻拱狭窄。她接受了瑞兰玻尿酸注射填充，左侧壁 0.4ml，右侧壁 0.1ml

■ 畸形微小，可以预知不太可能进行手术的患者

有些情况下，仅仅略微凹陷的情况可以选择临时性的软组织填充[6]。

短效产品中，玻尿酸软组织填充剂由于其自身特点与安全性，作为首选。

有很多玻尿酸产品可供选择。这些产品在硬度、亲水性以及维持时间上差别很大。多数情况下，注射到鼻部软组织的玻尿酸可保持达一年以上。使用溶酶可以使玻尿酸溶解，从而使这种注射填充的效果具有潜在的可逆性。

为了保证注射填充的安全,必须遵守注意事项并掌握注射技术。

使用软组织填充剂治疗鼻整形术后畸形时,必须考虑到一些额外因素。鼻整形术后,皮肤软组织罩的质地缺乏弹性,并且有瘢痕形成。另外,原有的血管分布和血供也已经被改变。因此,这些患者进行注射填充时发生血管栓塞并发症(皮肤坏死或失明)的风险更高。对于顺应性较差的软组织,应选用质地更柔软的填充剂。较硬的填充剂会显著增加无弹性外覆组织的压力,并导致压力性坏死。应采用小剂量注射,间隔几分钟再进行评价,以保证血流充分。

如果皮肤软组织罩且存在瘢痕时,应该间断多次注射以达到预期效果。

每次只注射少量的填充物,并保持每次注射治疗间隔两周以上。这些连续的小剂量注射使得施加在皮肤和软组织上的张力较小,但随着时间的推移,却能使组织容纳的填充剂总量更多。

鼻部软组织的血供在鼻整形手术后会发生变化。之前的手术会破坏自然的血供,使鼻尖等区域更容易发生组织坏死。

做过开放式鼻整形的话,鼻小柱动脉就会被断掉,从而使鼻尖部皮肤的血液供应依赖于鼻外侧动脉。那么在鼻侧壁及鼻翼沟进行注射填充时需要特别小心,以避免压迫鼻外侧动脉进而造成鼻尖的坏死。

之前的手术也会增加注射物栓塞血管的风险。一般来说,包括鼻尖的鼻下三分之一部分注射到血管内会导致组织坏死,而包括鼻根在内的鼻上三分之一注射到血管内时则会致盲。

软组织注射填充物在鼻修复中的作用在第五章中已经详述,这里不再赘言。

闭合式入路

在鼻修复中闭合式手术入路有几个明显的优势[1,2]。

闭合式入路不做经鼻小柱切口,组织分离比较有限,对组织血供影响最小,这对于皮肤软组织罩薄且存在瘢痕的情况很有好处。减少对组织的分离限制了死腔,最大限度地降低了进一步的瘢痕挛缩力量,并有助于预防恢复期的长期水肿出现。

在鼻修复中,闭合式手术入路尤其适合于以下几种特殊情况:

■ 残存的鼻背驼峰或鼻背侧饱满
■ 放置盖板移植物可以改善的局部凹陷
■ 需要放置鼻翼支撑物(鼻翼轮廓线移植物或鼻翼板条移植物)
■ 中隔尾侧或后方的畸形

残存的鼻背驼峰或鼻背侧饱满

残存的鼻背驼峰或鼻背饱满是鼻整形术后最常见的畸形之一。这种畸形通过闭合性手术入路可以获得较为理想的矫正(图 10-2)。为了更准确地矫正畸形,需要与上次术后间隔至少 6 个月,以避免鼻背水肿对判断造成影响。

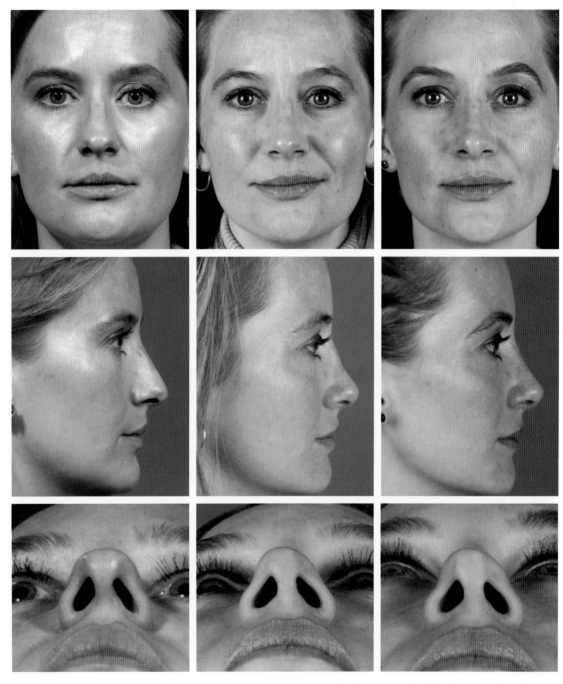

图 10-2 33 岁女性,做过一次开放式鼻整形术,经过分段式驼峰降低术降低鼻背高度 3mm。取中隔软骨移植物用于双侧鼻翼轮廓线支撑及鼻小柱支撑。用双侧外侧脚翻转瓣细化和加强鼻尖。采用内侧脚-鼻小柱支撑缝合及穹窿间缝合,以进一步塑造鼻尖形态。双侧经皮间断外侧截骨,以改善骨性鼻拱。术后一年仍残留有鼻背丰满度。在门诊口服镇静药及局部麻醉的条件下,通过闭合式入路进行了处理。第二次术后 4 个月即显示出流畅的鼻背曲线

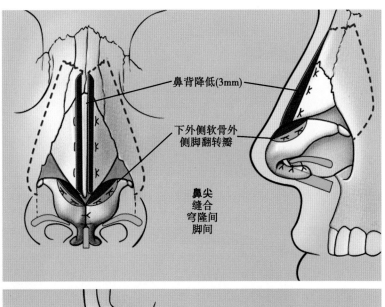

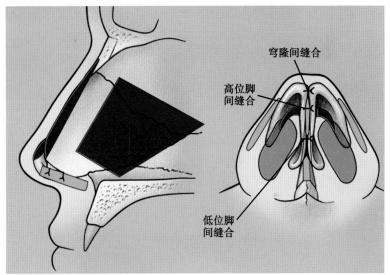

图 10-2(续)

　　修整残余的驼峰或鼻背膨隆只需要在门诊,在口服镇静药及局部麻醉的条件下就可完成(图 10-3)。用羟甲唑啉喷剂(一种通鼻剂)以收缩鼻黏膜。取双侧软骨间切口入路(图 10-4),用剪刀在上外侧软骨表面向键石区分离,随后用 Joseph 剥离子在骨性鼻拱表面掀起骨膜(图 10-5)。

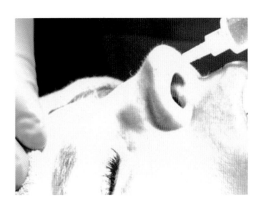

图 10-3　低剂量口服镇静剂加局麻的条件下就可以在门诊完成对鼻背驼峰或膨隆的处理

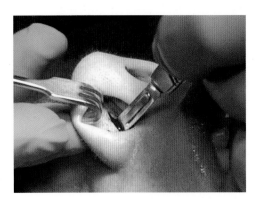

图 10-4 做双侧软骨间切口

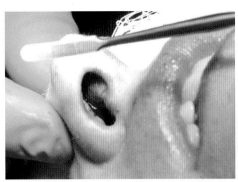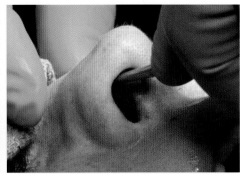

图 10-5 用 Joseph 剥离子沿骨拱掀起骨膜

用 Foman 锉打磨鼻背不规则或膨隆处(图 10-6)。通过双侧软骨间切口,沿左中右骨性鼻背进行,磨平所有饱满处。打磨的过程中需要反复多次沿着左、右及中线进行三指触诊以避免偏差(图 10-7)。

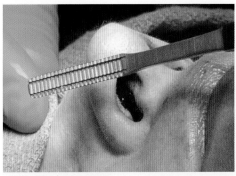

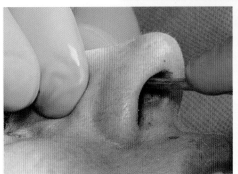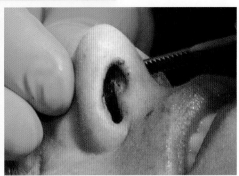

图 10-6 用 Foman 锉将鼻背的不规整及饱满锉平。通过双侧软骨间切口,沿左中右骨性鼻背进行,磨平所有膨隆处

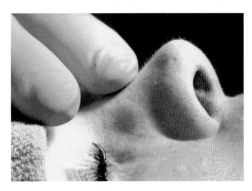

图 10-7 打磨的过程中需要反复多次沿着左、右及中线进行三指触诊以避免偏差

冲洗腔隙以清理锉出的碎片,用 5-0 镀铬肠线缝合切口(图 10-8)。用 Steri-Strips 胶带从鼻尖开始向鼻根部粘住鼻背(图 10-9)。仔细塑形的鼻背夹板固定鼻背术区并保留 1 周(图 10-10)。术后需对鼻背进行按摩,以破坏所有的瘢痕组织,使之保持平滑。胶带固定还可以减轻水肿。

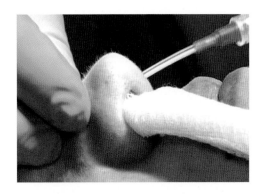

图 10-8 伤口冲洗以清理锉出的碎片

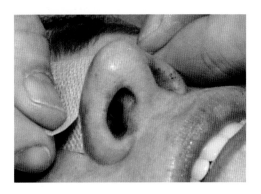

图 10-9 用 Steri-Strips 胶带从鼻尖开始向鼻根部覆盖鼻背

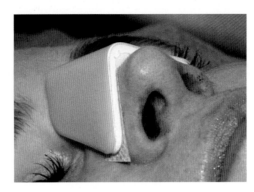

图 10-10 仔细塑形的鼻背夹板固定鼻背术区并保留 1 周

开放式入路

开放式入路的应用彻底革新了鼻修复的治疗[1-4]。与闭合式入路相比,开放式入路手术具有内在的优点(框 10-1 和图 10-11)。

框 10-1 鼻修复术中开放式入路的现实优点和可能的缺点

优点
双目视野
双手并用
无变形情况下对整体畸形进行评价
准确的判断和畸形矫正
充分释放软组织和瘢痕形成的扭曲力
切除瘢痕组织
充分利用原有的组织和软骨移植物
稳固的移植物缝合固定(可见的和不可见的)
直视下电凝止血

可能的缺点
经鼻小柱瘢痕
较长时间的鼻尖水肿
鼻小柱切口裂开
延迟愈合
组织坏死
手术时间延长

开放式入路可以发现鼻畸形的确切成因(图 10-12)。在鼻修复中,这种入路可以充分切除瘢痕组织,从而完全释放瘢痕粘连于鼻骨、软骨支架上造成的扭曲。可以在没有外覆皮肤软组织罩牵拉扭曲影响下对深层骨软骨支架进行操作,就像闭合式入路中软骨释放的方式一样。

合理的经鼻小柱设计可以使切口瘢痕看不出来。我们首选阶梯形的切口设计,因为这样的切口形状在缝合时容易对齐。切口应设计在鼻小柱最狭窄的部位。

如果以前的鼻整形手术留下的鼻小柱切口位置不理想,应忽略原先的切口,将切口设计在正确的位置上[11]。

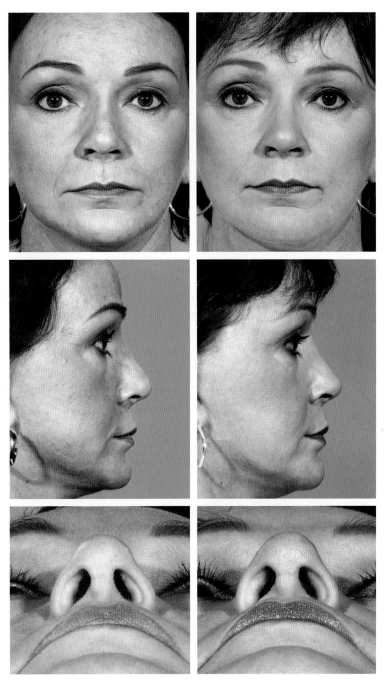

图 10-11　50 岁女性,通过开放式入路行鼻修复。她之前接受过两次鼻整形术。在鼻修复过程中,她接受了分段式鼻背驼峰矫正术,降低鼻背2mm。取鼻中隔软骨作为双侧的撑开移植物、双侧延长型鼻翼轮廓线移植物及鼻小柱支撑移植物。采用内侧脚-鼻小柱支撑缝合,将鼻尖复合体整合为一体。取耳廓软骨作为鼻尖下小叶移植物。双侧经皮间断外侧截骨,以改善骨性鼻拱。图示患者术后 7 个月

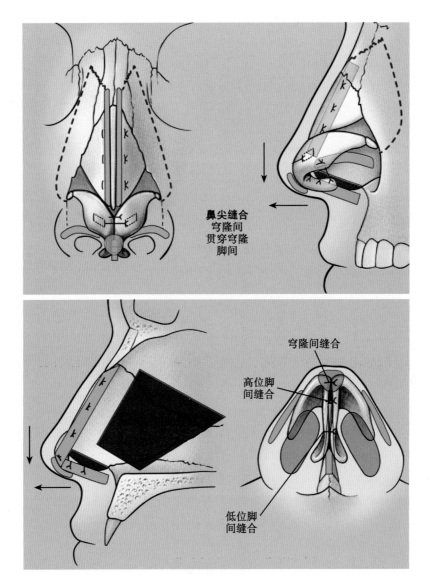

鼻尖缝合
穹隆间
贯穿穹隆
脚间

穹隆间缝合

高位脚
间缝合

低位脚
间缝合

图 10-11(续)

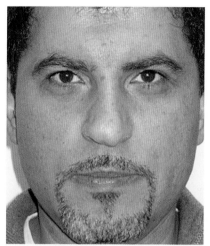

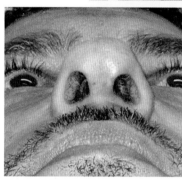
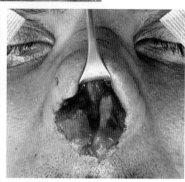

图 10-12　这例鼻修复患者鼻尖严重不对称。开放式入路可以准确诊断和矫正深层下外侧软骨的畸形。在修复术中发现，鼻尖软骨的大小、形态和位置均不对称

分离的范围应该尽可能地局限在需要的范围内，以达到预期效果为目的。暴露范围应满足准确判断和处理鼻畸形的需要。

保护皮肤血运并减少死腔在鼻修复中极为重要。

如果需要使用盖板移植物充填鼻背时，需要尽可能避免剥离过大的腔隙；要分离大小合适的腔隙，有助于避免移植物移位。避免过大的腔隙剥离也有助于减小死腔和瘢痕的形成。

本书第 11 章将详细阐述开放式入路在鼻修复中的应用。

结论

鼻整形术后的患者有可能存在各种各样的继发性鼻畸形。有些畸形很特别，针对性的手术可以很好地修复；而有些情况下，则需要进行广泛手术以修复多个并存的明显畸形。鼻畸形的种类和修复目标决定了最佳手术路径的选择，到底是进行软组织填充还是闭合性手术亦或是开放性手术要根据实际情况具体分析。

要　点

□ 由于软组织填充固有的技术限制,使其仅能达到体积的增加,因此精确的注射前分析和诊断对其而言具有独特的重要性。

□ 短效产品中,玻尿酸软组织填充剂因为其自身特点与安全性,作为首选。

□ 为了保证注射填充的安全,必须遵守注意事项并掌握注射技术。

□ 如果皮肤软组织罩薄且存在瘢痕时,应间断多次注射以达到预期效果。

□ 做过开放式鼻整形的话,鼻小柱动脉就会被断掉,从而使鼻尖部皮肤的血液供应依赖于鼻外侧动脉。那么在鼻侧壁及鼻翼沟进行注射填充时需要特别小心,以避免压迫鼻外侧动脉进而造成鼻尖的坏死。

□ 如果以前的鼻整形手术留下的鼻小柱切口位置不理想,应忽略原先的切口,将切口设计在正确的位置上。

□ 保护皮肤血运并减少死腔在鼻修复中极为重要。

（甘承 译,李战强 校）

参考文献

1. Rohrich RJ, Ahmad J. Rhinoplasty. Plast Reconstr Surg 128:49e-73e, 2011.

2. Rohrich RJ, Ahmad J. A practical approach to rhinoplasty. Plast Reconstr Surg 137:725e-746e, 2016.

3. Gunter JP, Rohrich RJ. External approach for secondary rhinoplasty. Plast Reconstr Surg 80:161-174, 1987.

4. Rohrich RJ, Lee MR. External approach for secondary rhinoplasty: advances over the past 25 years. Plast Reconstr Surg 131:404-416, 2013.

5. Rohrich RJ, Ahmad J, Gunter JP. Nasofacial proportions and systematic nasal analysis. In Rohrich RJ, Adams WP Jr, Ahmad J, et al, eds. Dallas Rhinoplasty: Nasal Surgery by the Masters, ed 3. St Louis: CRC Press, 2014.

6. Kurkjian TJ, Ahmad J, Rohrich RJ. Soft-tissue fillers in rhinoplasty. Plast Reconstr Surg 133:121e-126e, 2014.

7. Rohrich RJ, Kurkjian TJ, Ahmad J. The role of soft tissue fillers in rhinoplasty. In Rohrich RJ, Adams WP Jr, Ahmad J, et al, eds. Dallas Rhinoplasty: Nasal Surgery by the Masters, ed 3. St Louis: CRC Press, 2014.

8. Humphrey CD, Arkins JP, Dayan SH. Soft tissue fillers in the nose. Aesthet Surg J 29:477-484, 2009.

9. de Lacerda DA, Zancanaro P. Filler rhinoplasty. Dermatol Surg 33 Suppl 2:S207-S212; discussion S212, 2007.

10. Kim P, Ahn JT. Structured nonsurgical Asian rhinoplasty. Aesthetic Plast Surg 36:698-703, 2012.

11. Unger JG, Roostaeian J, Cheng DH, et al. The open approach in secondary rhinoplasty: choosing an incision regardless of prior placement. Plast Reconstr Surg 132:780-786, 2013.

鼻修复患者很少需要做内侧截骨,只有在矫正骨性鼻拱过宽的时候才会用到。

加强鼻翼缘

鼻翼缘及软三角是术后出现畸形最常见的部位。[24-28]畸形通常都是由于缺乏支撑造成。鼻翼缘及软三角部位缺乏来自骨软骨支架的直接支撑,而是受到鼻翼缘的脂肪纤维结构以及下外侧软骨的内侧脚和中间脚的间接支撑。外侧脚的形状及长度很大程度上决定了鼻翼缘的形态。另外,由于缺乏骨软骨支架的支撑,鼻翼缘及软三角容易受到鼻整形术后继发瘢痕收缩的影响而形成畸形。有些患者鼻翼缘的脂肪纤维组织天生羸弱,更容易在鼻整形术后产生畸形。这时就需要使用诸如鼻翼缘轮廓线移植物或外侧脚支撑移植物以预防继发畸形的发生(图 11-21)。

加强外侧脚及鼻翼缘脂肪纤维组织的强度以后,鼻尖经鼻翼缘到鼻翼基底的曲线应该是光滑而挺直的。

鼻翼缘轮廓线移植物可有效地矫正鼻整形术后继发的鼻翼缘畸形,包括鼻翼退缩或切迹等[24,25](图 11-22)。

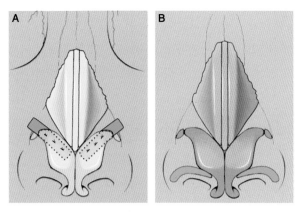

图 11-21 A,外侧脚支撑移植物。B,鼻翼缘轮廓线移植物

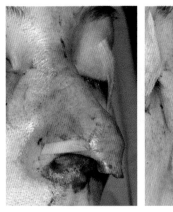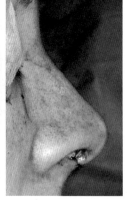

图 11-22 鼻翼缘轮廓线移植物

沿着鼻翼缘放置移植物,还可以将其延长,插入到下外侧软骨的深部以支撑软三角。从功能上讲,这些移植物也可以在呼吸时为鼻翼缘提供支撑。

外侧脚支撑移植物被放置在现有的外侧脚下方,并刚好延长到鼻翼沟尾侧[27]。这些移植物需要充足且强有力的软骨移植材料。除了用于重建外侧脚,外侧脚支撑移植物同时还可以为鼻翼及鼻孔提供强大的支撑。这个移植物可以通过对鼻翼缘尾侧重新定位,矫正继发于鼻整形术的鼻翼退缩(图11-23)。将发生退缩的鼻翼向尾侧旋转可以将其移动到理想的位置以加强外鼻阀的支撑。

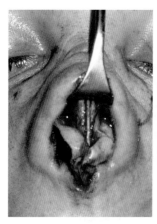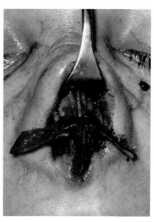

图11-23 一个外侧脚-外侧脚支撑移植物向鼻翼缘尾侧重新定位

关闭切口

关闭切口前,需要冲洗以去除所有的组织碎屑。整个手术过程中都需要反复检查鼻部的表面轮廓。但是,关闭切口前就是检查效果的最后机会了。

用生理盐水沾湿手指,对鼻子从不同角度进行触诊是发现残留鼻畸形最靠谱的办法。这个操作在截骨完成和缝合切口前都要做。

术者在截骨后应总是判断有没有骨性或软骨骨刺,否则骨会移动,造成鼻背凹凸不平。这些情况可以在伤口关闭前矫正。

用6-0尼龙线仔细地间断缝合鼻小柱的阶梯状切口。缝合的时候应该首先缝合切口中线,然后缝合鼻小柱皮肤和鼻前庭皮肤的连接点。这几个点是不规则瘢痕最明显的位置。

用5-0镀铬肠线沿着鼻小柱及外侧脚间断缝合软骨下缘切口;但是相邻的位于软三脚深方的切口留着不缝合(图11-24)。这个部位不缝合可以帮助避免形成切迹。

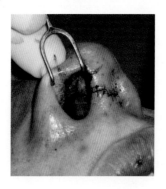

图11-24 用5-0镀铬肠线沿着鼻小柱及外侧脚间断缝合软骨下缘切口;但是相邻的位于软三脚深方的切口留着不缝合,以免形成切迹

内侧脚踏板拉拢缝合

　　鼻小柱轮廓与鼻基底美学线的形态有助于鼻基底部位的美观。如果鼻基底两个内侧脚是外张的,那么就需要做内侧脚踏板拉拢缝合(图11-25)[37,38]。切除内侧脚踏板部位外覆的小量黏膜(1～2mm)。用5-0PDS线经过此切口做贯穿鼻小柱的水平褥式缝合,将两侧内侧脚踏板拉拢缝合固定。用第二针4-0镀铬肠线做水平褥式缝合,带上小柱基底的软组织团。黏膜切口用5-0镀铬肠线缝合。

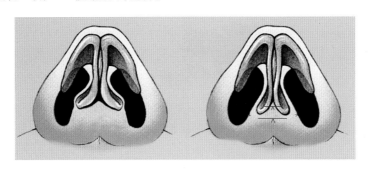

图 11-25　内侧脚踏板拉拢缝合

鼻翼基底手术

　　为鼻修复患者改善鼻翼外张或缩小鼻孔的方法和初次鼻整形差不多。根据需进行处理的畸形设计个性化的手术切口。

　　在鼻孔周长理想,但鼻翼外张的情况下,只需要单纯做鼻翼基底切除而不需要将切除范围扩大进入鼻孔,也不需要切除鼻前庭的皮肤。根据基底位上鼻翼缘最外侧点的位置对鼻翼外张进行分型(图11-26)[39]。Ⅰ型鼻翼外张的鼻翼缘最外侧点非常接近鼻翼基底。

外张形态	基底面外观	缩小外张的切除模式
Ⅰ型		
Ⅱ型		
Ⅲ型		

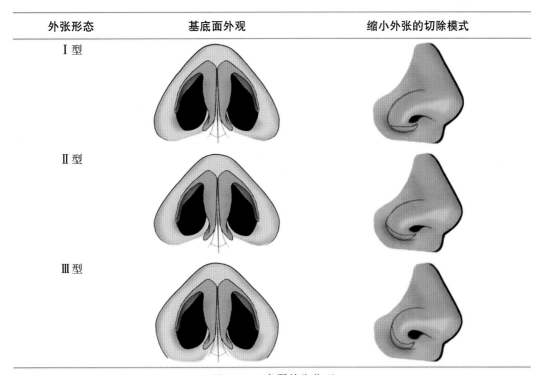

图 11-26　鼻翼外张分型

Ⅰ型鼻翼外张要采取最短最窄的切口,切除所需最小量的鼻翼组织。Ⅱ型鼻翼外张与Ⅰ型相比,鼻翼缘最外侧点位于距鼻翼基底稍远的位置。这种情况最常见,切除的组织就要再多一点,切口可以宽些长些。Ⅲ型鼻翼外张的弧度最大。鼻翼缘最外侧点较鼻翼基底明显膨出。这种情况最多见于宽鼻翼的种族。这种情况下,需要切除的鼻翼组织就会比Ⅱ型更多。

当鼻孔过大时,鼻翼的基底切口需要延伸到鼻孔以内并包括一部分鼻前庭皮肤,这么做可以缩小外张的鼻翼同时缩小鼻孔的周径。鼻翼基底的切除应尽可能保守,以免矫正过度。

要想瘢痕看不到,选择合适的切口位置很重要。切口不能刚好做在鼻翼脸颊连接处。

随着瘢痕成熟,会变成锯齿状,会使鼻翼-脸颊的过渡变得不自然而凸显瘢痕。切口的后方应该设计在鼻翼-面颊连接处鼻翼侧1mm的位置上。如果需要缩小鼻孔时,切口的后缘应该向前延续,跨过鼻槛延伸至前庭皮肤。压迫鼻翼小叶会出现一条跨过鼻槛并延伸至前庭的自然皱褶,一般按照这条皱褶设计后方切口。需要仔细测量组织切除量,使双侧鼻孔缩小的程度及鼻翼外张的矫正幅度保持一致。

鼻翼基底手术需要在鼻尖旋转度及突出度设定好之后再进行。

鼻翼基底的手术通常是鼻整形手术的最后一个步骤,因为鼻翼基底的改变往往也会影响到鼻尖的突出度。特别是Ⅲ型鼻孔外张的情况下,每侧鼻翼都需要切除超过3mm以上的组织,对鼻尖突出度的影响十分明显。

行鼻翼基底手术矫正鼻翼外张及鼻孔过大时需要保守以策安全。

如果矫正不足时很容易修整,局麻下就可以完成。但是鼻翼基底和鼻孔要是缩小过度就很难弥补了。

关闭死腔和夹板固定

位于皮肤软组织罩及骨-软骨支架间的死腔将形成过多的瘢痕,使深层支架的轮廓变得圆钝。在有些情况下,必须做鼻尖上区缝合和褥式缝合,以帮助把皮肤软组织固定到骨软骨支架上。

碾碎、挤压或切成丁的软骨颗粒可以用来填充死腔或遮盖凸凹不平(图11-27)。

用Steri-Strips胶带粘住鼻背皮肤并使用热塑板压迫术区,这样做可以帮助皮肤软组织贴附于骨软骨支架上并消灭死腔。软三角区的前庭面也需要用包裹了多链丝霉素的明胶海绵或纱布填塞以消灭死腔(图11-28)。使用经过剪裁的硅胶片作为支撑以关闭死腔(图11-29)。

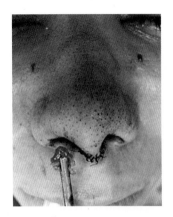

图 11-27　碾碎、挤压或切成丁的软骨颗粒可以用来填充死腔或遮盖凸凹不平

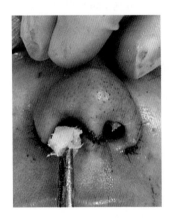

图 11-28　使用包裹抗生素油膏的明胶海绵或纱布以帮助关闭软三角深方的切口并消除死腔

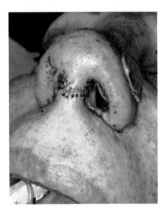

图 11-29　使用剪裁过的硅胶片作为支撑以关闭死腔

结论

开放式入路的应用彻底改变了鼻修复的治疗；它有很多特有的优点[1-4]。充分的暴露可以准确地辨明畸形的成因。我们为开放式鼻修复制定了全面深入且容易接受的手术操作顺序，以解决常见的鼻整形术后继发畸形。

案例分析

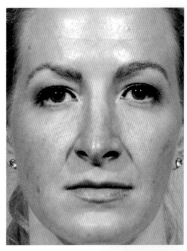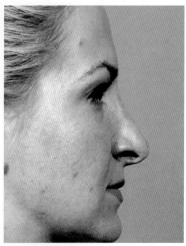

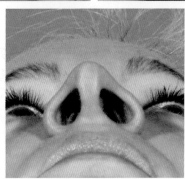

图 11-30

　　这名需要做鼻修复的 41 岁女性为 Fitzpatrick Ⅱ型，薄皮肤。她的鼻偏斜仍然存在，鼻背美学线不对称，左侧中鼻拱凹陷。鼻尖偏向右侧，鼻翼外张。侧面观上可见轻微鼻背驼峰以及鼻尖上区明显的饱满度。她的鼻尖旋转度不足，鼻尖下小叶过大。鼻小柱悬垂。底面观上，鼻尖偏向右侧，鼻翼外张明显。

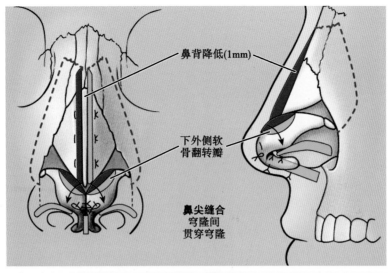

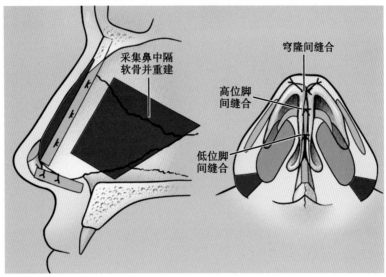

图 11-30(续)

该患者手术的技术要点如下：

1. 开放式入路
2. 分段式鼻背驼峰降低 1mm
3. 鼻中隔重建，采集鼻中隔移植物
4. 放置左侧撑开移植物以恢复鼻背美学线
5. 双侧下外侧软骨翻转瓣
6. 内侧脚-鼻小柱支撑移植物缝合，将鼻尖复合体联为一个整体
7. 鼻尖贯穿穹隆缝合和穹窿间缝合，使下外侧软骨成形
8. 双侧鼻翼缘轮廓线移植物
9. 双侧经皮间断外侧截骨
10. 双侧鼻翼基底切除矫正鼻翼外张及鼻孔缩小
11. 经鼻小柱瘢痕修复

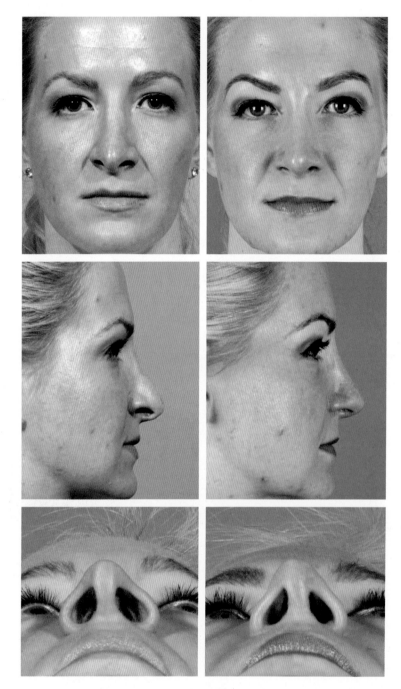

图 11-30(续)

　　患者在术后一年复查,鼻偏斜得到矫正,鼻背美学曲线恢复。侧面观可见鼻背高度适宜,鼻尖上区转折明显。鼻翼边缘平直,鼻翼外张矫正良好,鼻孔大小合适。

要 点

- 如果以前的鼻整形手术留下的鼻小柱切口位置不理想,应忽略原先的切口,将切口设计在正确的位置上。
- 在鼻修复术中,需要用锐性分离将皮肤软组织罩从骨软骨支架上掀起。钝性剥离会受到瘢痕的限制也容易撕裂组织。
- 组织分离的层次应该保持在软骨支架表面。剥离的组织越厚越好,这样可以防止皮肤穿破。
- 开放式入路手术最大的优势在于可以准确的辨别畸形的成因,搞清楚到底是原有软骨的问题,还是移植物的问题,亦或是瘢痕的问题造成的畸形。
- 保护皮肤血运并减少死腔在鼻修复中极为重要。
- 在鼻修复中如果软骨短缺,有时也可以用瘢痕组织作为移植物。
- 矫正鼻背驼峰时,如果不采用分段式降低而是采用复合结构一同切除的办法,容易过度切除上外侧软骨,从而导致内鼻阀塌陷。
- 术者必须注意保护黏软骨膜,以免内鼻阀功能受损。
- 多数情况下,下鼻甲骨折外移术结合鼻中隔偏曲矫正术足以改善下鼻甲肥大导致的鼻气道阻塞。
- 当使用盖板移植物进行鼻背充填时,剥离的腔隙大小越精确越有利于移植物的位置固定,防止移植物移位。
- 如果下外侧软骨在之前的手术中已经被削弱、横断或切除时,需要用软骨移植物如:鼻翼轮廓线移植物、外侧脚板条移植物、外侧脚替代移植物等,为鼻翼、下外侧软骨外侧脚、鼻翼缘及外鼻阀提供支撑。
- 鼻软骨往往在之前的鼻整形手术中被削弱或切除,恢复这些消失的结构对于重建鼻尖形态,长久的保持效果尤为重要。
- 如果需要向下旋转鼻尖,例如矫正短鼻畸形这样的情况,有几种方法可以达到延长鼻子的目的,注意需要提供足够的支撑以对抗瘢痕挛缩。
- 降低鼻尖突出度时要给予鼻尖足够的支撑;否则会出现鼻尖突出度不足甚至向下旋转的情况,出现鹦鹉嘴畸形或鼻尖悬垂。
- 当进行内侧脚缝合时,缝合的最前缘或最高点将决定小柱-小叶角转折点的位置,而最低点将细化踏板以上的鼻小柱基底。
- 经皮外侧截骨技术可以很好地控制骨折线位置,如果操作得当,保护好周围组织的话没有瘢痕的问题。
- 加强外侧脚及鼻翼缘脂肪纤维组织的强度以后,鼻尖经鼻翼缘到鼻翼基底的曲线应该是光滑而挺直的。
- 用生理盐水沾湿手指,对鼻子从不同角度进行触诊是发现残留鼻畸形最靠谱的办法。这个操作在截骨完成和缝合切口前都要做。
- 鼻翼基底手术需要在鼻尖旋转度及突出度设定好之后再进行。

（甘承 译,李战强 校）

参考文献

1. Rohrich RJ, Ahmad J. Rhinoplasty. Plast Reconstr Surg 128:49e-73e, 2011.
2. Rohrich RJ, Ahmad J. A practical approach to rhinoplasty. Plast Reconstr Surg 137:725e-746e, 2016.
3. Gunter JP, Rohrich RJ. External approach for secondary rhinoplasty. Plast Reconstr Surg 80:161-174, 1987.
4. Rohrich RJ, Lee MR. External approach for secondary rhinoplasty: advances over the past 25 years. Plast Reconstr Surg 131:404-416, 2013.
5. Rohrich RJ, Ahmad J. Rohrich's approach. In Rohrich RJ, Adams WP Jr, Ahmad J, et al, eds. Dallas Rhinoplasty: Nasal Surgery by the Masters, ed 3. St Louis: CRC Press, 2014.
6. Rohrich RJ, Ahmad J, Gunter JP. Nasofacial proportions and systematic nasal analysis. In Rohrich RJ, Adams WP Jr, Ahmad J, et al, eds. Dallas Rhinoplasty: Nasal Surgery by the Masters, ed 3. St Louis: CRC Press, 2014.
7. Unger JG, Roostaeian J, Cheng DH, et al. The open approach in secondary rhinoplasty: choosing an incision regardless of prior placement. Plast Reconstr Surg 132:780-786, 2013.
8. Mojallal A, Ouyang D, Saint-Cyr M, et al. Dorsal aesthetic lines in rhinoplasty: a quantitative outcome-based assessment of the component dorsal reduction technique. Plast Reconstr Surg 128:280-288, 2011.
9. Rohrich RJ, Muzaffar AR, Janis JE. Component dorsal hump reduction: the importance of maintaining dorsal aesthetic lines in rhinoplasty. Plast Reconstr Surg 114:1298-1308; discussion 1309-1312, 2004.
10. Roostaeian J, Unger JG, Lee MR, et al. Reconstitution of the nasal dorsum following component dorsal reduction in primary rhinoplasty. Plast Reconstr Surg 133:509-518, 2014.
11. Geissler PJ, Roostaeian J, Lee MR, et al. Role of upper lateral cartilage tension spanning suture in restoring the dorsal aesthetic lines in rhinoplasty. Plast Reconstr Surg 133:7e-11e, 2014.
12. Rohrich RJ, Janis JE, Adams WP, et al. An update on the lateral nasal osteotomy in rhinoplasty: an anatomic endoscopic comparison of the external versus the internal approach. Plast Reconstr Surg 111:2461-2462; discussion 2463, 2003.
13. Rohrich RJ. Osteotomies in rhinoplasty: an updated technique. Aesthet Surg J 23:56-58, 2003.
14. Rohrich RJ, Krueger JK, Adams WP Jr, et al. Achieving consistency in the lateral nasal osteotomy during rhinoplasty: an external perforated technique. Plast Reconstr Surg 108:2122-2130; discussion 2131-2132, 2001.
15. Rohrich RJ, Minoli JJ, Adams WP, et al. The lateral nasal osteotomy in rhinoplasty: an anatomic endoscopic comparison of the external versus the internal approach. Plast Reconstr Surg 99:1309-1312; discussion 1313, 1997.
16. Rohrich RJ, Hollier LH. Use of spreader grafts in the external approach to rhinoplasty. Clin Plast Surg 23:255-262, 1996.
17. Gunter JP, Rohrich RJ. Management of the deviated nose. The importance of septal reconstruction. Clin Plast Surg 15:43-55, 1988.
18. Rohrich RJ, Gunter JP, Deuber MA, et al. The deviated nose: optimizing results using a simplified classification and algorithmic approach. Plast Reconstr Surg 110:1509-1523; discussion 1524-1525, 2002.
19. Constantine FC, Ahmad J, Geissler P, Rohrich RJ. Simplifying the management of caudal septal deviation in rhinoplasty. Plast Reconstr Surg 134:379e-388e, 2014.
20. Constantine FC, Ahmad J, Geissler P, Rohrich RJ. Reply: simplifying the management of caudal septal deviation in rhinoplasty. Plast Reconstr Surg 135:923e-924e, 2015.
21. Howard BK, Rohrich RJ. Understanding the nasal airway: principles and practice. Plast Reconstr Surg 109:1128-1146; quiz 1145-1146, 2002.
22. Ahmad J, Rohrich RJ, Lee MR. Safe management of the nasal airway. In Rohrich RJ, Adams WP Jr, Ahmad J, et al, eds. Dallas Rhinoplasty: Nasal Surgery by the Masters, ed 3. St Louis: CRC Press, 2014.
23. Rohrich RJ, McKee D, Malafa M. Closed microfracture technique for surgical correction of inferior turbinate hypertrophy in rhinoplasty: safety and technical considerations. Plast Reconstr Surg 136:607e-611e, 2015.
24. Rohrich RJ, Raniere J Jr, Ha RY. The alar contour graft: correction and prevention of alar rim

deformities in rhinoplasty. Plast Reconstr Surg 109:2495-2505; discussion 2506-2508, 2002.

25. Unger JG, Roostaeian J, Small KH, et al. Alar contour grafts in rhinoplasty: a safe and reproductive way to refine alar contour aesthetics. Plast Reconstr Surg 137:52-61, 2016.

26. Rohrich RJ, Roostaeian J, Ahmad J. Correction and prevention of alar rim deformities: alar contour grafts. In Rohrich RJ, Adams WP Jr, Ahmad J, et al, eds. Dallas Rhinoplasty: Nasal Surgery by the Masters, ed 3. St Louis: CRC Press, 2014.

27. Cochran CS, Gunter JP. Lateral crural strut grafts. In Rohrich RJ, Adams WP Jr, Ahmad J, et al, eds. Dallas Rhinoplasty: Nasal Surgery by the Masters, ed 3. St Louis: CRC Press, 2014.

28. Gunter JP, Rohrich RJ, Friedman RM. Classification and correction of alar-columellar discrepancies in rhinoplasty. Plast Reconstr Surg 97:643-648, 1996.

29. Janis JE, Trussler A, Ghavami A, et al. Lower lateral crural turnover flap in open rhinoplasty. Plast Reconstr Surg 123:1830-1841, 2009.

30. Ghavami A, Janis JE, Acikel C, Rohrich RJ. Tip shaping in primary rhinoplasty: an algorithmic approach. Plast Reconstr Surg 122:1229-1241, 2008.

31. Rohrich RJ, Adams WP Jr. The boxy nasal tip: classification and management based on alar cartilage suturing techniques. Plast Reconstr Surg 107:1849-1863; discussion 1864-1868, 2001.

32. Rohrich RJ, Liu JH. Defining the infratip lobule in rhinoplasty: anatomy, pathogenesis of abnormalities, and correction using an algorithmic approach. Plast Reconstr Surg 130:1148-1158, 2012.

33. Rohrich RJ, Griffin JR. Correction of intrinsic nasal tip asymmetries in primary rhinoplasty. Plast Reconstr Surg 112:1699-1712; discussion 1713-1715, 2003. Erratum in: Plast Reconstr Surg 113:1112, 2004.

34. Rohrich RJ, Ahmad J. Getting rhinoplasty right the first time. In Rohrich RJ, Adams WP Jr, Ahmad J, et al, eds. Dallas Rhinoplasty: Nasal Surgery by the Masters, ed 3. St Louis: CRC Press, 2014.

35. Unger JG, Lee MR, Kwon RK, Rohrich RJ. A multivariate analysis of nasal tip deprojection. Plast Reconstr Surg 129:1163-1167, 2012.

36. Lee MR, Geissler P, Cochran S, et al. Decreasing nasal tip projection in rhinoplasty. Plast Reconstr Surg 134:41e-49e, 2014.

37. Lee MR, Tabbal G, Kurkjian TJ, et al. Classifying deformities of the columella base in rhinoplasty. Plast Reconstr Surg 133:464e-470e, 2014.

38. Geissler PJ, Lee MR, Roostaeian J, et al. Reshaping the medial nostril and columellar base: five-step medial crural footplate approximation. Plast Reconstr Surg 132:553-557, 2013.

39. Rohrich RJ, Ahmad J, Malafa MM, et al. Managing alar flaring in rhinoplasty: a graduated approach to improving symmetry. Plast Reconstr Surg (in press).

达拉斯鼻修复术：全球大师的杰作

Secondary Rhinoplasty *by the global masters*

第四部分

鼻　背

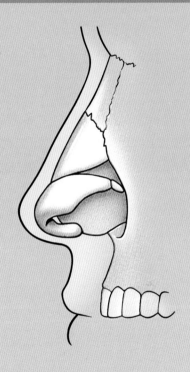

达拉斯鼻修复术：全球大师的杰作

Secondary Rhinoplasty *by the global masters*

12

鼻背继发畸形的修复

Rod J. Rohrich ■ *Jamil Ahmad* ■ *Paul N. Afrooz*

塑造具有美感的鼻背是鼻整形成功的基础。大部分的鼻整形操作旨在对鼻背进行降低,加高,矫直和修饰。虽然在鼻修复中也有着类似的目标,但是还有一系列因初次手术中对原有解剖结构的操作造成的畸形需要去矫正。这些畸形按严重程度,从轻度的鼻背轮廓凹凸不平到严重的扭曲变形以及骨软骨支架的完全塌陷。鼻修复本身的复杂性,再加上对美学形态和生理功能的考量,使其相当具有挑战性。

定义和分析

鼻面部的协调关系很大程度上取决于鼻背的美学,而塑造具有美感的轮廓线是鼻整形患者最常见的目标。严谨地分析、设计、深入理解鼻背的功能解剖,对获得满意的手术效果至关重要。

鼻背

在正面观,鼻背美学线,骨拱宽度,以及鼻腔外侧壁倾角均需要准确的评估[1-6]。鼻背美学线起自眉弓,以柔和的曲线向中间和尾侧靠拢并汇于鼻根。而后继续向尾侧走行并逐渐分开,最终止于鼻尖表现点(图 12-1)。

一个具有美感的鼻子,其线条从眉弓延续到鼻尖表现点,应该是对称、平滑且连续的。

理想的鼻背美学曲线宽度常与鼻尖表现点和人中嵴的宽度相关。骨拱的宽度应该为内眦距离或正常鼻翼基底宽度的 75% ~ 85%。

鼻根

鼻根是额部和鼻部的交界区。

当患者平视时,鼻额角的最低点应该在上睑睫毛和重睑皱襞之间。

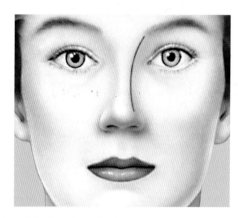

图 12-1　一个具有美感的鼻子,其鼻背美学线从眉弓延续到鼻尖表现点,应该是对称、平滑且连续的

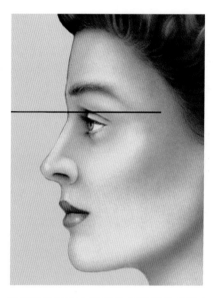

图 12-2　鼻根和鼻额角决定了鼻部关键的起始点、鼻面角以及鼻长度

　　鼻根和鼻额角决定了鼻部关键的起始点、鼻面角以及鼻长度。理想的鼻额角在不同种族可有差异,在东亚人和黑人中可能较低;在一些患者,瞳孔中央水平也是可以接受的。

鼻背的美学

　　在鼻修复的术前设计中,必须仔细考量美学标准和美学关系。手术设计的第一步应该是确立恰当的鼻根水平,接着确定合适的鼻额角。一旦鼻背高度决定了,鼻尖突出度和旋转度便可随之确立(图 12-3)。

在女性中,鼻背应该平行于连接鼻额角和所需要的鼻尖突出度的连线,并在其后方 1 ~ 2mm;在男性中,鼻背应该略微靠前一点。

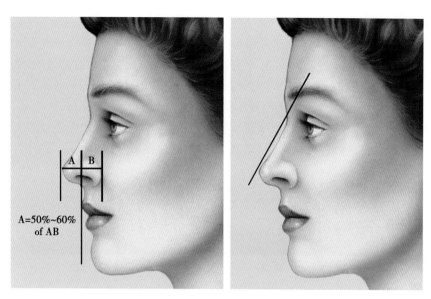

图 12-3　一旦鼻背高度决定了,鼻尖突出度和旋转度便可随之确立。在女性中,鼻背应该平行于连接鼻额角和所需要的鼻尖突出度的连线,并在其后方 1 ~ 2mm;在男性中,鼻背应该略微靠前一点

如果鼻背相对于这条线过于靠后,则需要充填;反之,如果鼻背太靠前,则需要降低。

女性期望鼻尖上区有轻微的转折,这可以塑造更加有女人味的轮廓;然而,鼻尖上区转折的程度应该根据人种进行调整,避免产生与种族特征的不协调。

常见问题和原因

　　鼻背由鼻部皮肤及其深面的骨软骨支架构成。深层支架可分为三个拱:上方的骨拱,软骨性中鼻拱和下方的软骨拱[1-6]。此外,键石区具有重要的解剖学意义,因其代表上方的骨拱到软骨性中鼻拱的过渡。键石区是鼻修复中很常见的畸形好发部位。鼻整形术后的鼻部气道阻塞常常会累及到软骨中鼻拱和内鼻阀[7,8]。

皮肤软组织罩

　　皮肤软组织罩是鼻修复中一个非常重要的因素。在对皮肤深层支架结构进行操作前,医生必须考虑到鼻背皮肤厚度的变化情况。皮肤软组织在鼻根处最厚,该处包含了皮下脂肪和肌肉。而键石区的皮肤是最薄的,只有少量的皮下脂肪,鼻横肌在这个部位也过渡成为一层薄薄的腱膜。骨性鼻背和键石区上方菲薄的皮肤,很难去覆盖和掩饰小的凹凸不平。反之,鼻根处的皮肤厚,很容易掩盖一些小的不规则,但该区域却很难实现理想的轮廓。鼻尖上区通常包括厚一些的皮下脂肪,这可能会帮助掩饰鼻背中隔和鼻尖复合体之间的高度差,但却不利于塑造出鼻尖上区转折。

上骨拱

鼻根

　　鼻根是前额和鼻部的交汇处。鼻根由鼻骨较厚的头侧部分和额骨的尾侧端两部分融合而成。在鼻修复中,鼻根的问题主要与其突出度和垂直方向上的位置有关。鼻根低、深,或者被过度切除时,需要填充。而突起或外形不清晰的鼻根则需要加深。鼻根在垂直方向上的定位不合适时,会导致鼻长度不理想。鼻根太靠上导致鼻部过长,鼻额角增大,而鼻根太靠下则会导致鼻部过短和鼻额角减小(图12-4)。此外,由于过度加深或填充不足引起的鼻根过深会导致内眦距离加宽,而太凸起的鼻根则导致内眦距离缩短。

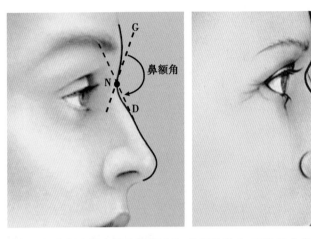

图12-4　鼻根太靠上导致鼻部过长,鼻额角增大,而鼻根太靠下则会导致鼻部过短和鼻额角减小

　　鼻修复患者中常有鼻根过深者,其鼻背会形成一个驼峰外形。这种情况下,可通过填充鼻根来提高其突出度,形成到骨性鼻背的顺滑过渡,可以掩盖或减轻骨性驼峰的外形。反之,过度突出的鼻根会引起鼻背相对较低,此时单纯加深鼻根便可恢复正常的鼻背高度。鼻根处的软组织常较厚,包括较厚的皮肤、皮下脂肪、肌肉等,在调整鼻根部形态时必须考虑到这些结构。

骨性鼻背

　　骨拱为鼻上段和上外侧软骨提供支撑。因此,之前的手术中对骨拱的破坏会对鼻部造成广泛影响,特别是邻近的中鼻拱。大多数常见的不良结果及骨拱的凹凸不平均源于之前的截骨或驼峰去除时对鼻骨的不恰当操作。

　　骨性鼻背可出现多种类型的继发畸形。鼻背美学线条可变窄、不对称、或是因轮廓凹凸不平而中断,或因过度切除而完全丧失。此外,鼻背呈锥形,单纯的鼻背降低而未能重建鼻骨内侧会导致鼻背过宽。

　　鼻骨还可能存在不对称和瑕疵。这可能与前次手术中未能很好地处理鼻骨自身的不对称有关,医源性的不对称常是因截骨不当或截骨后鼻骨移位导致。低-到-高截骨的常见负面效果是鼻外侧的台阶样畸形。如果截骨位置太靠近前方皮肤菲薄的区域,可能引起鼻侧壁轮廓畸形或鼻背美学线中断。轮廓畸形也可由前次手术中前后向或内侧截骨处骨折形成不良导致。这个区域的皮肤很薄,因此这些瑕疵在该处有很大概率显现。

键石区

　　键石区是上方的骨拱和软骨性中鼻拱之间的过渡。在该处,上外侧软骨头侧附着在鼻骨尾端的下表面(图 12-5)。键石区是鼻部继发畸形最易出现的地方,其重要性怎么强调都不过分。

倒 V 畸形是由于破坏了上外侧软骨与鼻骨之间连接处,导致在该处形成明显的转折。

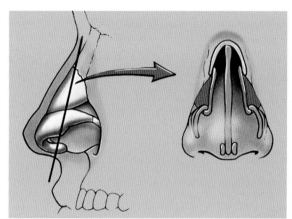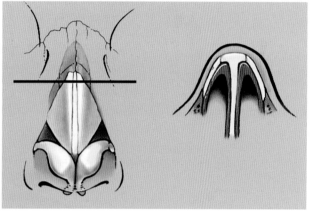

图 12-5　键石区是上方的骨拱和软骨中鼻拱之间的过渡。在该处,上外侧软骨头侧附着在鼻骨尾端的下表面

　　通常,该畸形缘于上外侧软骨向后向内塌陷,而鼻骨尾侧端保持不动。引起倒 V 畸形有几个可能的原因(图 12-6)。不少操作都会不小心将上外侧软骨从鼻骨下表面撕脱,比如锉骨或截骨。过度切除上外侧软骨会让其退缩,引起鼻外侧壁塌陷。退缩后鼻骨会显得更为突出,从而产生可见的倒 V 畸形。此外,在去除较大的鼻背驼峰时,如果不通过截骨使鼻骨内移,也会出现倒 V 畸形。

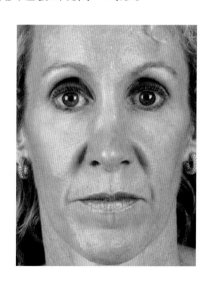

图 12-6　倒 V 畸形是由于上外侧软骨与鼻骨的连接处被破坏,导致该处出现明显可见的转折

骨性和软骨性鼻中隔高度不一致的现象并不少见,并可在正位和侧位看出来。这种畸形常在正位表现为倒 V 畸形或凹陷,而在侧位表现为台阶、驼峰或凹陷。该畸形多由于打磨鼻背或行内侧截骨时,键石区骨性和软骨性鼻背之间的连接遭破坏引起。此外,采集鼻中隔软骨时未能保留好足够宽度的中隔背侧的 L 形支撑也会引起这种畸形。鼻背支撑不足会导致鼻中隔的沉降以及鼻背驼峰或鞍鼻畸形。

软骨中鼻拱

软骨中鼻拱由上外侧软骨和中隔软骨背侧构成。上外侧软骨和中隔软骨的关系非常重要,既关乎美学形态又关乎功能。美学上,该处在正面会影响中鼻拱宽度和轮廓,而在侧面关系到鼻背的突出度和轮廓。功能上,鼻背中隔和上外侧软骨共同构成了内鼻阀(图 12-7)。鼻背中隔为中鼻拱提供支撑,倘若没了它,鼻背会出现不同程度的塌陷。

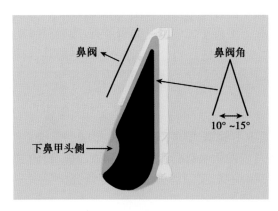

图 12-7 鼻背中隔软骨和上外侧软骨的连接处共同构成了内鼻阀

上外侧软骨的过度切除往往会造成中鼻拱的畸形,形成倒 V 畸形以及鼻外侧壁力量减弱。

矫正鼻背驼峰时,如果不采用分段式降低而是采用复合结构一同切除的办法,容易过度切除上外侧软骨,从而导致内鼻阀塌陷。

如果上外侧软骨与中隔软骨的重组出现问题,会造成中鼻拱区域鼻背美学线凹凸不平、鼻背美学线轮廓不清,鼻背偏斜和不对称。功能上,这可能导致内鼻阀塌陷,从而限制鼻腔气流。此外,若未能保留内鼻阀软骨周围的黏膜组织,可能引起鼻前庭瘢痕形成和蹼样增生。

鼻尖上区

鼻下三分之一的框架由下外侧软骨、鼻中隔前角和鼻中隔尾侧构成。对鼻中隔切除不足或过度切除均会导致不好的效果。为了塑造漂亮的鼻尖上转折而过度去除鼻尖上区的中隔软骨,会导致鼻背和鼻尖复合体之间的差异太过显著。从而形成夸张的,不自然的鼻尖上区形态。

鼻尖上区饱满,也被称为鹦鹉嘴畸形,可由鼻中隔背侧的切除不足或过度切除导致。

　　鼻中隔背侧的切除不足会导致鼻尖上区饱满,产生这个畸形(图 12-8)。但是,如果过度切除背侧却没有考虑皮肤和下方骨软骨框架间的死腔时也可能出现。这是因为血液可能在死腔处积聚,最终纤维化,引起鼻尖上区饱满。鼻尖支撑不足会让鼻尖反向旋转并形成鹦鹉嘴畸形。

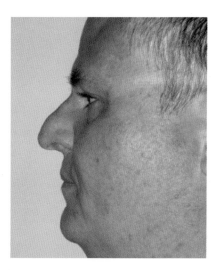

图 12-8　鼻尖上区饱满,也被称为鹦鹉嘴畸形,可由鼻中隔背侧的切除不足或过度切除导致

原则和方法

　　一些病例中,闭合式入路便足以进行轻度的鼻背凹凸不平,不对称或是小的残留驼峰的处理。但更多的情况下,鼻修复患者的美学和功能问题都源于其深层解剖结构的显著改变。开放式入路便于精确显示和诊断深部的鼻支架结构,从而进行更加精准的操作。

　　仔细地进行术前分析和设计后,通常在鼻尖矫正之前调整鼻根和鼻背。采用这样的顺序有利于建立鼻根、鼻背和鼻尖之间的平衡,这对最终形成理想的外形至关重要。

鼻背皮肤软组织的游离

　　鼻修复手术中,皮肤软组织罩需要缓慢且小心地分离,这样才能保持解剖层次一致,防止皮肤穿破。

解剖平面要深并且尽量贴近软骨和骨表面。

　　重复注射局麻药可有助于游离。解剖过程中可能发现粘连、瘢痕以及前次手术中的自体或异体材料。

　　在游离骨拱的皮肤软组织时,术者应当在骨膜下层次进行解剖并避免撕裂骨膜。保留骨膜可为重建后的骨拱增加一层包被和遮挡,同时也使术后粘连最小。解剖过程中,一定要防止上外侧软骨被进一步损伤和从鼻骨移位。向两侧解剖的范围到可暴露鼻根和骨拱的程度即可。掀起皮肤软组织罩后,便可评估其深层的骨软骨支架,并确认引起畸形的原因。

鼻根

充分剥离骨膜后,如果需要加深鼻根,可使用带保护套的磨头。将磨头置于骨和骨膜的间隙中,磨头中部与头尾方向上计划的水平相一致。磨头启动后,应该轻柔地侧向移动,而不能头尾向地移动,以免损伤额窦。逐步降低鼻根以获得所需的深度。逐步降低也可以保护软组织,避免其受到来自磨头产热的损伤。带保护套的磨头是很强力的工具,使用必须非常小心,防止加深过度。

鼻根不足可通过轻柔碾碎或切成碎屑的软骨移植物进行矫正,但矫枉过正可能会使内眦距离变窄。因此,术者一定要小心放置这些移植物。通过精确分离,形成合适的腔隙来容纳移植物。把移植物置入腔隙中后,轻柔地在原位塑形,以求形成从前额到鼻背的平滑过渡。如果解剖的腔隙足够精确,移植物一般不需要固定。

骨性鼻背

骨性鼻背上小的继发畸形可经软骨间切口,通过闭合入路以骨锉矫正。对于更明显的继发性骨性驼峰,则需要使用开放切口进行鼻背分段降低。

鼻部截骨可用于矫正顶板开放畸形,矫正骨结构偏斜,缩窄和复位宽大的骨拱,或者缩窄鼻颊交界区[9-12]。对那些骨拱形态尚可,但键石区凹凸不平的患者来说,截骨术并不适用,而应更注意中鼻拱的重建。

键石区和软骨中鼻拱

如果需要进一步去除鼻背驼峰,应采用分段去除并重构而非复合去除的方法(图12-9)。通过分段法,鼻背中隔软骨和上外侧软骨得以保留,这些结构在复合法中往往被切

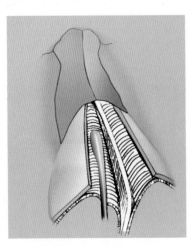

图12-9 分段法中,鼻背中隔软骨和上外侧软骨被分开,各个结构可分别进行操作

除。分段法可以对各个结构进行独立操作[2,5,6]。分别逐步去除各个结构可保留软骨,在很多时候可省去用撑开移植物来重建中鼻拱(图12-10)。有时,撑开移植物会让鼻背美学线变得过宽。此外,雕刻这些移植物时需要更多的软骨量。

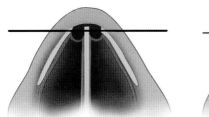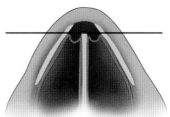

图12-10 分别逐步去除各个结构可保留软骨,在很多时候可省去用撑开移植物来重建中鼻拱

分段鼻背驼峰去除包括五个步骤:
1. 把上外侧软骨从鼻中隔上分离
2. 逐步降低鼻中隔
3. 用骨锉逐步去除骨性鼻背
4. 触诊验证
5. 如有必要,可少量去除上外侧软骨

对有既往鼻中隔成形术史的患者,术者在进行鼻背驼峰去除时,一定要注意保留足够的鼻背 L 形支撑宽度。

如果之前的手术已经降低了鼻背,修复时可能并不需要进行分段鼻背祛除,但如果需要时,鼻背的分段处理对于释放上外侧软骨和背侧鼻中隔之间不合适的连接,便于重构中鼻拱,处理继发畸形等仍有价值。

键石区和软骨中鼻拱产生的问题原因包括鼻骨、上外侧软骨和背侧中隔之间的关系不协调等。这些关系可通过一种或者联合使用多种方法来进行调整,包括上外侧软骨张力跨越缝合,自体组织撑开瓣,鼻背撑开瓣或撑开移植物等。

上外侧软骨张力跨越缝合

上外侧软骨张力跨越缝合可重建中鼻拱[2,6,13](图12-11)。
该技术包括以下步骤:
1. 用5-0PDS缝线在一侧上外侧软骨背侧缘的尾侧面缝一针。
2. 把上外侧软骨沿鼻中隔向远端推进,达到需要的轮廓和稳定性后,然后穿过鼻中隔。
3. 对侧上外侧软骨以同样方法推进,把针穿过后打结。
4. 在近一些的位置可以再以相似方法缝合一针,以加强支撑和改善轮廓。
5. 通过触诊和直视观察,确认鼻背美学线满意。

该方法可通过调整缝合张力把上外侧软骨固定于鼻中隔上,以此矫正中鼻拱的凹凸不平,从而塑造更加挺直,更符合解剖的轮廓。

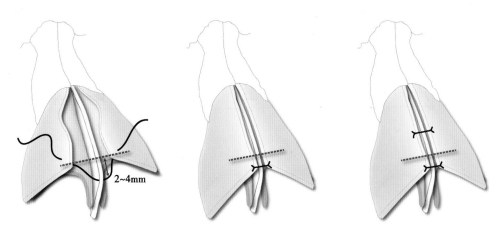

图 12-11 上外侧软骨张力跨越缝合可重建中鼻拱。可通过一针或者多针把上外侧软骨固定于鼻背中隔上以重建中鼻拱

自体撑开瓣

自体撑开瓣用于保持和增加内鼻阀的角度以及加宽鼻背[14-16]。上外侧软骨量有多时，这个瓣可用于替代撑开移植物(图 12-12)。把鼻背和上外侧软骨分开后，将上外侧软骨鼻背部分向内侧折叠形成自体撑开瓣，同时降低鼻背侧面轮廓并保留鼻背美学线条。可将上外侧软骨被折叠缝合的部分从鼻骨上脱位以便于在该处进行折叠。该方法可以与上外侧软骨沿鼻中隔远端推进的方法联合应用(与上外侧软骨张力跨越缝合类似)，也可单独

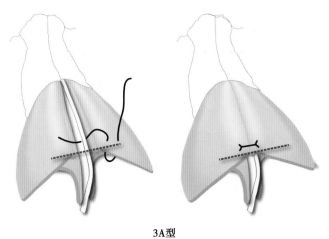

3A型

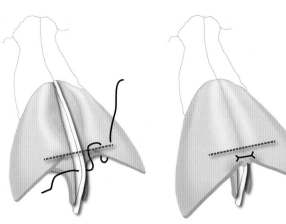

3B型

图 12-12 上外侧软骨量有多时，这个瓣可用于替代撑开移植物。把鼻背和上外侧软骨分开后，将上外侧软骨鼻背部分向内侧折叠形成自体撑开瓣。如果上外侧软骨较平滑，可用 3A 型缝合将其固定于鼻背中隔。如果上外侧软骨有弯曲，可采用 3B 型缝合先使上外侧软骨舒展、平顺，然后再固定于鼻背中隔上

应用。但是,如果前次手术中上外侧软骨已经进行过切除,则该方法可能并不适用于
修复。

鼻背撑开瓣

对于以前有鼻中隔手术史,需要进行鼻背驼峰去除的患者,鼻背撑开瓣在修复手术中
非常有用。其有助于保留鼻中隔内在应力,并利用这些力量使其互相抵消,从而矫正鼻中
隔偏曲[7](图12-13)。进行软骨鼻背中隔降低时,不必将多余的软骨去除,而是将其翻转至
鼻中隔的凹面。在翻转瓣的对侧刻痕,然后将其翻转。再用5-0 PDS缝合固定。

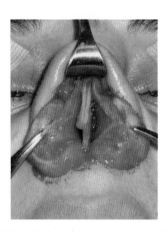

图12-13　当计划降低软骨鼻背中隔时,不必去除多余的软骨,而
是将其翻转至鼻中隔的凹面

撑开移植物

鼻修复中常需要使用撑开移植物来替代前次手术中被切除过多的软骨。

撑开移植物是指置于鼻背中隔和上外侧软骨之间的成对纵向移植物(图12-14)。其
被用于矫直偏曲的鼻中隔,改善或重塑鼻背美学线,矫正上外侧软骨塌陷和倒V畸形,重
建顶板开放畸形。

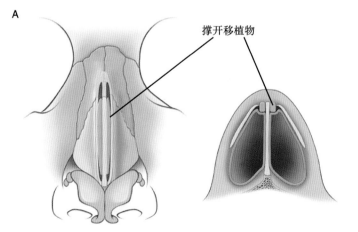
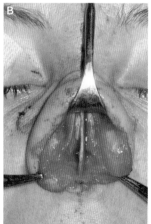

图12-14　A,撑开移植物是指置于鼻背中隔和上外侧软骨之间的成对纵向移植物。B,该患者
放置了一个右侧撑开移植物

通过撑开移植物增大上外侧软骨和鼻背中隔的角度,可使内鼻阀增宽。

此外,通过将上外侧软骨向前方和侧方固定,键石区的上外侧软骨以和骨拱尾侧端平齐,从而在骨拱和软骨中鼻拱之间形成顺滑的过渡,并矫正倒 V 畸形。撑开移植物既可以单侧使用,又可以双侧使用,在修复中实现整体对称协调。

撑开移植物的长度和形状可有不同。一般来说其高度为 4~6mm,长度变化很大,多从鼻骨尾侧端靠头侧 1~2mm 延伸到上外侧软骨尾侧端。撑开移植物可延伸到鼻中隔软骨上方,能略增高鼻背;也可置于鼻中隔软骨下方以便形成圆滑的轮廓;或者就与鼻中隔保持相同高度。此外,如果需要,撑开移植物还可以向尾侧延伸超过鼻中隔角,作为延长型撑开移植物延长鼻长度。撑开移植物要缝合在鼻中隔上,然后再把上外侧软骨拉拢缝合到鼻中隔-撑开移植物复合体上。

鼻中隔背侧偏斜

如果鼻中隔软骨可用并且需要进行软骨移植时,降低鼻背后可采集中隔软骨,采取时尽可能保证 L 形支撑至少 15mm 以上的宽度。如果鼻中隔软骨尾侧端偏斜,或者从上颌骨嵴或前鼻嵴上脱位时,需将中间脚分离以获得足够的暴露,并将鼻中隔软骨尾侧修剪以处理垂直向的多余组织,然后将其以 8 字缝合固定于中线上。鼻中隔 L 形支撑的完整性和强度常因之前手术的过度矫正而被破坏。这种情况下,可将撑开移植物放置在鼻中隔的任意一侧来增加稳定性。

尽管进行了鼻中隔整形术,鼻背中隔的尾侧端仍然可能偏斜。这种畸形可通过鼻中隔旋转缝合进行矫正(图 12-15)。将 5-0 PDS 在更靠头侧的位置穿过上外侧软骨到鼻背中隔需要进行旋转的一面,再穿过撑开移植物和鼻中隔,到对侧上外侧软骨靠尾侧端的位置。然后,以褥式缝合的方式穿过撑开移植物和鼻中隔回针。这样,在偏斜的一侧,缝线更靠近尾侧,在鼻中隔转向的一侧,缝线更靠近头侧。逐渐把缝线收紧,直到鼻背中隔旋转回中线上。为防止上外侧软骨弯曲并在鼻中隔转向的一侧形成平滑的轮廓,可能需要加第二针。

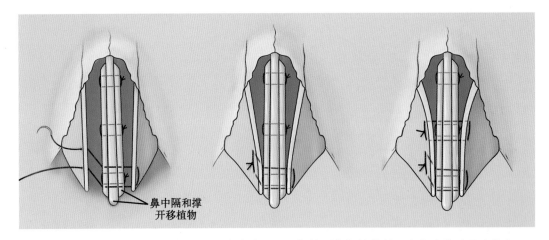

鼻中隔和撑
开移植物

图 12-15 尽管进行了鼻中隔整形术,鼻背中隔的尾侧端可能仍然偏斜。这种畸形可通过鼻中隔旋转缝合进行矫正

鼻尖上区

鼻尖上区过度突出或突出不足均可能形成鼻尖上区畸形。如果是由于鼻背中隔过多导致的鼻尖上区过度突出,只需要去除多余鼻中隔直到外观和触诊均满意即可。鼻尖复合体和鼻背中隔的突出度需要有一定差异,这样才能形成理想的鼻背到鼻尖过渡。在皮肤薄的患者中,这个差异有 3mm 便足够,而皮肤较厚的患者可能会需要多达 8mm。

有时候,鼻尖上区饱满源于突出度差异导致的死腔瘢痕形成。这时,应该根据情况小心去除瘢痕组织。在鼻尖上区缝合一针有助于消除死腔。

鼻背充填

在鼻修复患者中,由于过度矫正造成鼻背缺陷的情况最为多见。

在使用盖板移植物前,需要先处理好中鼻拱以实现稳定的基础。

有时,中鼻拱重建需要先把延长型撑开移植物固定到鼻小柱支撑移植物上,以重建稳定的 L 形支撑和中鼻拱,这样才能在支架上方添加盖板移植物。只有中鼻拱基础牢靠稳定,鼻背受区平坦光滑,移植物才可能充分接触并粘连固定在这个基础之上。

有很多充填鼻背的方法,包括鼻中隔软骨盖板移植物、耳廓软骨、肋软骨、包裹筋膜的颗粒软骨(DCF)或者单纯使用筋膜组织等,方法的选择取决于实际条件和鼻背需要垫高的幅度。

经塑形的自体中隔软骨

如果鼻中隔软骨还能用,可通过标准的鼻中隔成形术入路采集。确定所需的移植物长度和宽度,将移植物塑形为厚度均一的卵圆形或纺锤形[19](图 12-16)。移植物边缘需要做成斜面以免形成台阶样外观。在移植物表面沿长轴做刻痕以利于形成青枝骨折,根据所需的轮廓把移植物做成合适的倒 V 或者倒 U 形框架。在任何需要额外加高的地方,可

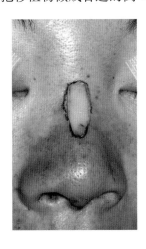

图 12-16　经塑形的自体鼻中隔软骨可用于充填鼻背。确定所需的移植物长度和宽度,将移植物塑形为厚度均一的卵圆形或纺锤形

在下面放置第二层移植物。移植物上端经皮缝合进行固定,移植物下端则缝合固定于软骨支架上。

经塑形的自体肋软骨

对鼻背中重度缺陷的患者,应该选择肋软骨作为移植材料。采集移植物后,把肋软骨鼻背盖板移植物雕刻成长度和宽度恰当,边缘为斜面的船底样外观。移植物雕刻满意并放置到位后,将其固定。在头侧,用 0.028 的克氏针经皮在鼻面角处穿过鼻骨进行固定。在尾侧,移植物被缝合于软骨支架上。采集肋软骨时可以一起取一些软骨膜,然后包被和固定于移植物上以形成一层额外的软组织遮盖。经皮克氏针可在 1 周后拆除。

筋膜和筋膜包裹的软骨颗粒

筋膜移植物可以遮盖鼻背。

筋膜移植物在为骨软骨支架提供额外的软组织覆盖中发挥着重要作用。

可通过单层筋膜让鼻背略微抬高,也可以把筋膜折叠后实现更大量的充填。

鼻背填充中使用 DCF 有几个优势[20](图 12-17)。各种来源的自体软骨移植物均可使用。与块状移植物不同,DCF 移植并不一定需要大块且尺寸适宜的软骨。移植物形状可以调整,而且移植物卷曲的风险非常小。手术中或者术后早期可以给移植物塑形。

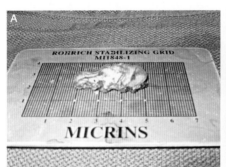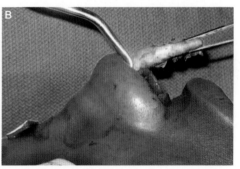

图 12-17　A,切碎的软骨和筋膜可用于鼻背填充。移植物形状可调整,并且卷曲的概率非常小。B,将移植物置入,在头侧经皮缝合固定在鼻根水平,在尾侧以可吸收线缝合在软骨支架上

颞筋膜,腹直肌筋膜,阔筋膜均可采取。通常需要直径为 5 ~ 6cm 的大片筋膜。筋膜采取后,将软骨切碎为小于 0.5mm 的软骨丁,然后装在 1cc 的结核菌素注射器中。根据需要的填充尺寸制作筋膜套。将注射器置于筋膜套中,然后将切碎的软骨推入其中。对筋膜进行塑形并关闭筋膜套。

将移植物置入,在头侧经皮缝合固定在鼻根水平,在尾侧以可吸收线缝合在软骨支架上。手术中或者术后早期可以给移植物塑形。

软组织填充剂

对那些不愿意进行鼻修复,或不宜手术,或在等待进行修复的时间间隙,软组织填充

剂是填充或改善小的凹凸不平的有效方法。

　　小剂量透明质酸填充剂（HA）是鼻背填充首选。HA 注射要深，到骨软骨支架表面，这样可避免误入血管或出现外形显露。注射后轻轻按摩，使 HA 注射剂均匀分布，防止凹凸不平。注射后应该间隔 15 分钟，使注射剂有时间扩散，然后再进行评估。如果需要，可再进行注射；但是，注射后一定要注意评估注射量和皮肤颜色，以免破坏鼻部血供。恢复鼻背体积时，最好由深到浅地平铺注射 HA。

案例分析

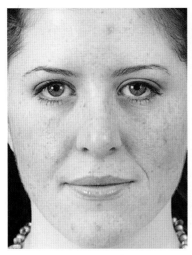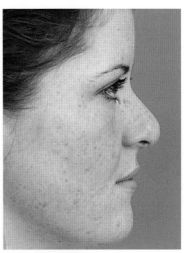
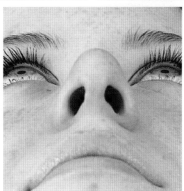

图 12-18

　　这是一名 25 岁的女性鼻修复患者，其皮肤为 Fitzpatrick Ⅱ 型。她的鼻背美学线不明显，鼻尖中度肥大，鼻背饱满并伴有严重的鹦鹉嘴畸形。此外，她的鼻翼缘较薄弱，鼻小柱因明显的经鼻小柱瘢痕而凹凸不平。

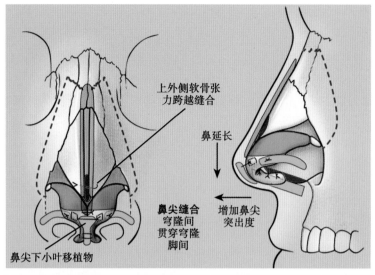

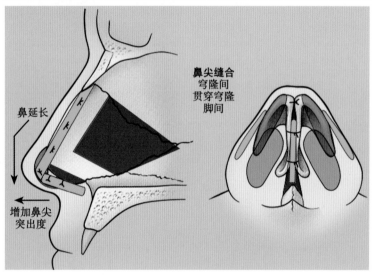

图 12-18（续）

该患者手术的技术要点如下：

1. 开放式入路

2. 切除鼻尖上区引起鹦鹉嘴畸形的增生瘢痕

3. 采取第 9 肋软骨

4. 上外侧软骨张力跨越缝合

5. 用肋软骨做鼻小柱支撑移植物，并通内侧脚-鼻小柱支撑移植物缝合（包括内侧脚踏板拉拢缝合）固定，以整合形成鼻尖复合体

6. 通过穹窿间缝合对鼻尖处的下外侧软骨进行塑形

7. 通过双侧延长型鼻翼缘轮廓线移植物，重建之前手术中被切除的下外侧软骨

8. 将肋软骨塑形后作为鼻背填充物

9. 修整经鼻小柱瘢痕

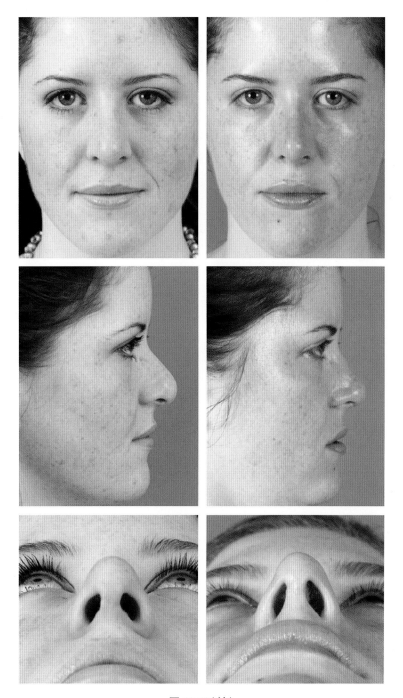

图 12-18(续)

这是她术后 3 年 5 个月的术后照。她的鼻背美学线条笔直、顺滑、对称,鼻尖形态也改善了。鹦鹉嘴畸形矫正后,侧面轮廓也更合适。基底位照片显示其鼻孔不对称也得到矫正,鼻翼缘变直,经鼻小柱的瘢痕愈合良好且不明显。

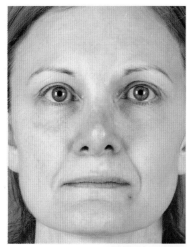
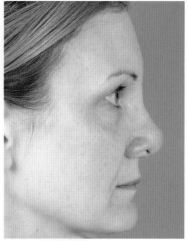
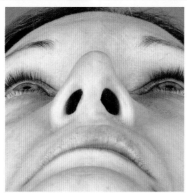

图 12-19

这名 50 岁的女性鼻修复患者，其皮肤为 Fitzpatrick Ⅱ 型她有倒 V 畸形，鼻背美学线不明显，鼻尖不对称，鼻尖下小叶区过大。她的鼻根也较低，鼻背去除过度，鼻尖过度旋转。基底位照片显示她的鼻尖和鼻孔不对称，鼻翼缘薄弱。

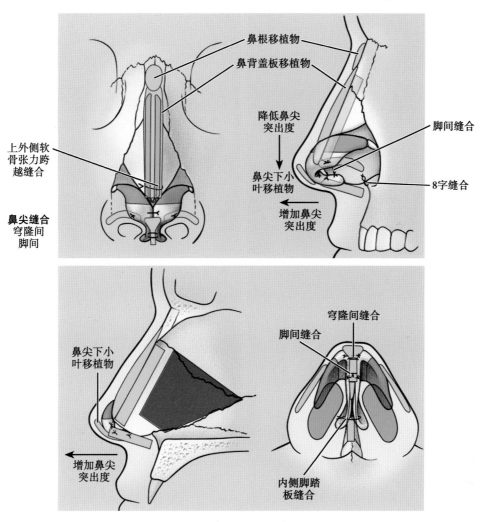

图 12-19（续）

该患者手术的技术要点如下：

1. 开放式入路
2. 鼻中隔重建，采集鼻中隔移植物，保留 10mm 宽 L 形支撑
3. 以双侧延长型撑开移植物重建鼻背美学线并使鼻尖下旋
4. 上外侧软骨张力跨越缝合
5. 内侧脚-鼻小柱支撑移植物缝合，将鼻尖复合体联为一个整体
6. 通过穹隆间缝合对鼻尖处的下外侧软骨进行塑形
7. 通过双侧延长型鼻翼缘轮廓线移植物，重建之前手术中被切断的下外侧软骨
8. 插入鼻尖下小叶移植物
9. 内侧脚踏板拉拢缝合

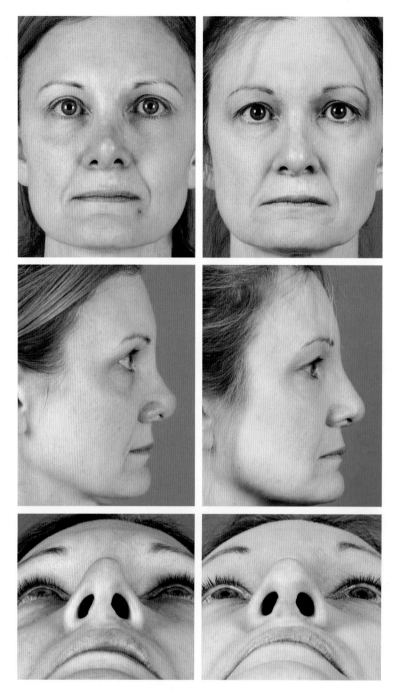

图 12-19（续）

　　术后 1 年,她的鼻背美学线笔直、顺滑、对称。鼻尖更对称和协调,其鼻根的位置和鼻背高度也更加合理。侧面照中,鼻尖下小叶过大的情况也获得明显矫正。基底位照片中显示鼻尖、鼻孔和鼻翼缘的对称性得到改善。

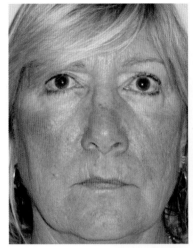
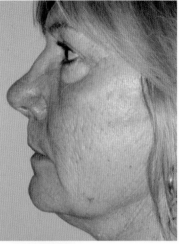
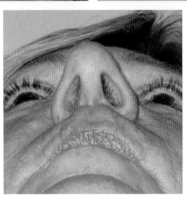

图 12-20

　　这名 60 岁的女性鼻修复患者，其皮肤为 Fitzpatrick Ⅱ 型，皮肤厚，毛孔粗大。她鼻背美学线不对称且伴有倒 V 畸形，鼻尖偏向右侧。她的鼻背凹凸不平且切除过度，鼻尖小柱-小叶过渡区过平。她同时还伴有根尖周发育不良，鼻尖肥大右偏。她有明显的双侧鼻气道阻塞，还有鼻中隔偏斜。她还有愈合不良的鼻小柱-唇部瘢痕。

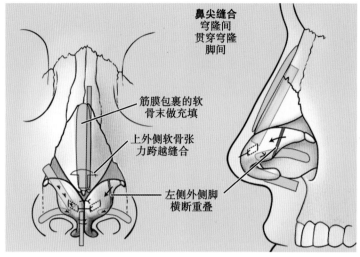

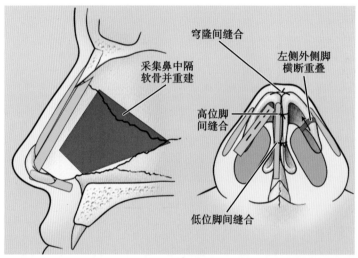

图 12-20 (续)

该患者手术的技术要点如下 :
1. 通过新的经鼻小柱切口行开放鼻整形
2. 鼻中隔重建,采集鼻中隔移植物,保留 10mm 宽 L 形支撑
3. 放置左侧撑开移植物
4. 进行上外侧软骨张力跨越缝合
5. 采集右侧耳软骨和颞筋膜
6. 筋膜包裹软骨丁填充鼻背
7. 放置右侧外侧脚支撑移植物
8. 切断左侧外侧脚并重叠
9. 内侧脚-鼻小柱支撑移植物缝合,将鼻尖复合体联为一个整体
10. 鼻尖穹隆间缝合和贯穿穹窿缝合,使下外侧软骨成形
11. 双侧鼻翼缘轮廓线移植物

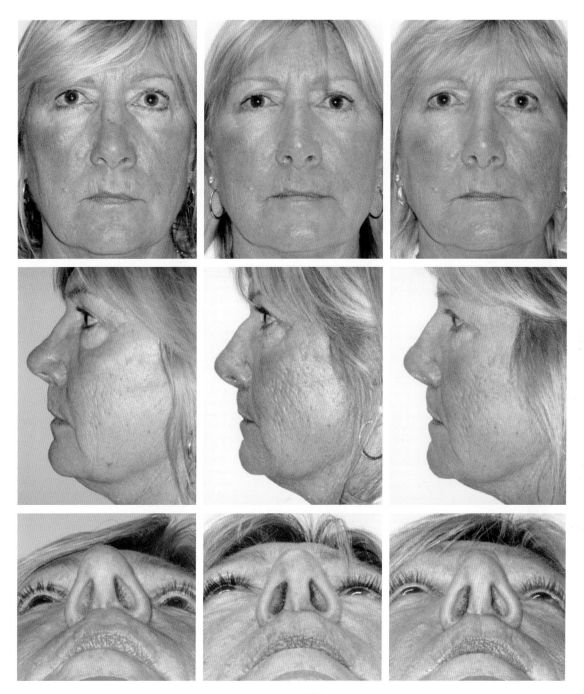

图 12-20（续）

　　她鼻整形术后 6 个月时进行了其原鼻小柱-唇部切口手术瘢痕修整。术后 13 个月后，她的鼻背美学线笔直、顺滑、对称，其鼻尖偏斜也得到改善。她有了更加合适和女性化的侧面轮廓，鼻尖旋转度也得到改善。但是，其鼻根还矫正不足，因为 DCF 移植物放置得偏低了，应该到鼻根处来形成良好的过渡。她在鼻根处进行了 0.3ml 的 Voluma 透明质酸注射。HA 注射术后 9 个月照片显示其维持了良好的效果。

要　点

- □ 一个具有美感的鼻子,其鼻背美学线从眉弓延续到鼻尖表现点,应该是对称、平滑且连续的。
- □ 当患者平视时,鼻额角的最低点应该在上睑睫毛和重睑皱襞之间。
- □ 在女性中,鼻背应该平行于连接鼻额角和所需要的鼻尖突出度的连线,并在其后方1~2mm。在男性中,鼻背应该略微靠前一点。
- □ 女性期望鼻尖上区有轻微的转折,这可以塑造更加有女人味的轮廓;但是,鼻尖上区转折的程度应该根据人种进行调整,避免产生与种族特征的不协调。
- □ 倒V畸形是由于破坏了上外侧软骨与鼻骨之间连接处,导致在该处形成明显的转折。
- □ 矫正鼻背驼峰时,如果不采用分段式降低而是采用复合结构一同切除的办法,容易过度切除上外侧软骨,从而导致内鼻阀塌陷。
- □ 鼻尖上区饱满,也被称为鹦鹉嘴畸形,可由鼻中隔背侧的切除不足或过度切除导致。
- □ 对有既往鼻中隔成形术史的患者,术者在进行鼻背驼峰去除时,一定要注意保留足够的鼻背L形支撑宽度。
- □ 鼻修复中常需要使用撑开移植物来替代前次手术中被切除过多的软骨。
- □ 通过撑开移植物增大上外侧软骨和鼻背中隔的角度,可使内鼻阀增宽。
- □ 有很多充填鼻背的方法,包括鼻中隔软骨盖板移植物、耳廓软骨、肋软骨、包裹筋膜的颗粒软骨(或者单纯使用筋膜组织)等,方法的选择取决于实际条件和鼻背需要垫高的幅度。
- □ 筋膜移植物在为骨软骨支架提供额外的软组织覆盖中发挥着重要作用。

（杜奉舟 译，李战强 校）

参考文献

1. Rohrich RJ, Ahmad J, Gunter JP. Nasofacial proportions and systematic nasal analysis. In Rohrich RJ, Adams WP Jr, Ahmad J, et al, eds. Dallas Rhinoplasty: Nasal Surgery by the Masters, ed 3. St Louis: CRC Press, 2014.

2. Rohrich RJ, Ahmad J, Roostaeian J. Evaluation and surgical approach to the nasal dorsum: component dorsal hump reduction and dorsal reconstitution. In Rohrich RJ, Adams WP Jr, Ahmad J, et al, eds. Dallas Rhinoplasty: Nasal Surgery by the Masters, ed 3. St Louis: CRC Press, 2014.

3. Lee MR, Unger JG, Rohrich RJ. Management of the nasal dorsum in rhinoplasty: a systematic review of the literature regarding technique, outcomes, and complications. Plast Reconstr Surg 128:538e-550e, 2011.

4. Mojallal A, Ouyang D, Saint-Cyr M, et al. Dorsal aesthetic lines in rhinoplasty: a quantitative outcome-based assessment of the component dorsal reduction technique. Plast Reconstr Surg 128:280-288, 2011.

5. Rohrich RJ, Muzaffar AR, Janis JE. Component dorsal hump reduction: the importance of maintaining dorsal aesthetic lines in rhinoplasty. Plast Reconstr Surg 114:1298-1308; discussion 1309-1312, 2004.

6. Roostaeian J, Unger JG, Lee MR, et al. Reconstitution of the nasal dorsum following component dorsal reduction in primary rhinoplasty. Plast Reconstr Surg 133:509-518, 2014.

7. Ahmad J, Rohrich RJ, Lee MR. Safe management of the nasal airway. In Rohrich RJ, Adams WP Jr, Ahmad J, et al, eds. Dallas Rhinoplasty: Nasal Surgery by the Masters, ed 3. St Louis: CRC

Press, 2014.

8. Howard BK, Rohrich RJ. Understanding the nasal airway: principles and practice. Plast Reconstr Surg 109:1128-1146; quiz 1145-1146, 2002.

9. Rohrich RJ, Adams WP Jr, Ahmad J. Nasal osteotomies. In Rohrich RJ, Adams WP Jr, Ahmad J, et al, eds. Dallas Rhinoplasty: Nasal Surgery by the Masters, ed 3. St Louis: CRC Press, 2014.

10. Rohrich RJ, Krueger JK, Adams WP Jr, et al. Achieving consistency in the lateral nasal osteotomy during rhinoplasty: an external perforated technique. Plast Reconstr Surg 108:2122-2130; discussion 2131-2132, 2001.

11. Rohrich RJ, Minoli JJ, Adams WP, et al. The lateral nasal osteotomy in rhinoplasty: an anatomic endoscopic comparison of the external versus the internal approach. Plast Reconstr Surg 99:1309-1312; discussion 1313, 1997.

12. Rohrich RJ, Janis JE, Adams WP, et al. An update on the lateral nasal osteotomy in rhinoplasty: an anatomic endoscopic comparison of the external versus the internal approach. Plast Reconstr Surg 111:2461-2462; discussion 2463, 2003.

13. Geissler PJ, Roostaeian J, Lee MR, et al. Role of upper lateral cartilage tension spanning suture in restoring the dorsal aesthetic lines in rhinoplasty. Plast Reconstr Surg 133:7e-11e, 2014.

14. Gruber RP, Melkun ET, Woodward JF, et al. Dorsal reduction and spreader flaps. Aesthet Surg J 31:456-464, 2011.

15. Gruber RP, Park E, Newman J, et al. The spreader flap in primary rhinoplasty. Plast Reconstr Surg 119:1903-1910, 2007.

16. Byrd HS, Meade RA, Gonyon DL Jr. Using the autospreader flap in primary rhinoplasty. Plast Reconstr Surg 119:1897-1902, 2007.

17. Sheen JH. Spreader grafts: a method of reconstructing the roof of the middle nasal vault following rhinoplasty. Plast Reconstr Surg 73:230-239, 1984.

18. Rohrich RJ, Hollier LH. Use of spreader grafts in the external approach to rhinoplasty. Clin Plast Surg 23:255-262, 1996.

19. Cochran CS, Gunter JP, Rohrich RJ. Dorsal augmentation: onlay grafting using shaped autologous septal cartilage. In Rohrich RJ, Adams WP Jr, Ahmad J, et al, eds. Dallas Rhinoplasty: Nasal Surgery by the Masters, ed 3. St Louis: CRC Press, 2014.

20. Daniel RK. Dorsal augmentation: temporal fascia wrapped diced cartilage. In Rohrich RJ, Adams WP Jr, Ahmad J, et al, eds. Dallas Rhinoplasty: Nasal Surgery by the Masters, ed 3. St Louis: CRC Press, 2014.

21. Rohrich RJ, Kurkjian TJ, Ahmad J. The role of soft tissue fillers in rhinoplasty. In Rohrich RJ, Adams WP Jr, Ahmad J, et al, eds. Dallas Rhinoplasty: Nasal Surgery by the Masters, ed 3. St Louis: CRC Press, 2014.

达拉斯鼻修复术：全球大师的杰作

Secondary Rhinoplasty *by the global masters*

13

截骨术在鼻整形术后继发畸形中的应用

Rod J. Rohrich ▪ *Jamil Ahmad* ▪ *Jacob G. Unger*

截骨术是骨拱整形的主要手术方式,是鼻整形手术的一个重要组成部分。在鼻整形术中,尽管经常需要进行截骨,但其术后效果可能并不理想,因为要达到持续稳定的术后效果,对技术熟练程度要求相当高。截骨可以经鼻内切口或皮肤切口进行。两种入路方式都不能在直视下进行操作,这要求医生对鼻部精细解剖了如指掌。最终可以通过反复触摸局部组织达到类似亲眼所见的效果,这种操作技术需要大量临床经验的积累才能稳定。在鼻修复中骨拱和邻近的中鼻拱本已因医源性原因造成了变化,进行截骨可能又会带来另一个医源性的易变因素。

定义和分析

骨拱组成外鼻的上三分之一,背侧由一对鼻骨和上颌骨鼻突构成(图 13-1)。鼻骨上方与额骨鼻突相连。向后,两块鼻骨的中间连接处与筛骨垂直板相连接。鼻骨的平均长度为 25mm,但变异范围较大[1-5]。鼻骨大致呈沙漏型,最窄的地方在鼻额角,最宽的地方在鼻额缝。

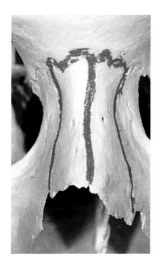

图 13-1 骨拱的解剖显示出鼻骨的外形及其与上颌骨鼻突接合处

内眦水平以上,鼻骨逐渐变厚。向下逐渐变薄。在外侧,骨拱从额骨接合处开始,沿着成对的上颌骨额突向下到达梨状孔。鼻颊连接线标志着一个过渡区域,这里的上颌骨额突从厚到薄;一般鼻外侧截骨都在这个区域进行。

常见问题和原因

截骨出现的问题常与这些解剖区域有关:键石区,Webster 三角,内眦水平上方。另外,截骨技术欠佳也会导致术后畸形[6,7]。

键石区

键石区是上外侧软骨附着在鼻骨下面的区域。在键石区,鼻中隔背侧中线连接上外侧软骨和骨拱,对外鼻支撑至关重要(图 13-2)。如果手术医生将上外侧软骨切除过多时,不能重建中鼻拱,或者截骨操作不够好时,键石区就会发生一些问题。这些问题会导致鼻背形态不规则、顶板开放畸形或者倒 V 畸形(图 13-3)。处理这个部位时,可以采用分段法来提高精度和稳定性[8-10]。每个结构分开处理,可以保存结构、防止过度切除,这两点是导致鼻畸形的主要因素。

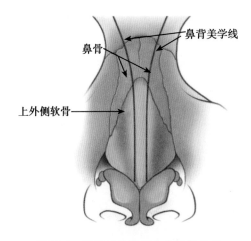

图 13-2 键石区骨拱与中鼻拱的关系

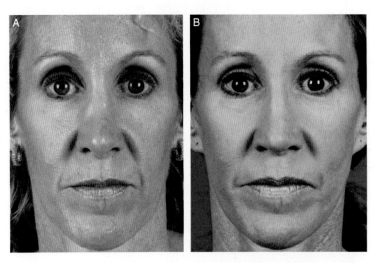

图 13-3 A,一位鼻修复患者,初次鼻整形术后出现倒 V 畸形。B,倒 V 畸形通过修复得到矫正

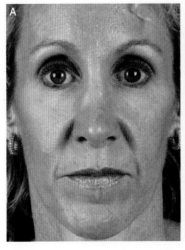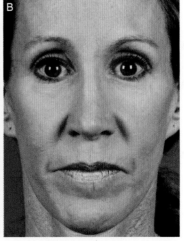

Webster 三角

Webster 三角是在梨状孔处的一个上颌骨额突尾侧的三角形区域(图 13-4)。在外侧截骨时应保护好 Webster 三角,防止下鼻甲发生向内骨折进入内鼻阀,导致鼻气道阻塞[11-13]。当进行下段截骨时,医生应该采用曲线形截骨线,来保护梨状孔上这个骨性三角区域。

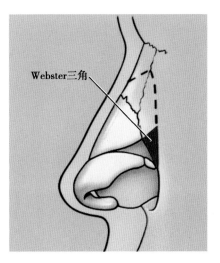

图 13-4　Webster 三角的位置

外侧截骨应该采用曲线截骨,这样可以达到梨状孔下方,防止下鼻甲向内骨折。

跷跷板畸形

在高于内眦水平的较厚鼻骨处继续进行外侧截骨会导致跷跷板畸形(图 13-5)[14]。跷跷板畸形使骨折的上半部分向外侧旋转,下半部分向内侧旋转,导致鼻背上部加宽。内侧斜行截骨可以避免这种畸形的发生。

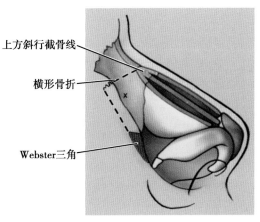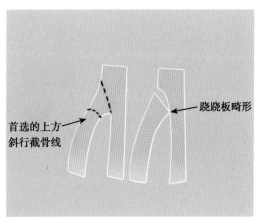

图 13-5　跷跷板畸形

在大多数情况下,截骨线要限制在内眦连线的下方。

阶梯样畸形

在低到高的外侧鼻截骨术中,截骨线过高就会产生阶梯畸形;避免高到高鼻截骨以预防此问题。低到低截骨术中,覆盖截骨线处的软组织通常比较厚,但是在骨拱接近鼻背处会逐渐变薄,使得高位截骨处阶梯畸形显露。

在大多数情况下,低到低截骨是获得理想效果的方法;高位截骨很少被采用。

骨拱过度狭窄

之前鼻截骨术导致的骨拱过度狭窄还可能产生可见的畸形和气道功能问题[15,16]。在截骨后或者当上外侧软骨切除过多时,这些组织可能形成联动的骨片,使截骨骨片过度内移。如果在鼻整形术中发生这种情况时,小心地将骨片支撑固定到正确的位置,或者用撑开移植物重建键石区。保护截骨处的软组织衬里,也能使截骨片段得到更多的支撑固定;这个区域的皮肤不能做广泛分离。

原则和方法

外侧鼻截骨术常用于矫正顶板开放畸形,使偏斜的骨支架变直,宽骨拱变窄、复位,以及鼻颊沟变窄[14,17]。鼻修复中要进行截骨前,医生必须确保之前的截骨处已经完全愈合。

在鼻修复中,一定要小心判断出那些截骨的禁忌证。当鼻骨过短时(内眦下方的鼻骨长度短于 10mm),内鼻阀有塌陷的趋势(框 13-1)。老年患者的鼻骨更薄更脆,骨折模式不稳定。精确截骨,以及保护骨拱的软组织附着,对制造青枝骨折更为重要。在鼻锥体较低和较宽时,如常见于黑人和东亚患者中的情况,施行截骨术而不出现明显的阶梯样畸形是一件很有挑战性的操作[14,17]。不能向那些虽然骨拱形态合适,但键石区不规则的患者建议做截骨;应该采用上外侧软骨的减张跨越缝合、自体组织撑开瓣或者撑开移植物来重建中鼻拱[8-10]。如果在之前的手术中鼻骨过度向内骨折,采用软骨盖板移植物可能比尝试截骨术和向外骨折更合适。截骨并向外骨折是一种具有挑战性的技术,对术后效果的可预见性更差。可以选择软组织填充物替代手术来改善鼻背的不规则和阶梯畸形。

框 13-1　鼻截骨术的禁忌证

骨拱位置合适
鼻骨过短
骨拱过低过宽
老年患者

截骨的位置

外侧截骨术

　　鼻内入路和经皮入路是外侧截骨常用的两种入路。外侧截骨术有三种方式:低到高,低到低,双平面(图 13-6)。

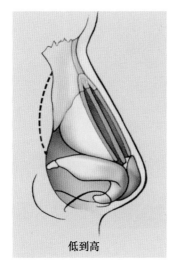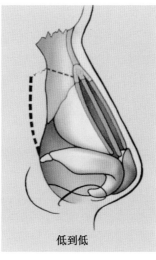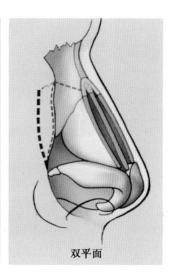

低到高　　　　　　　　低到低　　　　　　　　双平面

图 13-6　外侧截骨的位置

　　这个技术的主要目的是使鼻背基底向内变窄,鼻背美学线上段成形,或者关闭顶板开放畸形。最常用的技术是在上颌骨额突沿着骨过渡区采用低到低的路径截骨。这个区域的骨较薄,能形成可靠且可重复的骨折模式。

无论医生采用经皮入路还是鼻内入路,外侧截骨都不能向上超过内眦水平,以免出现跷跷板畸形。

　　换用手指操作,或有时采用向上方的斜行截骨,使上方的骨附着形成青枝骨折[14]。

　　当计划给鼻修复患者进行截骨时,如果上次截骨的位置不合适,就不必再去尝试沿着原路径进行截骨。但是,想要形成理想的骨拱轮廓,有时可能必须采用双平面截骨,比如遇到前次手术是明显的高位截骨需要矫正,而且鼻基底很窄的时候。

在双平面截骨中,高位截骨(接近鼻背)必须在低位截骨之前进行,以确保再次截骨术中的低位水平上有稳定的骨基底存在。

　　这种方法会增加截骨骨片移动和骨拱愈合的可变性[20-22]。只有经验丰富的医生才能进行双平面截骨术,因为这种手术方式可能会引发更糟糕的畸形,弊大于利。

内侧截骨术

　　鼻背过于宽大的案例可以采用内侧截骨术[1,14]。没有顶板开放畸形时,可以移除一块楔形骨片使骨内移。此外,内侧截骨可以为撑开移植物形成一个腔隙,加宽那些前次鼻整形术中向内骨折过度造成的骨性鼻背缩窄。

案例分析

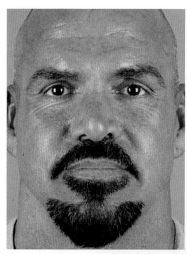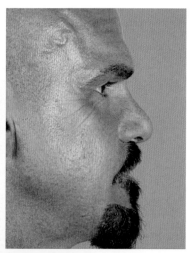

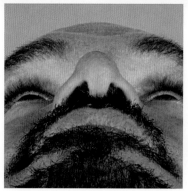

图 13-7

这名 45 岁患者,鼻背不规则,鼻尖不对称,要求进行鼻修复。他有明显的鼻气道阻塞症状。有两次鼻部手术史和多处鼻创伤。鼻部皮肤较厚。正面检查发现鼻背美学线不对称,骨拱和中鼻拱过宽,以及球形鼻尖。鼻尖向下旋转,形成轻度鹦鹉嘴畸形,鼻尖下小叶过大,鼻翼基底明显增宽。

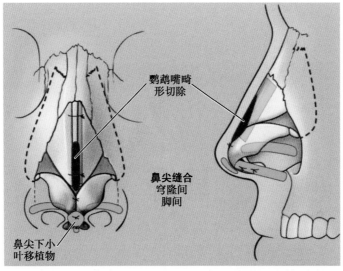

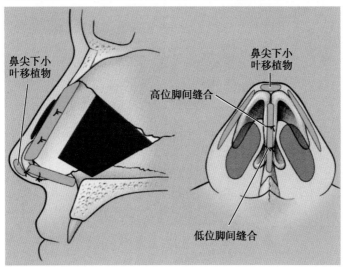

图 13-7(续)

该患者手术技术要点如下:

1. 开放式入路

2. 分段祛除鼻背驼峰的鼻中隔远端,处理鹦鹉嘴畸形

3. 鼻中隔重建,采集鼻中隔移植物

4. 采用左侧撑开移植物重建中鼻拱

5. 通过内侧脚-鼻小柱支撑缝合,固定鼻小柱支撑移植物

6. 鼻尖下小叶移植物

7. 采用双侧加长型鼻翼轮廓线移植物,矫正鼻翼缘切迹

8. 双侧经皮间断外侧截骨

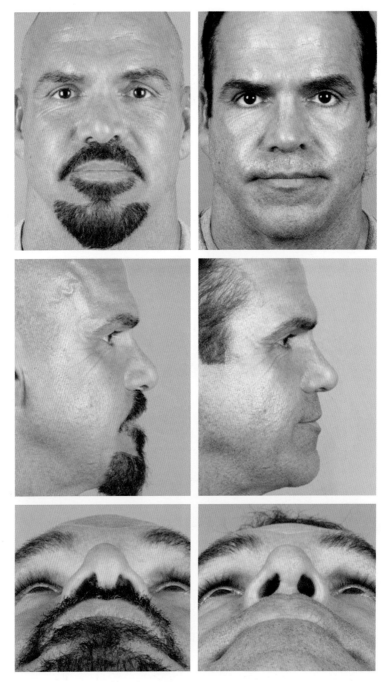

图 13-7(续)

　　术后 14 个月,术前患者的鼻背不对称得到改善,鼻背美学线恢复。骨拱和中鼻拱的宽度被缩窄,鼻背轮廓更清晰。侧面观可见一个更加合适的鼻背轮廓,鹦鹉嘴畸形被消除,鼻尖旋转被改善,鼻翼缘切迹得到矫正。

要　点

□ 截骨出现的问题常与这些解剖区域有关:键石区,Webster 三角,内眦水平上方。

□ 外侧截骨应该采用曲线截骨,这样可以到达梨状孔下方,防止下鼻甲向内骨折。

□ 在大多数情况下,截骨线要限制在内眦连线的下方。

□ 在大多数情况下,低到低截骨是获得理想效果的方法;高位截骨很少被采用。

□ 外侧鼻截骨术常用于矫正顶板开放畸形,使偏斜的骨支架变直,宽骨拱变窄、复位以及鼻颊沟变窄。

□ 鼻内入路和经皮入路是外侧截骨常用的两种入路。

□ 无论医生经皮入路还是鼻内入路,外侧截骨都不能向上超过内眦水平,以免出现跷跷板畸形。

□ 在双平面截骨中,高位截骨(接近鼻背)必须在低位截骨之前进行,以确保再次截骨术中的低位水平上有稳定的骨基底存在。

□ 鼻背过于宽大的案例可以采用内侧截骨术。

（田怡 译,李战强 校）

参考文献

1. Harshbarger RJ, Sullivan PK. The optimal medial osteotomy: a study of nasal bone thickness and fracture patterns. Plast Reconstr Surg 108:2114-2119; discussion 2120-2121, 2001.

2. Sullivan PK, Varma M, Rozzelle AA. Optimizing bone-graft nasal reconstruction: a study of nasal bone shape and thickness. Plast Reconstr Surg 97:327-335; discussion 336-337, 1996.

3. Larrabee WF Jr, Cup CC. Advanced nasal anatomy. Facial Plast Surg Clin North Am 2:393-416, 1994.

4. Zingaro EA, Falces E. Aesthetic anatomy of the non-Caucasian nose. Clin Plast Surg 14:749-765, 1987.

5. Ofodile FA. Nasal bones and pyriform apertures in blacks. Ann Plast Surg 32:21-26, 1994.

6. Harshbarger RJ, Sullivan PK. Lateral nasal osteotomies: implications of bony thickness on fracture patterns. Ann Plast Surg 42:365-370; discussion 370-371, 1999.

7. Wright WK. Surgery of the bony and cartilaginous dorsum. Otolaryngol Clin N Am 8:575-598, 1975.

8. Rohrich RJ, Muzaffar AR, Janis JE. Component dorsal hump reduction: the importance of maintaining dorsal aesthetic lines in rhinoplasty. Plast Reconstr Surg 114:1298-308; discussion 1309-1312, 2004.

9. Roostaeian J, Unger JG, Lee MR, et al. Plast Reconstr Surg 133:509-518, 2014.

10. Geissler PJ, Roostaeian J, Lee MR, et al. Plast Reconstr Surg 133:7e-11e, 2014.

11. Ahmad J, Rohrich RJ, Lee MR. Safe management of the nasal airway. In Rohrich RJ, Adams WP Jr, Ahmad J, et al, eds. Dallas Rhinoplasty: Nasal Surgery by the Masters, ed 3. St Louis: CRC Press, 2014.

12. Howard BK, Rohrich RJ. Understanding the nasal airway: principles and practice. Plast Reconstr Surg 109:1128-1146; quiz 1145-1146, 2002.

13. Rohrich RJ, Krueger JK, Adams WP Jr, et al. Rationale for submucous resection of hypertrophied inferior turbinates in rhinoplasty: an evolution. Plast Reconstr Surg 108:535-544, 2001.

14. Rohrich RJ, Adams WP Jr, Ahmad J. Nasal osteotomies. In Rohrich RJ, Adams WP Jr, Ahmad J, et al, eds. Dallas Rhinoplasty: Nasal Surgery by the Masters, ed 3. St Louis: CRC Press, 2014.

15. Natvig P, Sether LA, Gingrass RP, et al. Anatomical details of the osseous-cartilaginous framework of the nose. Plast Reconstr Surg 48:528-532, 1971.

16. Oneal RM, Beil RJ Jr, Schlesinger J. Surgical anatomy of the nose. Clin Plast Surg 23:195-222, 1996.

17. Rohrich RJ, Krueger JK, Adams WP Jr, et al. Achieving consistency in the lateral nasal osteotomy during rhinoplasty: an external perforated technique. Plast Reconstr Surg 108:2122-2130; discussion 2131-2132, 2001.

18. Rohrich RJ, Minoli JJ, Adams WP, et al. The lateral nasal osteotomy in rhinoplasty: an anatomic endoscopic comparison of the external versus the internal approach. Plast Reconstr Surg 99:1309-1312; discussion 1313, 1997.

19. Rohrich RJ, Janis JE, Adams WP, et al. An update on the lateral nasal osteotomy in rhinoplasty: an anatomic endoscopic comparison of the external versus the internal approach. Plast Reconstr Surg 111:2461-2462; discussion 2463, 2003.

20. Westreich RW, Lawson W. Perforating double lateral osteotomy. Arch Facial Plast Surg 7:257-260, 2005.

21. Parkes ML, Kamer F, Morgan WR. Double lateral osteotomy in rhinoplasty. Arch Otolaryngol 103:344-348, 1977.

22. Bracaglia R, Fortunato R, Gentileschi S. Double lateral osteotomy in aesthetic rhinoplasty. Br J Plast Surg 57:156-159, 2004.

23. Kuran I, Ozcan H, Usta A, et al. Comparison of four different types of osteotomes for lateral osteotomy: a cadaver study. Aesthetic Plast Surg 20:323-326, 1996.

第五部分

鼻　尖

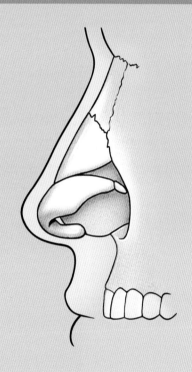

达拉斯鼻修复术：全球大师的杰作

Secondary Rhinoplasty *by the global masters*

调整鼻尖旋转度和突出度

Jamil Ahmad ■ *Rod J. Rohrich* ■ *Georges N. Tabbal*
T. Jonathan Kurkjian

无论在静息状态下,还是在面部活动的动力作用下,鼻尖的位置都是多个组成结构之间复杂的相互影响的结果。这些结构包括鼻固有软骨的形状和内在强度,连接韧带以及外被皮肤和软组织[1-5](图 14-1)。没有把鼻尖调整到理想位置并且建立足够的结构性支撑,或低估术后瘢痕挛缩的张力时,都会影响鼻尖位置,并造成畸形。当鼻尖位置不对时,可能同时包含以下两种主要情况:

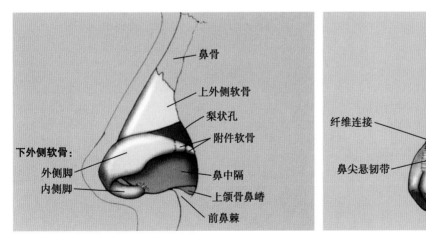
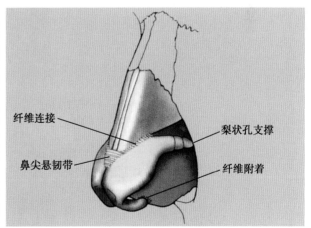

图 14-1 提供鼻尖支撑的结构

1. 鼻尖旋转度:旋转不足/旋转过度
2. 鼻尖突出度:突出度不足/突出度过大

显而易见,要做到可预测的持久效果就必须控制这两个因素。这包括对鼻部畸形的系统分析,与患者进行有效沟通以确定修复的理想手术效果和预期,以及采用渐进可控的分步手术方式,少切软骨,尽量少用可能显露的软骨移植物等[6,7]。

定义和分析

有好几种判断鼻尖位置是否理想的方法。

最好是做一条从鼻翼-面颊交界到鼻尖的水平线,以及一条与上唇最突出部分相切的垂直线[8](图14-2)。

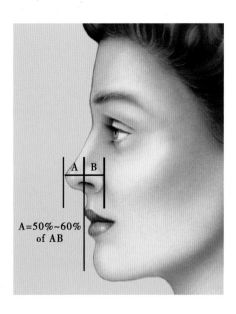

图 14-2 根据经过上唇最突出部位的垂直切线将鼻子所划分的两部分所占比例来分析鼻尖突出度。水平线至少要有一半位于垂直线的前方,才能认为鼻尖突出度是够的。如果超过60%的水平线位于垂直线的前方,鼻尖突出度就过大了

水平线至少要有一半位于垂直线的前方,才能认为鼻尖突出度是够的。如果超过60%的水平线位于垂直线的前方,鼻尖突出度就过大了。这是一个简单但有效的评价鼻尖突出度的方法。也有人认为鼻尖突出度和鼻长度有关(图14-3)。鼻尖突出度应等于从鼻根到鼻尖长度的三分之二。

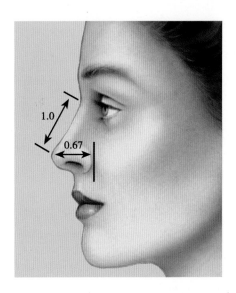

图 14-3 也有人认为鼻尖突出度和鼻长度有关。鼻尖突出度应等于从鼻根到鼻尖长度的三分之二

鼻尖旋转度最好是通过鼻唇角进行定量评价。

　　测量方法是在侧位做一条鼻孔最前点和最后点的连线,再做一条垂直于面部自然水平面的直线。这两条线所形成的夹角就是鼻唇角(图14-4)。其他被错误用于评价真正鼻尖旋转度的参数包括小柱-上唇角和小柱-小叶角,这两个参数分别和鼻中隔尾侧端/前鼻棘的突出程度,以及两侧中间脚之间的正常分离程度密切相关(图14-5)。

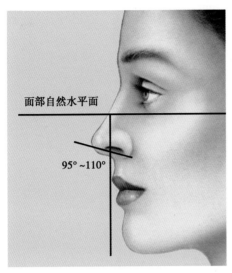

图 14-4　鼻唇角的测量方法是在侧面位做一条鼻孔最前点和最后点的连线,再做一条垂直于面部自然水平面的直线。这两条线所形成的夹角就是鼻唇角

图 14-5　虽然小柱-上唇角和小柱-小叶角不能为鼻尖旋转度提供客观测量结果,但这些角度确实会影响到鼻尖的美观和鼻尖-上唇关系

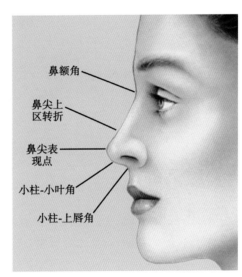

虽然小柱-上唇角和小柱-小叶角不能为鼻尖旋转度提供客观测量结果,但这些角度确实会影响到鼻尖的美观和鼻尖-上唇关系。

　　面部特点,包括与性别和种族有关的特征,对会影响理想的鼻尖位置确定。典型的鼻唇角角度,女性为95°~110°,男性为90°~95°。(图14-6)当鼻唇角变钝或增加时,鼻基底会向上倾斜,使得鼻长度缩短,正面鼻孔外露更明显。当鼻唇角变得更锐或减小时会出现相反的情况。

　　除了在静息状态下评价鼻尖的位置外,动态观察可以更深入了解面部活动时鼻尖的运动情况。鼻尖下钩是初次鼻整形和鼻修复患者都普遍关心的问题[9]。鼻尖支撑力薄弱,面部

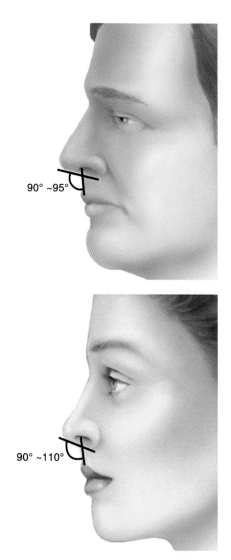

图 14-6 典型的鼻唇角角度,女性为 95° ~ 110°,男性为 90° ~ 95°

活动时鼻子受颊部和上唇动态变化影响,这两者之间复杂的相互作用都与鼻尖下钩有关。评价降鼻中隔肌是否活动亢进时需要动态观察(图 14-7)。如果出现这种情况,鼻尖的下钩与

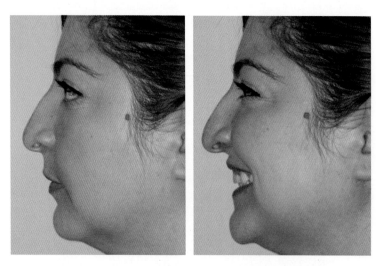

图 14-7 评价降鼻中隔肌是否活动亢进时需要动态观察

鼻尖旋转度会明显减小。这一发现,加上上唇缩短和人中区的横向褶皱,组合在一起成为典型病人表现出的三联征。体格检查也十分重要,如手指的触诊,会有助于确定鼻尖强度和支撑力的薄弱。

常见问题和原因

理解鼻尖旋转度和突出度之间关系时,三脚架概念是非常有用的模型[3-5](图14-8)。外侧脚代表三脚架两个上外侧的脚,相邻的内侧脚和鼻中隔尾侧端构成了下方中间的脚。缩短上方的两个脚可以使得突出度减少而旋转度增加(图14-9),而缩短下方的脚可以减少突出度和旋转度(图14-10)。要明显降低突出度,上方和下方的各个脚都需要缩短(图14-11),而为了增加突出度则需要使其延长。在鼻修复的患者中,鼻尖位置的不合适通常都是这个三脚架不平衡的结果。

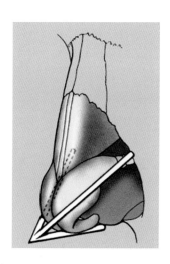

图14-8 理解鼻尖旋转度和突出度之间关系时,三脚架概念是非常有用的模型。外侧脚代表三脚架两个上外侧的脚,相邻的内侧脚和鼻中隔尾侧构成了下方中间的脚

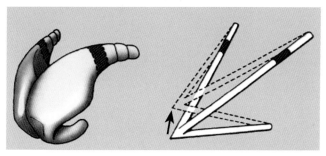

图14-9 缩短上方的两个脚可以使得突出度减少而旋转度增加

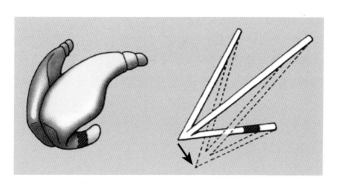

图14-10 缩短下方的脚可以减少突出度和旋转度

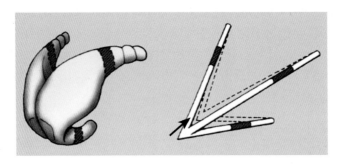

图 14-11 要明显降低突出度,上方和下方的各个脚都需要缩短

　　鼻尖旋转度和突出度是相互关联的,在鼻修复手术中经常需要同时关注[4,5,10]。有时,只需要对这两个因素中的一个做重大调整。常见的临床表现包括短鼻的鼻尖过度旋转、鼻尖过度突出或突出度不足并伴有不合适的鼻尖旋转度等。在另一些情况下,这两个因素都需要做重大调整。另一个常见的情况是鼻尖旋转度和突出度都不足。

鼻尖过度旋转

　　鼻尖过度旋转或者短鼻是鼻降低后常见的畸形,这种情况直到 20 世纪 90 年代还很常见[11]。过于积极地降低骨软骨支架,包括降低鼻中隔和下外侧软骨来产生鼻尖上翻的外观。特别是切除鼻中隔尾侧前方会夸张鼻尖的旋转度。其他的操作,包括头侧过度去除,垂直方向上穹隆离断,甚至完全切除外侧脚等也都会对鼻尖旋转过度产生影响。在这种情况下,鼻尖过度旋转常会伴有鼻翼缘退缩[12,13](图 14-12)。

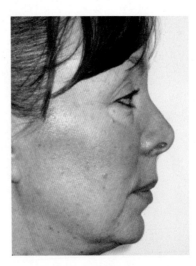

图 14-12 一位鼻尖旋转过度的鼻修复患者,她同时还有鼻翼缘的退缩

鼻缩小手术常见的问题是没有保留自然骨-软骨支架的足够力量,并且没有为鼻子原本的薄弱部位增加额外的支撑,从而随着时间过去,瘢痕挛缩的力量进一步扭曲鼻子,最终造成支架的塌陷。

鼻尖过度突出

　　鼻尖过度突出可能是前次鼻整形手术中降低不足的结果。这可能是由鼻背或鼻尖降低不足造成,也可能二者都有[3,4]。鼻背降低不足会妨碍鼻尖向后移(图14-13)。但是,在某些情况下鼻尖确实后移了,但是却夸大了鼻中隔远端的突起并且导致鹦鹉嘴畸形(图14-14)。另一种情况是鼻背已经充分降低,但鼻尖仍然过度突出(图14-15)。这可能会在支撑鼻尖复合体的附着韧带松解不充分的情况下出现,但更常见的是没能缩短内侧脚或外侧脚以降低鼻尖突出度的结果。

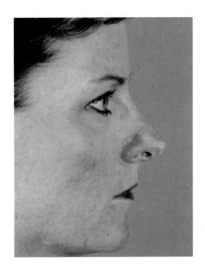

图14-13　鼻背降低不足会阻止鼻尖向后移

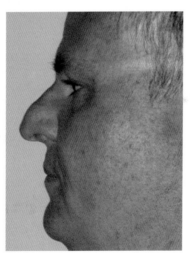

图14-14　在某些情况下鼻尖后移,夸大了鼻中隔远端的突出度并导致鹦鹉嘴畸形

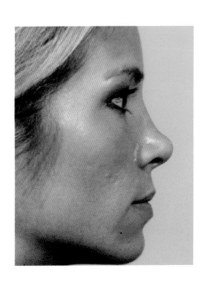

图14-15　在某些情况下,鼻背已经充分降低,但鼻尖仍然过度突出

当评估一个鼻子较大并且鼻尖过度突出的修复患者时,医生必须找出那些会限制鼻子缩小和鼻尖降低的因素,包括皮肤厚度等。这些病人做进一步的缩小可能会事与愿违——没有得到改善反而丧失了表现点。

鼻尖突出度不足

鼻尖突出度不足可能是想增加突出度,但是支撑不够造成[3,4]。另一种情况是,鼻尖突出度不足也可能是鼻尖支撑结构被破坏而支撑没有重建的结果。这在鼻中隔依赖型鼻尖的患者中比较常见(图14-16)。当鼻背或鼻中隔尾侧端减少后,鼻中隔前方和下外侧软骨之间的韧带支撑结构被破坏,使得鼻尖突出度降低。对下外侧软骨过度的积极操作会使其支撑力减弱,也会使鼻尖突出度降低。

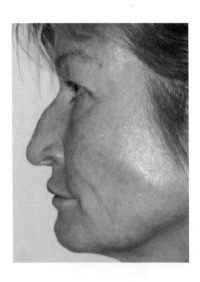

图14-16 鼻尖突出度不足可能是鼻尖支撑结构被破坏而没有重建支撑的结果。这在鼻中隔依赖型鼻尖的患者中比较常见

鼻尖旋转度和突出度不足

鼻尖旋转度和突出度不足表现为鼻尖悬垂。很多常用的鼻整形操作,包括将内侧脚从鼻中隔尾侧端分离,分离卷轴区上外侧软骨和下外侧软骨,切除或削弱外侧脚,去除鼻中隔背侧或尾侧等,都会破坏鼻尖的主要支撑机制。如果鼻尖本身的支撑本来就较弱,但术前没有诊断或者如果鼻尖支撑在手术破坏后没有合理重建,鼻尖的旋转度和突出度就会不足(图14-17)。这可

图14-17 如果鼻尖本身的支撑本来就较弱,但术前没有诊断或者如果鼻尖支撑在手术破坏后没有合理重建,鼻尖的旋转度和突出度就会不足

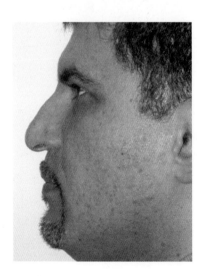

能会表现为鼻唇角过锐、鼻尖悬垂、鼻突出度不足和（或）长鼻等[14,15]。

如果鼻背降低后鼻尖支撑没有充分重建，张力型鼻尖特别容易出现鼻尖的旋转度和突出度不足。

张力型鼻尖是鼻中隔依赖型的。如果鼻中隔前部降低后没有为鼻尖提供支撑，就会出现不成比例的鼻尖突出度降低和反向旋转，导致鼻尖旋转度和突出度不足，在很多情况下表现为鹦鹉嘴畸形。

原则和方法

与初次鼻整形相类似，在绝大多数的情况下，鼻尖位置的控制及塑形需要通过渐进可控的方式完成，控制操作方式，以减小对软骨组织的削弱和破坏[1-4,6,7]。首选不可见的移植物，不得已的情况下才使用可见的移植物。

大多数需要改变鼻尖旋转度和突出度的鼻修复患者也需要矫正明显的鼻尖不规则形状。开放式入路有几个优点，包括显露鼻尖复合体后可以明确诊断导致鼻尖畸形的深层原因。此外，开放式入路可以做到将下外侧软骨从鼻中隔和上外侧软骨、皮肤软组织罩，以及周围的瘢痕组织上松解下来，这样可以在没有阻力的情况下把鼻尖复合体调整至合适的位置[6,7]。

在鼻修复术中调整鼻尖位置的时候，原有的软骨往往在之前的手术中被削弱甚至去除，一定要重建这些消失的部分，以获得理想的美学效果和长期的支撑与稳定。

鼻尖过度旋转

短鼻是鼻修复中特别具有挑战性的手术，因为下旋鼻尖的能力取决于皮肤软组织罩和衬里的性质。除此之外，鼻尖过度旋转常伴有不同程度的鼻翼退缩，也需要进行矫正[3,4,10,11]。

为了让鼻尖下旋，需要把下外侧软骨从外覆的皮肤软组织罩和所有的瘢痕组织上释放下来。

卷轴区，以及内侧脚与鼻中隔尾侧端之间的韧带，也需要松解（图 14-18）。提供对抗瘢痕挛缩的支撑十分重要，有几种方法可以用于做鼻延长。可以单独使用鼻中隔尾侧延伸移植物[10]（图 14-19）；但是，在需要做中鼻拱重建的鼻修复病例中，可能还需要使用一种榫槽样的重建方法，用两侧的延长型撑开移植物固定鼻中隔尾侧延伸移植物[11]（图 14-20）。如果外侧脚过短或者在前次手术中被缩短时，可能需要使用外侧脚支撑移植物以下旋鼻尖并同时确保鼻尖足够的突出度。如果头侧修剪过度，为了矫正鼻翼退缩并防止出现鼻翼-鼻小柱不协调，还需要加强外侧脚和鼻翼缘[12,13,15]（图 14-21）。

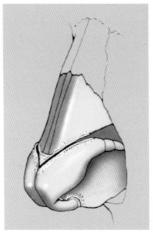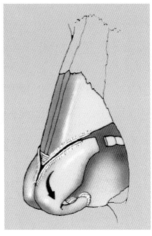

图 14-18　卷轴区,以及内侧脚与鼻中隔尾侧端之间的韧带,也需要松解

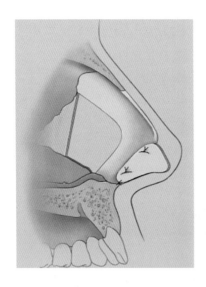

图 14-19　提供对抗瘢痕挛缩的支撑十分重要,有几种方法可以用于做鼻延长。可以单独使用鼻中隔尾侧延伸移植物

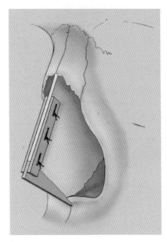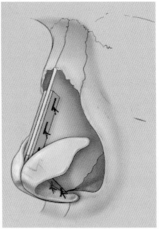

图 14-20　在需要做中鼻拱重建的鼻修复病例中,可能还需要使用一种榫槽样的重建方法,用两侧延长型撑开移植物固定一块鼻中隔尾侧延伸移植物

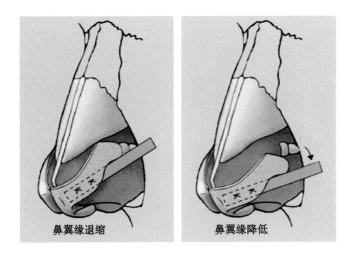

鼻翼缘退缩　　　　　鼻翼缘降低

图14-21　如果头侧修剪过度,为了矫正鼻翼退缩并防止出现鼻翼-鼻小柱不协调,还需要加强外侧脚和鼻翼缘

鼻尖过度突出

与初次鼻整形相似,降低鼻尖突出度需要用渐进的方法。为了让鼻尖下旋,需要把下外侧软骨从外覆的皮肤软组织罩和所有的瘢痕组织上释放下来。卷轴区,以及内侧脚与鼻中隔尾侧端之间的韧带,也需要松解(图14-22)。

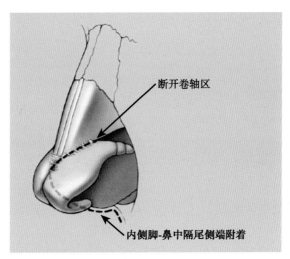

断开卷轴区

内侧脚-鼻中隔尾侧端附着

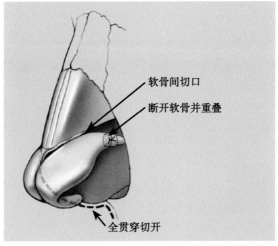

软骨间切口

断开软骨并重叠

全贯穿切开

图14-22　卷轴区,以及内侧脚与鼻中隔尾侧端之间的韧带,也需要松解以降低鼻尖突出度

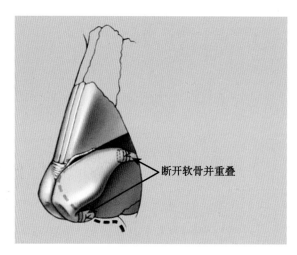

断开软骨并重叠

图 14-22（续）

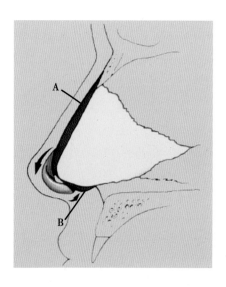

图 14-23 降低中隔前部和尾侧,并松解下外侧软骨间的韧带是非常有效的降低鼻尖突出度的办法

如果需要降低鼻背时,需要采用分段处理的方法降低背侧鼻中隔[16-18]。如果鼻中隔尾侧端过多,这一部分也需要减少。降低中隔前部和尾侧,并松解下外侧软骨间的韧带是非常有效的降低鼻尖突出度的办法[3,4,19]（图 14-23）。如果下外侧软骨过长,必须做外侧脚和（或）内侧脚横断来降低鼻尖。

降低鼻尖突出度时要给予鼻尖足够的支撑;否则会出现鼻尖突出度不足甚至向下旋转的情况,出现鹦鹉嘴畸形或鼻尖悬垂。

鼻尖突出度不足

鼻修复中处理鼻尖突出度不足的办法和初次鼻整形差不多。首先要释放附在上、下外侧软骨及中隔软骨之间的瘢痕组织和连接韧带[1-3,10,20]。

保持鼻尖突出度需要良好的支撑,根据所需要的鼻尖突出度选择使用鼻小柱支撑移植物、鼻中隔尾侧延伸移植物或延长型撑开移植物等。[10,11,20]

在鼻修复手术中一定要确保强有力的支撑,因为既有软骨的薄弱,还有瘢痕挛缩的力量。

鼻尖缝合和鼻尖移植物也可以用于增加鼻尖突出度。在某些情况下只需要增加一点鼻尖突出度时,鼻尖盖板移植物可能是效果可靠,手术分离范围最小的方法[1,2,20]。

下外侧软骨可能已经因为头侧修剪或横断而被严重削弱;外侧脚甚至已经被切掉了(图 14-24)。

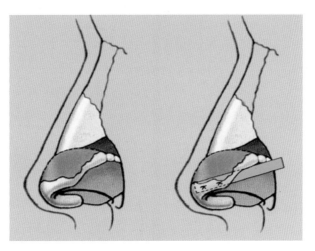

图 14-24 下外侧软骨可能已经因为头侧修剪或横断而被严重削弱;外侧脚甚至已经被切掉了

必须重建外侧脚,这不仅为了增加鼻尖的突出度,也是为了防止出现鼻翼缘畸形和外鼻阀塌陷。

在这些情况下,最常使用鼻翼轮廓线移植物或外侧脚支撑移植物[1,2,13]。

在修复手术中增加鼻尖突出度时,必须注意防止皮肤软组织罩上张力过大。在鼻部皮肤罩顺应性差、纤维化、变薄的情况下增加鼻尖突出度会增加皮肤坏死的风险。

在增加鼻尖突出度时,经鼻小柱切口必须要能在无张力的情况下缝合。需要延长鼻小柱长度时,在鼻小柱基底处游离内侧脚踏板可以降低缝合的张力。

鼻尖旋转度和突出度不足

处理鼻尖旋转度和突出度不足时,需要用到与处理单独的鼻尖突出度不足时相似的渐进式方法[1-4,20]。关键在于松解阻碍鼻尖复合体活动的瘢痕区域,并且重建三脚架支撑。为了增加鼻尖旋转度,还要考虑其他几个注意事项。首先,鼻中隔尾侧端所有的多余部分都要去除(图 14-25)。这不仅可以增加鼻尖突出度,还可以调整小柱-上唇角和鼻翼-鼻小柱关系。在某些患者中,降鼻中隔肌在内侧脚、鼻中隔尾侧端和上唇的附着对于面部活动时鼻尖的下钩也有一定作用(图 14-26)[9,20]。应松解这些与内侧脚和鼻中隔尾侧端的附着才能增加鼻尖旋转度,并消除某些在面部活动时引起鼻尖下钩的力量。通过开放式入路时,可以在直视下分离两侧内侧脚,并确认肌肉与内侧脚和鼻中隔尾侧端的附着后将其去除(图 14-27)。

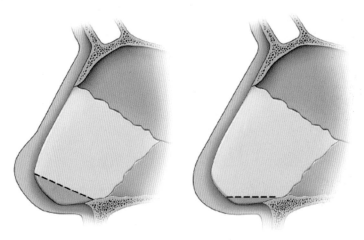

图 14-25　鼻中隔尾侧端所有的多余部分都要去除

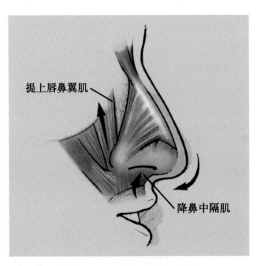

图 14-26　降鼻中隔肌在内侧脚、鼻中隔尾侧端和上唇的附着对于面部活动时鼻尖的下钩也有一定作用,为了增加鼻尖旋转度需要将其松解

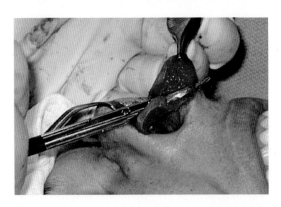

图 14-27　把降鼻中隔肌的附着点从内侧脚上松解

案例分析

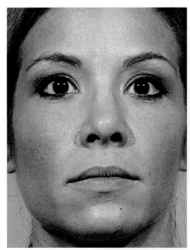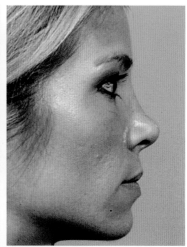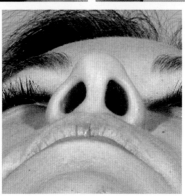

图 14-28

　　这名要求鼻修复的 33 岁女性患者属于 Fitzpatrick Ⅳ 型皮肤。正面观上,她的鼻背美学线宽且不对称,鼻孔外露过多,鼻尖下小叶过大。侧面观上,很容易看到鼻尖过度突出和过度旋转,以及鼻尖下小叶过大等情况。仰头位,轻度球形鼻尖较为明显,同时右侧鼻翼缘力量轻度减弱,鼻孔不对称。

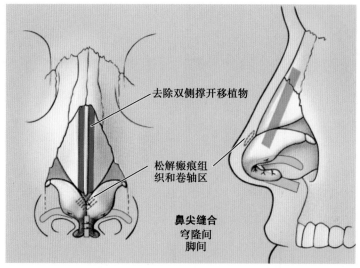

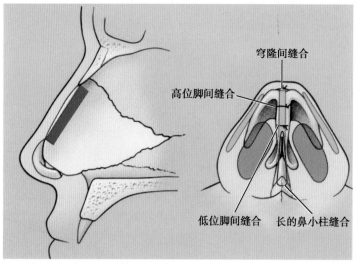

图 14-28（续）

该患者手术的技术要点如下：
1. 开放式入路
2. 去除双侧撑开移植物
3. 松解软骨间区和瘢痕组织以降低鼻尖突出度
4. 内侧脚-鼻小柱支撑移植物缝合，将鼻尖复合体联为一个整体
5. 鼻尖穹窿间缝合，使下外侧软骨成形
6. 双侧加长型的鼻翼缘轮廓线移植物

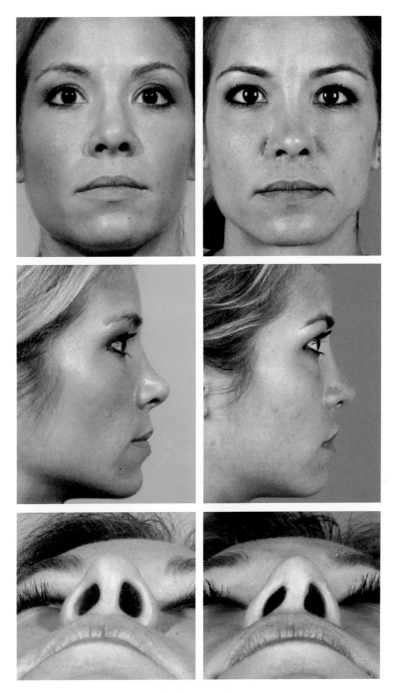

图 14-28(续)

　　术后 14 个月时,她的鼻背美学线变直、光滑而且对称,鼻尖下小叶过大的情况以及鼻尖表现点都得到改善。她的侧面轮廓也更合适,鼻尖上区转折角度满意。她的鼻尖突出度降低,鼻尖下旋,鼻尖下小叶过大的情况也得到矫正。仰头位可以看到右侧鼻翼缘凹陷得到矫正,鼻尖也变得更窄。

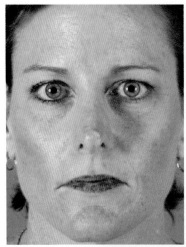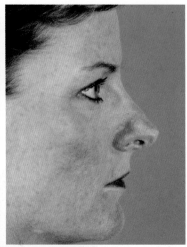

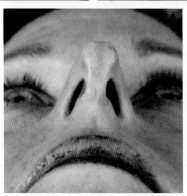

图 14-29

　　这名 41 岁的女性鼻修复患者，其皮肤为 Fitzpatrick Ⅱ 型。她之前做过两次鼻整形手术，并关注鼻气道阻塞的问题。她的鼻背美学线轮廓不佳，鼻尖不对称且轮廓明显。侧面观上可见鼻背过高而且鼻尖过度突出。仰头位上，鼻尖和鼻孔不对称明显，鼻翼缘薄弱。因为内侧脚外张，鼻小柱基底较宽。

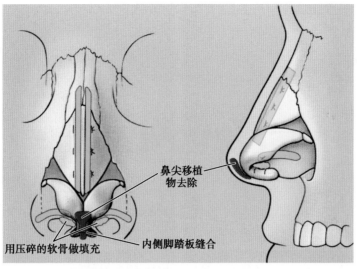

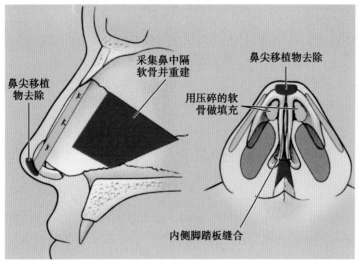

图 14-29（续）

该患者手术的技术要点如下：

1. 开放式入路
2. 去除鼻尖移植物
3. 鼻中隔重建，采集鼻中隔移植物，保留 10mm 宽 L 型支撑
4. 双侧下鼻甲轻微向外骨折
5. 双侧撑开移植物以重建鼻背美学线
6. 内侧脚踏板拉拢缝合
7. 双侧加长型鼻翼缘轮廓线移植物
8. 软三角区用压碎的软骨填塞死腔

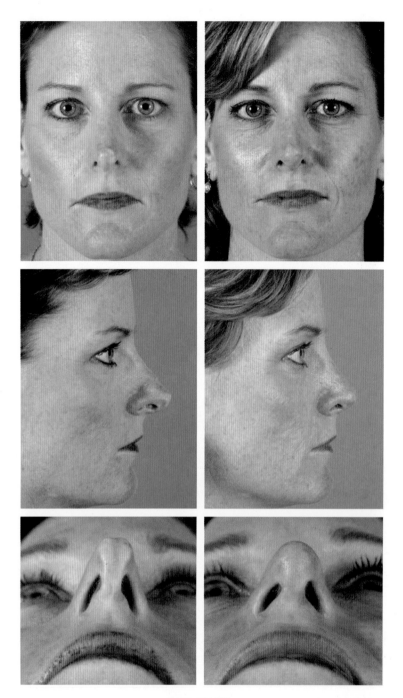

图14-29(续)

　　术后3个月,她的鼻背美学线得到重建,鼻尖更对称和平衡,没有出现凹凸不平和不对称。侧面可见鼻背高度适合,有轻微的鼻尖上区转折,鼻尖突出度明显降低。矫正张力型鼻尖可以使较钝的小柱-小叶角变得更清晰。对鼻尖下小叶过大的矫正在这个角度上看更明显。抬头位上她的鼻尖、鼻孔和鼻翼缘的不对称均得到改善。鼻尖的分叉和轮廓明显的情况也得到矫正。她的内侧脚外张程度减轻。

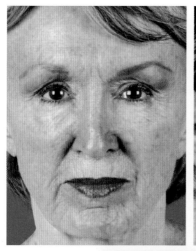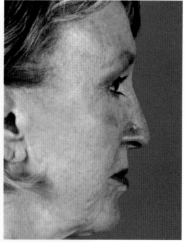

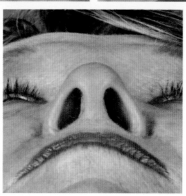

图 14-30

这位要求进行鼻修复的 70 岁女性属于 Fitzpatrick Ⅱ 型皮肤,皮肤较薄。她的鼻背美学线不对称,呈 C 形偏曲,鼻尖宽而且旋转度不足。侧面观上可以明显看到轻度的鹦鹉嘴畸形,鼻尖旋转度不足。仰头位显示其球形鼻尖。

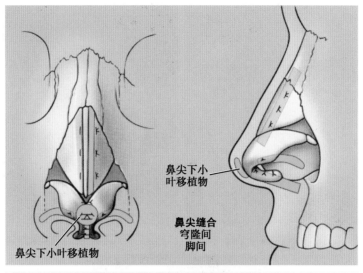

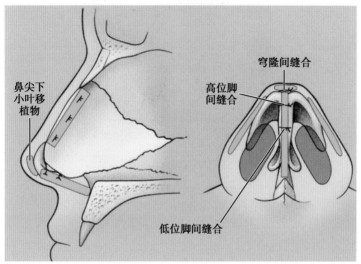

图 14-30（续）

该患者手术技术要点如下：
1. 开放式入路
2. 左侧撑开移植物
3. 内侧脚-鼻小柱支撑移植物缝合，将鼻尖复合体联为一个整体
4. 鼻尖穹隆间缝合，使下外侧软骨成形
5. 鼻尖下小叶移植物
6. 双侧加长型鼻翼缘轮廓线移植物

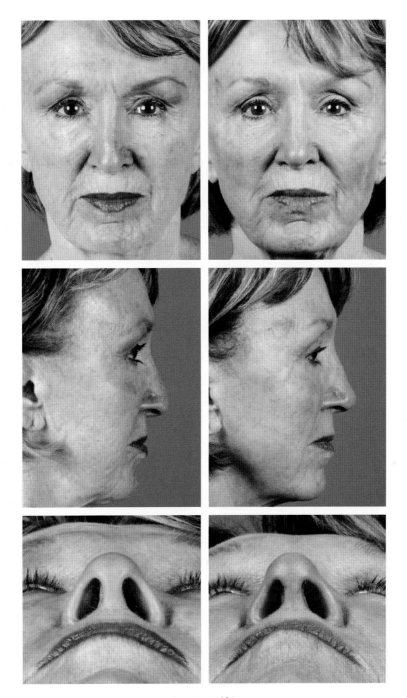

图 14-30（续）

　　修复术后 22 个月, 她的鼻背美学线变直、平滑且对称, 鼻尖旋转度得到改善。她的侧面轮廓更柔美, 鼻尖旋转度改善, 鹦鹉嘴畸形得到矫正。仰头位显示球形鼻尖得到明显改善。

要　点

- 有几个方法来判断鼻尖位置是否理想。
- 鼻尖旋转度最好是通过鼻唇角进行定量评价。虽然小柱-上唇角和小柱-小叶角不能为鼻尖旋转度提供客观测量结果,但这些角度确实会影响到鼻尖的美观和鼻尖-上唇关系。
- 鼻缩小手术常见的问题是没有保留自然骨-软骨支架的足够力量,并且没有为鼻子原本的薄弱部位增加额外的支撑,从而随着时间过去,瘢痕挛缩的力量进一步扭曲鼻子,最终造成支架的塌陷。
- 当评估一个鼻子较大并且鼻尖过度突出的修复患者时,医生必须找出那些会限制鼻子缩小和鼻尖降低的因素,包括皮肤厚度等。这些病人做进一步的缩小可能会事与愿违—没有得到改善反而丧失了表现点。
- 如果鼻背降低后鼻尖支撑没有充分重建,张力型鼻尖特别容易出现鼻尖的旋转度和突出度不足。
- 在鼻修复术中调整鼻尖位置的时候,原有的软骨往往在之前的手术中被削弱甚至去除,一定要重建这些消失的部分,以获得理想的美学效果和长期的支撑与稳定。
- 为了让鼻尖下旋,需要把下外侧软骨从外覆的皮肤软组织罩和所有的瘢痕组织上释放下来。
- 向下延长鼻尖时要给予鼻尖足够的支撑,否则会出现鼻尖下沉甚至向下旋转的情况,出现鹦鹉嘴样鼻尖或者鼻尖悬垂。
- 在鼻修复手术中一定要确保强有力的支撑,因为既有软骨的薄弱,还有瘢痕挛缩的力量。
- 必须重建外侧脚,这不仅为了增加鼻尖的突出度,也是为了防止出现鼻翼缘畸形和外鼻阀塌陷。
- 修复手术中增加鼻尖突出度时,必须注意防止皮肤软组织罩上张力过大。在鼻部皮肤罩顺应性差、纤维化、变薄的情况下增加鼻尖突出度会增加皮肤坏死的风险。

（王欢　译,李战强　校）

参考文献

1. Rohrich RJ, Ahmad J. Rhinoplasty. Plast Reconstr Surg 128:49e-73e, 2011.
2. Rohrich RJ, Ahmad J. A practical approach to rhinoplasty. Plast Reconstr Surg 137:383-393, 2016.
3. Gunter JP, Lee MR, Ahmad J, Rohrich RJ. Basic nasal tip surgery: anatomy and technique. In Rohrich RJ, Adams WP Jr, Ahmad J, et al, eds. Dallas Rhinoplasty: Nasal Surgery by the Masters, ed 3. St Louis: CRC Press, 2014.
4. Rohrich RJ, Tabbal GN, Kurkjian TJ, Ahmad J. Adjusting rotation of the nasal tip. In Rohrich RJ, Adams WP Jr, Ahmad J, et al, eds. Dallas Rhinoplasty: Nasal Surgery by the Masters, ed 3. St Louis: CRC Press, 2014.
5. Lee MR, Geissler P, Cochran S, et al. Decreasing nasal tip projection in rhinoplasty. Plast Reconstr Surg 134:41e-49e, 2014.
6. Gunter JP, Rohrich RJ. External approach for secondary rhinoplasty. Plast Reconstr Surg 80:161-174, 1987.
7. Rohrich RJ, Lee MR. External approach for secondary rhinoplasty: advances over the past 25 years. Plast Reconstr Surg 131:404-416, 2013.

8. Rohrich RJ, Ahmad J, Gunter JP. Nasofacial proportions and systematic nasal analysis. In Rohrich RJ, Adams WP Jr, Ahmad J, et al, eds. Dallas Rhinoplasty: Nasal Surgery by the Masters, ed 3. St Louis: CRC Press, 2014.

9. Rohrich RJ, Adams WP Jr, Ahmad J. Enhancing the nasal tip-upper lip relationship: importance of the depressor septi nasi muscle in rhinoplasty. In Rohrich RJ, Adams WP Jr, Ahmad J, et al, eds. Dallas Rhinoplasty: Nasal Surgery by the Masters, ed 3. St Louis: CRC Press, 2014.

10. Rohrich RJ, Ahmad J, Kurkjian TJ, et al. Predictable control of tip projection and rotation: septal extension grafts. In Rohrich RJ, Adams WP Jr, Ahmad J, et al, eds. Dallas Rhinoplasty: Nasal Surgery by the Masters, ed 3. St Louis: CRC Press, 2014.

11. Guyuron B. Elongation of the short nose. In Rohrich RJ, Adams WP Jr, Ahmad J, et al, eds. Dallas Rhinoplasty: Nasal Surgery by the Masters, ed 3. St Louis: CRC Press, 2014.

12. Gunter JP, Rohrich RJ, Kurkjian TJ, Ahmad J. Importance of the alar-columellar relationship. In Rohrich RJ, Adams WP Jr, Ahmad J, et al, eds. Dallas Rhinoplasty: Nasal Surgery by the Masters, ed 3. St Louis: CRC Press, 2014.

13. Rohrich RJ, Roostaeian J, Ahmad J. Correction and prevention of alar rim deformities: alar contour grafts. In Rohrich RJ, Adams WP Jr, Ahmad J, et al, eds. Dallas Rhinoplasty: Nasal Surgery by the Masters, ed 3. St Louis: CRC Press, 2014.

14. Rohrich RJ, Nagarkar PA, Ahmad J. Surgical correction of the long nose. In Rohrich RJ, Adams WP Jr, Ahmad J, et al, eds. Dallas Rhinoplasty: Nasal Surgery by the Masters, ed 3. St Louis: CRC Press, 2014.

15. Cochran CS, Gunter JP. Lateral crural strut grafts. In Rohrich RJ, Adams WP Jr, Ahmad J, et al, eds. Dallas Rhinoplasty: Nasal Surgery by the Masters, ed 3. St Louis: CRC Press, 2014.

16. Rohrich RJ, Ahmad J, Roostaeian J. Evaluation and surgical approach to the nasal dorsum: component dorsal hump reduction and dorsal reconstitution. In Rohrich RJ, Adams WP Jr, Ahmad J, et al, eds. Dallas Rhinoplasty: Nasal Surgery by the Masters, ed 3. St Louis: CRC Press, 2014.

17. Rohrich RJ, Muzaffar AR, Janis JE. Component dorsal hump reduction: the importance of maintaining dorsal aesthetic lines in rhinoplasty. Plast Reconstr Surg 114:1298-1308; discussion 1309-1312, 2004.

18. Roostaeian J, Unger JG, Lee MR, et al. Reconstitution of the nasal dorsum following component dorsal reduction in primary rhinoplasty. Plast Reconstr Surg 133:509-518, 2014.

19. Constantine FC, Ahmad J, Geissler P, Rohrich RJ. Simplifying the management of caudal septal deviation in rhinoplasty. Plast Reconstr Surg 134:379e-388e, 2014.

20. Ghavami A, Janis JE, Acikel C, Rohrich RJ. Tip shaping in primary rhinoplasty: an algorithmic approach. Plast Reconstr Surg 122:1229-1241, 2008.

达拉斯鼻修复术：全球大师的杰作

Secondary Rhinoplasty *by the global masters*

15

鼻修复中鼻尖的重塑

Rod J. Rohrich ■ *Jamil Ahmad* ■ *Fadi C. Constantine* ■

鼻尖畸形是常见的鼻修复需求[1-4]。因为原有解剖结构被改变,下外侧软骨被破坏,使得这些畸形的矫正很困难。鼻尖畸形决不会是一个孤立的问题;这些畸形常伴有鼻翼缘或软组织三角的问题。这一章主要讨论鼻尖继发畸形的重塑;鼻翼缘和软组织三角的修复细节会在 17 章详细讨论。鼻尖继发畸形可能是由于初次鼻整形处理不到位,更多见的是上次的鼻尖操作不合适[3,4]。比如说,鼻尖凹凸不平可能和操作不当的鼻尖缝合或鼻尖移植物有关。更常见的情况是对下外侧软骨做了过度移位、切断或切除。还有时,之前的手术中使用的技术不足以形成预期的鼻尖形状,或承受术后瘢痕挛缩产生的不可控的力量,随着时间过去使得组织性质发生了变化。

要想在鼻修复术中实现预期的鼻尖形态,需要对鼻部畸形的系统分析,与患者进行有效沟通以确定修复的理想手术效果和预期,以及采用渐进可控的分步手术方式,少切软骨,尽量少用可能显露的软骨移植物等[1,2,4,5]。鼻尖继发畸形常与鼻尖位置的问题并存。鼻尖旋转度和突出度的问题在第 14 章中已经做了详细介绍。

定义和分析

准确诊断鼻畸形和了解患者的期望值是取得满意结果的前提。全面和系统的鼻部分析有助于明确鼻尖畸形的主要次要原因,同时也有助于制定针对个体的治疗计划[1,2,5-9]。

最好在正面和基底面评估鼻尖形态。除了鼻尖位置之外,还要评估鼻尖形态,包括表现点和对称性等。要注意与周围解剖结构的关系,包括鼻背、鼻翼缘和鼻小柱等。除了静态外观,还应注意面部活动时鼻尖的形态。

正面观上,理想的鼻尖有四个明确的标志:两侧的鼻尖表现点、鼻尖上区转折、鼻小柱-小叶角[10]。两个鼻尖表现点与鼻尖上区和鼻小柱-小叶角的连线组成两个等边三角形。(图 15-1)对这四个标志的评估包括[10]:

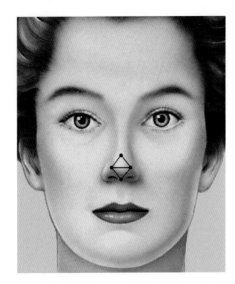

图 15-1　两个鼻尖表现点与鼻尖上区和鼻小柱-小叶角的连线组成两个等边三角形

1. 鼻尖上区转折的饱满度或不对称
2. 鼻尖下小叶突出过度、丰满或不对称
3. 左侧鼻尖穹隆转折区过度饱满或凹陷
4. 右侧鼻尖穹隆转折区过度饱满或凹陷

　　如果这四个标志点中的任何一个不在理想位置上,鼻尖将显得不平衡。如果鼻小柱-小叶角太靠下或鼻尖表现点过于靠上,会出现鼻小叶过大的情况[11]（图 15-2）。相反,如果鼻尖表现点过于靠下,鼻尖可能表现为悬垂的外观。

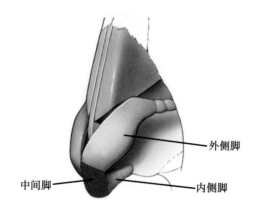

中间脚　　　　外侧脚　　　　内侧脚

图 15-2　如果鼻小柱-小叶角太靠下或鼻尖表现点太靠上时,将表现为鼻尖下小叶过大

图 15-3　如果鼻尖表现点过于靠下,鼻尖可能表现为悬垂的外观

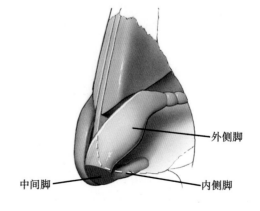

中间脚　　　　外侧脚　　　　内侧脚

确定鼻尖突出度是否理想的最好方法是做一条从鼻翼-面颊交界到鼻尖的水平线,以及一条与上唇最突出部分相切的垂直线[5,6,8,9](图15-4)。水平线至少要有一半位于垂直线的前方,才能认为鼻尖突出度是够的。如果超过60%的水平线位于垂直线的前方,鼻尖突出度就过大了。如果鼻尖突出于该参考线之前小于50%,则是鼻尖突出度不足。

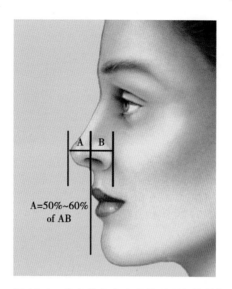

图15-4 确定鼻尖突出度是否理想的最好方法是做一条从鼻翼-面颊交界到鼻尖的水平线以及一条与上唇最突出部分相切的垂直线

侧面观可评估鼻唇角、小柱-上唇角、小柱-小叶角(图15-5)。虽然小柱-上唇角和小柱-小叶角不能为鼻尖旋转度提供客观测量结果,但这些角度确实会影响到鼻尖的美观和鼻尖-上唇关系。

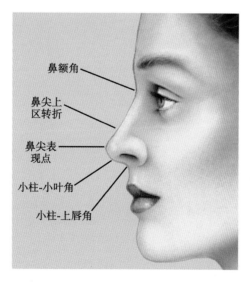

图15-5 侧面观上评估鼻唇角、小柱-上唇角、小柱-小叶角

在基底面上,鼻形状应类似于等边三角形。鼻小柱与鼻小叶的理想比例应为2∶1,鼻孔应为水滴样,其长轴从基部到顶点应略朝向内侧(图15-6)。鼻尖宽度过大,比如球形或盒形鼻尖(图15-7)的情况下,以及过度的鼻尖缩窄,包括鼻尖夹捏畸形等,从仰头位上看

会非常明显。(图 15-8)。此外,如果皮肤较薄时,在仰头位上可以看到内侧脚和中间脚之间的一个沟槽,表现为鼻尖分叉(图 15-9)。

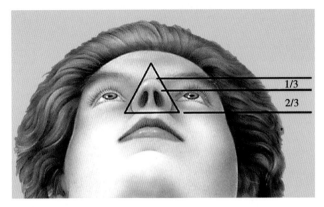

图 15-6　在基底面上,鼻形状应类似于等边三角形。鼻小柱与鼻小叶的理想比例应为 2∶1

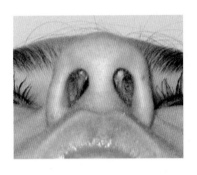

图 15-7　鼻尖宽度过大时,如球形或盒形鼻尖,在仰头位上看非常明显

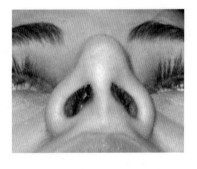

图 15-8　鼻尖过度缩窄,如鼻尖夹捏畸形等,从仰头位看会非常明显

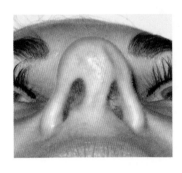

图 15-9　如果皮肤较薄,在仰头位可以看到内侧脚和中间脚之间的一个沟槽,表现为鼻尖分叉

应注意皮肤的厚度,因为这决定了鼻整形术后鼻尖表现点的精细程度,也同时对鼻尖缩小程度设定了限制。皮肤较厚的情况下,过分缩小鼻尖软骨将导致表现点丧失。

常见问题和原因

鼻尖畸形是鼻修复患者经常关注的问题。包括鼻尖缩小不足、鼻尖成型差到鼻翼软骨过分切除甚至鼻尖夹捏畸形等（框15-1）。鼻尖形态可能不成比例，包括鼻尖下小叶过大等[11]。此外，还能见到鼻尖不对称或不规则等情况[12]。

框15-1　术后鼻尖畸形的分类

Ⅰ. 鼻尖缩小不足

Ⅱ. 鼻尖缩小过度

Ⅲ. 鼻尖下小叶畸形

Ⅳ. 鼻尖不对称

Ⅴ. 球形鼻尖

鼻尖缩小不足

鼻尖缩小不足或表现点不清可由各种原因造成，包括软骨条带做得不够窄、鼻尖缝合不到位、鼻尖突出度不足等[4]。形成一个大的球形或盒形鼻尖的常见部分就是一个松弛弯曲的下外侧软骨[13]。一般来说，中间脚过长或不对称会导致这种外观。当外侧脚和中间脚的头尾高度遗留过多时（大于5~6mm的软骨条带），也会阻碍鼻尖表现点缩窄。

此外，一些用于矫正球形或盒形鼻尖的缝合技术，比如内侧脚缝合、穹隆间缝合或贯穿穹隆缝合等，如果做得不到位的话也会影响鼻尖表现点和突出度。对中间脚的塑形是实现鼻尖表现点的关键。高位内侧脚间缝合，不论有没有鼻小柱支撑移植物，都可以做出小柱-小叶转折点。如果内侧脚力量较弱或不对称时需要使用鼻小柱支撑移植物。一个正确置于尾侧的贯穿穹隆缝合可以纠正并突出中间脚和外侧脚之间的角度，从而设定鼻尖下小叶的上界。

贯穿穹隆缝合的目的是做出一个直的外侧脚，使其尾侧与头侧处于同一个水平面（图15-11）。

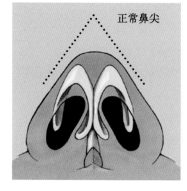
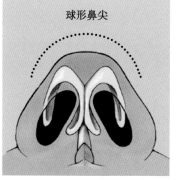
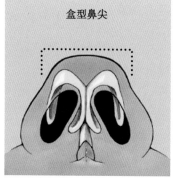

图15-10　形成一个大的球形或盒形鼻尖的常见部分就是一个松弛弯曲的下外侧软骨

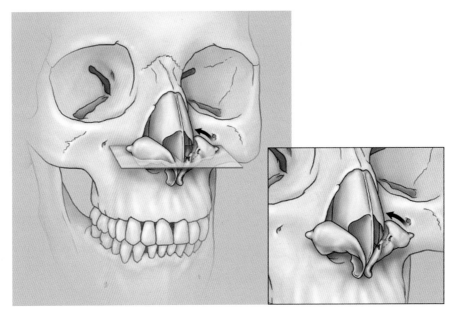

图 15-11 贯穿穹隆缝合的目的是做出一个直的外侧脚,使其尾侧与头侧处于同一个水平面

矫正时需要把软骨条缩窄到 5 ~ 6mm,如果下外侧软骨还在的话,可以通过头侧修剪或其他技术,比如外侧脚翻转瓣或鼻尖缝合技术等。除此之外,需要使用加长型的鼻翼缘轮廓线移植物或外侧脚替代移植物来加强鼻翼缘支撑。

有时,鼻尖表现点不清晰可由下外侧软骨塑形不到位导致,再加上皮肤过厚、瘢痕组织形成等情况,鼻尖表现点更不清楚了。

鼻尖缩小过度

鼻尖缩小过度或鼻尖夹捏畸形,因下外侧软骨的结构性支撑遭破坏和鼻尖缝合不到位所致。对外侧脚支撑结构的破坏源于破坏了软骨条或过度缩小了外侧脚。过度的鼻尖缝合,特别是贯穿穹隆缝合和穹隆间缝合,也会导致鼻尖过窄或鼻尖夹捏畸形。

穹隆垂直离断术是突出鼻尖表现点的常用手段。从下外侧软骨中间脚和外侧脚连接处附近的地方断开,可以缩窄鼻尖表现点。不幸的是,这种方法会造成鼻尖以及鼻尖与鼻翼缘间过渡区的严重畸形,外形不自然,形成鼻尖夹捏畸形。

过度加强鼻尖缝合,过度切除和离断软骨条,不仅会导致鼻尖畸形,还可能造成外侧脚打折,引起鼻翼缘畸形和外鼻阀塌陷。

鼻尖下小叶畸形

一个常见的鼻尖不成比例的情况是鼻尖下小叶过大[11]。下面描述了 5 种类型的鼻尖下小叶畸形(表 15-1)。其形成既有内因,也有外因。内因包括下外侧软骨的先天发育畸形或者异常,而外因涉及除了下外侧软骨以外的结构。正确的分类取决于术前充分的鼻部分析和术中对解剖结构的确认。

表15-1　内源性(I ~ IV型)和外源性(V型)的中间脚*和鼻尖下小叶异常分类

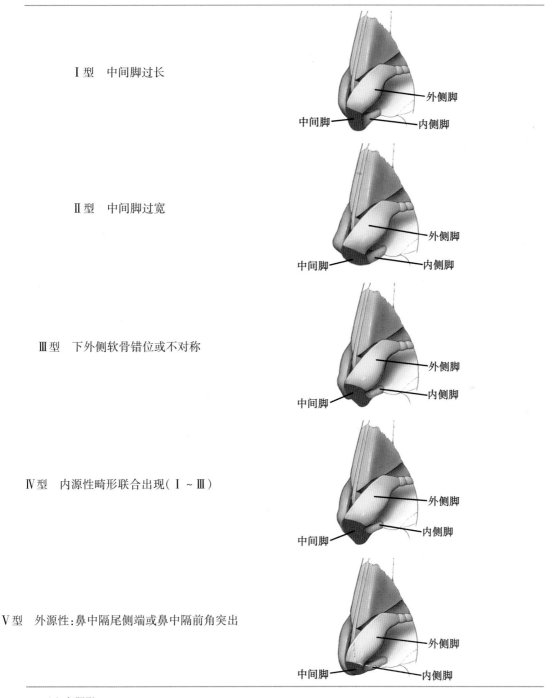

I 型　中间脚过长

II 型　中间脚过宽

III 型　下外侧软骨错位或不对称

IV 型　内源性畸形联合出现(I ~ III)

V 型　外源性:鼻中隔尾侧端或鼻中隔前角突出

（图中标注）外侧脚　内侧脚　中间脚

* 红色阴影

　　鼻尖下小叶的长度由小柱-小叶转折点和中间脚-外侧脚转折点确定。

当进行内侧脚-小柱支撑缝合时,缝合的最前缘将决定小柱-小叶角转折点的位置。

　　当用贯穿穹隆缝合塑造鼻尖形态时,其缝合位置会影响中间脚-外侧脚转折点。当缝合位置更靠后或靠外侧脚头侧时,常会引起鼻尖下小叶过大。应注意在尽可能靠近鼻尖的位置做贯穿穹隆缝合,以防出现上述的鼻尖下小叶过长。

矫正鼻尖下小叶畸形常需要松解下外侧软骨穹隆区,重新做正确的缝合。

有时,需要用一个鼻尖下小叶移植物去重建鼻尖下小叶的表面轮廓。外因包括鼻中隔尾侧端或鼻中隔前角突出等,应通过切除多余的鼻中隔软骨进行矫正(图 15-12)。

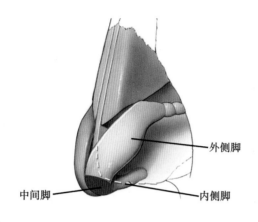

外侧脚

中间脚   内侧脚

图 15-12 鼻尖下小叶畸形的外因包括鼻中隔尾侧端或鼻中隔前角突出等,应通过切除多余的鼻中隔软骨进行矫正

鼻尖不对称

鼻尖出现不对称或凹凸不平可有多种原因,一般多与鼻尖缝合和鼻尖移植物放置有关[13]。一些微小的不规则和不对称往往在皮肤较薄的患者中更为常见。有时候,鼻尖不对称继发于下外侧软骨的力量减弱。而有时候,则是瘢痕增生扭曲了下外侧软骨,或是增生的瘢痕直接导致轮廓的凹凸不平。

瘢痕组织是一种很不错的软组织移植物。在薄皮肤的患者中,鼻尖凹凸不平可能需要通过瘢痕组织移植来修饰。此外,颞筋膜或肋软骨膜也可被用于塑造平滑轮廓。

球形鼻尖

球形鼻尖的成因一般是鼻尖表现点的缺乏,可由一些综合因素导致,比如软骨头尾距离过大,中间脚分开的角度过宽,中间脚到外侧脚的过渡成角不足等[13,14](图 15-13)。

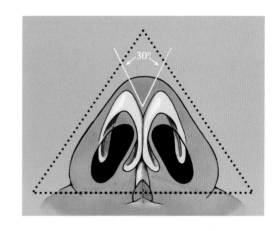

图 15-13 球形鼻尖的成因一般是鼻尖表现点的缺乏,可由一些综合因素导致,比如软骨头尾距离过大,中间脚分开的角度过宽,中间脚到外侧脚的过渡成角不足等

在鼻修复时,需要切除过多的瘢痕组织以减少下外侧软骨的软组织覆盖量,并努力进一步减少新的瘢痕形成,否则新的瘢痕也可能会扭曲、遮盖下方的软骨组织进而导致鼻尖表现点不清。

另外,位于皮肤软组织罩和骨-软骨支架间的死腔会形成过多的瘢痕,使深层支架的轮廓变得圆钝(图15-14)。这在皮肤较厚的患者中需要特别注意。碾碎、挤压或切成丁的软骨颗粒可以用来填充死腔或遮盖凸凹不平。在有些情况下,必须做鼻尖上区缝合和褥式缝合,以帮助把皮肤软组织固定到骨软骨支架上,或者应用支撑夹板来关闭死腔。

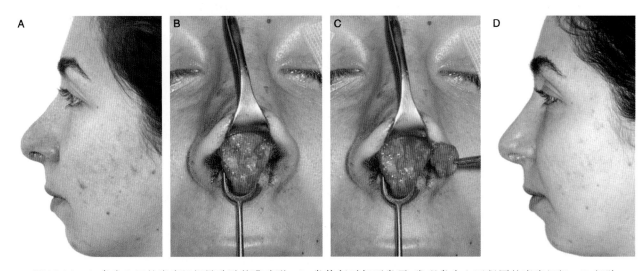

图15-14　A,鼻尖上区的瘢痕组织导致鹦鹉嘴畸形。B,鼻修复时打开鼻子,发现鼻尖上区很厚的瘢痕组织。C,切除鼻尖上区的瘢痕组织。D,切除瘢痕组织,术后早期用皮质类固醇激素在鼻尖上区做了几次深部注射后,鹦鹉嘴畸形得到了矫正

原则和方法

和初次鼻整形类似,鼻修复中鼻尖的修复需要采用渐进可控的分步手术方式,少切软骨,尽量少用可能显露的软骨移植物等。[1-4,10,13]但是,在很多情况下,下外侧软骨被过度切除,并且软骨质地也发生了变化,致使鼻尖缝合技术效果不明显。在这种情况下,必须以软骨移植物的形式对鼻尖进行支撑。此外,单凭松解瘢痕结构和鼻尖软骨缝合技术并不能解决问题,而要使用鼻尖盖板移植物来获得预期的表面轮廓。为了形成光滑的鼻尖轮廓,需要使用一些掩饰移植物,包括帽状移植物、瘢痕或筋膜移植物等。在修复术中,关闭死腔以减少术后的瘢痕形成是基本原则。

开放式入路

开放式入路彻底改变了鼻修复的做法,并适用于鼻尖成型修复[1-4]。充分的暴露可以准确地辨明鼻尖畸形的成因。在鼻修复中,这种入路可以充分切除瘢痕组织,从而完全释放瘢痕粘连于鼻骨、软骨支架上造成的变形力。充分的暴露可以在不受到外覆皮肤软组织罩的牵拉影响下,处理深层骨软骨支架。

大多数修复案例都需要调整鼻尖形态,并对鼻尖进行重新定位;在第14章中更详细地介绍了改变鼻尖旋转度和突出度的策略。

在鼻修复术中调整鼻尖位置的时候,原有的软骨往往在之前的手术中被削弱甚至去除,一定要重建这些消失的部分,以获得理想的美学效果和长期的支撑与稳定。

鼻尖缩小不足

鼻尖缩小不足或表现点不清可由各种原因造成,包括软骨条带做得不够窄、鼻尖缝合不到位、鼻尖突出度不足等。[4]矫正时首先要考虑重新设定合适的鼻尖突出度。在很多情况下,鼻尖过分突出,需要应用逐步进行的方式降低鼻尖突出度[9]。

1. 把下外侧软骨从外覆的瘢痕组织和皮肤上进行广泛游离松解和释放。
2. 把内侧脚踏板从鼻中隔尾侧端释放。
3. 将外侧脚横断并重叠;用这种方法可以调整鼻尖旋转度。
4. 将内侧脚横断并重叠;如果内侧脚很弱时需要用一个鼻小柱支撑移植物。

有时,只需要切除鼻尖软骨表面和周围过度增生的瘢痕组织就能改善鼻尖表现点。当外侧脚和中间脚的头尾高度遗留过多时(软骨条带大于 5~6mm),只需要做保守的头侧修剪也能缩小鼻尖体积。另外,鼻尖缝合技术,特别是穹隆间缝合和贯穿穹隆缝合可进一步增强鼻尖表现。如果鼻尖突出度不足或内侧脚过于薄弱时,在进行穹隆间缝合和穹隆成形缝合之前,有必要增加一个小柱支撑移植物和内侧脚-小柱支撑的缝合。如果鼻尖缝合技术不足以恢复鼻尖突出度时,可能需要鼻尖移植物辅助;这个对于鼻尖突出度不足,和那些皮肤较厚的某些种族的患者来说更是如此。除此以外,当瘢痕组织明显影响鼻尖缝合效果时,鼻尖移植物技术,或从上方和外侧瘢痕组织转过来的瘢痕移植物可能更有效。鼻尖的瘢痕重塑技术适用于软骨耗尽,或皮肤较厚并有显著瘢痕的患者。

鼻尖缩小过度

鼻尖缩小过度或鼻尖夹捏畸形,因下外侧软骨的结构性支撑遭破坏和鼻尖缝合不到位所致。重建鼻尖突出度需要采用渐进的方法,包括内侧脚的瘢痕分离,用鼻小柱支撑移植物恢复鼻小柱基底的完整性,三种缝合法——内侧脚-鼻小柱支撑缝合,贯穿穹隆缝合及穹隆间缝合—如果鼻尖软骨还在的话。鼻尖过度缩小后,可能也需要用软骨或瘢痕组织做的鼻尖盖板移植物来增加鼻尖的大小并遮盖畸形。

同时,必须重建鼻尖外侧软骨条的完整性。

如果下外侧软骨因为之前的手术已经变得不稳定或被切除,需要用软骨移植物如:鼻翼轮廓线移植物、外侧脚支撑移植物、外侧脚替代移植物等,为鼻翼、下外侧软骨外侧脚、鼻翼缘及外鼻阀提供支撑。

重建"三脚架"也可以帮助重建从鼻尖到鼻翼缘的平滑过渡,以矫正鼻尖夹捏畸形。

鼻尖下小叶畸形

一个常见的鼻尖不成比例的情况是鼻尖下小叶组织过大。[11]矫正鼻尖下小叶畸形常需要松解下外侧软骨穹隆区,重新做正确的缝合。有时,需要应用一个鼻尖下小叶移植物去重建鼻尖下小叶的表面轮廓。外因如鼻中隔尾侧端或鼻中隔前角突出造成的鼻尖下小叶畸形,应通过少切除过多的鼻中隔软骨进行矫正。对鼻尖下小叶进行重塑有三个关键因素:

1. 利用高位的内侧脚间缝合或鼻尖下小叶移植物来塑形。
2. 利用做在尾侧、对称的贯穿穹隆缝合技术来预防鼻尖下小叶过大。
3. 利用鼻翼轮廓线移植物来修复并预防穹隆周边出现鼻翼切迹。

当有过度的瘢痕形成,鼻尖软骨延展性差时,使用鼻尖缝合技术效果差,此时需要一个盖板移植物或鼻尖下小叶移植物。

鼻尖不对称

鼻尖出现不对称或凹凸不平可有多种原因,一般多与鼻尖缝合和鼻尖移植物放置有关[12]。鼻尖部继发的不对称所使用的技术本章已做了详细讨论。一些微小的不规则和不对称往往在皮肤较薄的患者中更为常见。有时,做穹隆部位的松解和合适的鼻尖缝合就能矫正这些不对称。在瘢痕增生很重,或下外侧软骨被破坏的情况下,微小的不规则可以通过在缺陷部位用软骨做盖板移植物就能简单修复,但更大的畸形可能需要更大的鼻尖下小叶移植物来遮盖。如果鼻尖不对称是"三脚架"支撑遭破坏所致,则需要运用软骨移植物去修复外侧脚和小柱的支撑力,以重建一个更强更稳定的软骨支架,再来做鼻尖的操作[6]。

球形鼻尖畸形

球形鼻尖畸形通常是鼻尖表现点没形成的结果。我们通过一套流程,可以在球形鼻尖上做出足够的鼻尖表现[1,2,13,14]。必须做一个 $5\sim6mm$ 的软骨条才能实现充分的鼻尖表现。有时,鼻尖缝合和鼻尖移植物技术需要一起应用,才能矫正球形鼻尖。在皮肤较薄的患者中,一个解剖型的盖板移植物对形成一个平滑且清晰的鼻尖轮廓来说是非常必要的。在皮肤较厚的患者中,可能需要一个更坚实的鼻尖下小叶移植物来做出可显现的轮廓。

在球形鼻尖塑形中有一个关键因素就是控制软组织和骨软骨支架的交界面。对于较厚的皮肤,通常必须去除鼻尖及其周围区域的软组织。

这是对 SMAS 和 SMAS 下层次的软组织进行减容,不能进行真皮下去脂,以防影响皮肤的血运。

另外,位于皮肤软组织罩和骨软骨支架间的死腔会形成过多的瘢痕,使深层支架的轮廓变得圆钝。在有些情况下,必须做鼻尖上区缝合和褥式缝合,以帮助把皮肤软组织固定到骨软骨支架上。

碾碎、挤压或切成丁的软骨颗粒可以用来填充死腔或遮盖凸凹不平(图 15-15)。

用 Steri-Strips 胶带粘住鼻背皮肤并使用热塑板压迫术区,这样做可以帮助皮肤软组织贴附于骨软骨支架上并消灭死腔。软三角区的前庭面也需要用包裹了多链丝霉素的明胶海绵或纱布填塞以消灭死腔(图 15-16)。使用经过剪裁的硅胶片作为支撑以关闭死腔(图 15-17)。

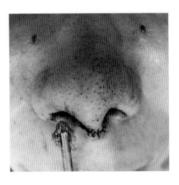

图 15-15 把压碎的软骨塞进软三角中以消除不规则形态并封闭死腔

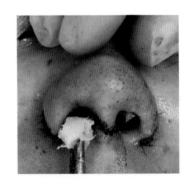

图 15-16 软三角区的前庭面也需要用包裹了多链丝霉素的明胶海绵填塞以消灭此处的死腔

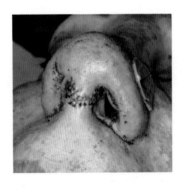

图 15-17 手术最后,用剪裁过的硅胶片作为支撑以关闭死腔

处理皮肤软组织罩

软组织填充剂可用于临时矫正轻微的鼻尖畸形。应用透明质酸类的软组织填充物来矫正鼻整形术后的畸形时需要特别注意。鼻整形术后,皮肤软组织罩的质地缺乏弹性,并且有瘢痕形成。另外,原有的血管分布和血供也已经被改变。这些因素增加了血管性并发症风险,包括组织坏死和致盲等。对于顺应性较差的软组织,应选用质地更柔软的填充剂。较硬的填充剂会显著增加无弹性外覆组织的压力,并导致压力性坏死。应采用小剂量注射,注射层次要深到骨软骨支架表面,间隔几分钟后再进行评价,以保证血运充分。鼻部软组织的血供在鼻整形手术后会发生变化。这可能会增加注射物栓塞血管的风险。

如果皮肤软组织罩过薄时,可以选择颞筋膜或肋软骨膜作为覆盖物进行移植,以防出现锐利的鼻尖轮廓。

医生应在手术结束,关闭切口的前后,对以下四个关键点进行反复确认:①鼻尖上区;②鼻尖下小叶;③右外侧脚转折点;④左外侧脚转折点。确保没有鼻尖不对称,没有鼻尖上区过度饱满,正常的鼻尖下小叶形态(没有过大)和双侧平直的鼻翼缘(无切迹或凸起)[10]。

案例分析

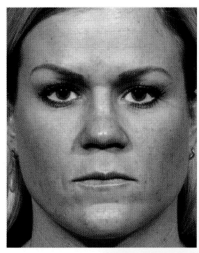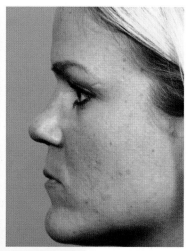

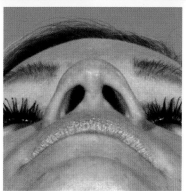

图 15-18

　　这名需要做鼻修复的 31 岁女性为 Fitzpatrick Ⅱ 型,皮肤偏厚。她的鼻背美学线较宽,球形鼻尖,鼻尖表现点过宽。侧面观示鼻尖上区饱满,鼻小柱退缩。仰头位显示比较严重的球形鼻尖外观。

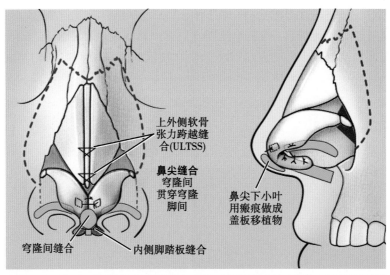

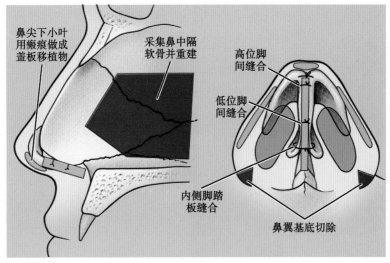

图 15-18（续）

该患者手术技术要点如下：

1. 开放式入路
2. 去除致密的瘢痕组织，留作盖板移植物备用
3. 分段行鼻中隔重建，采集鼻中隔软骨
4. 上外侧软骨张力跨越缝合以重建鼻背
5. 内侧脚-鼻小柱支撑移植物缝合，将鼻尖复合体联为一个整体
6. 鼻尖贯穿穹隆缝合和穹隆间缝合，使下外侧软骨成形
7. 用鼻中隔软骨做成鼻尖下小叶移植物，用瘢痕组织来源的盖板移植物进行覆盖
8. 双侧加长型的鼻翼缘轮廓线移植物
9. 双侧经皮间断外侧截骨
10. 内侧脚踏板拉拢缝合
11. 双侧鼻翼基底切除矫正鼻翼外张，不改变鼻孔大小

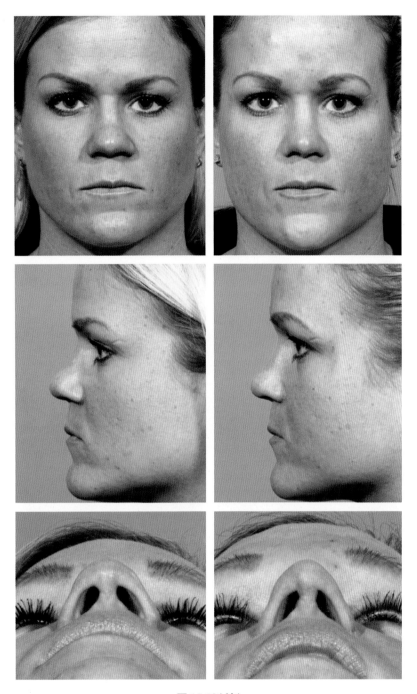

图 15-18(续)

术后 8 个月,她的鼻部顺直、平滑,鼻背美学线对称,球形鼻尖畸形得到矫正,鼻尖表现点改善明显。整个鼻部轮廓更美观,鼻尖上区转折角度更为合适。仰头位示球形鼻尖得到矫正,鼻翼基底宽度被缩窄。

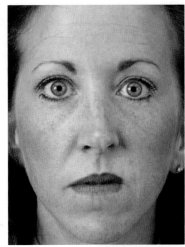
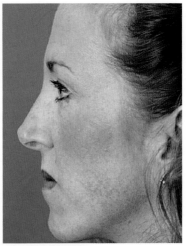
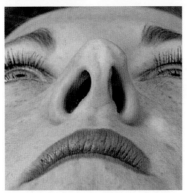

图 15-19

　　这名需要做鼻修复的 38 岁女性为 Fitzpatrick Ⅱ型薄皮肤。她有歪鼻,鼻背美学线不对称,鼻尖分叉且偏向左侧。侧位图示鼻背有轻度的驼峰。仰头位示鼻尖明显向左偏斜,存在鼻尖不对称,鼻尖分叉,鼻翼缘和鼻小柱基底都有不对称。

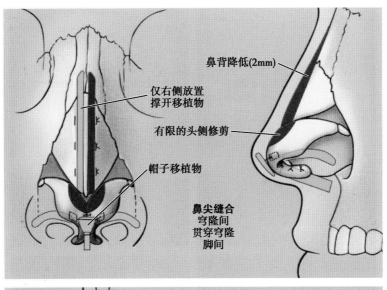

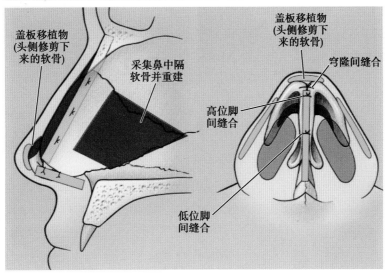

图 15-19(续)

该患者手术技术要点如下:

1. 开放式入路
2. 松解骨软骨支架和外源性的变形力
3. 鼻中隔重建,采集鼻中隔移植物
4. 鼻背驼峰分段降低 2mm
5. 右侧鼻背撑开移植物,修复鼻背美学线
6. 保守修剪下外侧软骨头侧,保留中间脚
7. 内侧脚-鼻小柱支撑移植物缝合,将鼻尖复合体联为一个整体
8. 贯穿穹隆缝合及穹隆间缝合重塑鼻尖下外侧软骨, 然后放置盖板移植物
9. 双侧鼻翼缘轮廓线移植物

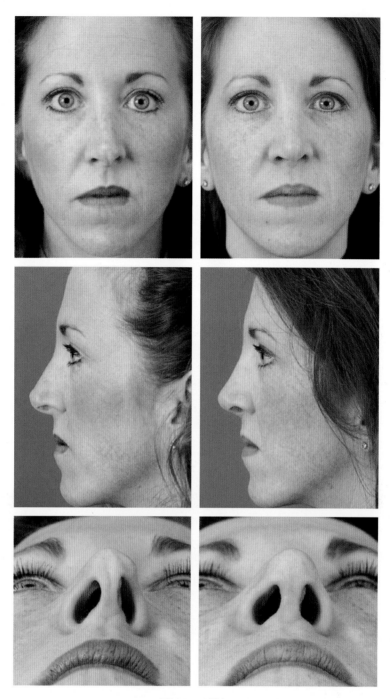

图 15-19（续）

　　术后 8 个月，她的鼻背美学线恢复，鼻子更直。鼻尖更为对称、平衡，表面没有凹凸不平和不对称。侧面观示，鼻背高度合适，轻度的鼻尖上区转折。仰头位示鼻尖、鼻孔的对称度均得到改善，鼻翼缘轮廓更为清晰。鼻尖分叉和轮廓明显的情况也得到矫正。她的内侧脚外张程度减轻。

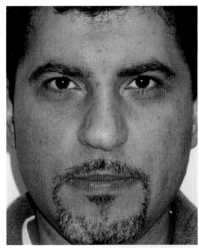
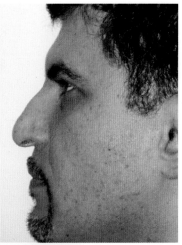
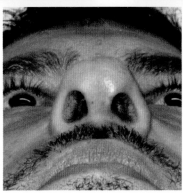

图 15-20

　　这名需要做鼻修复的 38 岁男性为 Fitzpatrick Ⅳ 型，皮肤偏厚。他之前已做过两次鼻整形。他的特点是鼻背美学线不对称，伴有一个不对称、旋转度不足的球形鼻尖。同时还有鼻背轻度驼峰，中度的鹦鹉嘴畸形，鼻尖旋转度不足，鼻小柱退缩。仰头位示球形鼻尖，明显向右偏斜。

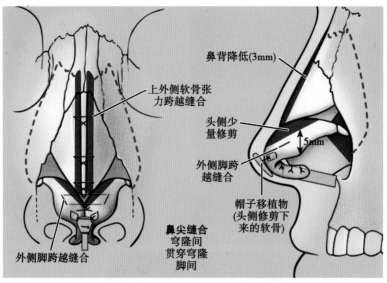

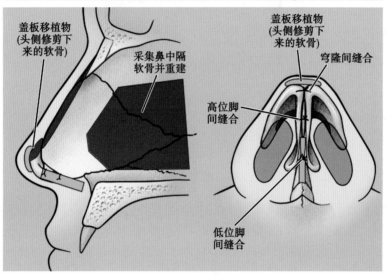

图 15-20（续）

该患者手术技术要点如下：
1. 开放式入路，显示鼻中隔尾侧端有一个切迹，这是造成鼻小柱退缩的直接原因
2. 鼻中隔重建，采集鼻中隔
3. 鼻背驼峰分段降低 3mm
4. 上外侧软骨张力跨越缝合以重建鼻背
5. 内侧脚-鼻小柱支撑移植物缝合，将鼻尖复合体联为一个整体
6. 头侧修剪，保留 5mm 的软骨条
7. 鼻尖贯穿穹隆缝合和穹隆间缝合，使下外侧软骨成形
8. 外侧脚跨越缝合
9. 双侧经皮间断外侧截骨

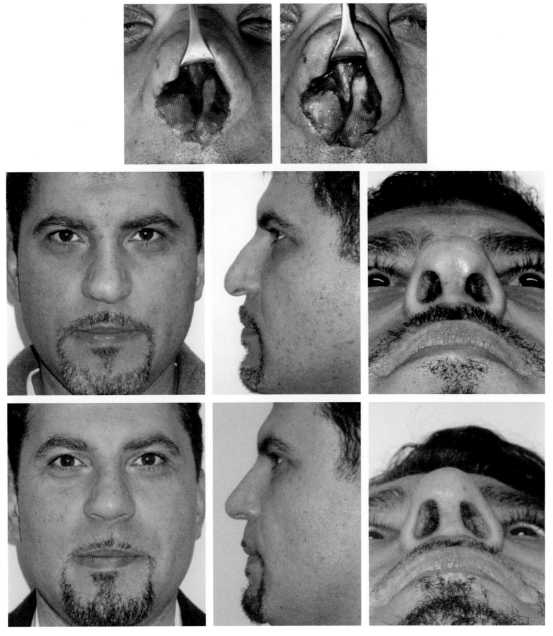

图 15-20（续）

　　术中,鼻尖软骨呈现严重的不对称,并且需要多步骤操作,包括利用鼻小柱支撑移植物,将其与内侧脚缝合,重建鼻尖复合体,软骨头侧修剪,通过贯穿穹隆和穹隆间缝合来重塑鼻尖。

　　术后 3 年,他的鼻部线条更为顺直、平滑,鼻背美学线对称,鼻尖缩窄。鼻子呈现了更为合适的男性外观,鼻尖旋转度得到改善,鹦鹉嘴畸形和鼻小柱退缩都被矫正。球形鼻尖外观改善,看起来更直。

要　点

- 应注意皮肤的厚度,因为这决定了鼻整形术后鼻尖表现点的精细程度,也同时对鼻尖缩小程度设定了限制。皮肤较厚的情况下,过分缩小鼻尖软骨将导致表现点丧失。
- 贯穿穹隆缝合的目的是做出一个直的外侧脚,使其尾侧与头侧处于同一个水平面。
- 有时,鼻尖表现点不清晰可由下外侧软骨塑形不到位导致,再加上皮肤过厚、瘢痕组织形成等情况,鼻尖表现点更不清楚了。
- 过度或强鼻尖缝合,过度切除和离断软骨条,不仅会带领导致鼻尖畸形,还可能造成外侧脚打折和翼缘畸形和外鼻阀塌陷。
- 当进行内侧脚－小柱支撑缝合时,缝合的最前缘将决定小柱-小叶角转折点的位置。
- 矫正鼻尖下小叶畸形常需要松解下外侧软骨穹隆区,重新做正确的缝合。
- 瘢痕组织是一种很不错的软组织移植物。在薄皮肤的患者中,鼻尖凹凸不平可能需要通过瘢痕组织移植来修饰。此外,颞筋膜或肋软骨膜也可被用于塑造平滑轮廓。
- 是鼻修复术中调整鼻尖位置的时候,原有的软骨往往在之前的手术中被削弱甚至去除,一定要重建这些消失的部分,以获得理想的美学效果和长期的支撑与稳定。
- 如果下外侧软骨因为之前的手术已经变得不稳定或被切除,需要用软骨移植物如:鼻翼轮廓线移植物、外侧脚支撑移植物、外侧脚替代移植物等,为鼻翼、下外侧软骨外侧脚、鼻翼缘及外鼻阀提供支撑。
- 这是对 SMAS 和 SMAS 下层次的软组织进行减容,不能进行真皮下去脂,以防影响皮肤的血运。
- 碾碎、挤压或切成丁的软骨颗粒可以用来填充死腔或遮盖凸凹不平。
- 医生应在手术结束,关闭切口的前后,对以下关键点进行反复确认:①鼻尖上区;②鼻尖下小叶;③右外侧脚转折点;④左外侧脚转折点。确保没有鼻尖不对称,没有鼻尖上区过度饱满,正常的鼻尖下小叶形态(没有过大)和双侧平直的鼻翼缘(无切迹或凸起)[10]。

(顾云鹏 译,李战强 校)

参考文献

1. Rohrich RJ, Ahmad J. Rhinoplasty. Plast Reconstr Surg 128:49e-73e, 2011.
2. Rohrich RJ, Ahmad J. A practical approach to rhinoplasty. Plast Reconstr Surg 137:383-393, 2016.
3. Gunter JP, Rohrich RJ. External approach for secondary rhinoplasty. Plast Reconstr Surg 80:161-174, 1987.
4. Rohrich RJ, Lee MR. External approach for secondary rhinoplasty: advances over the past 25 years. Plast Reconstr Surg 131:404-416, 2013.
5. Rohrich RJ, Ahmad J, Gunter JP. Nasofacial proportions and systematic nasal analysis. In Rohrich RJ, Adams WP Jr, Ahmad J, et al, eds. Dallas Rhinoplasty: Nasal Surgery by the Masters, ed 3. St Louis: CRC Press, 2014.
6. Gunter JP, Lee MR, Ahmad J, Rohrich RJ. Basic nasal tip surgery: anatomy and technique. In Rohrich RJ, Adams WP Jr, Ahmad J, et al, eds. Dallas Rhinoplasty: Nasal Surgery by the Masters, ed 3. St Louis: CRC Press, 2014.
7. Rohrich RJ, Tabbal GN, Kurkjian TJ, Ahmad J. Adjusting rotation of the nasal tip. In Rohrich RJ, Adams WP Jr, Ahmad J, et al, eds. Dallas Rhinoplasty: Nasal Surgery by the Masters, ed 3. St

Louis: CRC Press, 2014.

8. Lee MR, Geissler P, Cochran S, et al. Decreasing nasal tip projection in rhinoplasty. Plast Reconstr Surg 134:41e-49e, 2014.

9. Rohrich RJ, Ahmad J, Kurkjian TJ, et al. Predictable control of tip projection and rotation: septal extension grafts. In Rohrich RJ, Adams WP Jr, Ahmad J, et al, eds. Dallas Rhinoplasty: Nasal Surgery by the Masters, ed 3. St Louis: CRC Press, 2014.

10. Rohrich RJ, Pezeshk RA, Sieber DA. Finesse in nasal tip refinement. Plast Reconstr Surg (in press).

11. Rohrich RJ, Liu JH. Defining the infratip lobule in rhinoplasty: anatomy, pathogenesis of abnormalities, and correction using an algorithmic approach. Plast Reconstr Surg 130:1148-1158, 2012.

12. Rohrich RJ, Griffin JR. Correction of intrinsic nasal tip asymmetries in primary rhinoplasty. Plast Reconstr Surg 112:1699-1712, 2003.

13. Ghavami A, Janis JE, Acikel C, Rohrich RJ. Tip shaping in primary rhinoplasty: an algorithmic approach. Plast Reconstr Surg 122:1229-1241, 2008.

14. Rohrich RJ, Adams WP Jr. The boxy nasal tip: classification and management based on alar cartilage suturing techniques. Plast Reconstr Surg 107:1849-1863, 2001.

15. Rohrich RJ, Roostaeian J, Ahmad J. Correction and prevention of alar rim deformities: alar contour grafts. In Rohrich RJ, Adams WP Jr, Ahmad J, et al, eds. Dallas Rhinoplasty: Nasal Surgery by the Masters, ed 3. St Louis: CRC Press, 2014.

16. Cochran CS, Gunter JP. Lateral crural strut grafts. In Rohrich RJ, Adams WP Jr, Ahmad J, et al, eds. Dallas Rhinoplasty: Nasal Surgery by the Masters, ed 3. St Louis: CRC Press, 2014.

达拉斯鼻修复术：全球大师的杰作

Secondary Rhinoplasty *by the global masters*

第六部分

鼻翼缘和鼻小柱

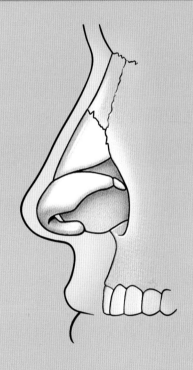

达拉斯鼻修复术：全球大师的杰作

Secondary Rhinoplasty *by the global masters*

16

矫正鼻翼-鼻小柱关系

Rod J. Rohrich ▪ *Jamil Ahmad* ▪ *T. Jonathan Kurkjian*

鼻部下 1/3 的形态中,鼻翼与鼻小柱的关系是关键部分,其比例不协调是鼻部继发畸形的重要特征。鼻翼缘与鼻小柱之间的关系会在正面观及侧面观上影响鼻部下 1/3 的整体形态(图 16-1)。曾接受过鼻整形术的患者可能会出现鼻翼缘、鼻小柱或两者并存的异常,

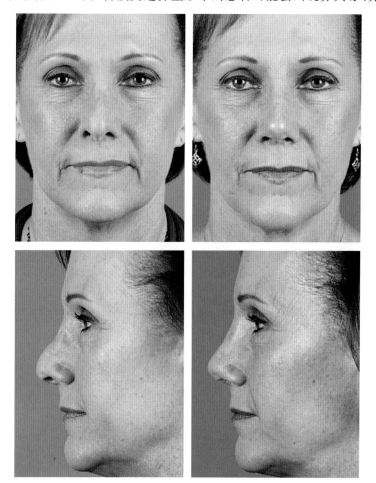

图 16-1 该患者在初次鼻整形术后遗留鼻翼退缩畸形。在修复术中通过鼻翼轮廓线移植物矫正

导致之间的关系不佳。这些患者的关注点可能集中鼻翼缘或鼻小柱上,但却常会忽略两者之间的位置关系。因此鼻整形医师必须要能充分理解这种关系,并制定出合理的手术方案。每种鼻翼-鼻小柱关系的异常均是畸形未经处理或之前鼻部手术造成的。

定义和分析

传统上,鼻翼-鼻小柱的关系通常是靠个人审美判断,而不是客观的分析。正面观上,鼻翼缘与鼻小柱应形似平缓飞行的海鸥翅膀[1-3](图16-2)。更客观地讲,正面观上的理想鼻形,鼻小柱-小叶角至鼻尖表现点的垂直距离,正好被通过双侧鼻翼缘最高点的水平连线等分(图16-3)。如果不是这种情况,那么就存在鼻翼-鼻小柱的关系失调。同样的关系在侧面观上也能见到。在侧面观上,最重要的是观察鼻孔轮廓,美观的鼻孔形态应该轮廓线形似卵圆形。

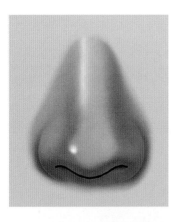

图16-2　理想鼻形的正面观,沿鼻翼缘的连线在鼻小柱-小叶角处连接,形似平缓飞行的海鸥翅膀

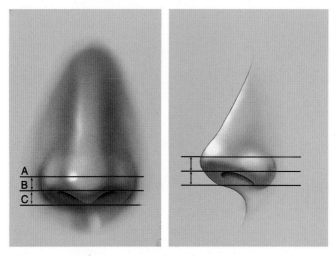

图16-3　理想鼻形的正面观,鼻小柱-小叶角至鼻尖表现点的垂直距离,正好被通过双侧鼻翼缘最高点的水平连线等分

侧面观上,鼻孔卵圆形的上半部由鼻翼缘构成,下半部则由鼻小柱缘与鼻前庭皮肤连接处形成。经过卵圆形的最前点和最后点所画的直线为其长轴,并将其分为上下两部分。在正常的鼻翼-鼻小柱关系中,从鼻小柱缘或鼻翼缘到鼻孔长轴的距离应为 1~2mm;从鼻翼缘到鼻小柱缘的最大距离不超过 3mm[2,3]。

常见问题和原因

利用从长轴向上到鼻翼缘的距离和向下到鼻小柱缘的距离，我们可以将异常的鼻翼-鼻小柱关系分为六类(图 16-4)[2,3]。

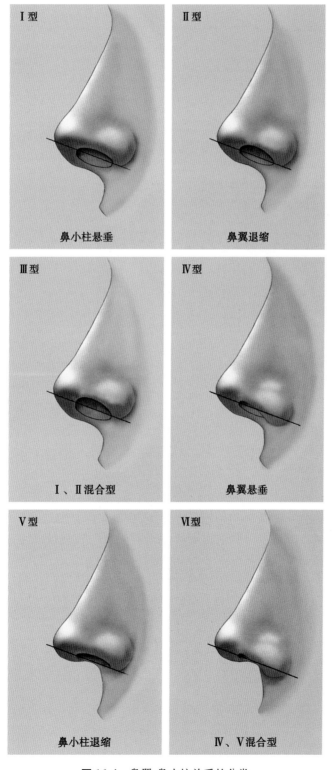

Ⅰ型	Ⅱ型
鼻小柱悬垂	鼻翼退缩
Ⅲ型	Ⅳ型
Ⅰ、Ⅱ混合型	鼻翼悬垂
Ⅴ型	Ⅵ型
鼻小柱退缩	Ⅳ、Ⅴ混合型

图 16-4　鼻翼-鼻小柱关系的分类

Ⅰ~Ⅲ型与鼻小柱显露增加有关,而Ⅳ~Ⅵ型与鼻小柱显露减少有关。

Ⅰ型:鼻小柱悬垂

Ⅰ型是真正的鼻小柱悬垂,鼻孔长轴到鼻小柱缘的距离大于 2mm,而长轴到鼻孔上缘距离为 1~2mm。

对于之前接受过鼻整形术的患者,鼻小柱悬垂可能是由于膜性鼻中隔或鼻中隔尾侧端切除不完全造成,也可能是因为内侧脚切除不充分,或者是由于鼻小柱支撑移植物或鼻中隔延伸移植物过度突出造成(图 16-5)。

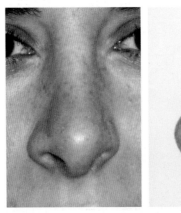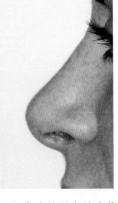

图 16-5 鼻整形术后鼻小柱悬垂,鼻小柱基底处为著

此外,拉拢内侧脚踏板会造成鼻小柱基底向尾侧端移位,导致鼻小柱出现悬垂的外观。

Ⅱ型:鼻翼退缩

Ⅱ型鼻翼退缩的特点是鼻翼缘到鼻孔长轴的距离超过 2mm,且长轴到鼻小柱缘的距离为 1~2mm。医生必须小心区分,不要把鼻翼退缩误诊为鼻小柱悬垂。

对于接受过手术的鼻部,鼻翼退缩的可能原因包括前庭皮肤瘢痕挛缩,因为鼻尖缝合、下外侧软骨头侧切除、或外侧脚朝向头侧造成外侧脚向内侧移位等(图 16-6)。

这个结果会在正面观察到鼻翼缘连线呈振翅飞翔的海鸥翅样或腊肠样鼻。

鼻翼切迹同样会造成这种畸形,并通常出现在鼻翼缘的前端,紧邻外侧脚尾侧缘的外侧形成鼻翼切迹,因为此处的支撑不足[4,5]。

鼻翼缘及软组织三角处皮下组织薄的患者更容易出现鼻翼退缩畸形;这些区域在前次的手术中若未能提供额外的支撑,则会增加出问题的风险(图 16-7)。

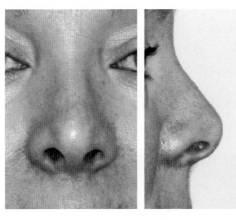

图 16-6　鼻整形术后的鼻翼退缩，右侧较左侧为著

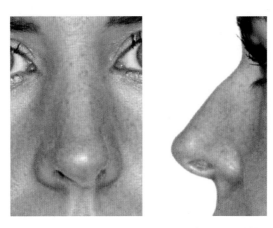

图 16-7　术前因软组织三角薄弱出现切面的外观。这种情况下，鼻翼缘需要额外的支撑以避免术后出现鼻翼切迹或退缩

Ⅲ型：鼻小柱悬垂与鼻翼退缩的复合型

Ⅲ型是Ⅰ型与Ⅱ型的复合型，表现为鼻小柱悬垂及鼻翼退缩。造成这种鼻翼-鼻小柱关系的原因包括了上述提到的关于鼻小柱及鼻翼的因素的结合。

Ⅳ型：鼻翼悬垂

Ⅳ型是鼻翼悬垂。鼻翼悬垂导致鼻翼缘到鼻孔长轴的距离变短，从而使鼻小柱显露减少。对于之前接受过鼻整形术的患者，鼻翼悬垂可能并不是因为矫正不足，而是由于鼻翼轮廓线移植物或外侧脚支撑移植物放置得不合适。对于鼻翼缘及鼻翼基底皮下组织较厚的患者，如果鼻翼基底手术或前庭衬里切除不到位时，术后仍会遗留鼻翼悬垂。

Ⅴ型：鼻小柱退缩

Ⅴ型是以鼻小柱和鼻孔长轴之间距离缩短为特征的鼻小柱退缩。

对于之前接受过手术的鼻子,通常是由于鼻中隔尾侧端或膜性鼻中隔被过度切除导致。也可能是由于之前的短鼻矫正不足。

鼻小柱退缩有可能累及整个鼻小柱,也可能仅累及鼻小柱基底,造成鼻小柱-上唇角的减小(图 16-8)。

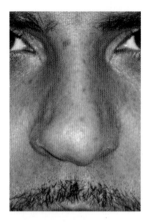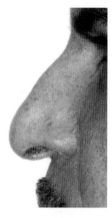

图 16-8　鼻整形术后鼻小柱退缩,鼻小柱基底处为著

Ⅵ型:鼻翼悬垂与鼻小柱退缩的复合型

Ⅵ型是Ⅳ型与Ⅴ型的复合型,表现为鼻翼悬垂与鼻小柱退缩。造成这种鼻翼-鼻小柱关系的原因包括了上述提到的关于鼻小柱及鼻翼的因素的结合。

原则和方法

在鼻修复中,建立理想鼻翼-鼻小柱关系的手术方法,取决于造成鼻翼或鼻小柱畸形的深层原因。

Ⅰ型:鼻小柱悬垂

矫正由于膜性鼻中隔过多造成的鼻小柱悬垂时,需要膜性鼻中隔切除及重新对位(图 16-9)。如果鼻中隔尾侧端也过多,则也需要切除[6-9]。

在某些病例中,内侧脚间或内侧脚踏板间的拉拢缝合会把内侧脚推向尾侧。切除鼻中隔尾侧端能够留出一些空间,使内侧脚的位置更靠头侧。但是,如果向头侧定位的程度较小时,切除内侧脚的尾侧缘会更容易,因为这样不需要显露鼻中隔。这也同样适用于应用鼻小柱支撑移植物的病例。

鼻小柱支撑移植物或鼻中隔延伸移植物突出,通常是由于在鼻中隔尾侧端放得不合适,或者移植物材料过大了。对于鼻小柱支撑移植物过大的病例,可以取出并重新雕刻移植物或彻底取出以减小鼻小柱的容积。还可以通过切除鼻中隔尾侧端来矫正这种畸形,这样可避免把鼻小柱支撑移植物与内侧脚分开。

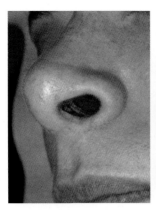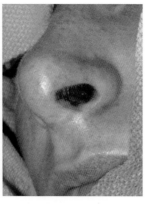

图 16-9　通过切除膜性鼻中隔的前庭黏膜皮肤矫正鼻小柱悬垂。有时，需要通过同一切口切除鼻中隔尾侧端，以充分矫正鼻小柱悬垂

II 型：鼻翼退缩

鼻翼退缩的矫正因病因不同而方法迥异。

矫正鼻翼退缩的方法主要靠用软骨移植物或复合组织移植物降低鼻翼缘[4,5,10-14]。

对于轻到中度的鼻翼退缩，且没有前庭黏膜皮肤组织缺乏的病例，我们首选鼻翼轮廓线移植物的方法予以矫正。可沿软骨下缘切口，在鼻孔缘上方的前庭侧潜行剥离一腔隙。将一直的软骨片放进皮下游离的隧道中，可以向下推动鼻翼缘，减少鼻小柱显露程度（图 16-10）[4,5]。移植物的长度及力度取决于所需的支撑强度。如果鼻翼退缩较为广泛，累及软组织三角，则需要一个加长型的鼻翼轮廓线移植物跨越软组织三角以矫正畸形（图 16-11）[5]。如果外鼻阀完全塌陷时，外侧脚支撑移植物对于矫正畸形更有效。如果鼻翼退缩是由于外侧脚头侧异位造成，并没有皮肤及软组织缺乏时，那么可以从附件软骨上离断外侧脚并将其向下复位[10]。在外侧脚的深面放置外侧脚支撑移植物可确保结构稳定性[13,14]。

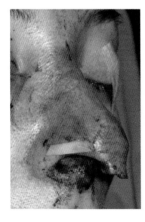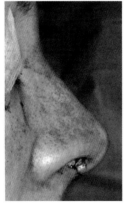

图 16-10　对于没有明显鼻部衬里丧失的病例，利用鼻翼轮廓线移植物矫正轻到中度的鼻翼退缩

如果退缩的鼻翼是由于皮肤及软组织瘢痕挛缩，缺乏弹性造成的，那么通常需要复合组织移植来作为衬里。

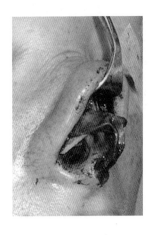

图 16-11　利用加长型鼻翼轮廓线移植物矫正累及软组织三角的鼻翼退缩

使用复合组织移植物时,在鼻前庭皮肤平行于鼻翼缘上方切开。游离鼻前庭皮肤使之向尾侧回缩,这样可降低鼻翼缘。将鼻中隔或耳廓软骨复合移植物修剪成梭形,并缝合在缺损部位。通常使用的复合移植物会比缺损略大些,用以抵消不可预知的移植后继发挛缩。如果所需的鼻前庭衬里量较少时,从鼻基底切除的较厚的皮肤也可用于皮片移植(图 16-12)。

图 16-12　利用鼻翼基底切除的皮肤制成皮片移植于软骨下缘切口处,以矫正因鼻衬里轻度缺失造成的鼻翼退缩

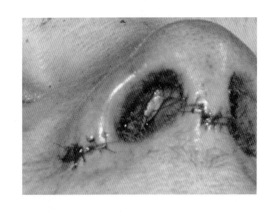

Ⅲ型:鼻小柱悬垂与鼻翼退缩的复合型

Ⅲ型畸形表现为鼻小柱悬垂和鼻翼退缩,需要用以上描述的各种操作分别解决。

Ⅳ型:鼻翼悬垂

治疗鼻翼悬垂的方法很多,包括鼻翼直接切除[15]。对于皮肤较薄的患者,仔细修剪外侧脚尾侧缘即可抬高鼻翼缘,而无需切除黏膜[16]。切除不超过 3mm 宽的水平椭圆形鼻前庭皮肤,可将悬垂的鼻翼缘提高 2mm 而不产生鼻翼缘的扭曲。切除的椭圆形宽度应略大于所需的矫正量,但不能超过 3mm。如果皮肤切除过多,可能导致鼻翼缘向鼻孔内卷曲的异常畸形。

对于接受过鼻整形术的患者,鼻翼悬垂可能并不是矫正不足导致的,而是由于鼻翼轮廓线移植物放置得不合适造成的。只有手术探查才能显示该鼻翼轮廓线移植物是该被修剪,还是应该被彻底取掉。

Ⅴ型:鼻小柱退缩

松解膜性鼻中隔周围的软组织,以及鼻中隔尾侧端与下外侧软骨之间的瘢痕组织,能够使内侧脚向尾侧移位。进一步降低鼻小柱可通过在内侧脚之间的腔隙内放置一个鼻小

柱支撑移植物来实现。[17,18]雕刻鼻小柱支撑移植物，把其最宽的部分放置在退缩最严重的部位。此外，如有必要，也可用支撑移植物调整小柱-上唇角。把膜性鼻中隔与内侧脚踏板行完全贯穿的拉拢缝合，也会使鼻小柱向尾侧移位。

另一种情况，如果鼻小柱退缩畸形是由于鼻中隔尾侧端或膜性鼻中隔切除过多造成，那么术者可雕刻一个鼻中隔延伸移植物，靠下放置，来降低内侧脚从而降低鼻小柱。

Ⅵ型：鼻翼悬垂与鼻小柱退缩的复合型

Ⅵ型畸形表现为鼻翼悬垂与鼻小柱退缩，需要联合应用以上描述的针对Ⅳ型及Ⅴ型的手术方法。

案例分析

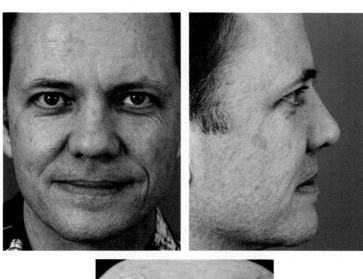

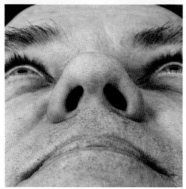

图 16-13

这名鼻修复患者皮肤为 Fitzpatrick Ⅱ型，皮肤厚。正面观显示鼻背美学曲线较宽，骨拱宽，鼻小柱轻度退缩，鼻尖呈球形且不对称。在侧位观上，鼻背及鼻尖上区饱满，鼻小柱明显退缩。在基底面观上，可见鼻中隔尾侧端偏斜，右侧内侧脚踏板外张，鼻孔不对称。并能清晰的显示球形鼻尖。

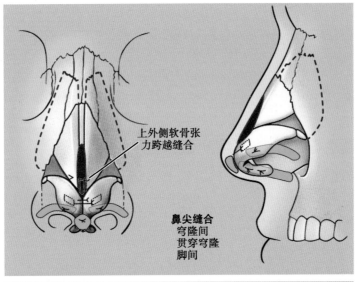

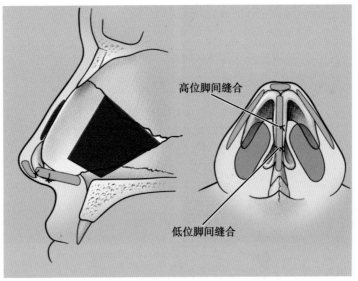

图 16-13(续)

该患者手术技术要点如下：

1. 开放式入路
2. 鼻背分段整形
3. 鼻中隔重建,采集鼻中隔移植物,保留 10mm 宽 L 型支撑
4. 上外侧软骨张力跨越缝合
5. 内侧脚-鼻小柱支撑移植物缝合,将鼻尖复合体联为一个整体
6. 鼻尖穹隆间缝合和贯穿穹隆缝合,使下外侧软骨成形
7. 鼻尖下小叶移植物
8. 双侧加长型鼻翼缘轮廓线移植物
9. 双侧旁正中截骨
10. 双侧经皮外侧截骨

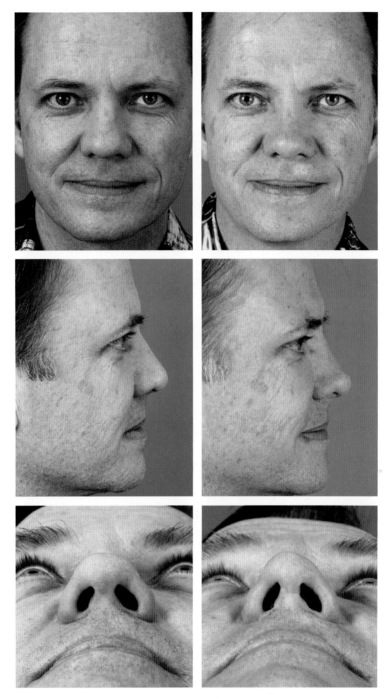

图 16-13(续)

　　术后 3 年,他的鼻背美学线平直、顺滑、对称,且鼻拱变窄。鼻尖表现点更清晰。他侧面的轮廓更合适,鼻背平直,鼻小柱退缩被矫正。基底面观上,可见鼻尖表现点及鼻孔形态均得到改善。

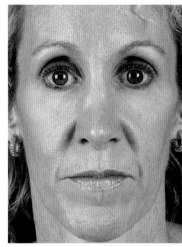
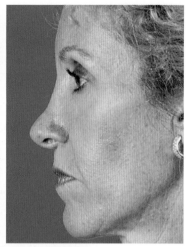
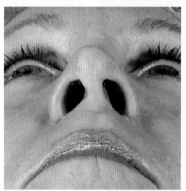

图 16-14

这名鼻修复患者皮肤为 Fitzpatrick Ⅱ型,皮肤厚。有倒 V 畸形,鼻背美学线不规则,鼻尖下小叶过大,鼻小柱悬垂。侧面观上,鼻背过度切除、鼻尖过度突出、鼻尖下小叶过大、鼻小柱悬垂、鼻小柱-上唇角过小等情况明显。基底面观上,可见鼻小柱不对称,内侧脚踏板外张,鼻孔不对称。

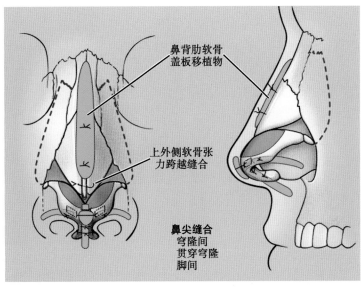

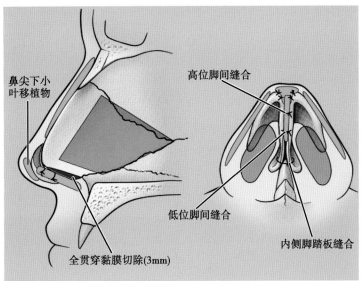

图 16-14(续)

该患者手术技术要点如下:

1. 开放式入路

2. 用肋软骨雕刻鼻背盖板移植物

3. 内侧脚-鼻小柱支撑移植物缝合,将鼻尖复合体联为一个整体

4. 鼻尖穹隆间缝合和贯穿穹隆缝合,使下外侧软骨成形

5. 鼻尖下小叶移植物

6. 双侧加长型鼻翼缘轮廓线移植物

7. 全层贯穿切除鼻中隔黏膜

8. 内侧脚踏板拉拢缝合

9. 双侧经皮外侧截骨

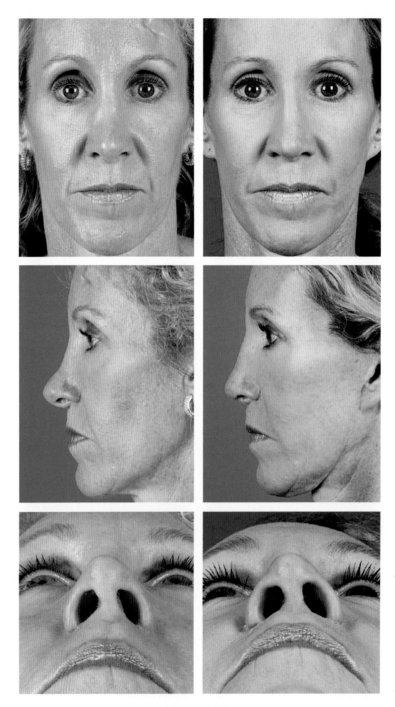

图 16-14（续）

　　术后 1.5 年,她重新获得平滑、对称的鼻背美学线,鼻尖下小叶过大及鼻小柱悬垂被矫正。侧面观,鼻背高度恢复,鼻尖上区转折及鼻尖突出度适当。矫正过大的鼻尖下小叶及鼻小柱悬垂后,改善了鼻小柱-上唇角。基底面观,鼻小柱轮廓改善,矫正了内侧脚踏板外张。

要　点

- 利用从长轴向上到鼻翼缘的距离和向下到鼻小柱缘的距离,我们可以将异常的鼻翼-鼻小柱关系分为六类。
- Ⅰ型至Ⅲ型与鼻小柱显露增加有关,而Ⅳ型至Ⅵ型与鼻小柱显露减少有关。
- 之前有过鼻整形术的患者,鼻小柱悬垂可能是膜性鼻中隔或鼻中隔尾侧端切除不完全造成,也可能是因为内侧脚切除不充分,或者是由于鼻小柱支撑移植物或鼻中隔延伸移植物过度突出造成。
- 对于接受过手术的鼻部,鼻翼退缩的可能原因包括前庭皮肤瘢痕挛缩,因为鼻尖缝合、下外侧软骨头侧切除、或外侧脚朝向头侧造成外侧脚向内侧移位等。
- 对于之前接受过鼻整形术的患者,鼻翼悬垂可能并不是因为矫正不足,而是由于鼻翼轮廓线移植物或外侧脚支撑移植物放置得不合适。
- 对于之前接受过手术的鼻子,通常是由于鼻中隔尾侧端或膜性鼻中隔被过度切除导致。也可能是由于之前的短鼻矫正不足。
- 矫正由于膜性鼻中隔过多造成的鼻小柱悬垂时,需要切除及重新对位膜性鼻中隔,但是如果还有鼻中隔尾侧端过多时,也需要一并切除。
- 矫正鼻翼退缩的方法主要靠用软骨移植物或复合组织移植物降低鼻翼缘。常用鼻翼缘轮廓线移植物、加长型鼻翼缘轮廓线移植物或外侧脚支撑移植物来增加鼻翼缘的结构支撑。
- 如果退缩的鼻翼是由于皮肤及软组织瘢痕挛缩,弹性丧失造成,那么常需要用复合组织移植来作为衬里。
- 松解膜性鼻中隔周围的软组织,以及鼻中隔尾侧端与下外侧软骨之间的瘢痕组织,能够使内侧脚向尾侧移位。进一步降低鼻小柱可通过在内侧脚之间的腔隙内放置一个鼻小柱支撑移植物来实现。

（李芯 译,李战强 校）

参考文献

1. Sheen JH, Sheen AP. Aesthetic Rhinoplasty, ed 2. St Louis: Quality Medical Publishing, 1998.
2. Gunter JP, Rohrich RJ, Friedman RM. Classification and correction of alar-columellar discrepancies in rhinoplasty. Plast Reconstr Surg 97:643, 1996.
3. Gunter JP, Kurkjian TJ, Ahmad J, Rohrich RJ. Altering the alar-columellar relationship. In Rohrich RJ, Adams WP Jr, Ahmad J, et al, eds. Dallas Rhinoplasty: Nasal Surgery by the Masters, ed 3. St Louis: CRC Press, 2014.
4. Rohrich RJ, Raniere J Jr, Ha RY. The alar contour graft: correction and prevention of alar rim deformities in rhinoplasty. Plast Reconstr Surg 109:2495; discussion 2506, 2002.
5. Rohrich RJ, Roostaeian J, Ahmad J. Correction and prevention of alar rim deformities: alar contour grafts. In Rohrich RJ, Adams WP Jr, Ahmad J, Gunter JP, eds. Dallas Rhinoplasty: Nasal Surgery by the Masters, ed 3. St Louis: CRC Press, 2014.
6. Adamson PA, Tropper GJ, McGraw BL. The hanging columella. J Otolaryngol 19:319, 1990.
7. Aston SJ, Guy CL. The nasal spine. Clin Plast Surg 4:153, 1977.
8. Randall P. The direct approach to the "hanging columella." Plast Reconstr Surg 53:544, 1974.
9. Ellis DA, Halik JJ. The analysis and correction of nasal columella deformity: a review. J Otolaryngol 14:103, 1985.
10. Constantian MB. Functional effects of alar cartilage malposition. Ann Plast Surg 30:487, 1993.
11. Ellenbogen R. Alar rim lowering. Plast Reconstr Surg 79:40, 1987.

12. Hamra ST. Repositioning the lateral alar crus. Plast Reconstr Surg 92:1244, 1993.

13. Cochran CS, Gunter JP. Lateral crural strut grafts. In Rohrich RJ, Adams WP Jr, Ahmad J, Gunter JP, eds. Dallas Rhinoplasty: Nasal Surgery by the Masters, ed 3. St Louis: CRC Press, 2014.

14. Gunter JP, Friedman RM. Lateral crural strut graft: technique and clinical applications in rhinoplasty. Plast Reconstr Surg 99:943; discussion 953, 1997.

15. Ellenbogen R, Blome DW. Alar rim raising. Plast Reconstr Surg 90:28, 1992.

16. Millard DR Jr. Alar margin sculpturing. Plast Reconstr Surg 40;337, 1967.

17. Dibbell DG. A cartilaginous columellar strut in cleft lip rhinoplasties. Br J Plast Surg 29:247, 1976.

18. Rohrich RJ, Hoxworth RE, Kurkjian TJ. The role of the columellar strut in rhinoplasty: indications and rationale. Plast Reconstr Surg 129:118e, 2012.

17

鼻翼缘和软组织三角的修复

Rod J. Rohrich ■ *Jamil* ■ *Ahmad*

鼻整形是一种复杂的手术,因为鼻部解剖结构之间有微妙和动态的相互密切影响[1-3]。一个解剖区域的手术操作往往会影响邻近的部位[4-6]。特别是在对下外侧软骨进行调整时,这种现象更容易出现。对这些软骨进行的操作会直接或间接改变鼻翼缘和软组织三角。

鼻翼缘和软组织三角是常见的继发畸形部位[7-11]。这类畸形往往是由缺乏支撑而导致。鼻翼缘及软组织三角缺乏来自骨软骨支架的直接支撑,而是受到鼻翼缘的脂肪纤维结构以及下外侧软骨的内侧脚和中间脚间接支撑。外侧脚的形状和强度极大程度地决定了鼻翼缘的形态。另外,骨软骨支架的缺乏使得鼻翼缘和软组织三角区域在鼻整形术后更容易因瘢痕的牵拉而产生畸形。在很多情况下,应用鼻翼缘非解剖移植物可以预防畸形的发生,但是继发的鼻畸形使这种方法难以应用。鼻翼缘的畸形不仅会影响外观,而且还会导致外鼻阀塌陷出现功能障碍[12]。

定义和分析

要对鼻翼缘和软组织三角进行精确的分析,必须从正面视图、侧面视图和底面视图三个不同的角度进行观察[13]。

正面观上,理想的鼻尖应该有四个明确的标志:两侧的鼻尖表现点、鼻尖上区转折和鼻小柱-小叶角[13,14]。鼻尖到鼻翼缘(鼻尖穹隆转折点)的过渡应该平滑(图17-1)。鼻尖两边如果存在阴影会导致鼻尖部显著凸出(图17-2)。鼻翼缘的最高点应该位于鼻尖表现点和小柱-小叶角之间的中点水平线上(图17-3)。鼻尖下小叶和鼻翼缘之间的过渡形态应该像是平缓飞行的海鸥形状(图17-4)。鼻尖下小叶过大或者鼻翼退缩都会使其过度突出。

在侧面观上,对鼻翼-小柱关系进行评价。理想的鼻翼缘是椭圆形,轮廓光滑,上界是鼻孔上边缘,下界是鼻小柱弧度。从鼻孔长轴到鼻小柱或鼻翼缘的最大距离不应超过2~3mm。有6种不同的鼻翼-鼻小柱关系,包括鼻小柱悬垂/退缩和鼻翼悬垂/退缩,以及它们之间不同的组合(图17-5)。

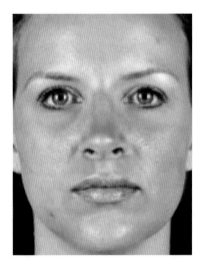

图 17-1 在正面观上,理想的鼻尖应该有四个标志点:两侧各一个鼻尖表现点,鼻尖上区转折和小柱-小叶角。鼻尖到鼻翼缘(鼻尖穹隆转折点)的过渡应该平滑。

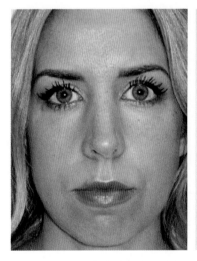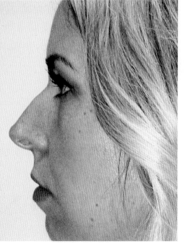

图 17-2 鼻翼缘的畸形可产生鼻尖旁阴影,使鼻尖过度突出

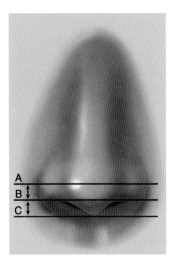

图 17-3　鼻翼缘的最高点应该位于鼻尖表现点和小柱-小叶角之间的中点水平线上

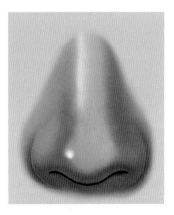

图 17-4　鼻尖下小叶到鼻翼缘的过渡形态应该像是一只平缓飞行的海鸥

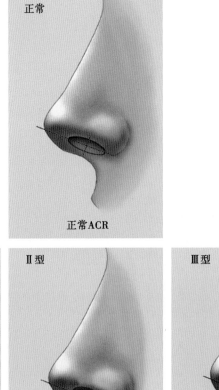

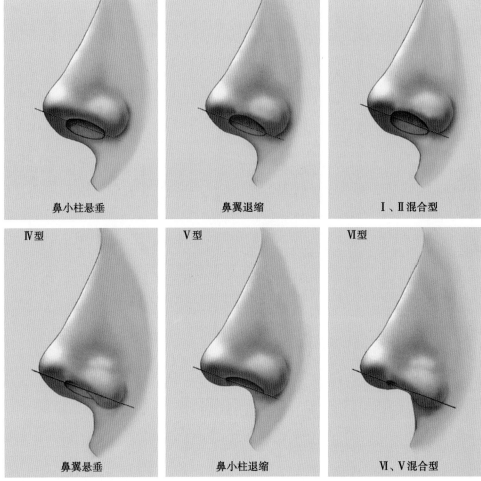

图 17-5 理想的鼻翼缘为椭圆形，轮廓光滑，上界是鼻孔上边缘，下界是鼻小柱弧度。从鼻孔长轴到鼻小柱或鼻翼缘的最大距离不应超过 2~3mm。有 6 种不同的鼻翼-鼻小柱关系，包括鼻小柱悬垂/退缩鼻翼悬垂/退缩，以及它们之间不同的组合。ACR，鼻翼-小柱关系

在基底面视图上,鼻孔呈水滴状,水滴长轴由基底指向尖端(图17-6)[15]。长轴向中线略内倾。鼻翼作为鼻孔的外侧界,其轮廓应平滑挺直。只有外侧脚和纤维脂肪性的鼻翼缘拥有足够的强度和支撑力时,鼻孔才能有这样的理想外形[1]。鼻翼缘向前逐渐过渡至软组织三角。软组织三角从鼻孔尖端边缘延伸到下外侧软骨上覆穹隆的区域。穹隆和鼻孔缘之间的皮肤区域应该有少许阴影[1]。

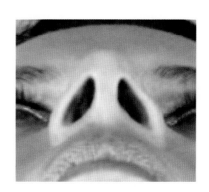

图17-6 在基底面视图上,鼻孔呈水滴状,水滴长轴由基底指向尖端

理想的软组织三角应从鼻孔的鼻翼缘平滑弧形过渡到鼻小柱。

鼻翼缘向后延伸至鼻翼基底。

常见问题和原因

鼻修复的患者常会有各种鼻翼缘和软组织三角的畸形。下外侧软骨的过度切除和削弱,是导致鼻翼缘继发畸形最常见的原因[3,4,16]。这些部位出现的畸形,主要是因为鼻孔边缘皮肤和软组织支撑力不足,特别是鼻翼缘和软组织三角之间的过渡。缝合做得不好时,会夹捏穹隆,不仅会关闭中间脚和外侧脚之间的角度,而且会使鼻翼向鼻孔内塌陷。非解剖型移植物,包括鼻翼轮廓线移植物、外侧脚支撑移植物、铺板移植物等,体积过大或位置放得不对时,也可能破坏理想的鼻翼缘和软组织三角轮廓。

鼻翼缘畸形可能造成鼻翼-小柱不协调,这部分的内容已在第16章中详细介绍过了。鼻翼缘畸形也可能参与外鼻阀塌陷这一功能问题,这部分内容将在第21章详细叙述。除了鼻翼缘畸形外,还可能存在鼻翼基底畸形,这也会影响鼻孔形状;这部分内容将在第19章详述。

鼻翼退缩或切迹

当鼻翼缘向头侧凹入超过正常解剖位置时,诊断鼻翼退缩。鼻翼切迹用于描述局部有小突起或凹口的鼻翼退缩(图17-7)。鼻翼缘有切迹的部分紧邻外侧脚前方的尾侧缘。

鼻翼退缩和切迹往往缘于对下外侧软骨的过度削弱或切除,特别是外侧脚。

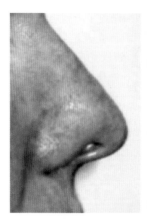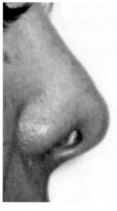

图 17-7　鼻翼切迹是指局限于一个点或凹口的鼻翼退缩

在修剪外侧脚头侧以改善鼻头肥大并彰显鼻尖形态时,常会使下外侧软骨变得薄弱[9-11,16,17]。在初次手术中,一般都需要建议强制保留至少 5~6mm 宽度的软骨条。但是在很多情况下,不一定非得需要通过头侧修剪才能达到足够的鼻尖成形目的。而实际上通常只需要做鼻尖软骨的缝合固定就可以达到鼻尖塑形的目的,而又不会直接削弱下外侧软骨,但是头侧修剪就会。

改变鼻尖凸度和形状的操作也会影响外侧脚[18,19]。

常见的鼻尖缝合技术,如贯穿穹隆缝合和外侧脚跨越缝合,除了产生针对鼻尖复合体的预设效果外,还可能造成显著的外侧脚轮廓畸形。

当用贯穿穹隆缝合塑造鼻尖形态时,其缝合位置会影响中间脚-外侧脚转折点[18,19]。当缝合位置更靠后或靠外侧脚头侧时,常会引起鼻尖下小叶过大。此外,贯穿穹隆缝合位置不合适会引起外侧脚尾侧端向尾侧旋转,关闭中间脚和外侧脚之间的角度。这会导致鼻尖下小叶过于突出,形成鼻尖"香肠"样外观。为了避免这种畸形的产生,贯穿穹隆缝合的位置应该在尾侧靠近鼻尖的部位。

外侧脚跨越缝合将外侧脚头侧面连接至鼻中隔背侧,可辅助调整鼻尖旋转度。但是,这种缝合会使外侧脚向内侧和头侧移位,削弱了其对鼻翼缘的支撑作用,从而导致鼻翼退缩。

有些患者鼻翼缘的脂肪纤维组织天生赢弱,更容易在鼻整形术后产生畸形。这时就需要使用诸如鼻翼缘轮廓线移植物或外侧脚支撑移植物以预防继发畸形的发生。

外鼻阀塌陷

下外侧软骨完整性被破坏也会对外鼻阀产生影响(图 17-8)[12]。当鼻翼缘的软骨和软组织不能维持静止开放状态时就会出现外鼻阀的塌陷(图 17-9)。外鼻阀可能在静止状态是开放的,但是在吸气时就会出现塌陷[15,16](图 17-10)。外鼻阀塌陷可以单独出现,也可以和鼻翼退缩或切迹同时出现。此外,像内侧脚畸形和鼻中隔尾侧偏曲这类畸形也会加重鼻孔的缩窄和外鼻阀的塌陷。[12]

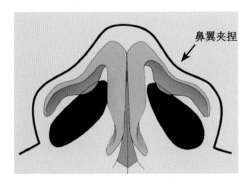

图 17-8　下外侧软骨完整性被破坏也会对外鼻阀产生影响

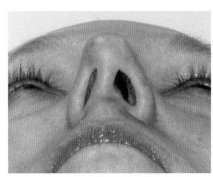

图 17-9　当鼻翼缘的软骨和软组织不能维持静止开放状态时就会出现外鼻阀的塌陷

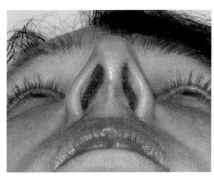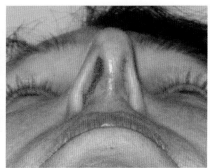

图 17-10　外鼻阀可能在静止状态是开放的，但是在吸气时就会出现塌陷

软组织三角畸形

　　软组织三角的损伤或支撑力不足可能导致连接鼻小柱和鼻翼缘之间软三角平滑曲线轮廓丢失，在软组织三角区域形成一个异常尖锐的转折。[20]这个区域的支撑力不足会导致软组织三角畸形出现。软骨下缘切口刚好位于软组织三角之上。切口应该做得靠头侧，就在中间脚下方。切口位置过低会导致切迹和瘢痕形成，这种瘢痕可能会延伸至鼻孔外侧。即使手术操作再精细，将软组织罩分离并暴露鼻软骨后，再重新缝合组织都不可避免地会产生瘢痕组织。如前所述，鼻尖缝合技术对外侧脚会产生继发性影响，继而影响软组织三角的支撑力。这个部位的死腔会使瘢痕更容易形成，并加重瘢痕挛缩造成的变形。关闭切口时，缝合位于软组织三角区域的软骨下缘切口会产生切迹。

原则和方法

　　由于畸形的程度和所累及的邻近部位不同，治疗方法也多种多样。在某些情况下，鼻翼缘畸形可以单独出现；但在许多案例中，这些畸形往往会扩大，并累及邻近的软组织三角或鼻尖,因此在矫正畸形时对这些邻近部位也会产生影响。大多数问题与结构完整性丧失有关。松解挛缩的软组织瘢痕,并联合应用软骨移植物重建鼻部支撑,是许多这些畸形修复中的关键环节。

鼻翼退缩和切迹

　　鼻翼退缩和切迹的治疗首先要松解瘢痕。在开放式鼻整形术中,把鼻部软组织罩从下外侧软骨上掀起来就能完成。然后检查穹隆和外侧脚是否完整,形状、位置和活动度如何。外侧脚向头侧退缩应该用向尾侧重置和增加足够的鼻翼缘支撑来纠正(图 17-11)。有多种不同类型的移植物都可以提供这种支撑。外侧脚支撑移植物和鼻翼轮廓线移植物就常用于矫正这类畸形[11]。也可以一步步地联合应用这些移植物来实现。

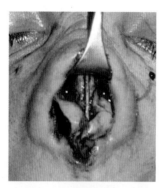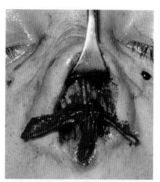

图 17-11　外侧脚向头侧退缩应该用尾侧重置和增加足够的鼻翼缘支撑来矫正。图中案例,应用外侧脚支撑移植物来加强外侧脚,转位后调整鼻翼缘

　　虽然目前没有客观的方法来检测软骨的完整性,但是对软骨质量的评价可以帮助指导修复技术的选择。如果存在软骨缺失或力量薄弱时,则需要增加更多的软骨支撑来矫正。

　　原则上,如果评估后需要修复完整性,那么用更强的支撑来修复外侧脚和鼻翼缘,可以使畸形得到更好更充分的纠正。

　　这些畸形最好采用更坚固的鼻中隔软骨或肋软骨来修复;耳软骨在某些情况下也可以应用。当外侧脚软骨虽然存在但有软骨塌陷或者轻度畸形时,可以用外侧脚支撑移植物或外侧脚替代移植物来重建支撑力(图 17-12)。

　　当软骨严重畸形或缺失时,为了重建鼻三角支架则必须进行大量的移植。应用鼻翼轮廓线移植物可以为鼻翼提供进一步的非解剖支撑,能够用于矫正鼻翼切迹[9,10](图 17-13)。加长型鼻翼轮廓线移植物能跨越软组织三角增加支撑力,应该在术前软组织三角就存在软组织量不足的情况下应用。

　　修复外侧脚和鼻翼缘纤维脂肪组织的强度会使从鼻尖起顺鼻翼缘到达鼻翼基底的轮廓过渡线变得平滑流畅。

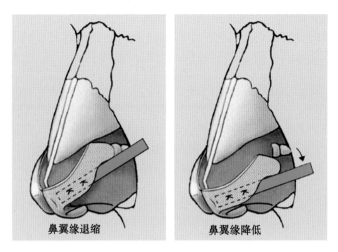

图 17-12　外侧脚支撑移植物能用于加强和支撑外侧脚

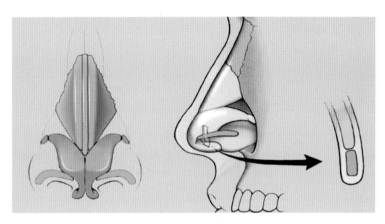

图 17-13　沿着鼻翼缘将鼻翼轮廓线移植物放入腔隙内

在鼻整形术后修复中,鼻翼缘轮廓线移植物在鼻翼缘畸形的矫正中非常有用,包括鼻翼退缩或切迹畸形等(图 17-14)[9,10]。沿着鼻翼缘放置移植物,还可以将其延长,插入到下外侧软骨的深部以支撑软三角。从功能上讲,这些移植物也可以在呼吸时为鼻翼缘提供支撑。

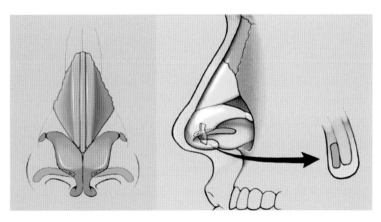

图 17-14　沿鼻翼缘将加长型鼻翼轮廓线移植物放入腔隙内,移植物加长部分位于外侧脚近穹隆处,并与大翼软骨重叠

外侧脚支撑移植物被放置在现有的外侧脚下方,并刚好延长到鼻翼沟尾侧。[11]这些移植物需要充足且强有力的软骨移植材料。除了用于重建外侧脚,外侧脚支撑移植物同时

还可以为鼻翼及鼻孔提供强大的支撑。这个移植物可以通过对鼻翼缘尾侧重新定位,矫正继发于鼻整形术的鼻翼退缩。将发生退缩的鼻翼向尾侧旋转可以将其移动到理想的位置以加强外鼻阀的支撑。外侧亚单位的结构完整性是维持一个美观,且功能上通畅的鼻孔的必要条件。

鼻翼铺板移植物会在鼻侧壁下方和鼻翼间的过渡处增加过量体积,改变这一连接处的理想阴影,这种情况下更需要鼻翼缘轮廓线移植物和外侧脚支撑移植物。

当软组织退缩并缺乏弹性时,在矫正畸形过程中除了增加软骨外,还可能必须应用前庭皮肤的 V-Y 推进、植皮或复合移植物等方法(图 17-15)。

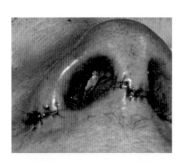

图 17-15　将鼻翼基底处切下的皮肤移植到软骨下缘切口处来增加鼻内衬里的组织量

有时,鼻翼缘畸形继发于穹隆区域的畸形。最常见的是,贯穿穹隆缝合做得不到位会产生鼻尖下小叶畸形以及伴发的外侧脚畸形。

矫正时需要松解瘢痕组织,并且贯穿穹隆缝合要更靠尾侧,靠近鼻尖。贯穿穹隆缝合时还应将外侧脚尾侧缘向头侧旋转,从而使其提升到和外侧脚头侧缘处于同一水平面上-做完这个缝合后外侧脚应变得平直。

外鼻阀塌陷

外鼻阀塌陷的治疗目标在于形成一个结构稳定的通畅的鼻翼缘,同时处理好鼻小柱的畸形[12]。用软骨移植物加强鼻三脚架软骨会增加鼻翼缘的回弹性,维持了呼吸运动中的鼻孔通畅。强化外鼻阀的基础就是外侧脚。在有外鼻阀塌陷的鼻修复术中,经过头侧端修剪、离断或完全切除后,外侧脚常会被过度切除。支撑或重建外侧脚可能需要将外侧脚支撑移植物与外侧脚剩余部分固定或者固定在外侧脚原位进行解剖结构重建。或者,在外侧脚薄弱的情况下,将鼻翼缘轮廓线移植物或加长型鼻翼缘轮廓线移植物固定在沿鼻翼缘的非解剖位置来增加外鼻阀支撑力[9,10]。

有时,问题可能出现在外鼻阀和内鼻阀连接处。鼻翼上方夹捏畸形可以和鼻阀连接处的塌陷同时出现,这种情况需要用鼻翼铺板移植物来矫正。这样有助于支撑这一区域的鼻外侧壁。

为了避免阻塞外鼻阀的内侧面,因鼻中隔尾端偏曲或内侧脚畸形而产生的鼻小柱畸形也应被矫正。

软组织三角畸形

　　软组织三角的畸形是由于这一区域缺乏支撑力而产生的。[20]软组织三角处的瘢痕形成可能产生瘢痕挛缩,进而导致畸形。在鼻修复术中,应该把软骨下缘切口取在下外侧软骨下方,并仔细轻柔地将软组织罩掀起。所有扭曲支架的瘢痕都应将其松解。重新建立软组织三角的支撑。可以是把头侧修剪后取下的部分以软骨移植物的形式放到软组织三角(图17-16),也可以用磨碎的软骨来支撑这一部位,同时清灭死腔(图17-17)。邻近部位,像鼻尖下小叶的瘢痕组织也可以进行转位。为了避免瘢痕组织造成的扭曲必须闭合软组织三角处的死腔。

在缝合切口时,为了预防切迹的产生,不在软组织三角处缝合软骨下缘切口。

　　取而代之的是在软三角区的前庭面用包裹了多链丝霉素的明胶海绵或纱布填塞以消灭死腔(图17-18)。

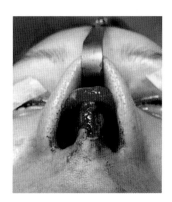

图 17-16　软组织三角移植物可以用于支撑软组织三角

图 17-17　支撑软组织三角和清灭死腔时需要应用磨碎的软骨

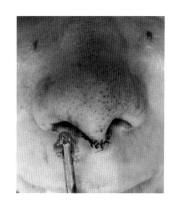

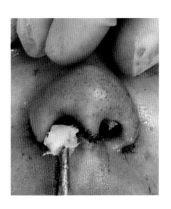

图 17-18　在软组织三角的前庭面,用多链丝霉素包裹的明胶海绵或纱布轻柔填塞以去除软组织三角深部的死腔

案例分析

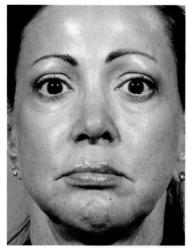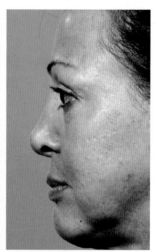

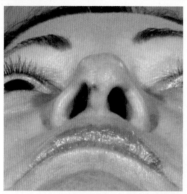

图 17-19

　　这名 52 岁的女性鼻修复患者,其皮肤为 Fitzpatrick Ⅱ型。她之前已做过两次鼻整形。她的鼻背美学线不规则且轮廓不清晰,左侧鼻翼退缩更严重,鼻尖不对称。退缩伴有切迹的鼻翼在侧面视图上更为明显。鼻尖的严重不对称在基底视图上明显。她还有因右侧鼻翼缘塌陷引起的鼻孔不对称问题。

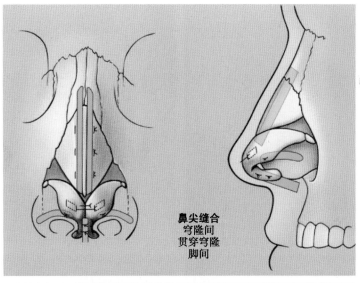

鼻尖缝合
穹隆间
贯穿穹隆
脚间

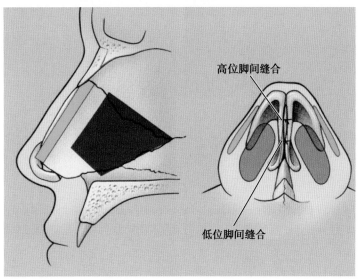

高位脚间缝合

低位脚间缝合

图 17-19（续）

该患者手术技术要点如下：

1. 开放式入路
2. 双侧延长型撑开移植物
3. 内侧脚-鼻小柱支撑移植物缝合，将鼻尖复合体联为一个整体
4. 鼻尖贯穿穹隆缝合和穹隆间缝合，使下外侧软骨成形
5. 双侧加长型鼻翼缘轮廓线移植物

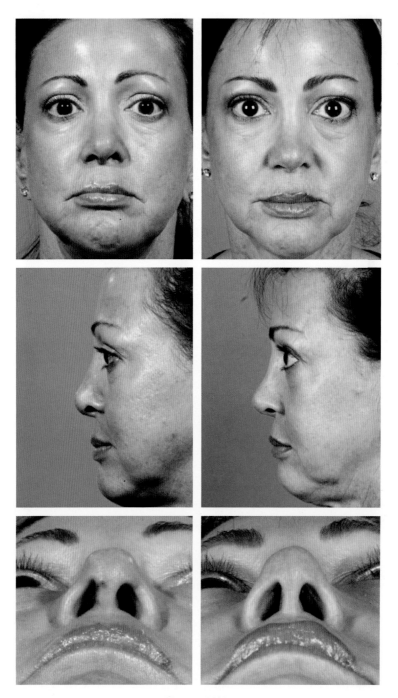

图 17-19（续）

　　术后 8 个月，可见到患者的鼻背美学线平直且对称，而且鼻尖不对称也得到了纠正。鼻翼退缩被纠正，进而改善了鼻孔和鼻尖的对称性。鼻翼缘平直。

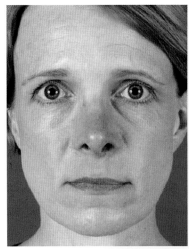
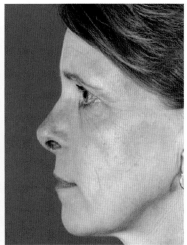
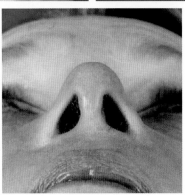

图 17-20

这名 46 岁的女性鼻修复患者,其皮肤为 Fitzpatrick Ⅱ 型,皮肤薄。她的鼻子偏向右侧,且鼻背美学曲线不对称。她有双侧鼻翼退缩,鼻尖有轻微的过度旋转。底面视图观察鼻小柱左侧可以发现有轻度的鼻中隔偏曲。

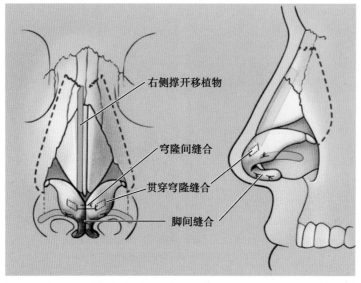

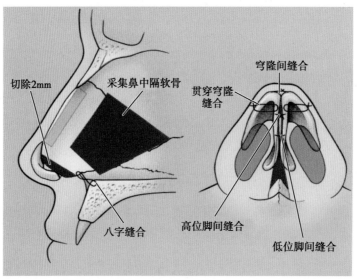

图 17-20（续）

该患者手术技术要点如下：

1. 开放式入路
2. 鼻中隔重建，采集鼻中隔移植物
3. 双侧下鼻甲的局限性黏膜下切除
4. 切除鼻中隔尾侧端 2mm，纠正鼻中隔尾侧偏曲
5. 右侧鼻背撑开移植物修复鼻背美学线
6. 脚间缝合把鼻尖复合体连接为一个整体
7. 鼻尖贯穿穹隆缝合和穹隆间缝合，使下外侧软骨成形
8. 双侧加长型鼻翼缘轮廓线移植物
9. 双侧经皮间断外侧截骨

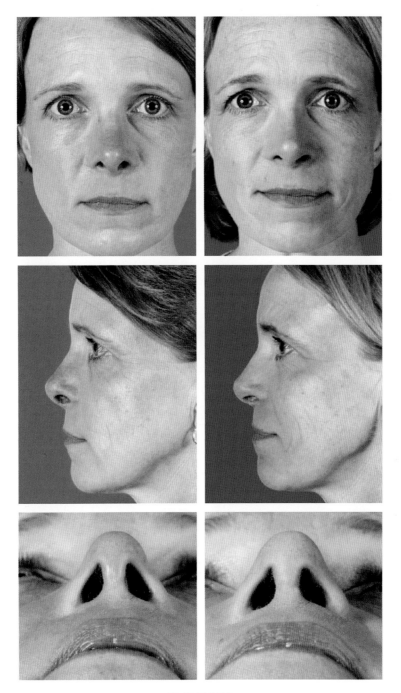

图 17-20（续）

　　术后 1 年,患者的鼻背美学线得到修复,歪鼻被纠正。鼻尖更为对称、平衡,无凹凸不平。鼻翼退缩改善,鼻尖旋转度也调整到了适当的程度。鼻中隔尾侧偏曲被矫正。

要　　点

- 理想的软组织三角应从鼻孔的鼻翼缘平滑弧形过渡到鼻小柱。
- 鼻翼退缩和切迹往往缘于对下外侧软骨的过度削弱或切除,特别是外侧脚。
- 常见的鼻尖缝合技术,如贯穿穹隆缝合和外侧脚跨越缝合,除了产生针对鼻尖复合体的预设效果外,还可能造成显著的外侧脚轮廓畸形。
- 有些患者鼻翼缘的脂肪纤维组织天生羸弱,更容易在鼻整形术后产生畸形。这时就需要使用诸如鼻翼缘轮廓线移植物或外侧脚支撑移植物以预防继发畸形的发生。
- 原则上,如果评估后需要修复完整性,那么用更强的支撑来修复外侧脚和鼻翼缘可以使畸形得到更好更充分的纠正。
- 修复外侧脚和鼻翼缘纤维脂肪组织的强度会使从鼻尖起顺鼻翼缘到达鼻翼基底的轮廓过渡线变得平滑流畅。
- 鼻翼铺板移植物会在鼻侧壁下方和鼻翼间的过渡处增加过量体积,改变这一连接处的理想阴影,这种情况下更需要鼻翼轮廓线移植物和外侧脚支撑移植物。
- 有时,鼻翼缘畸形继发穹隆区域的畸形。最常见的是,贯穿穹隆缝合做得不到位会产生鼻尖下小叶畸形以及伴发的外侧脚畸形。
- 有时,问题可能出现在外鼻阀和内鼻阀连接处。鼻翼上方夹捏畸形可以和鼻阀连接处的塌陷同时出现,这种情况需要用鼻翼铺板移植物来矫正。这样有助于支撑这一区域的鼻外侧壁。
- 在缝合切口时,为了预防切迹的产生,不在软组织三角处缝合软骨下缘切口。

(吕倩雯 译,李战强 校)

参考文献

1. Rohrich RJ, Ahmad J. Rhinoplasty. Plast Reconstr Surg 128:49e-73e, 2011.
2. Rohrich RJ, Ahmad J. A practical approach to rhinoplasty. Plast Reconstr Surg 137:383-393, 2016.
3. Gunter JP, Rohrich RJ. External approach for secondary rhinoplasty. Plast Reconstr Surg 80:161-174, 1987.
4. Rohrich RJ, Lee MR. External approach for secondary rhinoplasty: advances over the past 25 years. Plast Reconstr Surg 131:404-416, 2013.
5. Rohrich RJ, Ahmad J, Gunter JP. Nasofacial proportions and systematic nasal analysis. In Rohrich RJ, Adams WP Jr, Ahmad J, et al, eds. Dallas Rhinoplasty: Nasal Surgery by the Masters, ed 3. St Louis: CRC Press, 2014.
6. Gunter JP, Lee MR, Ahmad J, Rohrich RJ. Basic nasal tip surgery: anatomy and technique. In Rohrich RJ, Adams WP Jr, Ahmad J, et al, eds. Dallas Rhinoplasty: Nasal Surgery by the Masters, ed 3. St Louis: CRC Press, 2014.
7. Gunter JP, Rohrich RJ, Friedman RM. Classification and correction of alar-columellar discrepancies in rhinoplasty. Plast Reconstr Surg 97:643-648, 1996.
8. Gunter JP, Kurkjian TJ, Ahmad J, Rohrich RJ. Altering the alar-columellar relationship. In Rohrich RJ, Adams WP Jr, Ahmad J, et al, eds. Dallas Rhinoplasty: Nasal Surgery by the Masters, ed 3. St Louis: CRC Press, 2014.
9. Unger JG, Roostaeian J, Small KH, et al. Alar contour grafts in rhinoplasty: a safe and reproductive way to refine alar contour aesthetics. Plast Reconstr Surg 137:52-61, 2016.
10. Rohrich RJ, Roostaeian J, Ahmad J. Correction and prevention of alar rim deformities: alar contour grafts. In Rohrich RJ, Adams WP Jr, Ahmad J, et al, eds. Dallas Rhinoplasty: Nasal Surgery

by the Masters, ed 3. St Louis: CRC Press, 2014.

11. Cochran CS, Gunter JP. Lateral crural strut grafts. In Rohrich RJ, Adams WP Jr, Ahmad J, et al, eds. Dallas Rhinoplasty: Nasal Surgery by the Masters, ed 3. St Louis: CRC Press, 2014.

12. Lee MR, Rohrich RJ, Ahmad J. Surgical management of the nasal airway. In Rohrich RJ, Adams WP Jr, Ahmad J, et al, eds. Dallas Rhinoplasty: Nasal Surgery by the Masters, ed 3. St Louis: CRC Press, 2014.

13. Rohrich RJ, Ahmad J, Gunter JP. Nasofacial proportions and systematic nasal analysis. In Rohrich RJ, Adams WP Jr, Ahmad J, et al, eds. Dallas Rhinoplasty: Nasal Surgery by the Masters, ed 3. St Louis: CRC Press, 2014.

14. Rohrich RJ, Pezeshk RA, Sieber DA. Finesse in nasal tip refinement. Plast Reconstr Surg (in press).

15. Rohrich RJ, Lee MR, Roostaeian J, Ahmad J. The aesthetics and management of the nasal base. In Rohrich RJ, Adams WP Jr, Ahmad J, et al, eds. Dallas Rhinoplasty: Nasal Surgery by the Masters, ed 3. St Louis: CRC Press, 2014.

16. Nagarkar P, Stark RY, Pezeshk RA, et al. Role of the cephalic trim in modern rhinoplasty. Plast Recontr Surg 137:89-96, 2016.

17. Guyuron B, Bigdeli Y, Sajjadian A. Dynamics of alar rim graft. Plast Reconstr Surg 135:981-986, 2015.

18. Ghavami A, Janis JE, Acikel C, Rohrich RJ. Tip shaping in primary rhinoplasty: an algorithmic approach. Plast Reconstr Surg 122:1229-1241, 2008.

19. Rohrich RJ, Liu JH. Defining the infratip lobule in rhinoplasty: anatomy, pathogenesis of abnormalities, and correction using an algorithmic approach. Plast Reconstr Surg 130:1148-1158, 2012.

20. Rohrich RJ, Pezeshk RA, Basci DS, et al. Preventing soft tissue triangle collapse in modern rhinoplasty. Plast Reconstr Surg (in press).

达拉斯鼻修复术：全球大师的杰作

Secondary Rhinoplasty *by the global masters*

矫正鼻小柱畸形

Rod J. Rohrich ■ *Michael R. Lee* ■ *Jamil Ahmad*

鼻修复中鼻小柱畸形最常见的原因是之前的手术处理不到位，或鼻小柱支撑移植物放置的位置不当。以前这个解剖亚单位相比鼻尖和鼻背来讲被人忽视了[1-6]。近年来随着鼻整形的进步，更强调鼻小柱和其对鼻部整体美学的作用[7-9]。

鼻整形术后可能会出现鼻小柱的畸形（图 18-1）。对下外侧软骨的操作可能会导致内侧脚收拢或变形，从而造成鼻小柱的畸变[10-12]。鼻小柱支撑移植物过宽或放的位置不对，会破坏鼻小柱的整体美学，甚至造成外鼻阀狭窄[13-18]。鼻小柱支撑移植物做得不到位可能导致鼻基底过宽、美学线不对称或鼻翼-鼻小柱关系出现问题[8,19,20]。

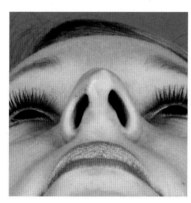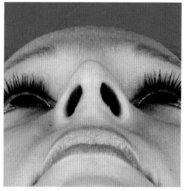

图 18-1 鼻整形术后鼻小柱畸形，矫正前后

理解解剖畸形产生的原因是关键，因为这会决定采用何种手术技术来矫正它。很多技术和初次鼻整形都大同小异。这些设计的基础在于对鼻小柱解剖的理解。鼻小柱畸形的功能后果常会被忽视，在初次鼻整形和鼻修复中都应该做评估。鼻孔通畅性和外鼻阀功能可能会受鼻小柱畸形影响[13,14]。

定义和分析

鼻修复中对鼻小柱的系统分析最好是和每个鼻亚单位一起进行评价。

鼻小柱是鼻基底的内侧亚单位；鼻翼构成了外侧的亚单位。鼻小柱的形状和鼻中隔尾侧端以及内侧脚密切相关。鼻小柱的组织成分包括软骨支架以及外覆和介于二者间的软组织。从理论上讲，软骨支架主要负责支撑和定位[15-18]。鼻中隔坐落在上颌骨鼻嵴的骨上，为鼻尖和鼻基底提供了坚实的支撑（图 18-2）。鼻中隔尾侧的完整性与深部支撑直接相关，并会影响鼻小柱形状。内侧脚侧面越薄弱，越会凸显鼻中隔尾侧端作为下外侧软骨的延伸。内侧脚的位置和特征，受鼻中隔尾侧端和前鼻棘软组织附着的影响（图 18-3）。这些附着会悬吊内侧脚，同时让它们能在更为固定的鼻中隔尾侧端边上滑动[9,16-18]。鼻小柱的外侧缘由外覆软骨支架的外覆皮肤形成，其中的细胞类型起辅助支撑作用，包括成纤维细胞、胶原纤维、弹性纤维、脂肪细胞和血管、神经结构等[9]。

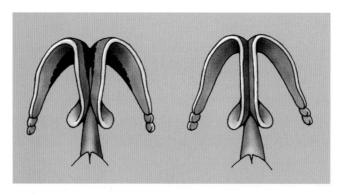

图 18-2　鼻中隔是一个关键的结构，给鼻尖和基底提供支撑

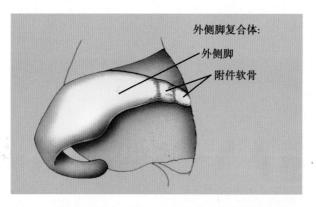

图 18-3　软组织附着把内侧脚和鼻中隔与前鼻棘连接起来

一个理想的鼻小柱，其中央宽度大约是鼻小柱基底宽度的三分之一。侧面鼻小柱的轮廓和形状等特征，对鼻部整体美学至关重要。鼻小柱基底外侧边界构成了基底美学线（basal aesthetic lines, BAL），这类似于鼻背美学线（dorsal aesthetic lines, DALs）和从上唇亚单位到鼻尖小叶的过渡（图 18-4）[8]。

BALs 描绘的是鼻小柱外侧缘，与鼻部整体协调性有关。理想情况下，基底美学线应光滑，表现出轻微的凹陷。

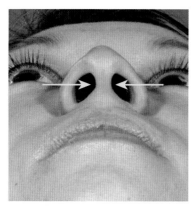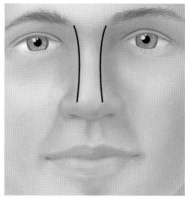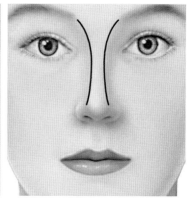

图 18-4　基底美学线由鼻小柱侧边构成,有助于鼻部的整体和谐,类似于正面观上的鼻背美学线

了解鼻小柱的构成和理想的鼻小柱外观为鼻修复提供了诊断和治疗的基础。

常见问题及原因

修复术中要理解鼻小柱的畸形,需要了解深层解剖和各个结构之间的关系。前鼻棘、鼻中隔尾侧端或内侧脚的异常都会导致鼻小柱变形。鼻小柱软组织的异常可以单独,或与相关软骨畸形一起破坏美观。修复术中特有的畸形可能会有软骨移植物的异位或造型不佳的问题。之前的手术中对下外侧软骨缝合的位置不对,特别是内侧脚-鼻小柱支撑移植物之间的缝合,也会导致内侧脚的打折和错位。内侧脚过度切除或被削弱,而又未重建充分的支撑时,鼻小柱会塌陷。

鼻小柱畸形常是多种因素的结合导致的结果:鼻小柱过长或过短、悬垂或退缩、和(或)基底美学线不对称等。

和初次鼻整形类似,鼻小柱畸形也要基于根本原因进行分类[8]。

Ⅰ 型畸形

Ⅰ型畸形是一种因为前鼻棘、鼻中隔尾侧端或两者均有的错位导致的鼻小柱畸形(图18-5)。

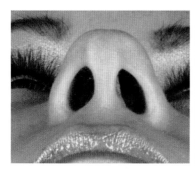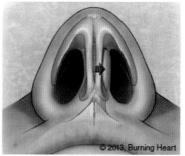

图 18-5　Ⅰ型畸形。鼻中隔尾侧端脱位是造成鼻小柱扭曲的主要原因。前鼻棘错位也被划分到Ⅰ型畸形中

　　这些患者的软组织容量正常,内侧脚位置也对。前鼻棘错位不太常见,根据定义来讲是和鼻中隔尾侧端固定处的错位有关。鼻中隔尾侧端或前鼻棘偏斜,以及伴随邻近结构形变的患者不包括在本组内。接受鼻修复的患者中,鼻中隔尾侧端可能会比较弱,单侧划痕过重。在这种情况下的畸形矫正需要用移植物,以重建结构完整性。

Ⅱ型畸形

　　Ⅱ型畸形是在软组织容量、前鼻棘和鼻中隔尾侧端均正常的情况下,内侧脚出现的异常(图18-6)。

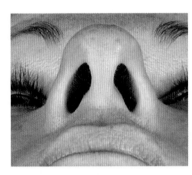
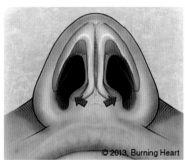

图18-6　Ⅱ型畸形。内侧脚的异常是造成鼻小柱扭曲的主要原因。内侧脚踏板过早外张是Ⅱ型畸形最常见的原因

　　最常见的内侧脚畸形是踏板处过早外张。可能对称或不对称,严重程度亦不相同。在修复术中,往往是以前处理不到位,或错误缝合的结果。要通过缝合技术矫正此畸形,必须让软骨充分成形,而且一定要维持足够长的时间以度过恢复期,否则的话容易复发。通过单纯的间断缝合来缩窄鼻小柱;用水平褥式缝合可以保留鼻小柱宽度。

　　如果没有内侧脚踏板的外张也会破坏鼻小柱的美学,这可能是之前的手术中软组织切除过多造成。如果没有外张,会显得鼻小柱过于细长。

Ⅲ型畸形

　　Ⅲ型畸形包括鼻小柱的软组织容量异常,可以进一步分为A和B亚型。ⅢA型畸形患者鼻小柱的软组织过多(图18-7),而ⅢB型畸形的患者软组织量不足(图18-8)。虽然这两种畸形都会破坏BALs,但是它们的处理方式完全不同。

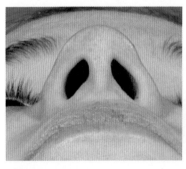
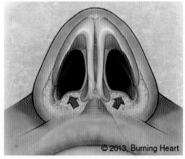

图18-7　ⅢA型畸形。软组织过多是造成鼻小柱扭曲的主要原因,且可能会阻塞鼻通气

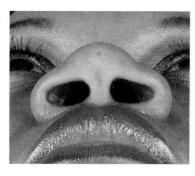
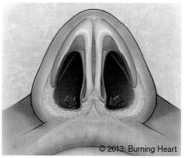

图18-8 ⅢB型畸形。造成鼻小柱异常的主要原因是软组织缺乏

Ⅳ型畸形

Ⅳ型畸形包括前鼻棘、鼻中隔尾侧端、内侧脚、软组织异常等各种情况的组合(图18-9)。

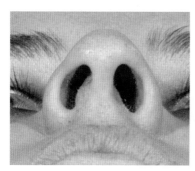
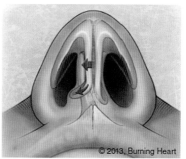

图18-9 Ⅳ型畸形。由鼻中隔、内侧脚和(或)软组织畸形结合造成的鼻小柱扭曲

在初次鼻整形和鼻修复中,这种畸形都是所有类型中最常见的。正如之前提到的,软骨和鼻小柱软组织的关系错综复杂。这种关系会产生组织之间的相互作用,一个结构的变形或偏斜往往会导致另一个出现畸形。因此,鼻中隔尾侧端严重变形的患者,常会表现出连带的内侧脚错位。鼻修复中的Ⅳ型畸形也可能是因为软骨移植物的错位或造型不佳,而导致鼻小柱邻近结构扭曲。

虽然术前的临床分析可以提供有关病因的线索,但是确诊常需手术探查。

原则和方法

Ⅰ型畸形

Ⅰ型畸形需要术中直接观察,评估前鼻棘和鼻中隔尾侧端。需要把鼻中隔尾侧端上的软组织附着都松解掉,这些软组织附着常会限制其复位回中线。当前鼻棘在中线上,但鼻中隔尾侧端异位到旁边时,需要松解鼻中隔,手动调回适当位置并以5-0 PDS缝合固定(图18-10)。这种畸形最常见于有外伤史的患者[21]。

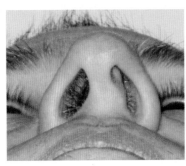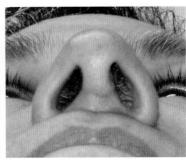

图 18-10   Ⅰ型畸形的矫正,之前的手术后出现了鼻中隔尾侧端的偏斜。

鼻中隔垂直方向上过大,是鼻中隔尾侧端偏斜,以及其从前鼻棘和上颌骨鼻嵴上脱位的常见原因(图 18-11)[22,23]。把鼻中隔尾侧端从前鼻棘上释放,切除过量的鼻中隔矫正鼻中隔垂直方向上过大,这样可以让剩下的鼻中隔在头尾方向上矫直。可以用 5-0 PDS 把鼻中隔尾侧端缝合固定到前鼻棘上(图 18-12)。

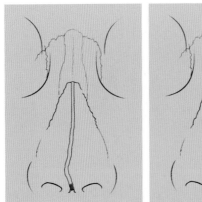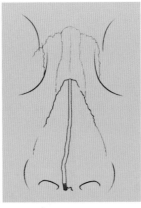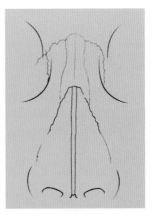

图 18-11   鼻中隔垂直方向上过大,会导致鼻中隔尾侧端从前鼻棘上脱位。可以切除垂直方向上过量的软骨,矫直鼻中隔

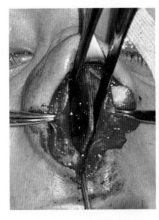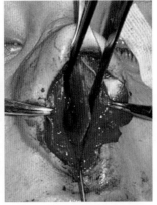

图 18-12   鼻中隔垂直方向上过大,会导致鼻中隔尾侧端从前鼻棘上脱位。松解鼻中隔尾侧端后,把垂直方向上过量的软骨切除,把剩下的鼻中隔重新放到中线上

如果把鼻中隔放在了合适位置上,但是鼻中隔尾侧端还是偏斜的,必须将其复位回中线上。这个需要综合处理,包括软骨划痕以削弱其内在的变形力、缝合技术及移植物等以支持和矫直鼻中隔尾侧端。

鼻小柱悬垂可能是因为之前的手术中过长的鼻中隔尾侧端去除不到位,或鼻小柱支撑移植物放得过于突出导致[19,20]。如果鼻中隔尾侧端过大了,需要继续切除。可能还需要切除部分膜性鼻中隔以防软组织过量,这会导致内侧脚向尾侧移动。处理位置不当的前鼻棘时,需要对前鼻棘进行截骨,将其移到中线上。幸好很少需要这样做,这种方式只用于最严重的情况。

II 型畸形

内侧脚过早外张最好是用踏板拉拢缝合解决(图 18-13)。内侧脚踏板拉拢缝合应该在鼻小柱软组织容量正常,而且唯一存在的畸形是内侧脚踏板错位的情况下进行[7]。与软骨量过多相关的内侧脚变形一般都是通过软骨切除进行处理。但是,因为内侧脚是下外侧软骨的一个组成部分,所以在做任何的软骨切除之前都要先把穹隆设定到预定位置上[17]。如果还有过多的内侧脚软骨残留时,按需谨慎切除之。有时,还可以打薄内侧脚踏板,这样不用将其完全切除就能解决饱满的问题。在鼻修复中常会遇到内侧脚软骨过量,但没有处理,从而导致鼻尖下小叶膨隆的情况[24]。鼻小柱支撑移植物可以用于内侧脚矫直和塑形。把这个移植物放入内侧脚之间,用内侧脚-鼻小柱支撑移植物缝合来控制内侧脚的形状和 BALs。

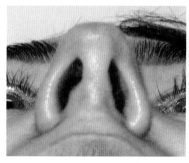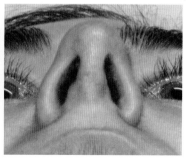

图 18-13　矫正 II 型畸形,之前的手术后出现的内侧脚踏板过度外张。尽管切除了右侧的内侧脚踏板,因为外覆的软组织,仍然残留有一些轻度的膨隆

IIIA 型畸形

因为鼻小柱软组织过量导致的畸形,通过组织切除进行处理。可以通过开放式或闭合式入路去除组织,大部分去除的组织是鼻小柱里的肌肉或脂肪。鼻小柱内走行的肌纤维包括口轮匝肌和降鼻中隔肌[25]。完全去除这些肌纤维,还能减轻做表情时鼻尖的下降和上唇出现的横行皱褶。过量的软组织能很容易地从内侧脚之间切除掉。如果体积过大是因为之前的手术中放置的移植物过大造成的,需要将其取出后再次雕刻,以形成理想的鼻小柱宽度和体积。这样还能矫正因为鼻小柱支撑移植物超大造成的鼻小柱悬垂。

ⅢB 型畸形

修复鼻小柱容量不足的最佳方式是利用软组织或软骨移植物。用移植物进行充填时要慎重,因为这个部位过度加宽会导致外鼻阀的狭窄。

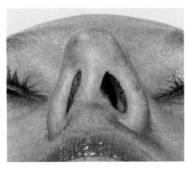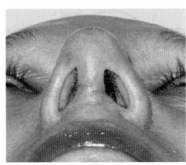

图 18-14 改正Ⅳ型畸形,其由之前手术后造成的鼻中隔尾侧端偏斜和内侧脚不对称构成

Ⅳ 型畸形

矫正Ⅳ型畸形常需要更大范围的操作,因为所涉及的组织结构之间的关系复杂。矫正鼻中隔偏斜可以让内侧脚回到理想位置上(图 18-14)。但是,如果这两个结构都有异常或被破坏时,必须按之前所说的方法分别处理。此外,如果矫正了深层软骨或分布后仍有异常的软组织体积问题时,也需要对其进行矫正,以做出理想的鼻小柱。在Ⅳ型畸形中使用内侧脚踏板拉拢缝合技术时,医生要不断评估需要去除的软组织量。多余的软组织常会移位,从而导致继发畸形。

内侧脚踏板拉拢缝合最常见的不良后果是鼻小柱基底下降,这会改变鼻翼鼻小柱关系。

案例分析

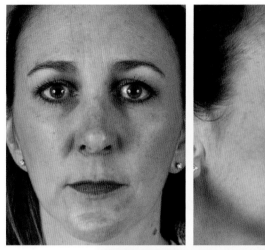
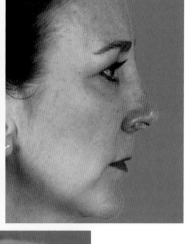
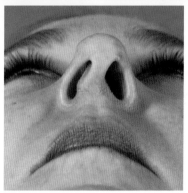

图 18-15

　　这名42岁鼻修复患者鼻孔严重不对称,有Ⅳ型鼻小柱畸形。她的鼻翼退缩、鼻尖偏斜且不对称、鼻背和鼻尖上区饱满。仰头位上鼻孔不对称明显,鼻翼缘打折,重度鼻小柱畸形,还有明显的盒型鼻尖。

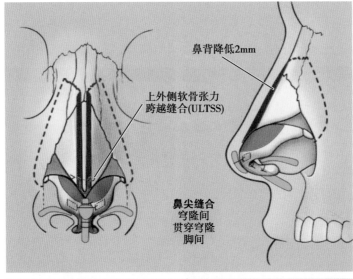

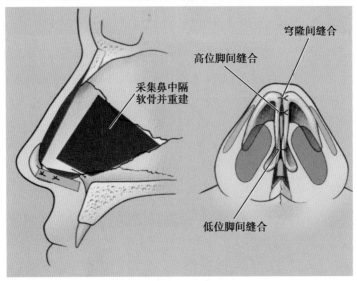

图 18-15(续)

该患者手术技术要点如下：

1. 开放式入路

2. 鼻背驼峰分段降低 2mm

3. 鼻中隔重建，采集鼻中隔移植物

4. 祛除鼻中隔尾侧端，矫正垂直方向上的过量，用 5-0 PDS 把 L 型支撑和前鼻棘缝合到一起

5. 内侧脚-鼻小柱支撑移植物缝合，将鼻尖复合体联为一个整体

6. 穹窿间缝合和贯穿穹窿缝合

7. 双侧鼻翼缘轮廓线移植物

8. 双侧经皮间断外侧截骨

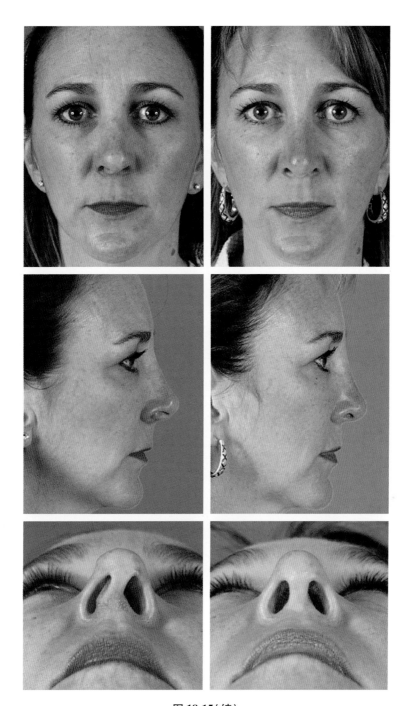

图 18-15(续)

　　术后 6 个月,患者鼻尖形状改善,鼻翼退缩得到矫正。侧面观显示鼻背高度和鼻尖上区转折均满意。基底位视图显示鼻小柱形状改善,薄弱的鼻翼缘得到矫正,鼻孔对称性整体改善。

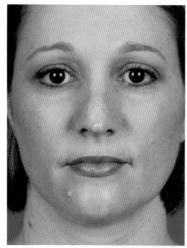
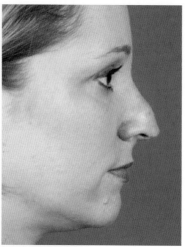
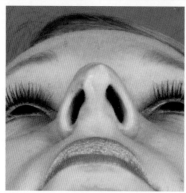

图 18-16

这名 30 岁鼻修复患者鼻背凹凸不平,鼻尖不对称,有ⅢA型鼻小柱畸形。她在儿童期做过两次手术,以解决鼻部血管瘤后皮肤冗余问题。正面观上,鼻背美学线不规则,中鼻拱过宽,鼻尖不对称。侧面观上可见鹦鹉嘴畸形,鼻尖反向旋转,鼻尖下小叶过短。基底位视图显示明显的鼻孔和鼻尖不对称,鼻小柱基底过宽。

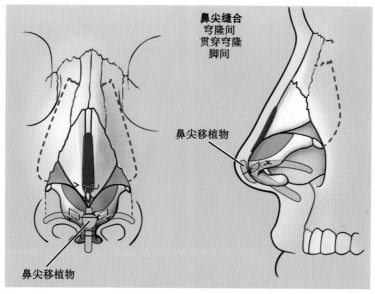

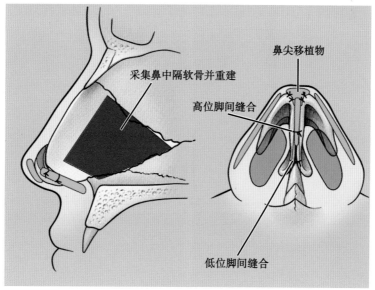

图 18-16(续)

该患者手术技术要点如下:

1. 开放式入路

2. 分段祛除鼻背驼峰 4mm 以处理鹦鹉嘴畸形

3. 鼻中隔重建,采集鼻中隔移植物

4. 通过内侧脚-鼻小柱支撑缝合,固定鼻小柱支撑移植物

5. 穹窿间缝合

6. 在受损的中间脚上方覆盖鼻尖下小叶移植物

7. 双边加长型鼻翼缘轮廓线移植物重建受损的外侧脚支撑

8. 双侧经皮间断外侧截骨

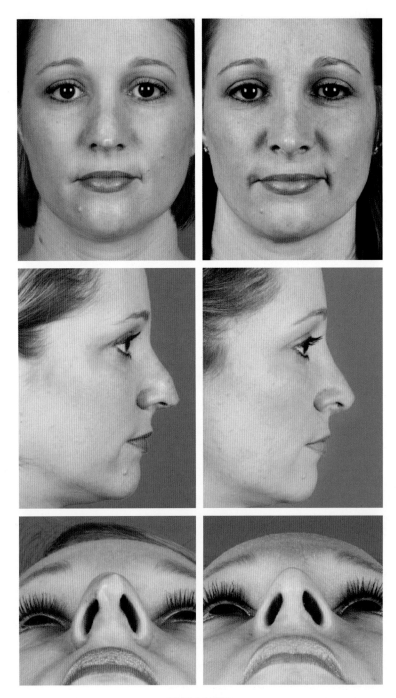

图 18-16(续)

　　术后 9 个月,她的鼻背不对称得到改善,鼻背美学线被修复。中鼻拱宽度合适,鼻尖表现得更为协调。侧面观显示鼻背轮廓适合,鹦鹉嘴畸形得到矫正。基底位视图显示鼻小柱畸形得到矫正,鼻孔对称性整体改善。

要　点

- 鼻小柱是鼻基底的内侧亚单位,鼻翼构成了外侧的亚单位。鼻小柱的形状和鼻中隔尾侧端以及内侧脚密切相关。
- BALs 描绘的是鼻小柱外侧缘,与鼻部整体协调性有关。理想情况下,基底美学线应光滑,表现出轻微的凹陷。
- 鼻小柱畸形常是多种因素结合导致的结果:鼻小柱过长或过短、悬垂或退缩和(或)基底美学线不对称等。
- Ⅰ型畸形是一种因为前鼻棘、鼻中隔尾侧端或二者均有的错位导致的鼻小柱畸形。
- Ⅱ型畸形是在软组织容量、前鼻棘和鼻中隔尾侧端均正常的情况下,内侧脚出现的异常。
- Ⅲ型畸形包括鼻小柱的软组织容量异常,可以进一步分为 A 和 B 亚型。ⅢA 型患者鼻小柱的软组织过多,而ⅢB 型的患者软组织量不足。
- Ⅳ型畸形包括前鼻棘、鼻中隔尾侧端、内侧脚和(或)软组织异常等各种情况的组合。
- 虽然术前的临床分析可以提供有关鼻小柱畸形病因的线索,但是确诊常需手术探查。
- 内侧脚踏板拉拢缝合最常见的不良后果是鼻小柱基底下降,这会改变鼻翼鼻小柱关系。

(李战强　译)

参考文献

1. Lee MR, Unger JG, Rohrich RJ. Management of the nasal dorsum in rhinoplasty: a systematic review of the literature regarding technique, outcomes, and complications. Plast Reconstr Surg 128:538e-550e, 2011.

2. Roostaeian J, Unger JG, Lee MR, et al. Reconstitution of the nasal dorsum following component dorsal reduction in primary rhinoplasty. Plast Reconstr Surg 133:509-518, 2014.

3. Ahmad J, Rohrich RJ, Lee MR. Aesthetics and surgical refinement of the nasal base. In Rohrich RJ, Adams WP Jr, Ahmad J, et al, eds. Dallas Rhinoplasty: Nasal Surgery by the Masters, ed 3. St Louis: CRC Press, 2014.

4. Rohrich RJ, Lee MR. External approach for secondary rhinoplasty: advances over the past 25 years. Plast Reconstr Surg 131:404-416, 2013.

5. Rohrich RJ, Lee MR, Ahmad J. Achieving consistent results in secondary rhinoplasty. In Rohrich RJ, Adams WP Jr, Ahmad J, et al, eds. Dallas Rhinoplasty: Nasal Surgery by the Masters, ed 3. St Louis: CRC Press, 2014.

6. Lee M, Unger JG, Gryskiewicz J, Rohrich RJ. Current clinical practices of the Rhinoplasty Society Members. Ann Plast Surg 71:453-455, 2013.

7. Geissler PJ, Lee MR, Roostaeian J, et al. Reshaping the medial nostril and columellar base: five-step medial crural footplate approximation. Plast Reconstr Surg 132:553-557, 2013.

8. Lee MR, Tabbal G, Kurkjian TJ, et al. Classifying deformities of the columella base in rhinoplasty. Plast Reconstr Surg 133:464e-470e, 2014.

9. Lee MR, Malafa M, Roostaeian J, et al. Soft-tissue composition of the columella and potential relevance in rhinoplasty. Plast Reconstr Surg 134:621-625, 2014.

10. Guyuron B. Footplates of the medial crura. Plast Reconstr Surg 101:1359-1363, 1998.

11. Guyuron B. Dynamics in rhinoplasty. Plast Reconstr Surg 105:2257-2259, 2000.

12. Patel KB, Mendonca DA, Skolnick G, et al. Anatomic study of the medial crura and effect on nasal tip projection in open rhinoplasty. Plast Reconstr Surg 132:787-793; discussion 794-795,

2013.

13. Lee MR, Rohrich RJ, Ahmad J. Nasal physiology. In Rohrich RJ, Adams WP Jr, Ahmad J, et al, eds. Dallas Rhinoplasty: Nasal Surgery by the Masters, ed 3. St Louis: CRC Press, 2014.

14. Ahmad J, Rohrich RJ, Lee MR. Surgical management of the nasal airway. In Rohrich RJ, Adams WP Jr, Ahmad J, et al, eds. Dallas Rhinoplasty: Nasal Surgery by the Masters, ed 3. St Louis: CRC Press, 2014.

15. Unger JG, Lee MR, Kwon RK, Rohrich RJ. A multivariate analysis of nasal tip deprojection. Plast Reconstr Surg 129:1163-1167, 2012.

16. Lee MR, Geissler P, Cochran S, et al. Decreasing nasal tip projection in rhinoplasty. Plast Reconstr Surg 134:41e-49e, 2014.

17. Gunter JP, Lee MR, Ahmad J, Rohrich RJ. Basic nasal tip surgery: anatomy and technique. In Rohrich RJ, Adams WP Jr, Ahmad J, et al, eds. Dallas Rhinoplasty: Nasal Surgery by the Masters, ed 3. St Louis: CRC Press, 2014.

18. Cochran SC, Rihani J, Lee MR, Rohrich RJ. Decreasing nasal tip projection: an incremental approach. In Rohrich RJ, Adams WP Jr, Ahmad J, et al, eds. Dallas Rhinoplasty: Nasal Surgery by the Masters, ed 3. St Louis: CRC Press, 2014.

19. Gunter JP, Rohrich RJ, Friedman RM. Classification and correction of alar-columellar discrepancies in rhinoplasty. Plast Reconstr Surg 97:643-648, 1996.

20. Gunter JP, Kurkjian TJ, Ahmad J, Rohrich RJ. Altering the alar-columellar relationship. In Rohrich RJ, Adams WP Jr, Ahmad J, et al, eds. Dallas Rhinoplasty: Nasal Surgery by the Masters, ed 3. St Louis: CRC Press, 2014.

21. Lee MR, Inman J, Callahan S, et al. Fracture patterns of the nasal septum. Otolaryngol Head Neck Surg 143:784-788, 2010.

22. Constantine FC, Ahmad J, Geissler P, Rohrich RJ. Simplifying the management of caudal septal deviation in rhinoplasty. Plast Reconstr Surg 134:379e-388e, 2014.

23. Constantine FC, Ahmad J, Geissler P, Rohrich RJ. Reply: simplifying the management of caudal septal deviation in rhinoplasty. Plast Reconstr Surg 135:923e-924e, 2015.

24. Rohrich RJ, Liu JH. Defining the infratip lobule in rhinoplasty: anatomy, pathogenesis of abnormalities, and correction using an algorithmic approach. Plast Reconstr Surg 130:1148-1158, 2012.

25. Sinno S, Chang JB, Chaudhry A, et al. Anatomy and management of the depressor septi nasi muscle: a systematic review. Plast Reconstr Surg 135:838e-848e, 2015.

第七部分

鼻 翼 基 底

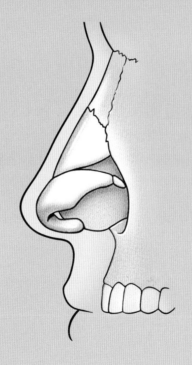

达拉斯鼻修复术：全球大师的杰作

Secondary Rhinoplasty *by the global masters*

鼻翼基底手术:继发性畸形的矫正

Rod J. Rohrich ■ *Jamil Ahmad* ■ *Michael R. Lee*

诊断和治疗鼻翼基底继发畸形,必须了解并掌握鼻翼基底的解剖,以及软组织和下外侧软骨间的关系。初次鼻整形通常包括鼻背和鼻尖形态的调整,以赋予两者和谐的美感[1-4]。此外,为了改善鼻尖的位置和轮廓,术中常直接对下外侧软骨进行操作[4]。下外侧软骨以及临近软组织的调整对鼻翼基底将产生直接或间接的影响[5-7]。如果在鼻整形术中对这些结构间的互动不甚了解,就有可能导致医源性畸形。

从底面观上看,理想的鼻基底类似一等边三角形,由鼻翼基底、鼻小柱和鼻尖部组成。除去鼻尖的鼻基底下半部分可视为几个亚单位,即两侧的外侧亚单位和一个中间亚单位。外侧亚单位包括鼻翼和鼻槛,中间亚单位则由鼻小柱构成[8,9]。外侧亚单位形态的支撑主要缘于鼻翼纤维脂肪组织头侧的下外侧软骨。鼻翼的支撑力不足是造成鼻翼缘畸形的常见原因。中间亚单位的鼻小柱则由鼻中隔、内侧脚和被覆的软组织组成[8,9]。

鼻尖的支撑和突出度与鼻翼及鼻基底密切相关。要做好初次鼻整形和鼻修复中鼻翼基底的处理,一定要理解鼻尖的支撑。"三脚架"概念为静态的鼻尖支撑提供了一个基本模型。以面部作为摆放三脚架的平面,内侧脚和两侧的外侧脚就是三脚架的中间支撑和外侧支撑[6,10,11]。软组织则为软骨支架起到辅助支撑作用[12,13]。

鼻尖突出度降低可造成鼻翼外张。

鼻尖突出度的增加会拉长鼻孔的形状,与理想的效果不一致[6,7]。这样还可能影响通过外鼻阀的气流。此外,初次鼻整形中对下外侧软骨的削弱或过度切除,将导致鼻部骨软骨结构的不足。当骨软骨结构破坏后无法提供充分的支撑时,会同时出现美学和功能方面的问题。

定义和分析

鼻基底需从正面、侧面和底面几个角度综合分析。正面观可评估鼻基底的宽度。理想的面部比例中,鼻基底应与双侧内眦间的距离等宽,鼻翼缘向下轻度外张。侧面观上,鼻小柱应在鼻翼缘的下方,正面观上鼻小柱的最低点与双侧鼻翼下缘构成优美的"海鸥翅"样外观(图19-1)。

从正面看,鼻翼外张会加深鼻翼-颊部衔接处的阴影,从而突出鼻翼基底至邻近颊部的过渡。

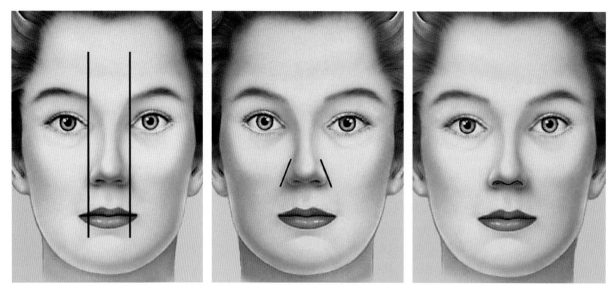

图19-1　正面观上,理想的鼻基底宽度与内眦间距离相等,且鼻翼缘向下轻度外张。侧面观上,鼻小柱应悬挂在鼻翼缘的下方,正面观上鼻小柱的最低点与双侧鼻翼下缘构成优美的"海鸥翅"样外观

　　侧面观上可评估鼻翼和鼻小柱的关系(图19-2)。从这个角度看,更容易发现鼻翼退缩、鼻翼切迹以及鼻小柱悬垂等畸形[14]。

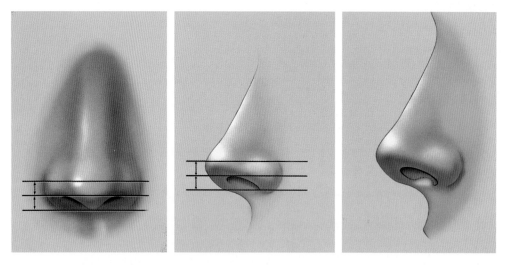

图19-2　理想鼻形中,鼻小柱-小叶角至鼻尖表现点的垂直距离,正好被通过双侧鼻翼缘最高点的水平连线等分

　　正常的鼻翼-小柱关系,要求鼻孔长轴到鼻翼缘或者鼻小柱的最长距离不大于1～2mm(图19-3)[14]。

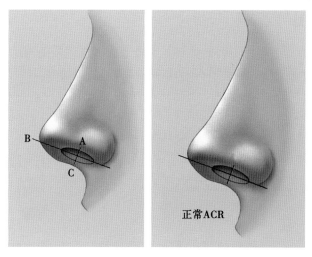

图 19-3 正常的鼻翼-鼻小柱关系要求鼻孔的长轴至鼻小柱或鼻翼缘的最远距离均介于 1～2mm 之间。ACR, Alarcolumellar relationship, 鼻翼-鼻小柱关系

基底面最利于评价鼻孔,其由中间亚单位及外侧亚单位构成。理想的鼻孔形状类似水滴形,其长轴的方向应为鼻基底至鼻尖部。且稍向中线倾斜。从底面看,鼻小柱的外缘构成了鼻孔的内侧缘,称之为基底美学线(BALs)[8,9]。BALs 与从正面观的鼻背美学线(DALs)[2]类似,是一条略向内侧凹陷的平滑曲线(图 19-4)。外侧亚单位应表现为鼻基底部平滑、连续且微凸的外侧边缘。鼻基底部类似一等边三角形,鼻小柱与鼻尖下小叶的长度比约为 2:1。鼻基底的畸形从底面看最为显著。

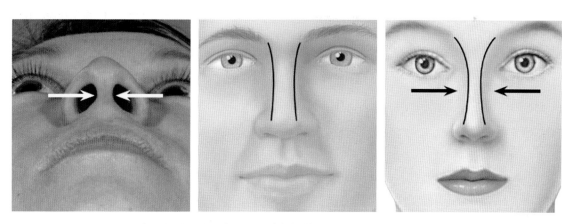

图 19-4 鼻基底美学线由鼻小柱的外侧缘构成,为从上唇亚单位到鼻尖的过渡

鼻翼外张和鼻孔扩大常伴有鼻尖表现点不清晰的情况,此时从下面看可出现圆形的外观。

鼻翼宽指的是两侧鼻翼宽度超出了理想美学范围。

当鼻翼外缘最宽处超出鼻翼-面颊连接点 2mm 时即可判断为鼻翼外张。

常见问题和原因

鼻修复时常需要处理各种不同的鼻翼基底畸形。造成这些畸形的原因可能是软骨或软组织的结构异常,也可能是初次手术中对这些结构的过度切除。

如前所述,鼻尖突出度的变化将影响鼻翼基底的特征。鼻尖突出度降低时,鼻翼外张将更明显。在鼻尖过度突出的患者中常能观察到细长的鼻孔形态(图 19-5)[6,7]。如果将鼻尖调整到合适的位置上时,鼻孔的形态也能恢复至较理想的水滴形。反之亦然。

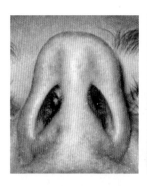 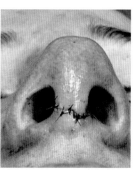

图 19-5　当鼻尖突出度降低时,鼻翼基底部和鼻孔的宽度均将增加,鼻翼外张也更明显

增加鼻尖突出度常可拉紧收缩鼻翼缘,将鼻孔的形态变成更为美观的水滴形。

因此,在初次鼻整形术中需要特别强调鼻尖突出度与鼻翼基底间的关系。初次鼻整形术中,由于认识不到位或鼻尖位置放得不对时,均可造成鼻翼外张或鼻孔过大而接受修复的医源性后果。如果他们有鼻翼外张或鼻孔过大的情况,鼻修复术中这些患者有可能要接受鼻翼基底切除。

鼻孔狭窄

术中鼻孔过度缩小或者鼻孔开口处的环形瘢痕挛缩均可造成鼻孔狭窄。除了影响外观,鼻孔狭窄还会对鼻部气流产生明显影响。由于大部分的修复技术都会在鼻翼缘遗留明显的瘢痕,所以鼻孔狭窄是个较棘手的问题。

为了预防鼻孔狭窄的发生,鼻整形术中缩小鼻孔时应采用偏保守的方案。

鼻翼基底不对称

初次鼻整形术后出现的鼻翼不对称可能是术中忽略了原本存在的结构畸形,也可能是医源性的产物。医源性畸形的原因多种多样,鼻翼移植物摆放错误、从对称的鼻基底上切除的软组织不对称、不对称的鼻基底上切除的软组织对称,以及鼻翼基底瘢痕位置不当等,均会造成不良后果。所以制定手术方案时需对相关影响因素进行全面细致的判断、分析。

原则和方法

　　鼻修复中根据鼻翼基底畸形的不同,治疗方法也有所不同。相比于前次手术中位置处理不到位造成的畸形,软骨过度切除后的畸形更难纠正。[15,16]大多数问题与结构完整性丧失有关。松解挛缩的软组织瘢痕,并联合应用软骨移植物重建鼻部支撑,是许多这些畸形修复中的关键环节。鼻翼宽大或外张的处理方法之与初次鼻整形术类似。鼻翼对称性的治疗需要正确诊断,根据个体情况制订方案。

　　鼻修复中同样需要关注血供问题。鼻部皮肤软组织罩的主要血液供应来自于鼻小柱动脉和鼻外侧动脉。

如果初次鼻整形术中采用了经鼻小柱的开放性切口,鼻小柱动脉的血供已经遭到破坏,所以鼻外侧动脉的保护显得尤为重要。

　　这些血管走行于鼻翼沟头侧 2~3mm 处的皮下层。所以做鼻翼基底切除时应位于鼻翼沟下方以防破坏血管。

鼻翼外张或鼻孔过大

　　鼻修复中鼻翼外张或鼻孔过大的治疗原则与初次手术相同。根据需进行处理的畸形设计个性化的手术切口。

　　在鼻孔周长理想,但鼻翼外张的情况下,只需要单纯做鼻翼基底切除而不需要将切除范围扩大进入鼻孔,也不需要切除鼻前庭的皮肤。根据基底位上鼻翼缘最外侧点的位置对鼻翼外张进行分型(图 19-6)[17]。

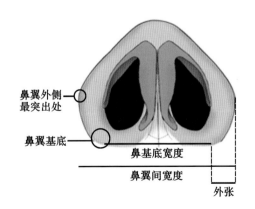

图 19-6　根据基底位上鼻翼缘最外侧点的位置
对鼻翼外张进行分型

　　Ⅰ型鼻翼外张的鼻翼缘最外侧点非常接近鼻翼基底。Ⅰ型鼻翼外张要采取最短最窄的切口,切除所需最小量的鼻翼组织(表 19-1)。Ⅱ型鼻翼外张与Ⅰ型相比,鼻翼缘最外侧点位于距鼻翼基底稍远的位置。这种情况最常见,切除的组织就要再多一点,切口可以宽些长些。Ⅲ型鼻翼外张的弧度最大。鼻翼缘最外侧点较鼻翼基底明显膨出。这种情况最多见于宽鼻翼的种族。这种情况下,鼻翼小叶的大部分都参与了外张,因此需要切除的鼻翼组织就会比Ⅱ型更多。

表 19-1　鼻翼外张的分类以及矫正所用的切除模式

鼻翼外张形态	底面观形态	鼻翼缩小切除模式
Ⅰ型		
Ⅱ型		
Ⅲ型		

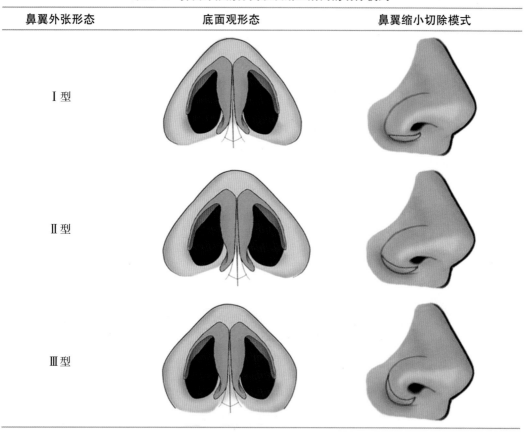

如果鼻孔的形状偏大,术中需将鼻翼基底的切除范围扩展至鼻孔内,同时切除一部分鼻前庭的皮肤,以矫正鼻孔过大和鼻翼外张(图 19-7)。

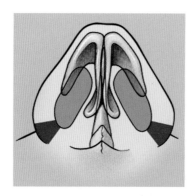

图 19-7　鼻孔较大时,鼻翼基底的切除范围需延伸至鼻孔内,同时切除一部分鼻前庭皮肤,以缩小鼻孔并改善鼻翼外张

鼻翼基底的切除应尽可能保守,以免矫正过度。

要想瘢痕看不到,选择合适的切口位置很重要。切口不能刚好做在鼻翼脸颊连接处。

如果瘢痕成熟后不平滑将使得鼻翼面颊连接处过渡不自然,让瘢痕更加明显。切口的后方应该设计在鼻翼-面颊连接处鼻翼侧 1mm 的位置上(图 19-8)。如果需要缩小鼻孔时,切口的后缘应该向前延续,跨过鼻槛延伸至前庭皮肤。压迫鼻翼小叶会出现一条跨过鼻槛延伸至前庭的自然皱褶,一般按照这条皱褶设计后方切口(图 19-9)。需要仔细测量组织切除量,使双侧鼻孔缩小的程度及鼻翼外张的矫正幅度保持一致。

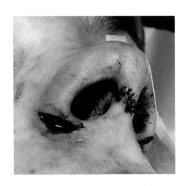

图 19-8　后方切口应放在距鼻翼面颊连接处 1mm 处的鼻翼上。图中显示的是一例 2 型鼻翼外张患者的手术切除范围

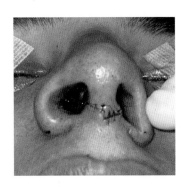

图 19-9　压迫鼻翼小叶会出现一条跨过鼻槛延伸至前庭的自然皱褶,一般按照这条皱褶设计后方切口

　　鼻翼基底的手术常与鼻小柱畸形矫正术同时进行,用来重建 BALs 和理想的鼻基底形态。

鼻翼基底手术需要在鼻尖旋转度及突出度设定好之后再进行。

　　它通常是鼻整形手术的最后一个步骤,因为鼻翼基底的改变往往也会影响到鼻尖突出度。特别是Ⅲ型鼻孔外张的情况下,每侧鼻翼都需要切除 3mm 以上的组织,对鼻尖突出度的影响十分明显。

行鼻翼基底手术矫正鼻翼外张及鼻孔过大时需要保守,以策安全。

　　如果矫正不足时很容易修整,局麻下就可以完成。但是鼻翼基底和鼻孔要是缩小过度就很难弥补了。

鼻孔狭窄

　　鼻孔狭窄的治疗颇具挑战性,因为手术常带来明显的瘢痕。鼻孔狭窄矫正手术需要松解瘢痕组织并获得多余的皮肤来扩大鼻孔外形。较为常用的是来自鼻翼-面颊连接处的局部皮瓣和耳部复合组织移植物。

鼻翼不对称

　　鼻翼不对称的治疗首先需要重建对称的软骨框架。下外侧软骨的内侧脚、中间脚和外侧脚都需进行处理,以重建外形和强度的对称性。通过缝合和移植物技术来实现。

> **鼻尖复合体的偏斜常造成同侧鼻翼打折,底面观可发现偏斜侧的鼻翼呈 S 形,而对侧的鼻翼则显得更直。**

　　在有些情况下,下外侧软骨力量不均衡会导致鼻尖复合体向外侧移位。要让鼻尖复合体回到中线上,一定要找出和处理这种长度上的差异(图 19-10)。可以通过外侧脚窃取、或外侧脚横断重叠、或外侧脚支撑移植物等手段改变外侧脚的长度(图 19-11)。恢复软骨支架对称性后,鼻翼缘和鼻基底软组织的不对称可以通过鼻翼基底切除来处理。

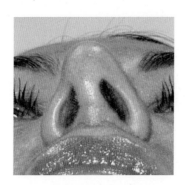

图 19-10　鼻尖复合体的偏斜常造成同侧鼻翼打折,底面观可发现偏斜侧的鼻翼呈 S 形,而对侧的鼻翼则显得更直

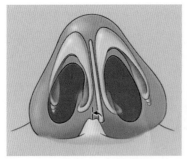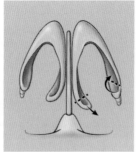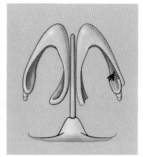

图 19-11　将下外侧软骨的外侧脚横断后重叠缝合可以调整外侧脚的长度

案例分析

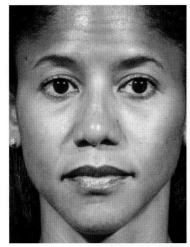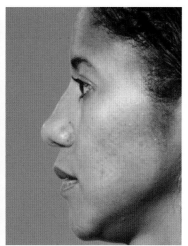

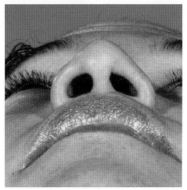

图 19-12

这名 38 岁鼻修复患者,鼻背有驼峰,鼻孔不对称。她的问题包括:双侧鼻背美学线不对称、软组织三角的轻度凹陷、鼻翼外张以及鼻小柱基底退缩。底面观显示鼻尖狭窄,鼻孔明显不对称,右侧鼻翼外张更为明显。

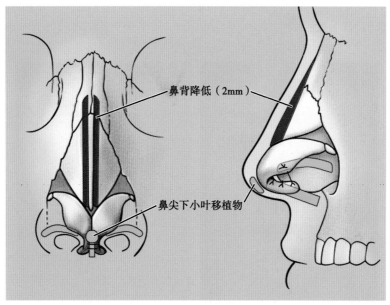

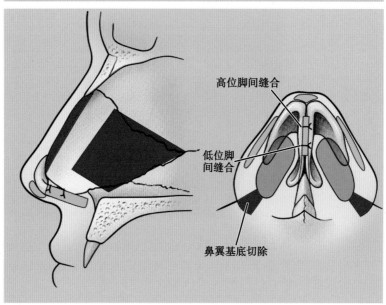

图 19-12（续）

该患者手术技术要点如下：

1. 开放式入路
2. 鼻背驼峰分段降低 2mm
3. 鼻中隔重建，采集鼻中隔移植物
4. 鼻小柱支撑移植物
5. 鼻尖下小叶移植物
6. 双侧加长型鼻翼缘轮廓线移植物
7. 鼻翼基底切除（5mm）以矫正鼻翼外张

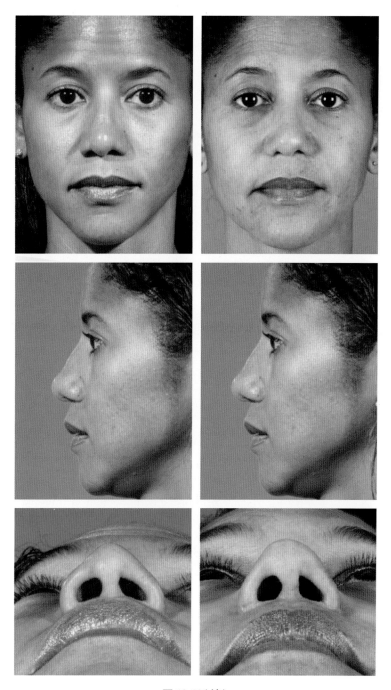

图 19-12(续)

　　术后 6 年,她的鼻背轮廓改善,恢复顺滑,鼻背美学线对称。鼻背更加平直,侧面有轻微的鼻尖上区转折。鼻尖突出度增加,外观自然。该患者仍有轻度的鼻小柱基底部退缩,但她的鼻翼外张和鼻孔对称性均得到了显著改善。

要　　点

- 鼻尖突出度降低可造成鼻翼外张。
- 从正面看,鼻翼外张会加深鼻翼-颊部衔接处的阴影,从而突出鼻翼基底至邻近颊部的过渡。
- 鼻翼外张和鼻孔扩大常伴有鼻尖表现点不清晰的情况,此时从下面看可出现圆形的外观。
- 当鼻翼外缘最宽处超出鼻翼-面颊连接点 2mm 时即可判断为鼻翼外张。
- 增加鼻尖这突出度常可拉紧收缩鼻翼缘,将鼻孔的形态变成更为美观的水滴形。
- 为了预防鼻孔狭窄的发生,鼻整形术中缩小鼻孔时应采由偏保守的方案。
- 如果初次鼻整形术中采用了经鼻小柱的开放性切口,鼻小柱动脉的血供已经遭到破坏,所以鼻外侧动脉的保护显得尤为重要。
- 要想瘢痕看不到,选择合适的切口位置很重要。切口不能刚好做在鼻翼脸颊连接处。
- 鼻翼基底手术需要在鼻尖旋转度及突出度设定好之后再进行。
- 行鼻翼基底手术矫正鼻翼外张及鼻孔过大时需保守策安全。
- 鼻尖复合体的偏斜常造成同侧鼻翼打折,底面观可发现偏斜侧的鼻翼呈"S"形,而对侧的鼻翼则显得更直。

（孙维绎 译,李战强 校）

参考文献

1. Lee MR, Unger JG, Rohrich RJ. Management of the nasal dorsum in rhinoplasty: a systematic review of the literature regarding technique, outcomes, and complications. Plast Reconstr Surg 128:538e-550e, 2011.

2. Roostaeian J, Unger JG, Lee MR, et al. Reconstitution of the nasal dorsum following component dorsal reduction in primary rhinoplasty. Plast Reconstr Surg 133:509-518, 2014.

3. Lee MR, Unger JG, Gryskiewicz J, Rohrich RJ. Current clinical practices of the Rhinoplasty Society members. Ann Plast Surg 71:453-455, 2013.

4. Lee MR. Rhinoplasty. In Janis JE, ed. Essentials of Plastic Surgery, ed 2. St Louis: CRC Press, 2014.

5. Gunter JP, Lee MR, Ahmad J, Rohrich RJ. Basis nasal tip surgery. In Rohrich RJ, Adams WP Jr, Ahmad J, et al, eds. Dallas Rhinoplasty: Nasal Surgery by the Masters, ed 3. St Louis: CRC Press, 2014.

6. Lee MR, Geissmer P, Cochran S, et al. Decreasing nasal tip projection in rhinoplasty. Plast Reconstr Surg 134:41e-49e, 2014.

7. Cochran SC, Rihani J, Lee MR, Rohrich RJ. Decreasing nasal tip projection: an incremental approach. In Rohrich RJ, Adams WP Jr, Ahmad J, et al, eds. Dallas Rhinoplasty: Nasal Surgery by the Masters, ed 3. St Louis: CRC Press, 2014.

8. Rohrich RJ, Lee MR, Ahmad J. The aesthetics and management of the nasal base. In Rohrich RJ, Adams WP Jr, Ahmad J, et al, eds. Dallas Rhinoplasty: Nasal Surgery by the Masters, ed 3. St Louis: CRC Press, 2014.

9. Lee MR, Tabbal G, Kurkjian TJ, et al. Classifying deformities of the columellar base in rhinoplasty. Plast Reconstr Surg 133:464e-470e, 2014.

10. Unger J, Lee MR, Kwon R, Rohrich RJ. A multifactorial analysis of nasal tip deprojection. Plast Reconstr Surg 128:538e-550e, 2011.

11. Gunter JP, Yung LY. The tripod concept for correcting nasal-tip cartilages. Aesth Surg J 24:257-260, 2004.

12. Lee MR, Malafa M, Roostaeian J, et al. Soft tissue composition of the columella and potential relevance in rhinoplasty. Plast Reconstr Surg 134:621-625, 2014.
13. Lee MR. Discussion—anatomic study of the medial crura and effect on nasal tip projection in open rhinoplasty. Plast Reconstr Surg 132:794-795, 2013.
14. Gunter JP, Rohrich RJ, Friedman RM. Classification and correction of alar-columellar discrepancies in rhinoplasty. Plast Reconstr Surg 97:643-648, 1996.
15. Rohrich RJ, Lee MR. External approach for secondary rhinoplasty—Advances over the last twenty-five years. Plast Reconstr Surg 131:404-416, 2013.
16. Rohrich RJ, Lee MR. Secondary rhinoplasty: the open approach. In Rohrich RJ, Adams WP Jr, Ahmad J, et al, eds. Dallas Rhinoplasty: Nasal Surgery by the Masters, ed 3. St Louis: CRC Press, 2014.
17. Rohrich RJ, Ahmad J, Malafa MM, et al. Managing alar flaring in rhinoplasty: a graduated approach to improving symmetry. Plast Reconstr Surg (in press).

达拉斯鼻修复术：全球大师的杰作

Secondary Rhinoplasty *by the global masters*

鼻孔调整：矫正鼻孔畸形

Rod J. Rohrich ■ *Michael R. Lee* ■ *Jamil Ahmad*

由于解剖结构间的微妙互动，使得鼻整形成为一项复杂的手术[1-3]。经常会牵一发而动全身[4-6]。特别是在对下外侧软骨进行调整时，这种现象更容易出现。在对这些软骨进行手术操作时，会直接或间接地导致鼻孔出现变化。

鼻修复患者多有鼻孔畸形，这些畸形要么是上次手术没解决，要么就是由于前次手术造成的。这些畸形往往难以矫正，需要综合考虑来进行诊断并制定手术方案[7-9]。要做好鼻孔畸形的修复，一定要理解常见的病因。

鼻孔的解剖与鼻软骨和软组织的完整性和结构特征相关。这些组织共同决定了鼻孔的外形和大小。显而易见，鼻孔在美学及鼻功能中均具有重要作用[10-12]。解剖学上的畸形会改变鼻基底的关系，打破鼻面部的和谐与平衡。此外，鼻孔和外鼻阀的狭窄与塌陷会导致鼻通气不畅和鼻塞[11,12]。

鼻基底主要指鼻下部三分之一，包括鼻尖、鼻翼、鼻槛和鼻小柱。这些结构共同构成了鼻孔的框架，这些结构的解剖畸形则会影响美学和功能（图20-1）。

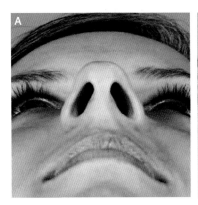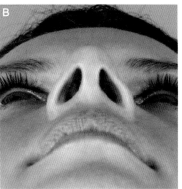

图 20-1　A，术前，一位盒型鼻尖伴有内侧脚踏板外张的 Ⅱ 型鼻小柱畸形患者。B，矫正术后

定义和分析

进行鼻部系统分析来指导诊疗。鼻部分析需要多角度评估。其中,基底位视图是对鼻孔进行评估及制定手术方案的最佳角度。鼻基底的鼻孔的任何改变均会影响其他视角上的鼻部外观。

鼻基底:鼻尖、鼻翼和鼻槛,以及鼻小柱

鼻小柱-鼻尖小叶的理想比例大约为 2:1(图 20-2)。一些作者认为这个比例应该接近 6:4[10,13]。鼻小柱的长度和形状会直接影响鼻孔,因为鼻孔的内侧界就是鼻小柱[14,15]。鼻修复患者的鼻小柱-鼻尖小叶比例失调有多种原因。医生必须理解鼻尖和鼻小柱间的理想比例,并且能正确判断出现失衡的原因。

"下鼻基底部"是指除鼻尖外的鼻基底。下鼻基底可分为中间亚单位和外侧亚单位。中间亚单位主要由鼻小柱构成,而外侧亚单位主要由鼻翼和鼻槛构成。

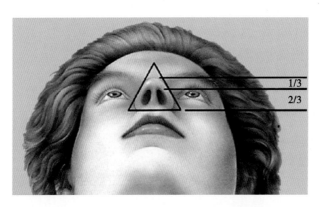

图 20-2 鼻小柱-鼻尖小叶的理想长度比例为 2:1

理想的鼻孔形状类似水滴形,其长轴的方向应为鼻基底至鼻尖部(图 20-3)。并略向中线倾斜[13-15]。鼻翼作为鼻孔的外侧界,其轮廓应平滑挺直。这些美学效果取决于外侧脚和鼻翼缘纤维脂肪的足够强度和支撑[13-15]。鼻小柱的外侧缘构成了鼻孔的内侧缘。因为鼻小柱外侧缘是双侧的,所以除了形状和轮廓之外,对称性是最重要的[15]。鼻小柱的两个外侧缘作为上唇到鼻尖小叶的过渡,对形成理想鼻孔形态是必需的。基底面上,它们构成了基底美学线(BALs),类似于正面观上的鼻背美学线(图 20-4)[15-17]。

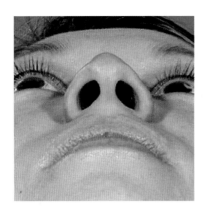

图 20-3 鼻小柱构成了鼻孔的内侧边界,理想的鼻小柱应形成鼻唇连接处到鼻小叶间的平滑过渡

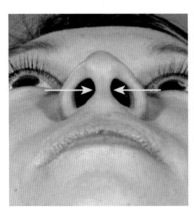 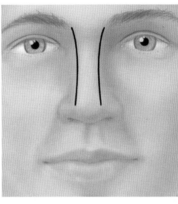 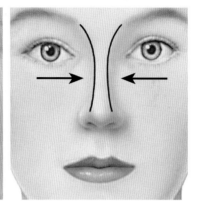

图 20-4 基底美学线由鼻小柱侧边构成,有助于鼻部的整体和谐,类似于正面观上的鼻背美学线

鼻基底美学线在鼻部美学中具有重要作用,具有对称、平滑和轻度内凹的外形特征。

鼻小柱侧面在接近鼻槛处应保持成一个缓坡。鼻小柱中段的理想宽度应接近其位于鼻孔基底处宽度的三分之一。这一比例会让鼻小柱看上去更漂亮。中间及外侧亚单位具备的以上特征构成了漂亮的鼻孔。在评价这些修复患者时,术者要注意上述解剖结构的外形、大小及位置上的差异[15]。

常见问题和原因

鼻修复患者的鼻孔畸形与以下结构异常有关:①鼻尖和软组织三角;②外侧亚单位;③中间亚单位。

鼻尖畸形

鼻尖的继发畸形多源于下外侧软骨的过度切除、错位以及缝合和移植物操作带来的问题。

下外侧软骨过度切除可能导致鼻翼塌陷或退缩的鼻尖夹捏畸形(图 20-5)。

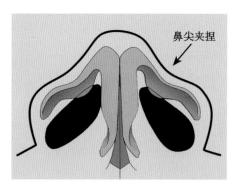

图 20-5 外侧脚强度不足会导致鼻翼缘塌陷

鼻翼缘塌陷可能会在软组织三角水平使鼻孔尖顶变平,导致鼻孔变形。鼻尖缝合的副作用可能关闭中间脚和外侧脚之间夹角,导致外侧脚打弯。软三角的损伤或支撑力不足可能导致连接鼻小柱和鼻翼缘之间的软三角平滑曲线轮廓丧失,在软三角区域形成一个异常尖锐的转折。鼻尖移植物(尤其是应用多个移植物时)会破坏理想的 2:1 的鼻小柱-鼻尖小叶比,产生一个相对正常大小鼻孔而言过大的鼻尖小叶。

中间亚单位畸形

鼻修复中鼻小柱畸形的分类与初次鼻整形类似(框 20-1)[15]。Ⅰ型畸形是前鼻棘或鼻中隔尾侧端的错位导致的。在Ⅱ型畸形中,内侧脚的畸变破坏了鼻孔内侧界的理想轮廓和形状。Ⅲ型畸形同样表现为鼻孔内侧界的变形,但原因是软组织异常。Ⅳ型畸形兼有中间亚单位多个不同解剖结构的异常。鼻修复患者可能兼有鼻中隔尾侧端畸形、内侧脚畸形和软组织畸形中的任意一种或多种,最终导致鼻小柱的畸形。

框 20-1 鼻小柱畸形分类

Ⅰ. 鼻中隔尾侧端脱位或前鼻棘位置异常是造成鼻小柱扭曲的主要原因。

Ⅱ. 内侧脚异常是造成鼻小柱扭曲的主要原因。内侧脚踏板过早外张是最常见的原因。

ⅢA. 软组织过多是造成鼻小柱扭曲的主要原因,且可能会阻塞鼻通气。

ⅢB. 软组织缺乏是造成鼻小柱异常的主要原因。

Ⅳ. 由鼻中隔、内侧脚和(或)软组织畸形结合造成的鼻小柱扭曲。

先前的手术中被忽视的或先前的手术所导致的这些问题，在修复时应准确诊断并矫正。在前次手术中放置的鼻小柱支撑移植物，对鼻尖的支撑不充分或者放置的位置不佳，也会导致鼻小柱-鼻尖小叶比例失调，破坏基底美学线。过厚的鼻小柱支撑移植物会造成向鼻孔内的凸起，不但影响美观，还会破坏气道通畅性。

最后，之前的经鼻小柱切口如果愈合不良，也会破坏基底美学线。理想的经鼻小柱切口位置应该在鼻小柱最窄的部位。和位置同样重要的是缝合切口的时候必须对齐，切口在鼻小柱的侧方需要至少向后延伸 2mm，不能直接做在鼻小柱外部皮肤和鼻前庭皮肤之间。

外侧亚单位畸形

大多数与外侧亚单位有关的畸形都是由于缺乏足够的软骨和软组织支撑。

过度地切除或削弱外侧脚软骨会导致：①鼻翼退缩；②鼻翼切迹；③外鼻阀塌陷（图 20-6）。

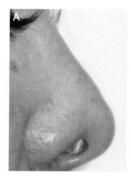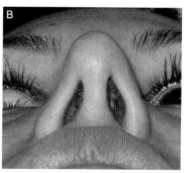

图 20-6　A，术后远期的鼻翼切迹外观；B，头侧修剪后右侧鼻翼缘轻度塌陷

缝合做得不好时，会夹捏穹隆，不仅会关闭中间脚和外侧脚之间的角度，而且会使鼻翼向鼻孔内塌陷。非解剖移植物，包括鼻翼轮廓线移植物、外侧脚支撑移植物、鼻翼铺板移植物等，体积过大或位置放得不对时，也可能会破坏理想的外侧亚单位形态。

除了鼻翼缘畸形，鼻翼基底畸形也会导致鼻孔外形不佳。在之前的手术中，可能未进行必要的鼻翼基底切除，或并未对鼻翼外张、鼻孔过大进行修复，但这种情况并不少见。

术前必须发现患者存在的鼻翼基底畸形；在鼻修复中，设定好鼻尖位置后应重新评估是否需要进行鼻翼基底手术。

原则和方法

鼻尖畸形

对继发鼻尖畸形的综合治疗在第十五章已详细说明。鼻三脚架与鼻孔形状密切相关,所以需要重建鼻三脚架以实现足够的鼻尖突出度。之前手术中对鼻尖支撑结构的破坏,以及术中重建不到位,会导致鼻尖突出度不足。

鼻尖的主要支撑结构包括上外侧软骨和下外侧软骨之间的纤维连接、外侧脚复合体、穹隆间韧带以及内侧脚在鼻中隔尾侧端的附着等(图20-7)。破坏这些结构会导致鼻尖突出度降低,这也是在开放鼻整形术中会经常应用鼻小柱支撑移植物的原因。鼻尖突出度不足可能导致鼻小柱缩短、鼻孔尖端圆钝,美学上会影响中间亚单位轮廓和基底美学线。鼻孔也会显得较短或者外张。处理时主要要重建合适的鼻尖支撑。最常用的方法是应用移植物。矫正鼻尖突出度常见的移植物包括鼻小柱支撑移植物和鼻中隔延伸移植物。移植物的选择和放置应该能够实现理想的鼻尖突出度、合适的鼻孔形状和朝向。

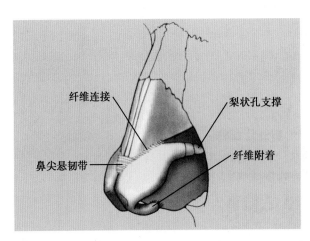

图20-7 鼻尖的软组织支撑

鼻修复患者中,也有鼻尖过度突出者,但这种病例相对少见。鼻尖过度突出也会破坏理想的鼻孔形状。鼻尖过分突出超过合适的位置时,鼻孔会变窄变长[18,19],导致美学上和功能上的问题。最常见的原因是鼻翼缘的纤维脂肪组织失去作用,使外侧亚单位被破坏,鼻孔形状偏于直线形。其结果是一个狭窄的鼻孔,外鼻阀出现静态和动态的塌陷。对这类畸形的矫正需要降低鼻尖的突出度[18,19]。这项工作需要分步进行。首先,打开鼻部,松解释放前述的鼻尖支撑结构(图20-8)。如果还需要进一步降低鼻尖突出度时,可以根据理想的鼻尖突出度和鼻尖旋转度,选择单独或同时缩短内侧脚或外侧脚。如果前次手术应用了鼻小柱支撑移植物或鼻中隔延伸移植物,可能还需要对移植物进行调整或干脆取掉,以降低鼻尖。

初次手术时放置的过大的鼻尖移植物可能需要取出或重新雕刻,以去除多余的鼻尖部分[13]。如前所述,过大的移植物会破坏理想的鼻小柱-鼻尖小叶比例。

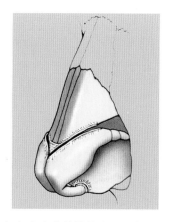

图 20-8　松解鼻尖支撑结构会造成鼻尖突出度损失

中间亚单位畸形

根据中间亚单位畸形的类型不同,修复的方式也是多种多样。Ⅰ型畸形最常用的矫正方法是断开鼻中隔尾侧端和前鼻棘之间的附着。这要锐性切开,使鼻中隔尾侧端到中线之间有一定的活动度。用5-0 PDS缝线将鼻中隔尾侧端重新固定到前鼻棘上。应用划痕、缝合、用支撑移植物或延伸移植物作为支持,进一步保证鼻中隔回到中线上。Ⅱ型畸形最佳的修复方式是内侧脚踏板拉拢,而Ⅲ型则是处理软组织[15,20-22]。Ⅵ型畸形的修复则需要根据特定的病因来联合运用上述方法进行综合治疗。

修复术中特有的畸形也需要矫正,包括鼻小柱切口愈合不良产生的瘢痕或过厚的软骨移植物造成的基底美学线的扭曲。取出造成中间亚单位过宽的鼻小柱支撑移植物,可行的情况下将其再次雕刻并重新放置。如果移植物无法取出后重新利用,必要时可用新移植物将其替换。有重建基底美学线的指征时,可对鼻小柱切口愈合不良的瘢痕进行修复。

外侧亚单位畸形

治疗外侧亚单位的目的主要在于构建外侧鼻基底平滑外凸的弧形结构。外侧脚薄弱或过度切除引起的畸形主要通过加强下外侧软骨来进行矫正(图20-9)[23]。如前所述应用外侧脚支撑移植物、鼻翼轮廓线移植物以及鼻翼铺板移植物等[1-3]。

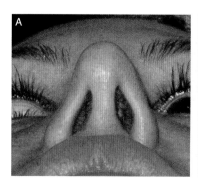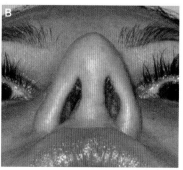

图 20-9　A,头部修剪后右侧鼻翼缘轻度塌陷。B,放置右鼻翼铺板移植物矫正后

鼻翼铺板移植物会在鼻侧壁下方和鼻翼间的过渡处增加过量体积,改变这一连接处的理想阴影,所以首选鼻翼轮廓线移植物和外侧脚支撑移植物。

外侧脚支撑移植物被放置在现有的外侧脚下方,并刚好延长到鼻翼沟尾侧(图20-10)。这些移植物需要充足且强力不易弯的软骨移植材料。除了用于重建外侧脚,外侧脚支撑移植物同时还可以为鼻翼及鼻孔提供强大的支撑。这个移植物可以通过对鼻翼缘尾侧重新定位,矫正继发于鼻整形术的鼻翼退缩。将发生退缩的鼻翼向尾侧旋转可以将其移动到理想的位置以加强外鼻阀的支撑。外侧亚单位的结构完整性是维持一个美观,且功能上通畅的鼻孔的必要条件。

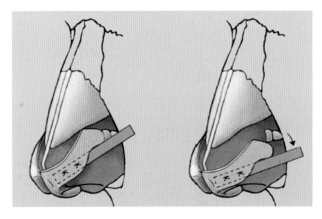

图20-10 外侧脚支撑移植物

在鼻修复中,鼻翼轮廓线移植物可用于矫正外侧亚单位畸形(图20-11)[1,3,7,24]。沿着鼻翼缘放置移植物,还可以将其延长,插入到下外侧软骨的深部以支撑软三角。从功能上讲,这些移植物也可以在呼吸时为外侧亚单位提供支撑。从美学上看,它们在鼻修复中可用于矫正多种畸形,如鼻翼切迹、鼻翼退缩以及外鼻阀塌陷等。另外,这些移植物也可用于预防头侧修剪或鼻翼基底切除术后导致的畸形(表20-1)。也可以一步步地联合应用这些移植物来实现。如果外侧脚损伤广泛,则应做整个外侧脚的重建。如果软骨量少或不够完整时,则应放置外侧脚移植物或鼻翼轮廓线移植物。

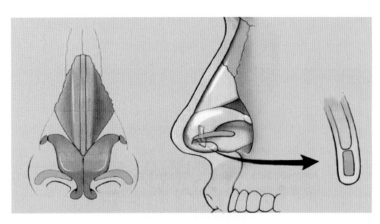

图20-11 鼻翼轮廓线移植物

表 20-1　鼻修复中的鼻翼处理

	鼻翼退缩	鼻翼切迹	鼻翼错位	外鼻阀塌陷
轻度	鼻翼缘轮廓线移植物	鼻翼缘轮廓线移植物	鼻翼缘轮廓线移植物或外侧脚支撑移植物	鼻翼缘轮廓线移植物
中度	鼻翼缘轮廓线移植物	鼻翼缘轮廓线移植物	外侧脚支撑移植物	鼻翼缘轮廓线移植物
重度	外侧脚支撑移植物,加或不加鼻翼缘轮廓线移植物	外侧脚支撑移植物,加或不加鼻翼缘轮廓线移植物	外侧脚支撑移植物	外侧脚支撑移植物,加或不加鼻翼缘轮廓线移植物

重建外侧脚和鼻翼纤维脂肪边缘强度的目的在于形成从鼻尖到鼻翼基底平滑连续过渡的鼻翼边缘。

　　鼻修复时,重新设定了鼻尖位置与鼻翼边缘整体性后,再次评估鼻翼基底情况。典型鼻翼基底手术包括鼻翼外张矫正和鼻孔缩小。在某些手术中,常常需要通过不对称切除来改善鼻翼基底的不对称。

鼻孔不对称的矫正

　　进行鼻修复的患者可能存在双侧鼻孔不对称的情况。造成这种不对称的原因可能是单侧鼻孔形态不理想,也可能是双侧鼻孔都不理想。鼻孔不对称的治疗首先应该通过组织结构的移植和缝合建立双侧对称的软骨框架。然后再通过软组织切除和(或)鼻孔重新定位来修复软组织不对称。一些明显畸形以及潜在的病因可能需要联合应用之前描述的几种技术来进行矫正。最终的目的是形成双侧对称的完美鼻孔形态。

案例分析

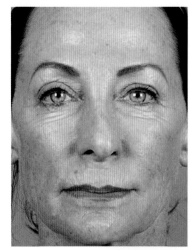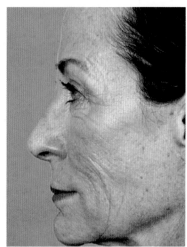

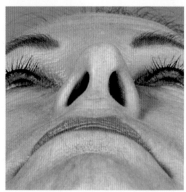

图 20-12

这位行鼻修复的 65 岁患者存在鼻背凹凸不平、鼻尖和鼻孔不对称及严重的鼻塞等情况。她有鼻背美学线的不规则,右侧鼻翼退缩,鼻尖不对称,分叉且向左偏斜。同时还有鼻背和鼻尖上区饱满、右侧鼻翼退缩、明显的鼻孔不对称以及右侧鼻翼缘打折。另外,患者因为下颌过度突出,希望取出下颌假体。

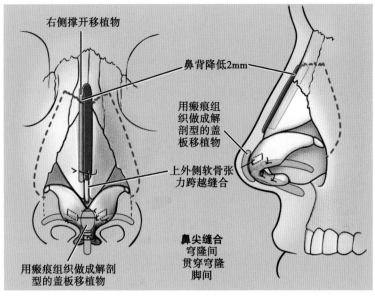

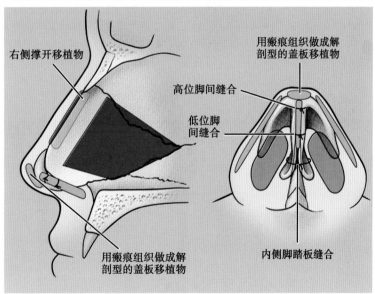

图 20-12(续)

该患者手术技术要点如下:

1. 开放式入路
2. 鼻背驼峰分段降低 2mm
3. 鼻中隔重建,采集鼻中隔移植物
4. 双侧下鼻甲黏膜下切除及向外骨折
5. 右侧撑开移植物
6. 内侧脚-鼻小柱支撑移植物缝合,将鼻尖复合体联为一个整体
7. 穹隆间缝合和贯穿穹隆缝合
8. 用瘢痕组织做成解剖型的盖板移植物
9. 双侧加长型鼻翼缘轮廓线移植物
10. 双侧经皮间断外侧截骨
11. 内侧脚踏板拉拢缝合
12. 取出下颌假体

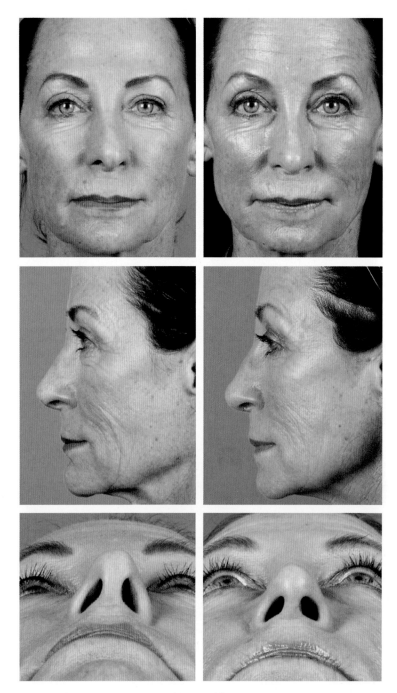

图 20-12(续)

　　术后 9 个月,鼻尖偏斜得到矫正,鼻尖形状改善,右鼻翼退缩被矫正。侧面观可见鼻背高度合适,有鼻尖上区转折,右侧鼻翼退缩被矫正。底面观可见鼻尖缩小,右鼻翼缘得到加强,总体上看改善了鼻孔的不对称。下颌假体取掉后,鼻面部整体平衡也得到改善。

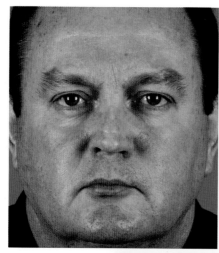
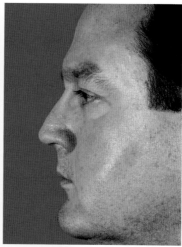
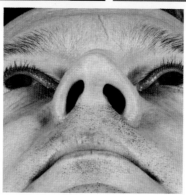

图 20-13

这位行鼻修复的 54 岁患者存在鼻背凹凸不平、鼻孔和鼻尖不对称、以及严重的鼻塞等情况。评估显示鼻背美学线不规则,骨拱不对称,右侧鼻翼退缩,以及鼻尖不对称。侧面观可见鼻背及鼻尖上区饱满,右侧鼻翼退缩。基底面观可见明显的鼻孔不对称。鼻小柱不对称,内侧脚踏板外张。

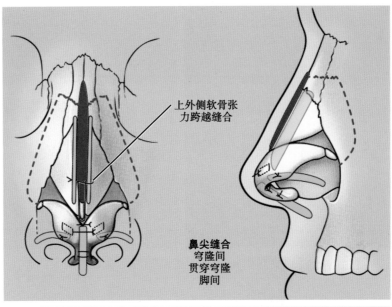

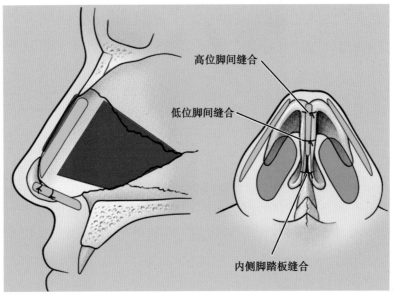

图 20-13（续）

该患者手术技术要点如下：

1. 开放式入路
2. 鼻背驼峰分段降低 3mm
3. 鼻中隔重建，采集鼻中隔移植物
4. 双侧下鼻甲黏膜下切除及向外骨折
5. 双侧撑开移植物
6. 内侧脚-鼻小柱支撑移植物缝合，将鼻尖复合体联为一个整体
7. 穹隆间缝合和贯穿穹隆缝合
8. 双侧鼻翼缘轮廓线移植物
9. 双侧经皮间断外侧截骨

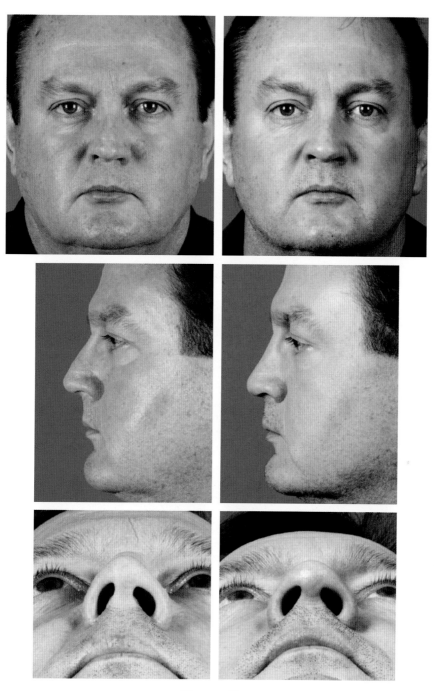

图 20-13(续)

术后 16 个月,鼻背不对称矫正,鼻背美学线改善。侧面观显示鼻背轮廓适合,鹦鹉嘴
畸形得到矫正。基底面观可见鼻小柱畸形得到矫正,鼻孔不对称也得以改善。

要　　点

- "下鼻基底"是指除鼻尖外的鼻基底。下鼻基底可分为中间亚单位和外侧亚单位。中间亚单位主要由鼻小柱构成,而外侧亚单位主要由鼻翼和鼻槛构成。
- 鼻基底美学线在鼻部美学中具有重要作用,对称、平滑和轻度内凹。
- 医生在术前应该找出存在的鼻翼基底畸形,在修复术中确定了鼻尖位置后再次评估是否需要做鼻翼基底手术。
- 鼻翼铺板移植物会在鼻侧壁下方和鼻翼间的过渡处增加过量体积,改变这一连接处的理想阴影;因此首选鼻翼轮廓线移植物和外侧脚支撑移植物。
- 重建外侧脚和鼻翼纤维脂肪边缘强度的目的在于形成从鼻尖到鼻翼基底平滑连续过度的鼻翼边缘。

（谷聪敏 译,李战强 校）

参考文献

1. Ahmad J, Rohrich RJ, Lee MR. Aesthetics and surgical refinement of the nasal base. In Rohrich RJ, Adams WP Jr, Ahmad J, et al, eds. Dallas Rhinoplasty: Nasal Surgery by the Masters, ed 3. St Louis: CRC Press, 2014.
2. Rohrich RJ, Ahmad J. Rhinoplasty. Plast Reconstr Surg 128:49e-73e, 2011.
3. Rohrich RJ, Lee MR. Secondary rhinoplasty: the open approach. In Rohrich RJ, Adams WP Jr, Ahmad J, et al, eds. Dallas Rhinoplasty: Nasal Surgery by the Masters, ed 3. St Louis: CRC Press, 2014.
4. Guyuron B. Dynamics in rhinoplasty. Plast Reconstr Surg 105:2257-2259, 2000.
5. Gunter JP, Lee MR, Ahmad J, Rohrich RJ. Basis nasal tip surgery. In Rohrich RJ, Adams WP Jr, Ahmad J, et al, eds. Dallas Rhinoplasty: Nasal Surgery by the Masters, ed 3. St Louis: CRC Press, 2014.
6. Unger J, Lee MR, Kwon R, Rohrich RJ. A multifactorial analysis of nasal tip deprojection. Plast Reconstr Surg 128:538e-550e, 2011.
7. Lee MR. Rhinoplasty. In Janis JE, ed. Essentials of Plastic Surgery, ed 2. St Louis: CRC Press, 2014.
8. Lee MR, Malafa M, Roostaeian J, et al. Soft tissue composition of the columella and potential relevance in rhinoplasty. Plast Reconstr Surg 134:621-625, 2014.
9. Lee MR. Discussion—anatomic study of the medial crura and effect on nasal tip projection in open rhinoplasty. Plast Reconstr Surg 132:794-795, 2013.
10. Rohrich RJ, Lee MR, Roostaeian J, Ahmad J. The aesthetics and management of the nasal base. In Rohrich RJ, Adams WP Jr, Ahmad J, et al, eds. Dallas Rhinoplasty: Nasal Surgery by the Masters, ed 3. St Louis: CRC Press, 2014.
11. Lee MR, Rohrich RJ, Ahmad J. Nasal physiology. In Rohrich RJ, Adams WP Jr, Ahmad J, et al, eds. Dallas Rhinoplasty: Nasal Surgery by the Masters, ed 3. St Louis: CRC Press, 2014.
12. Lee MR, Rohrich RJ, Ahmad J. Surgical management of the nasal airway. In Rohrich RJ, Adams WP Jr, Ahmad J, et al, eds. Dallas Rhinoplasty: Nasal Surgery by the Masters, ed 3. St Louis: CRC Press, 2014.
13. Guyuron B, Ghavami A, Wishnek SM. Components of the short nostril. Plast Reconstr Surg 116: 1517-1524, 2005.
14. Gunter JP, Rohrich RJ, Friedman RM. Classification and correction of alar-columellar discrepancies in rhinoplasty. Plast Reconstr Surg 97:503-509, 1996.
15. Lee MR, Tabbal G, Kurkjian J, et al. Classifying deformities of the columellar base in rhinoplasty. Plast Reconstr Surg 133:464e-470e, 2014.
16. Unger J, Roostaeian J, Geissler P, et al. The open approach in secondary rhinoplasty: choosing an incision regardless of prior placement. Plast Reconstr Surg 132:780-786, 2013.

17. Lee MR, Unger JG, Gryskiewicz J, Rohrich RJ. Current clinical practices of the Rhinoplasty Society members. Ann Plast Surg 71:453-455, 2013.

18. Lee MR, Geissmer P, Cochran S, et al. Decreasing nasal tip projection in rhinoplasty. Plast Reconstr Surg 134:41e-49e, 2014.

19. Cochran SC, Rihani J, Lee MR, Rohrich RJ. Decreasing nasal tip projection: an incremental approach. In Rohrich RJ, Adams WP Jr, Ahmad J, et al, eds. Dallas Rhinoplasty: Nasal Surgery by the Masters, ed 3. St Louis: CRC Press, 2014.

20. Geissler P, Lee MR, Unger J, et al. Reshaping the medial nostril and columellar base: five-step medial crural footplate approximation. Plast Reconstr Surg 132:553-557, 2013.

21. Guyuron B. Footplates of the medial crura. Plast Reconstr Surg 101:1359-1363, 1998.

22. Lee MR, Malafa M, Roostaeian J, et al. Soft tissue composition of the columella and potential relevance in rhinoplasty. Plast Reconstr Surg 134:621-625, 2014.

23. Gunter JP, Yung LY. The tripod concept for correcting nasal-tip cartilages. Aesth Surg J 24:257-260, 2004.

24. Guyuron B, Bigdeli Y, Sajjadian A. Dynamics of alar rim graft. Plast Reconstr Surg 135:981-986, 2015.

达拉斯鼻修复术：全球大师的杰作

Secondary Rhinoplasty *by the global masters*

第八部分

鼻 气 道

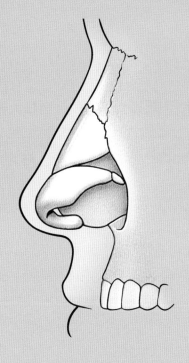

达拉斯鼻修复术：全球大师的杰作

Secondary Rhinoplasty *by the global masters*

外鼻阀与内鼻阀

Jamil Ahmad ▪ *Kevin H. Small* ▪ *Rod J. Rohrich*

鼻整形术后出现的鼻部软组织或其深层的骨软骨结构变形会导致功能性通气障碍[1,2]。在鼻修复术中,必须对这些结构进行重建,以实现一个通畅的鼻腔通道[3]。

定义与分析

鼻腔通气功能不仅受鼻中隔和下鼻甲的形态影响,在呼吸运动中动态压力变化下鼻腔外侧壁的强度也会对其产生作用[4]。因此,上外侧软骨或下外侧软骨,或与之相关的软组织的后天薄弱都可能对鼻部通气带来深刻影响[1,2,4]。

外鼻阀

外鼻阀承担了大约三分之一的鼻部通气阻力(图 21-1)[1,2]。外鼻阀由鼻翼缘、鼻槛、鼻

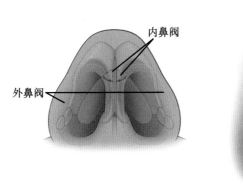
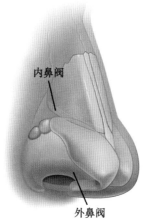

图 21-1 外鼻阀与内鼻阀

中隔尾侧端和内侧脚组成[1,2,5,6]。鼻息从鼻孔开始进入鼻前庭。外鼻阀薄弱或错位会导致塌陷,鼻阀的横截面积减少,随后便会出现堵塞(图21-2)。当软骨支撑不足时,吸气过程中鼻前庭的低气压会导致鼻孔塌陷,最终增加通气阻力并减少通气[4]。这种情况常见于之前鼻整形术中外侧脚被过度祛除或削弱的情况[3]。

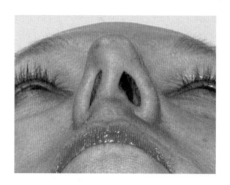

图21-2 初次鼻整形后出现的右侧外鼻阀严重塌陷和鼻中隔尾侧端偏曲

尽管初次鼻整形后出现鼻翼或鼻前庭狭窄的情况比较罕见,但如果出现,也会减少外鼻阀横断面积并限制通气[7]。

内鼻阀

上外侧软骨尾侧缘和鼻中隔背侧连接处形成内鼻阀角;正常角度约为 10° ~ 15°[1,2]。

内鼻阀是鼻气道中大部分气道阻力的来源[1,2]。

鼻中隔偏曲、鼻背软骨过度切除或者瘢痕都会造成内鼻阀功能受损(图21-3)。此外,如果上外侧软骨无力承受吸气时不断变化的压力,也会造成内鼻阀塌陷。

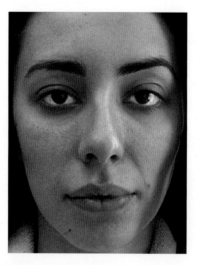

图21-3 一位鼻修复患者,右侧内鼻阀塌陷并伴有鼻背中隔偏曲

鼻背或上外侧软骨过度切除的患者常会出现内鼻阀功能障碍[1,3,4]。

下鼻甲头侧构成内鼻阀的尾侧缘；下鼻甲肥大会增加内鼻阀阻力并对鼻气流产生负面影响[1,2,5,6]。

评估

术前的体格检查应该从评估外鼻开始。鼻背美学线应光滑对称。

当上外侧软骨被过度去除或鼻背没有充分重建时，上外侧软骨和鼻背中隔之间的过渡会凹凸不平[1,5,6]。在检查中如果出现 Cottle 征（颊部向外侧牵扯导致主观上鼻部通气得到改善）阳性时，说明内鼻阀塌陷或出现功能障碍（图 21-4）[1]。

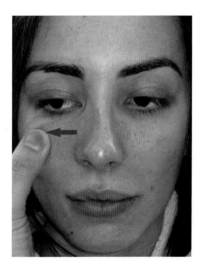

图 21-4　Cottle 征阳性证实内鼻阀塌陷或者功能障碍

内鼻阀塌陷与鼻背美学线不规则有关。

评估外鼻阀时应考虑到鼻中隔尾侧端和内侧脚的位置，以及鼻翼缘的形态和鼻孔的整体形状。鼻中隔尾侧端偏曲和内侧脚踏板外张会导致鼻孔狭窄。

鼻翼缘塌陷，无论是静态还是动态，都会使鼻孔缩小并导致外鼻阀塌陷。

不但要在静息状态，还要在用力吸气两种状态下检查鼻部情况。外鼻阀在平稳吸气时能充分发挥其功能，但在深吸气或用力吸气时则可能塌陷（图 21-5）[1]。鼻孔单侧或双侧塌陷表明外侧脚弱化。同样的，鼻腔外侧壁塌陷则可能表示上外侧软骨力量不足，以及可能的内鼻阀功能障碍[3]。

除了评估外鼻的解剖，医生还必须要检查鼻内结构来评估可能存在的病理状

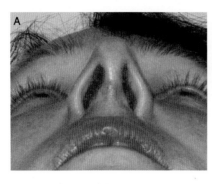
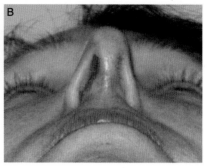

图 21-5 鼻整形手术后用力吸气时出现动态鼻翼塌陷。A,平静呼吸;B. 用力吸气

态[8]。还要评估上外侧软骨和鼻中隔的相交处,出现内鼻阀动态或者静态的塌陷说明有功能障碍[1,8]。由之前手术导致的外鼻阀或内鼻阀瘢痕狭窄也要检查出来(图 21-6)。下鼻甲也要评估。看看鼻中隔软骨还能不能用,因为它是手术时首选的自体移植物材料[8]。

外鼻阀瘢痕性狭窄　　　　内鼻阀瘢痕性狭窄

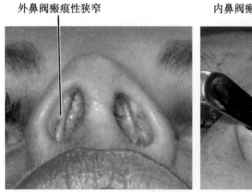
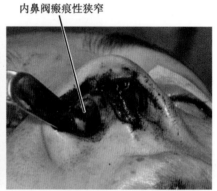

图 21-6 前次手术导致的外鼻阀或内鼻阀瘢痕狭窄可引起鼻阀功能障碍

　　尽管通常这些检查已经能够提供正确的诊断,但是还需要一些附加检查(如鼻腔测压,鼻腔声反射测量,和影像学检查等)来为评价鼻腔气流及帮助临床评估提供客观信息。这些检查必须与医生的临床发现结合起来,以确定临床意义[2,4]。

常见问题和原因

外鼻阀功能障碍的原因

　　一些操作会引起术后软组织改变,包括鼻翼退缩、切迹,以及鼻翼缘的异常形态等[9]。这些改变会减弱外鼻阀的支撑作用而造成塌陷。此外,鼻中隔尾侧端偏曲也会参与外鼻阀狭窄。

外鼻阀功能障碍可能由之前手术中过度切除、削弱或下外侧软骨错位造成。

　　鼻翼缘应该表现得笔直且牢固,但外侧脚反折仍会导致鼻气道阻塞。在一些病例中,外侧脚的薄弱会使其后半部分沿着鼻前庭外侧壁反折回鼻通道内,使得鼻孔虽然看起来通畅但仍存在阻塞。

鼻修复中鼻翼或前庭狭窄较为少见。从病理生理学角度看,前鼻孔狭窄可以继发于鼻翼过度切除、鼻孔内壁软组织损伤或鼻腔前庭衬里缺失等[4]。术后变化也会导致瘢痕性挛缩,这无疑会造成鼻翼扭曲和外鼻阀狭窄。

内鼻阀功能障碍的原因

上外侧软骨过度切除或削弱、软组织瘢痕形成及中鼻拱未能充分重建都可能造成内鼻阀塌陷。

过度祛除鼻背驼峰会过度切除上外侧软骨,导致其退缩以及鼻侧壁塌陷。上外侧软骨的退缩会夸大键石区的鼻骨突起,形成倒 V 畸形[10]。

原则和方法

当患者在鼻整形术后出现鼻阀功能障碍时,未处理或处理不到位时,会导致顽固的症状。但是在修复手术前一定要教育患者关于手术的局限性。大多数修复手术都主要关注鼻支架结构,但也要解决可能存在的软组织问题。[9]

对于修复手术,应始终考虑采用开放式入路。这种入路可以精确评估并直接对底层结构进行操作[9]。在鼻修复中,基本上都需要使用移植物来重建鼻支架。

外鼻阀薄弱或塌陷的治疗

矫正外鼻阀畸形需矫正薄弱或错位的外侧脚。除加强外侧脚之外,鼻中隔复位也能使外鼻阀结构完整和美观[11]。

根据鼻部系统分析和术中发现,外鼻阀的处理可包括以下操作。

鼻中隔尾侧偏曲的矫正

鼻中隔偏曲可能是鼻中隔向前鼻棘的一侧发生了位移,导致外鼻阀狭窄。需要将其释放并居中[11]。鼻中隔垂直方向上过量的部分也应该被祛除。某些情况下,鼻中隔偏曲涉及鼻中隔软骨固有的畸形,可以通过释放软组织产生的外界变形力进行矫正,或通过对软骨进行处理,用移植物来支撑和矫直鼻中隔。

外侧脚翻转瓣

外侧脚翻转瓣可以给变薄弱或塌陷的外侧脚提供额外的支撑[12](图 21-7)。但是,这种翻转瓣在鼻修复中并不常见,因为多余的下外侧软骨在之前的手术里都会被头侧切除术去掉。要做这个瓣,下外侧软骨必须足够宽,做完翻转瓣后至少要保持 5mm 的鼻翼条带[9]。

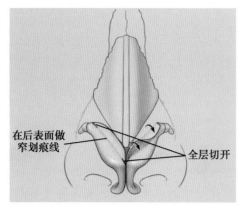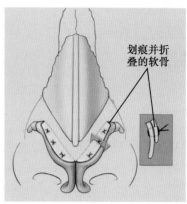

在后表面做
窄划痕线

全层切开

划痕并折
叠的软骨

图 21-7 外侧脚翻转瓣

鼻翼缘轮廓线移植物

　　鼻轮廓线移植物对轻中度鼻翼退缩或塌陷十分有效[25,6,13,14]（图 21-8）。鼻翼轮廓线移植物需要沿着软骨下缘切口下方的鼻翼缘做一个非解剖间隙，然后插入一条软骨移植物。移植物应横跨整个鼻翼切迹或凹陷的区域。[14]移植物的前缘应斜形切割，以保证和外侧脚的尾侧缘并列，放置鼻翼轮廓线移植物，可以帮助外侧脚向外伸展，并增加外鼻阀的回弹性。

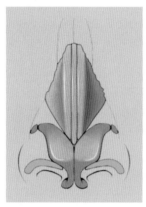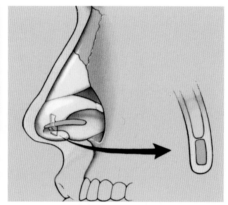

图 21-8 鼻翼缘轮廓线移植物

　　加长型鼻翼轮廓线移植物能够为软三角增加额外支撑[26]（图 21-9）。它比鼻翼轮廓线移植物更长，移植物前端穿过软骨下缘切口，插入外侧脚深面和前庭衬里之间的腔隙中。

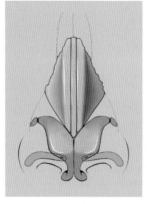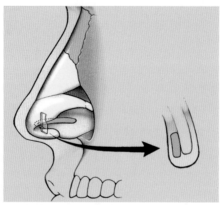

图 21-9 加长型鼻翼缘轮廓线移植物

鼻翼缘轮廓线移植物的禁忌证包括由于鼻前庭衬里显著缺失导致的鼻翼缘退缩,严重的鼻翼瘢痕或退缩,以及伴随鼻翼缘塌陷的下外侧软骨缺失等[13]。

鼻翼铺板移植物

鼻翼铺板移植物放置于上外侧软骨尾侧与下外侧软骨外侧脚连接处的外侧脚表面。尽管鼻翼铺板移植物有助于支撑外鼻阀而防止塌陷,但因其置于鼻翼缘头侧,所以在矫正鼻翼退缩方面作用有限。

外侧脚支撑移植物

外侧脚支撑移植物适用于中度至重度的鼻翼退缩或塌陷[15,16]（图 21-10）。把外侧脚支撑移植物缝合到外侧脚深面,前庭衬里上方。支撑移植物应当坚固;其外侧端应延伸至梨状孔边缘并置于鼻翼沟尾侧和附件软骨处。有时,必须把外侧脚剥离下来利用支撑移植物向尾侧重置,以矫正鼻翼退缩[17]。

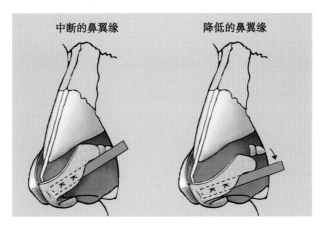

图 21-10　外侧脚支撑移植物

外鼻阀狭窄的处理

鼻翼或前庭狭窄可通过多种方式进行处理,根据缺陷的解剖而定。狭窄矫正的顺序为切除阻塞处,用新鲜健康的组织替换瘢痕组织,术后支撑鼻孔以防止再次狭窄[7]。最简单的方法是从鼻孔内部切除瘢痕组织,然后用中厚皮片替换衬里。如果鼻前庭或鼻槛需要更多软组织修复,可以行 Z 改形或 W 改形将正常组织转至鼻腔衬里。使用耳软骨做复合移植物适用于需要更多结构支撑的缺陷;这些移植物可以纠正软组织和软骨结构同时缺失的面积不大的鼻翼缺陷。另外,可从鼻翼周边位置转移以鼻翼为蒂的皮瓣,嵌入外鼻阀上较大的缺损处。可使用软骨移植物充填这些皮瓣,为外鼻阀提供支撑[7]。

内鼻阀功能障碍的治疗

如之前的鼻整形未保留或重建中鼻拱,修复时一般都需要重建内鼻阀。

这些患者会出现倒 V 畸形、外侧壁薄弱或鼻背美学线的扭曲变形[5,6,9]。根据鼻部系统分析和术中发现,外鼻阀的处理可包括以下操作。

鼻背的分段处理

　　医源性鼻内阻塞常继发于鼻背驼峰复合祛除后的中鼻拱塌陷。鼻背的分段驼峰去除,不像复合去除法,可以实现渐进式的控制和更佳的精度(图21-11)。

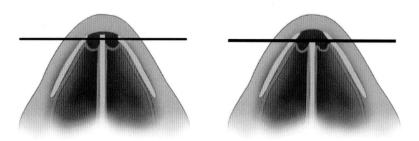

图 21-11 分段式鼻背入路能够预防上外侧软骨的过度切除

　　这个技术可以在鼻背驼峰祛除和中鼻拱重建中保留上外侧软骨、修复鼻背美学线并保留内鼻阀[18-20]。

　　如果之前的手术已经降低了鼻背,修复时可能并不需要进行分段鼻背祛除,但如果需要时,鼻背的分段处理对于释放上外侧软骨和背侧鼻中隔之间不合适的连接,放置撑开移植物等会很有价值[3]。

上外侧软骨张力跨越缝合

　　在鼻背驼峰祛除或进行上外侧软骨操作后,使用上外侧软骨张力跨越缝合重建上外侧软骨与鼻背中隔之间的关系,可以保留内鼻阀功能并恢复鼻背美学线。这些缝合能确保术形成的中鼻拱结构在术后继续得以保持[19]。

自体组织撑开瓣

　　自体撑开瓣用于保持和增加内鼻阀的角度。当降低了背侧鼻中隔后,如果有多余的上外侧软骨残留时,可使用该方法。把上外侧软骨的背侧部分向内侧折叠,起到自体撑开瓣的作用,同时还能降低鼻背高度,保持鼻背美学线(图21-12)[1,18]。但是,如果之前的手术已经切除足够量甚至过度切除,修复时就不能选择这个技术了[5]。

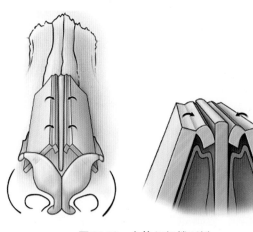

图 21-12 自体组织撑开瓣

鼻背撑开瓣

对于以前有鼻中隔手术史,需要进行鼻背驼峰去除的,鼻背撑开瓣在修复术中很有用[1]。其有助于保留鼻中隔内在应力,并利用这些力量使其互相抵消,从而矫正鼻中隔偏曲。计划好鼻中隔背侧软骨的去除量,不是把多余的背侧鼻中隔切掉,而是将其翻转,作为一个瓣填入鼻中隔的凹面里(图21-13)。在翻转瓣的对侧划痕,并固定到位[3]。

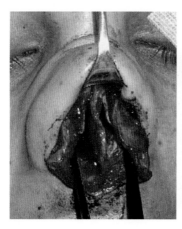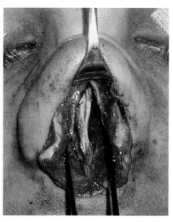

图 21-13　鼻背撑开瓣

鼻背撑开移植物

撑开移植物被证明是一种在鼻修复中矫正内鼻阀塌陷的可靠手术方法[3]。

撑开移植物被放置于鼻中隔与上外侧软骨之间[1,5,6,20,21](图21-14)。移植物上端被放到骨性鼻背的深面。通过增加上外侧软骨和鼻中隔间的夹角,内鼻阀角度也被加宽。除重建内鼻阀外,撑开移植物还有助于修复鼻背美学线[3,7]。撑开移植物既可以单侧使用,又可以双侧使用,在修复中实现整体对称协调。

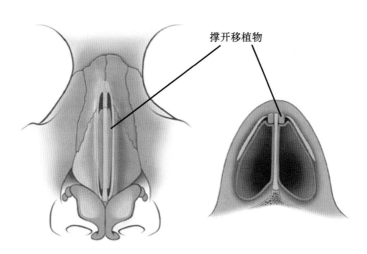

撑开移植物

图 21-14　撑开移植物

下鼻甲手术

下鼻甲肥大可仅限于黏膜肥厚,也可能有骨质增厚[1,5,6]。在许多情况下,下鼻甲向外骨折以及鼻中隔重建能有效处理黏膜肥厚。若有骨质增厚存在时,则可能需要打磨、切除或烧灼[3]。相关细节将在第23章进行描述。

案例分析

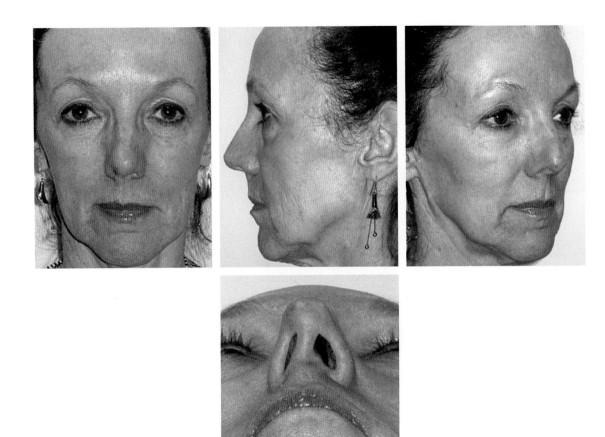

图 21-15

这名鼻修复患者皮肤为 Fitzpatrick Ⅱ型,皮肤薄。她的鼻部美学线不对称,有 S 型歪鼻,右侧鼻翼轻度退缩,以及鼻尖不对称。她同时还有鼻背和鼻尖上区域饱满,鼻翼和鼻小柱退缩,鼻中隔尾侧端偏斜并导致右侧鼻孔堵塞,右侧根尖周发育不全,右侧外鼻阀塌陷。她还有严重的双侧鼻气道阻塞以及左侧内鼻阀塌陷。

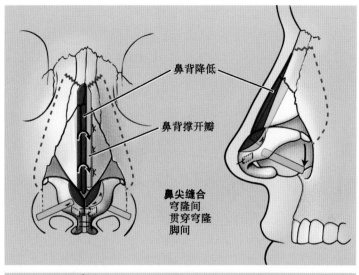

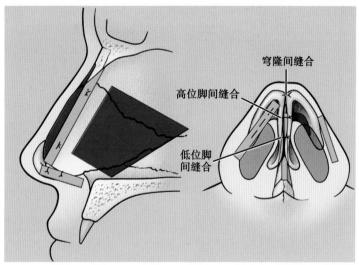

图 21-15（续）

该患者手术技术要点如下：

1. 开放式入路
2. 鼻背驼峰分段降低
3. 鼻中隔重建，采集鼻中隔移植物，保留 10mm 宽 L 形支撑
4. 左侧鼻背支撑瓣
5. 用骨性鼻中隔移植物加强 L 形支撑
6. 内侧脚-鼻小柱支撑移植物缝合，将鼻尖复合体联为一个整体
7. 鼻尖穹隆间缝合和贯穿穹窿缝合，使下外侧软骨成形
8. 右侧加长型鼻翼缘轮廓线移植物
9. 左侧鼻翼缘轮廓线移植物
10. 双侧经皮外侧截骨

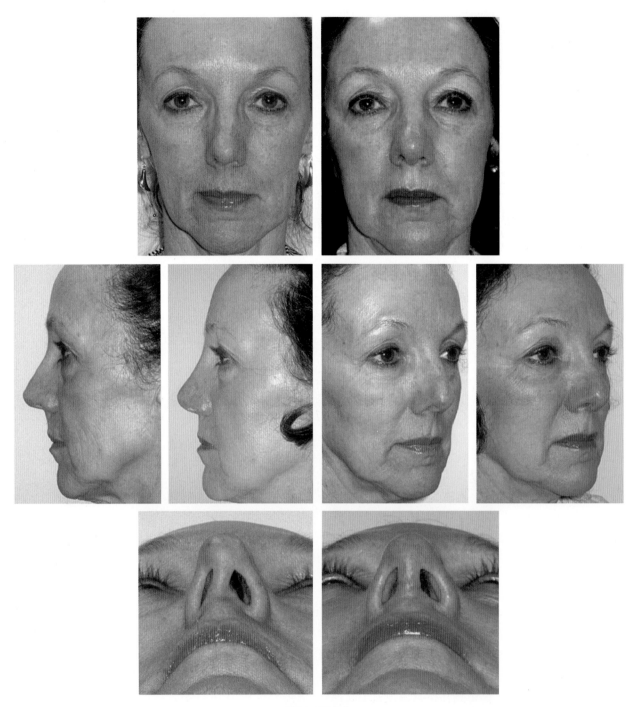

图 21-15（续）

　　术后 1 年,该患者鼻部外观更直,鼻部美学线流畅对称。侧面轮廓更协调,更女性化,鼻背更直,有轻度的鼻尖上区转折,鼻尖旋转度得到改善,鼻翼鼻小柱退缩得到矫正。基底面观上,可见鼻尖及鼻翼缘对称性均得到改善。

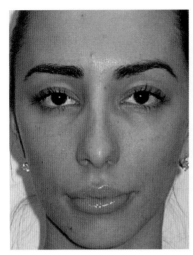
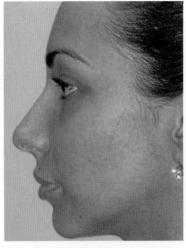
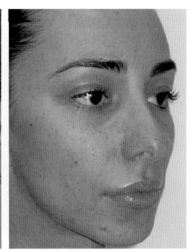
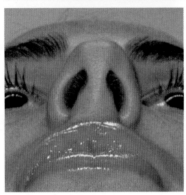

图 21-16

这名鼻修复患者皮肤为 Fitzpatrick Ⅲ 型,皮肤薄。她的鼻部美学线不对称,右侧内鼻阀塌陷,反 C 型鼻背偏曲,球形鼻尖,旋转度轻度不足。她同时还有鼻背及鼻尖上区域饱满。她有明显的右侧鼻气道阻塞,右侧内鼻阀塌陷,鼻中隔偏曲。

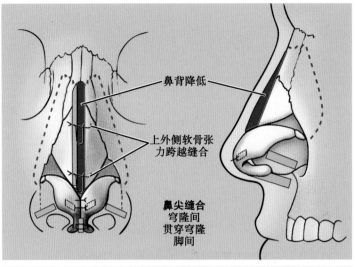

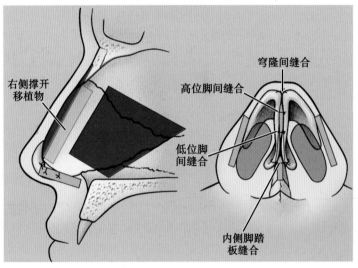

图 21-16(续)

该患者手术技术要点如下:

1. 开放式入路

2. 鼻背驼峰分段降低

3. 鼻中隔重建,采集鼻中隔移植物,保留 10mm 宽 L 形支撑

4. 右侧撑开移植物

5. 上外侧软骨张力跨越缝合

6. 内侧脚-鼻小柱支撑移植物缝合,将鼻尖复合体联为一个整体

7. 鼻尖穹隆间缝合和贯穿穹隆缝合,使下外侧软骨成形

8. 双侧鼻翼缘轮廓线移植物

9. 双侧经皮外侧截骨

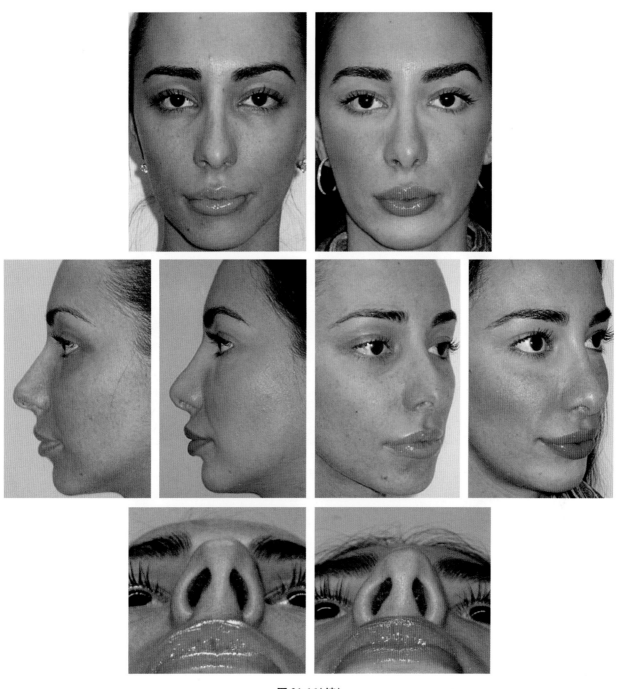

图 21-16(续)

术后 1 年，她的鼻背美学线笔直、顺滑、对称。她的外表更加和谐及女性化，有轻度的
鼻尖上区转折，鼻尖旋转度改善。基底面观上，鼻尖及鼻翼缘对称性均得到明显改善。

> ## 要　点
>
> □ 内鼻阀是鼻气道中大部分气道阻力的来源。
> □ 鼻背或上外侧软骨过度切除的患者常会出现内鼻阀功能障碍。
> □ 内鼻阀塌陷与鼻背美学线不规则有关。
> □ 鼻翼缘塌陷，无论是静态还是动态，都会使鼻孔缩小并导致外鼻阀塌陷。
> □ 外鼻阀功能障碍可能由之前手术中过度切除、削弱或下外侧软骨错位造成。
> □ 上外侧软骨过度切除或削弱、软组织瘢痕形成及中鼻拱未能充分重建都可能造成内鼻阀塌陷。
> □ 如之前的鼻整形未保留或重建中鼻拱，修复时一般都需要重建内鼻阀。
> □ 鼻背驼峰分段祛除可以在切除和中鼻拱重建时保留上外侧软骨、修复鼻背美学线并保留内鼻阀。
> □ 撑开移植物被证明是一种在鼻修复中矫正内鼻阀塌陷的可靠手术方法。

（梁雪冰　译，李战强　校）

参考文献

1. Ahmad J, Rohrich RJ, Lee MR. Safe management of the nasal airway. In Rohrich RJ, Adams WP Jr, Ahmad J, et al, eds. Dallas Rhinoplasty: Nasal Surgery by the Masters, ed 3. St Louis: CRC Press, 2014.

2. Howard BK, Rohrich RJ. Understanding the nasal airway: principles and practice. Plast Reconstr Surg 109:1128-1146; quiz 1145-1146, 2002.

3. Gunter JP, Rohrich RJ. External approach for secondary rhinoplasty. Plast Reconstr Surg 80:161-174, 1987.

4. Constantian MB. The incompetent external nasal valve: pathophysiology and treatment in primary and secondary rhinoplasty. Plast Reconstr Surg 93:919-931; discussion 932-933, 1994.

5. Rohrich RJ, Ahmad J. Rhinoplasty. Plast Reconstr Surg 128:49e-73e, 2011.

6. Rohrich RJ, Ahmad J. A practical approach to rhinoplasty. Plast Reconstr Surg 137:725e-746e, 2016.

7. Daines SM, Hamilton GS III, Mobley SR. A graded approach to repairing the stenotic nasal vestibule. Arch Facial Plast Surg 12:332-338, 2010.

8. Rohrich RJ, Ahmad J. Preoperative concepts for rhinoplasty. In Rohrich RJ, Adams WP Jr, Ahmad J, et al, eds. Dallas Rhinoplasty: Nasal Surgery by the Masters, ed 3. St Louis: CRC Press, 2014.

9. Rohrich RJ, Lee MR. External approach for secondary rhinoplasty: advances over the past 25 years. Plast Reconstr Surg 131:404-416, 2013.

10. Rohrich RJ, Hollier LH. Use of spreader grafts in the external approach to rhinoplasty. Clin Plast Surg 23:255-262, 1996.

11. Constantine FC, Ahmad J, Geissler P, Rohrich RJ. Simplifying the management of caudal septal deviation in rhinoplasty. Plast Reconstr Surg 134:379e-388e, 2014.

12. Janis JE, Trussler A, Ghavami A, et al. Lower lateral crural turnover flap in open rhinoplasty. Plast Reconstr Surg 123:1830-1841, 2009.

13. Rohrich RJ, Raniere J Jr, Ha RY. The alar contour graft: correction and prevention of alar rim deformities in rhinoplasty. Plast Reconstr Surg 109:2495-2505; discussion 2506-2508, 2002.

14. Rohrich RJ, Roostaeian J, Ahmad J. Correction and prevention of alar rim deformities: alar contour grafts. In Rohrich RJ, Adams WP Jr, Ahmad J, et al, eds. Dallas Rhinoplasty: Nasal Surgery by the Masters, ed 3. St Louis: CRC Press, 2014.

15. Cochran CS, Gunter JP. Lateral crural strut grafts. In Rohrich RJ, Adams WP Jr, Ahmad J, et al, eds. Dallas Rhinoplasty: Nasal Surgery by the Masters, ed 3. St Louis: CRC Press, 2014.

16. Gunter JP, Friedman RM. Lateral crural strut graft: technique and clinical applications in rhinoplasty. Plast Reconstr Surg 99:943-952; discussion 953-955, 2002.

17. Cochran CS, Gunter JP. Lateral crural strut grafts. In Rohrich RJ, Adams WP Jr, Ahmad J, et al, eds. Dallas Rhinoplasty: Nasal Surgery by the Masters, ed 3. St Louis: CRC Press, 2014.

18. Lee MR, Unger JG, Rohrich RJ. Management of the nasal dorsum in rhinoplasty: a systematic review of the literature regarding technique, outcomes, and complications. Plast Reconstr Surg 128:538e-550e, 2011.

19. Roostaeian J, Unger JG, Lee MR, et al. Reconstitution of the nasal dorsum following component dorsal reduction in primary rhinoplasty. Plast Reconstr Surg 133:509-518, 2014.

20. Geissler PJ, Roostaeian J, Lee MR, et al. Role of upper lateral cartilage tension spanning suture in restoring the dorsal aesthetic lines in rhinoplasty. Plast Reconstr Surg 133:7e-11e, 2014.

21. Sheen JH. Rhinoplasty: personal evolution and milestones. Plast Reconstr Surg 105:1820-1852; discussion 1853, 2000.

达拉斯鼻修复术：全球大师的杰作

Secondary Rhinoplasty *by the global masters*

鼻中隔畸形的修复

Jamil Ahmad ■ *Michael R. Lee* ■ *Rod J. Rohrich*

大多数鼻中隔畸形是鼻中隔薄弱或错位的结果。这些问题可能是之前的手术划痕过深或切除过度导致[1-2]。因为鼻中隔是鼻的主要支撑结构,对此部位的手术操作兼具美观与功能两方面的效果。鼻中隔畸形会同时破坏外观与功能;因此鼻修复中应首先发现和解决鼻中隔的问题。虽然从外面就能观察到鼻中隔偏曲或不足,但是要做鼻修复时,必须做彻底的鼻内检查。

之前的手术导致的鼻中隔畸形可能缘于:
1. 之前手术中对畸形处理不到位
2. 医源性损伤
3. 之前的手术处理适当,术后复发

综合评价患者和以前的手术记录,有助于了解病因,并制定修复方案[1-2]。

鼻中隔的畸形矫正在鼻修复中最具挑战性。并发症包括鼻背塌陷,在极个别情况下发展为鞍鼻,以及导致哨音的鼻中隔穿孔等。这些问题可能会导致患者焦虑或沮丧。治疗重度鼻中隔畸形需要进行对组织缺损进行实质性重建。重建通常需要耳软骨或肋软骨,需要告知患者这种可能性。[3-5]因为这些畸形的矫正结果不可预知,因此术前应提醒患者畸形和症状存在只能得以部分改善,还有复发的可能性。

定义和分析

鼻中隔畸形在正面观上会以中下三分之一的歪鼻形式表现。还应检查鼻背美学线(DALs),因为歪鼻畸形时它们也会被扭曲[6]。中鼻拱的偏曲可能出现于鼻中隔偏曲伴上外侧软骨错位时(图 22-1)。鼻下三分之一处的偏斜可能是背侧鼻中隔或鼻中隔尾侧端偏移导致,但可能被外覆的下外侧软骨掩盖了(图 22-2)。下外侧软骨错位也会使鼻中隔下三分之一处发生偏移。

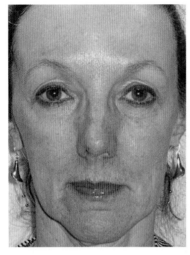
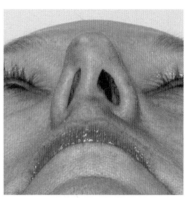

图 22-1 中鼻拱的偏曲可能出现于鼻中隔偏曲伴上外侧软骨错位时

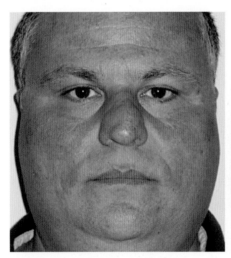
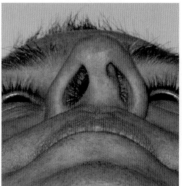

图 22-2 鼻下三分之一处的偏斜可能是背侧鼻中隔或鼻中隔尾侧端偏移导致,但可能被外覆的下外侧软骨掩盖

在斜位和侧位观上对鼻中隔的检查主要侧重于邻近结构的关系。从鼻根至鼻尖,鼻背应当平滑。女性如果有一个小的鼻尖上区转折会比较漂亮,但男性不行。为每一名患者评价鼻背-鼻尖关系如何,以确定每个病人的合适关系应该怎样[6,7]。鼻中隔支撑不足会导致不同程度的鼻背塌陷(图22-3)。要准确诊断鼻背畸形,就要先检查鼻尖突出度和位置是否理想。如果鼻尖偏高,那么鼻背看起来就会偏低。反之,若鼻尖较低,则会造成鼻背较高的错觉(图22-4)。医生必须理解上述关系以避免产生鼻面部不协调。鼻中隔偏曲、薄弱或远端缺失也会导致鼻尖支撑不足;侧面观亦能看到这一点(图22-5)。在这种情况下,鼻尖会显得旋转度不足,突出度不足或悬垂。鼻中隔强度受到破坏会产生鞍鼻畸形,鼻下三分之二都塌陷。

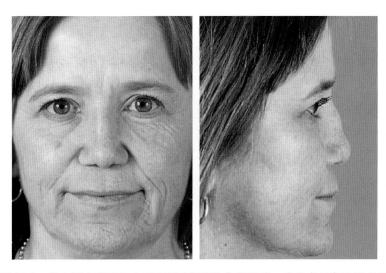

图22-3 鼻中隔支撑不足会导致不同程度的鼻背塌陷。该患者于鼻整形术后出现鞍鼻畸形

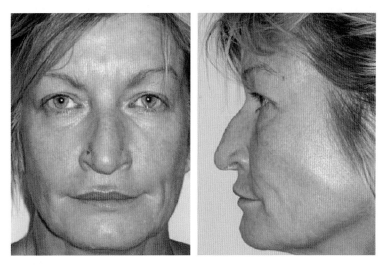

图22-4 该患者鼻整形术后鼻尖较低,造成鼻背较高的错觉

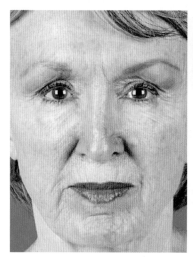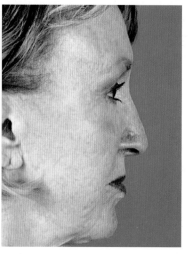

图 22-5　鼻中隔偏曲、薄弱以及远端缺失会导致鼻尖支撑不足,如该患者鼻整形术后出现的这些情况

　　基底面观显示鼻中隔尾侧端畸形。要注意基底美学线(BALs),它由鼻小柱侧缘形成,并受局部软骨及软组织的影响[8]。鼻中隔尾侧端或邻近结构错位会破坏 BALs。根据异常的解剖结构对鼻小柱畸形进行分类。Ⅰ型鼻小柱畸形由前鼻棘或鼻中隔尾侧端错位导致。某些情况下,鼻小柱外观正常,但鼻中隔尾侧端出现畸形并突起进入鼻孔(图22-6)。在Ⅱ型畸形中,内侧脚的畸变破坏了 BALs 的理想轮廓和形状。Ⅲ型鼻小柱畸形患者 BALs 也有扭曲,但主要原因是软组织异常。当上述各型并存时,则诊断为Ⅳ型鼻小柱畸形[8,9]。

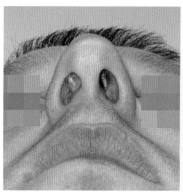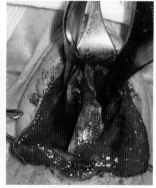

图 22-6　Ⅰ型鼻小柱畸形是鼻棘或鼻中隔尾侧端的错位导致的

　　鼻修复患者中,鼻中隔尾侧端偏曲通常是之前手术处理不到位的结果。移植物错位或形状不佳也会导致鼻中隔尾侧端出现偏曲的外观。

触诊鼻小柱、鼻中隔尾侧端以及前鼻棘有助于明确畸形的发生原因。

应在正常呼吸与用力呼吸时检查鼻翼缘与鼻中隔尾侧端形成的外鼻阀。一定要对鼻修复患者进行鼻内检查,因为这些患者常会存在结构异常引发鼻气道阻塞的情况。可通过视诊或棉签触诊来检查鼻中隔是否存在软骨缺失、穿孔、偏曲、骨刺以及粘连等症状(图22-7)。检查鼻中隔时,中指压在鼻背,将棉签沿鼻中隔自鼻腔底部向中指按压的鼻背位置移动,由此估量出保留的鼻中隔头侧端。鼻中隔前方的后缘可能会摸到一个落空感,这个点的前面有中隔软骨,后面就没有了。之前的手术可能也没有取掉鼻中隔软骨,但是做了划痕,导致鼻中隔变弱,这个只能在修复时再看了。起皮和结痂也能显示之前做过鼻中隔软骨采集。鼻中隔与上外侧软骨之间的关系也要做评价,因为这两者构成了内鼻阀。还应检查下鼻甲是否肥大[10,11]。

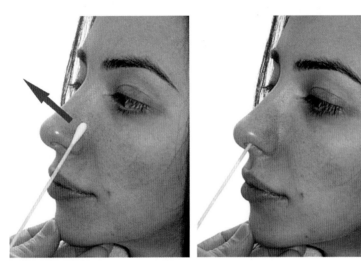

图 22-7　可通过视诊或棉签触诊来检查鼻中隔是否在软骨缺失、穿孔、偏曲、骨刺以及粘连等症状

鼻整形术后可能出现鼻中隔穿孔。它可能没有症状。但是,鼻中隔穿孔也可能导致慢性起皮、结痂或鼻出血,还会导致呼吸时出现口哨音。治疗的关键在于明确临床意义以及是否需要进行治疗。

常见问题及其原因

鼻修复时常遇到各种不同的鼻中隔畸形。最常见的包括:①鼻中隔偏曲;②鼻中隔穿孔;③鼻背塌陷;④鼻背过高或凹凸不平;⑤鼻尖支撑不足。

鼻中隔偏曲

鼻中隔偏曲可发生在任何部位,包括鼻中隔软骨、骨,或两者兼有。但是,鼻修复患者常有与背侧中隔或鼻中隔尾侧端相关的形态畸形。鼻中隔偏曲可能缘于之前的鼻整形矫正不足、医源性损伤或者鼻形随时间推移而出现意外改变而导致。后者则可能缘于之前手术中放置的软骨移植物卷曲、鼻中隔软骨偏曲复发或者保留的鼻中隔力量薄弱导致。卷曲主要和肋软骨移植物有关系,如果之前的鼻整形术中使用了上述移植物,要有所怀疑[12,13]。另外,鼻中隔前端没完全被矫直或支撑不足时亦会导致复发。如果鼻中隔被过度切除,剩下的支撑就会不足,随着时间推移,这会导致意想不到的变化,如鼻背塌陷等。

背侧鼻中隔的偏斜会扭曲对鼻背美学线，从而影响鼻部整体美观。偏曲也可能会影响内鼻阀，从而影响鼻部功能[9,10]。内鼻阀由背侧鼻中隔与上外侧软骨尾侧缘桥接而成。鼻中隔偏曲会导致呼吸时鼻阀狭窄或塌陷[9,10]。

鼻中隔尾侧端偏曲同样会产生美学与功能方面的影响。鼻小柱基底畸形可能由鼻中隔尾侧端、内侧脚或软组织变形导致。这些结构中，鼻中隔尾侧端最强大，最有影响力。鼻中隔尾侧端偏曲会扭曲 BALs，并影响鼻基底外观[14-17]。鼻中隔尾侧端和邻近的内侧脚会突入鼻孔内，参与外鼻阀狭窄或塌陷[8,14-17]。

鼻中隔穿孔

鼻修复患者应检查鼻中隔有没有穿孔。鼻中隔穿孔有多种原因，但在鼻修复患者中，大多是医源性的。鼻中隔穿孔涉及两侧鼻黏膜以及其中的鼻中隔软骨与骨的损伤。这可能由软骨切除处的黏膜被严重撕裂导致。诸如中隔血肿等压迫所致的缺血性损伤也会导致鼻中隔穿孔。鼻中隔穿孔，虽然并不一定会有什么问题，但是可能带来鼻哨音或鼻息紊乱。后者会导致结痂和顽固性鼻炎。

鼻背塌陷

鼻的上三分之一是坚硬的骨拱，由上颌骨鼻突支撑，而中鼻拱和下三分之一则高度依赖鼻中隔的支撑。对这些支撑结构的任何损伤均可明显破坏鼻部的美学外观和功能。

鼻中下三分之二若得不到有效支撑时，会引起鼻背的塌陷，严重时会形成鞍鼻畸形。这种畸形可继发于鼻中隔软骨前份的过度切除或削弱，或源于鼻中隔软骨从前鼻棘附着处脱位。最常见的情况是之前鼻整形手术中保留的鼻中隔软骨前份不足（图 22-8）。

L 形支撑背侧所需的最小宽度很大程度上取决于软骨质量和强度。在大多数患者中，L 形支撑背侧保留 15mm 以上应该就够了。

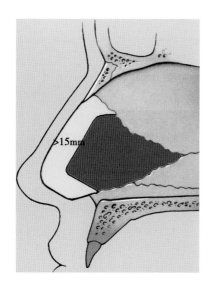

图 22-8　在理想状态下,鼻中隔 L 形支撑应最少保留 15mm 宽以提供长期支撑

鼻背过高或凹凸不平

　　鼻修复患者中,鼻背凹凸不平很常见。常见的原因包括:①之前的手术处理不到位;②骨拱和软骨拱异位愈合;③局部移植物的移位或卷曲;④骨组织在撕破的骨膜上生长。鼻中隔远侧端处理不当,使得鼻中隔远侧端和鼻中隔前角过大时,会导致鹦鹉嘴畸形。此外,鼻背过高或正常时,鼻尖突出度不足也会导致鹦鹉嘴畸形。

鼻尖支撑不足

　　鼻尖支撑不足是骨、软骨以及软组织结构综合作用的结果。鼻中隔尾侧端和前鼻棘接合,以支撑前鼻中隔[18,19]。前鼻中隔通过软组织附着支撑着下外侧软骨。因此,当鼻中隔远侧端不能提供足够稳固的支撑时,鼻尖突出度就会丧失[18,19]。多数情况下,鼻尖支撑主要源自鼻中隔。不能认识到鼻尖对鼻中隔的依赖性,术中未能充分重建鼻尖支撑时,就会导致鼻尖旋转度和突出度不足。

之前的鼻整形术中,前鼻中隔与下外侧软骨之间的软组织附着断开会导致鼻尖支撑不足,表现为旋转度不足,突出度不足或鼻尖悬垂。

　　术后鼻尖反旋和突出度降低会导致鹦鹉嘴畸形。此时,虽然鼻中隔高度足够,但鼻尖位置却不够。

原则和方法

鼻中隔偏曲

　　要在修复术中塑造直挺的鼻子,就必须彻底矫正鼻中隔偏曲。鼻中隔为外鼻形状和位置提供了地基[5,20]。鼻中隔偏曲矫正失败会影响整体效果。之前手术中卷曲的移植物要先拿掉或进行调整[13]。已有多种途径解决鼻中隔偏曲,其共同目标都是构建一个解剖学意义上完好的中线结构[20-23]。

医生必须确保鼻中隔坐落在中线位置的前鼻棘上。这个部位在术中易于检查,并在适当的时候容易进行诊断和处理。之前做过鼻整形的患者,或者有外伤史的患者,可能鼻中隔已经脱位。某些情况下,前鼻棘可能不在中线位置上。有必要行截骨术令前鼻棘复位至中线位置,某些情况下甚至需要将其去除。医生必须准确识别是何种结构导致了偏曲,并分别进行适当处理。

分段处理鼻背时首先要把上外侧软骨和鼻中隔分离开[24-26]。这样松解了相邻结构带来的外部变形力后,再对鼻中隔进行检查。如果鼻中隔仍然有偏斜或弯曲时,则需将其弄直。广泛松解附着于鼻中隔上的软组织可以去除外来的变形力。包括从下外侧软骨松解鼻中隔尾侧端,一直到前鼻棘,以及掀起双侧黏软骨膜瓣,暴露后方的鼻中隔软骨和筛骨。鼻中隔后方的偏曲也要矫正,同时保留L形支撑。某些情况下,释放了鼻中隔后方的变形力就可以把鼻中隔前端矫直。此时如果鼻中隔垂直方向软骨过多,应该先将鼻中隔尾侧端从上颌骨鼻嵴上释放下来。切除过多的垂直部分,最后将中隔尾侧端缝合于前鼻棘中线的骨膜上(图22-9)。如果L形支撑本身有偏曲,那么可以通过软骨划痕、缝合或利用硬质移植物矫正(图22-10)。相反,如果前次手术已经做过软骨划痕,中隔软骨被削弱,那么就需要撑开移植物。撑开移植物是矫正中隔背侧偏曲的可靠方法,可以形成牢固的中鼻拱结构[22]。撑开移植物可以加强鼻中隔结构、重建内鼻阀的同时改善鼻背,一举三得,在鼻修复中有广泛的应用。如果没有可用的鼻中隔软骨,那么骨性鼻中隔也可作为移植物应用[21]。使用18号针头或钻头在骨性鼻中隔上穿孔。盖板移植物也可以用来掩饰深层偏斜,不过这是个不得已而为之的方法,特别是存在鼻中隔偏曲而且鼻阀塌陷造成鼻通气障碍的时候更是需要慎用[23]。

多数情况下,鼻中隔尾侧端偏曲是垂直方向上过大导致的。使用同样的方法矫正鼻中隔尾侧端偏曲。如果鼻中隔尾侧端偏曲是由前鼻中隔固有的变形力引起,则有必要进行划痕或使用支撑移植物来矫直鼻中隔尾侧端。所有卷曲或受损的移植物都会导致鼻中隔尾侧端发生偏曲,必须拿掉或进行调整。矫正鼻中隔尾侧端后,医生要关注内侧脚踏板和软组织以重建BALs[8,9]。

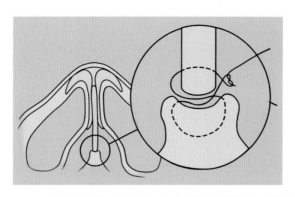

图22-9 切除过多的垂直部分,将中隔尾侧端缝合于前鼻棘中线的骨膜上

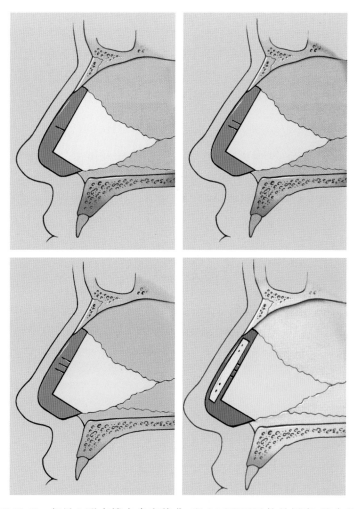

图 22-10　如果 L 形支撑本身有偏曲,那么可以通过软骨划痕、缝合和
(或)硬质移植物矫正其偏曲

　　鼻背重建时,有必要将上外侧软骨顺时针缝合至背侧鼻中隔上,使前鼻中隔复位至中线位置(图 22-11)。

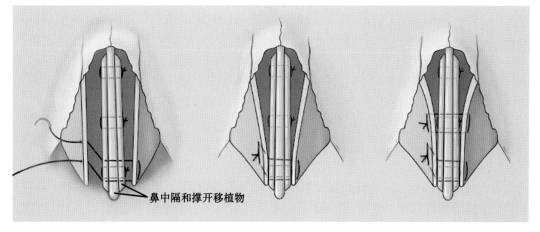

鼻中隔和撑开移植物

图 22-11　鼻背重建时,有必要将上外侧软骨顺时针缝合至背侧鼻中隔上,使前鼻中隔复位至中线位置

鼻中隔穿孔

有临床意义的鼻中隔穿孔应在修复时加以解决。如果存在鼻塞、充血、结痂、鼻出血，以及鼻哨音等症状时，需要进行矫正。应告知患者修复的复杂性，并使其了解如鼻纽扣等非手术治疗方法。找出鼻中隔穿孔的原因，排除使用违禁药品、自身免疫性疾病，以及其他方面的原因。

大多数无症状的小缺陷不需要修复。若存在诸如慢性出血、结痂等临床症状时，则可使用局部旋转黏膜瓣、插入筋膜或软骨移植物，或脱细胞真皮基质等方法加以修补[27,28]（图22-12）。仅使用局部皮瓣常不足以修补鼻中隔穿孔。局部皮瓣结合筋膜移植物或脱细胞真皮基质的方法则成功率高达约75%。

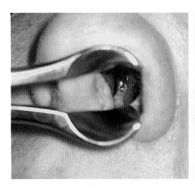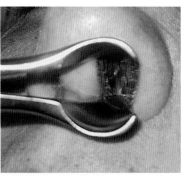

图 22-12 插入颞筋膜移植物以修补小的鼻中隔穿孔

通过探讨失败的可能性，降低鼻中隔穿孔患者对于修补成功的期望值。

鼻背塌陷

如果患者有鼻背塌陷，医生应制订方案以重建薄弱或缺失的支撑。以软骨或骨移植物增加支撑。某些情况下，可以体外重建鼻中隔[26]。常必须采用肋软骨移植物重建鼻背支撑，但远期该移植物有可能会出现变形。骨移植物因存在吸收的可能性，所以并非理想选择。如果鼻背塌陷严重，使用盖板移植物重建鼻背时需更谨慎。若鼻中隔表现得扁平，可以使用块状软骨或颞筋膜包裹颗粒状软骨的盖板移植物重建鼻背。如果鼻中隔尾侧端也缺失，常需要使用固定型鼻小柱支撑移植物来支撑鼻背移植物和鼻尖。

鼻背过高或凹凸不平

矫正鼻背凹凸不平的关键在于修复鼻骨和上外侧软骨之间的连接面以使其平滑过渡。如果鼻背驼峰较小，简单打磨多余的鼻背驼峰就足矣。若鼻背驼峰较大，必须分段祛除之。开放式入路可以准确诊断根本原因。卷曲或错位的移植物需要取掉或进行修改。分段祛除鼻背驼峰用于治疗骨质增生或残留的驼峰。如果之前接受过鼻中隔手术，医生在进一步降低鼻中隔后必须确保还有足够的L形支撑。在这种情况下，外科医生需要为鼻背增加支撑，通过撑开移植物或使用鼻背撑开瓣来降低多余的鼻中隔，同时保留支撑

（图22-13）。重建鼻背。如果上外侧软骨没有被过度切除,可以做上外侧软骨张力跨越缝合以重建鼻背,并在键石区构建平滑过渡[26]。这可与自体组织撑开瓣或撑开移植物结合使用以修复中鼻拱。

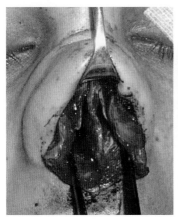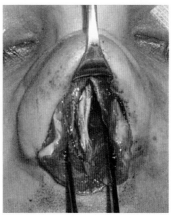

图 22-13　使用鼻背撑开瓣来降低多余的鼻中隔,同时保留背侧支撑。有鹦鹉嘴畸形存在时常需要降低鼻背并重建鼻尖支撑

鼻尖支撑力不足

从鼻中隔开始构建鼻尖支撑。在先前手术中降低鼻背会破坏前鼻中隔与下外侧软骨之间的软组织附着,同时,没能充分重建鼻尖支撑,会导致鼻尖旋转度不足和突出度不足。这会使鼻中隔远端和鼻中隔前角在鼻尖上区突起,导致鹦鹉嘴畸形。

定位于中线并放置在前鼻棘上,为邻近的软骨和软组织提供了基础。在鼻修复时,患者可能需要重建下外侧软骨[1-2]。鼻整形术后鼻尖支撑的丧失通常是由于鼻中隔尾侧端被切除(图22-14)。有时,可以用软骨移植物取代缺失的鼻中隔尾侧端。可以用鼻中隔延伸移植物或鼻小柱支撑移植物重建鼻三脚架的内侧脚,而用外侧脚支撑移植物重建外侧脚[1-2,20]。

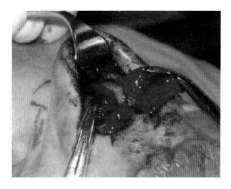

图 22-14　该患者在之前的三次手术中鼻中隔尾侧端被完全切除了

案例分析

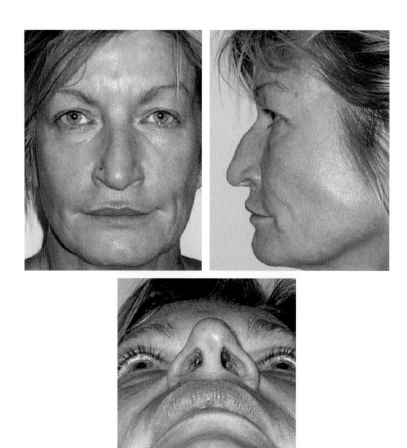

图 22-15

这名鼻修复患者皮肤为 Fitzpatrick Ⅰ 型,皮肤薄。她有三次鼻部手术史:第一次是为了改善鼻部美学,后两次则是鼻中隔偏曲矫正。其鼻背美学线不对称、鼻背反 C 型偏曲、鼻翼切迹、鼻尖不对称且悬垂。同时,还有鼻背驼峰,鼻尖也凹凸不平、旋转度不足、突出度不足。基底面检查表明其鼻尖突出度不足且伴有鼻翼外张。鼻翼缘也打弯了。其双侧鼻气道堵塞,但鼻内检查并未发现有鼻中隔偏曲。但在抬高鼻尖后其反馈症状有所减轻。

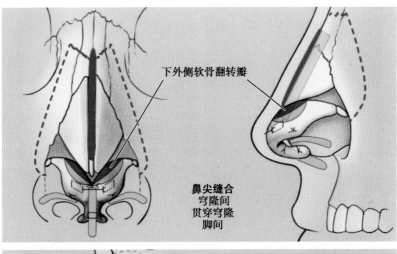

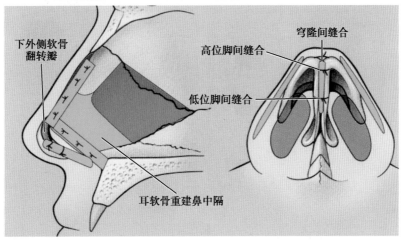

图 22-15（续）

该患者手术技术要点如下：

1. 开放式入路

2. 鼻背驼峰分段降低

3. 采集右耳软骨作移植物

4. 用鼻中隔尾侧端替代移植物重建先前手术中被完全切除的鼻中隔尾侧端（键石区上只附着了一个 18mm×15mm 的背侧鼻中隔残留部分）

5. 双侧撑开移植物

6. 内侧脚-鼻小柱支撑移植物缝合，将鼻尖复合体联为一个整体

7. 外侧脚翻转瓣，软骨条保留 5 毫米的宽度

8. 鼻尖穹窿间缝合和贯穿穹窿缝合，使下外侧软骨成形

9. 双侧鼻翼缘轮廓线移植物

10. 双侧经皮外侧截骨

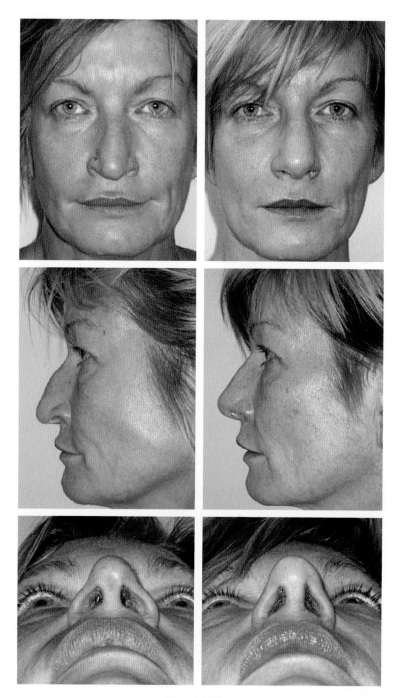

图 22-15(续)

　　术后 1 年,她鼻形直挺,鼻背美学曲线平滑对称。鼻背更自然,轮廓也散发出女性魅力,鼻尖旋转度被改善,鼻小柱退缩亦得以矫正。此外,鼻尖与鼻翼缘对称性得到改善。

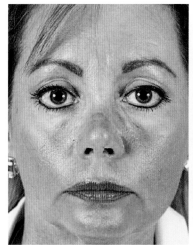
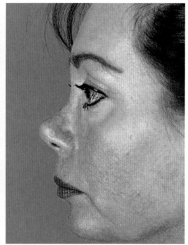
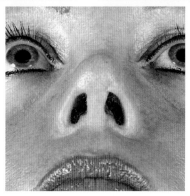

图 22-16

这名鼻修复患者皮肤为 Fitzpatrick Ⅰ型,皮肤厚。她先前进行过一次鼻整形手术。欠缺鼻背美学线,鼻尖过度旋转且鼻孔外露。鼻根和鼻背过低,且鼻尖过度旋转,令其产生短鼻的外观。基底面检查显示其鼻尖轻微不对称,鼻尖左侧比右侧突出,且左侧软三角有切迹。之前的手术中,双侧外侧脚被全部切除。

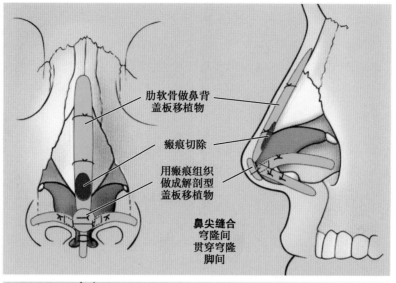

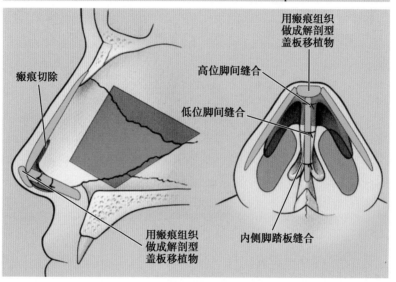

图 22-16 (续)

该患者手术技术要点如下：

1. 开放式入路
2. 切除较厚的瘢痕组织
3. 采集肋软骨作移植物
4. 雕刻肋软骨移植物充填鼻背
5. 放置鼻翼轮廓线移植物以支撑鼻翼缘
6. 内侧脚-鼻小柱支撑移植物缝合,将鼻尖复合体联为一个整体
7. 鼻尖穹窿间缝合和贯穿穹窿缝合,使下外侧软骨成形
8. 用切下的瘢痕组织,做成解剖型的盖板移植物

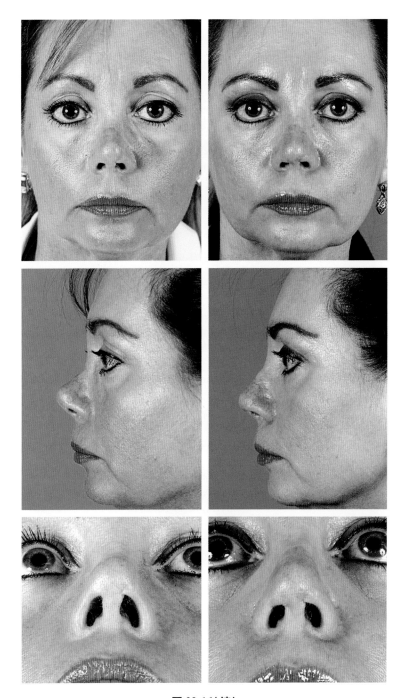

图 22-16(续)

　　术后1.5年,恢复了对称的鼻背美学线。鼻尖过旋得以矫正,使得鼻子延长,鼻孔显露减少。鼻根位置抬高,侧面轮廓更适合,鼻背直挺且鼻尖旋转度得到改善。鼻尖对称性得到改善,但软三角切迹仍然存在。

要　点

□ 触诊鼻小柱、鼻中隔尾侧端以及前鼻棘有助于明确畸形的发生原因。
□ L形支撑背侧所需的最小宽度很大程度上取决于软骨质量和强度。在大多数患者中，L形支撑背侧保留15mm以上应该就够了。
□ 之前的鼻整形术中，前鼻中隔与下外侧软骨之间的软组织附着断开会导致鼻尖支撑不足，表现为旋转度不足，突出度不足或鼻尖悬垂。
□ 通过手术前的探讨失败的可能性，降低鼻中隔穿孔患者期望值。

（杨晓宁 译，李战强 校）

参考文献

1. Rohrich RJ, Lee MR. External approach for secondary rhinoplasty—advances over the last twenty-five years. Plast Reconstr Surg 131:404-416, 2013.
2. Rohrich RJ, Lee MR. Secondary rhinoplasty: the open approach. In Rohrich RJ, Adams WP Jr, Ahmad J, et al, eds. Dallas Rhinoplasty: Nasal Surgery by the Masters, ed 3. St Louis: CRC Press, 2014.
3. Lee MR. Rhinoplasty. In Janis JE, ed. Essentials of Plastic Surgery, ed 2. St Louis: CRC Press, 2014.
4. Lee MR, Callahan S, Cochran CS. Auricular cartilage: harvest technique and versatility in rhinoplasty. Am J Otolaryngol 32:547-552, 2010.
5. Lee M, Inman J, Callahan S, et al. Fracture patterns of the nasal septum. Otolaryngol Head Neck Surg 143:784-788, 2010.
6. Rohrich RJ, Ahmad J. Rhinoplasty. Plast Reconstr Surg 128:49e-73e, 2011.
7. Beck DO, Kenkel JM. Evidence-based rhinoplasty. Plast Reconst Surg 134:1356-1371, 2014.
8. Lee MR, Tabbal G, Kurkjian J, et al. Classifying deformities of the columellar base in rhinoplasty. Plast Reconstr Surg 133:464e-470e, 2014.
9. Rohrich RJ, Lee MR, Roostaeian J, Ahmad J. The aesthetics and management of the nasal base. In Rohrich RJ, Adams WP Jr, Ahmad J, et al, eds. Dallas Rhinoplasty: Nasal Surgery by the Masters, ed 3. St Louis: CRC Press, 2014.
10. Lee MR, Rohrich RJ, Ahmad J. Nasal physiology. In Rohrich RJ, Adams WP Jr, Ahmad J, et al, eds. Dallas Rhinoplasty: Nasal Surgery by the Masters, ed 3. St Louis: CRC Press, 2014.
11. Lee MR, Rohrich RJ, Ahmad J. Surgical management of the nasal airway. In Rohrich RJ, Adams WP Jr, Ahmad J, et al, eds. Dallas Rhinoplasty: Nasal Surgery by the Masters, ed 3. St Louis: CRC Press, 2014.
12. Lee MR, Inman J, Ducic Y. Central segment harvest of costal cartilage in rhinoplasty. Laryngoscope 121:2155-2158, 2011.
13. Farkas JP, Lee MR, Lakianhi C, Rohrich RJ. Effects of carving plane, level of harvest, and oppositional suturing techniques on costal cartilage warping. Plast Reconstr Surg 132:319-325, 2013.
14. Geissler P, Lee MR, Unger J, et al. Reshaping the medial nostril and columellar base: five-step medial crural footplate approximation. Plast Reconstr Surg 132:553-557, 2013.
15. Guyuron B. Footplates of the medial crura. Plast Reconstr Surg 101:1359-1363, 1998.
16. Lee MR, Malafa M, Roostaeian J, et al. Soft tissue composition of the columella and potential relevance in rhinoplasty. Plast Reconstr Surg 134:621-625, 2014.
17. Gunter JP, Yung LY. The tripod concept for correcting nasal-tip cartilages. Aesth Surg J 24:257-260, 2004.
18. Lee MR, Geissler P, Cochran S, et al. Decreasing nasal tip projection in rhinoplasty. Plast Reconstr Surg 134:41e-49e, 2014.
19. Cochran SC, Rihani J, Lee MR, Rohrich RJ. Decreasing nasal tip projection: an incremental approach. In Rohrich RJ, Adams WP Jr, Ahmad J, et al, eds. Dallas Rhinoplasty: Nasal Surgery by the Masters, ed 3. St Louis: CRC Press, 2014.

20. Gunter JP, Lee MR, Ahmad J, Rohrich RJ. Basis nasal tip surgery. In Rohrich RJ, Adams WP Jr, Ahmad J, et al, eds. Dallas Rhinoplasty: Nasal Surgery by the Masters, ed 3. St Louis: CRC Press, 2014.

21. Dini GM, Iurk LK, Ferreira MC, et al. Grafts for straightening deviated noses. Plast Reconstr Surg 128:529e-537e, 2011.

22. Lee MR, Unger JG, Gryskiewicz J, Rohrich RJ. Current clinical practices of the Rhinoplasty Society members. Ann Plast Surg 71:453-455, 2013.

23. Lee MR, Unger JG, Rohrich RJ. Management of the nasal dorsum in rhinoplasty: a systematic review of the literature regarding technique, outcomes, and complications. Plast Reconstr Surg 128:538e-550e, 2011.

24. Mojallal A, Ouyang D, Saint-Cyr M, et al. Dorsal aesthetic lines in rhinoplasty: a quantitative outcome-based assessment of the component dorsal reduction technique. Plast Reconstr Surg 128:280-288, 2011.

25. Roostaeian J, Unger JG, Lee MR, et al. Reconstruction of the nasal dorsum following component dorsal reduction in primary rhinoplasty. Plast Reconst Surg 133:509-518, 2014.

26. Geissler PJ, Roostaeian J, Lee MR, et al. Role of upper lateral cartilage tension spanning suture in restoring the dorsal aesthetic lines in rhinoplasty. Plast Reconstr Surg 133:7e-11e, 2014.

27. Coronel-Banda ME, Serra-Mestre JM, Serra-Renom JM, et al. Reconstruction of nasal septal perforations in cocaine-addicted patients with facial artery mucosa-based perforator flap. Plast Reconstr Surg 133:82e-83e, 2014.

28. Gubisch W, Constantinescu MA. Refinements in extracorporeal septoplasty. Plast Reconstr Surg 104:1131-1139, 1999.

达拉斯鼻修复术：全球大师的杰作

Secondary Rhinoplasty *by the global masters*

鼻甲的处理

Rod J. Rohrich ▪ *Jason Roostaeian* ▪ *Jamil Ahmad*

除鼻中隔偏曲外,鼻甲肥大排在鼻气道阻塞常见原因的第二位[1]。鼻甲和鼻气道的现代外科治疗要求医生具备鼻腔解剖学和生理学的相关知识[2,3]。应用这些知识指导诊断,并根据诊断指导治疗,制定合适的处理方案。在鼻修复时,如果之前的手术没有对鼻甲进行充分治疗,会导致持续性鼻塞。反之,如果之前的手术对鼻甲进行的处理过度的话,则可能导致萎缩性鼻炎或空鼻症(empty nose syndrome,ENS)等问题。

鼻气道阻塞和鼻甲肥大与鼻气道解剖畸形或异常生理反应都可能有关。

虽然解剖畸形一般可通过手术矫正,但手术解决不了鼻气道的异常生理反应,应进行内科治疗。尽管如此,诸如鼻中隔偏曲或鼻阀塌陷等解剖畸形亦会加重其生理反应。因此,患者可能会由多个原因导致鼻通气不畅,有些本来是内科问题的可能做了手术也会有改善。最后,医生必须首先做出正确诊断,然后再确定手术干预是否有利于患者的治疗。

定义和分析

鼻甲从鼻外侧壁伸入鼻腔内,包括下、中、和上鼻甲,一些患者还有最上鼻甲。鼻黏膜覆盖鼻甲骨,含有勃起组织和毛细血管,能对环境刺激产生相应的反应(图23-1)。下鼻甲被认为是自身的骨性结构,而其他的鼻甲则是筛骨的一部分,被定义为筛鼻甲[4]。

下鼻甲(concha nasalis inferior)是最大的一个鼻甲。男性下鼻甲的平均长度为48.7mm,女性47.3mm[1]。鼻甲的平均长度为7.75mm[5]。在以往的研究中已使用CT成像和病理切片对鼻甲黏膜和骨层的平均厚度进行了测量[6,7]。CT成像中,内侧黏膜的平均厚度为3.33mm。

对鼻甲的评估应从体量和鼻黏膜性质这两个方面入手。鼻甲像鼻窦的其他部分一样,可能发生解剖变异和气腔形成,当气腔形成出现在中鼻甲时称为泡状鼻甲[8]。在一项包

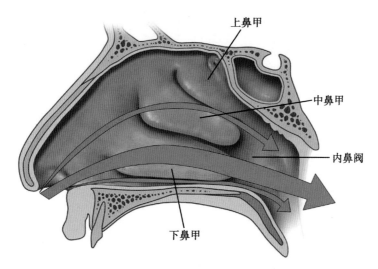

上鼻甲

中鼻甲

内鼻阀

下鼻甲

图 23-1　鼻腔气流为层流。大多数空气途经中鼻道在下鼻甲上方通过。气道阻力在内鼻阀处最大

括 384 例鼻部患者的研究中,泡状鼻甲最为常见,有 185(48.1%)例患者,其中 60(32.4%)例患者有黏膜的病变。下鼻甲气腔形成是最罕见的变异,只有 9 例(2.2%)患者,其中 22.2%(2 例)的患者有黏膜病变。黏膜病变及气腔形成之间没有显著的相关性;因此仅有气腔形成不是手术治疗的指征。但是,为了准确诊断和采取恰当的手术治疗,医生必须知道有解剖变异的存在,而且很普遍,特别是那些持续性鼻气道阻塞需要进行术后修复的患者。

鼻气道阻塞通常根据完整的病史和体格检查来诊断。其他检查可以辅助支持临床诊断。X 线平片可发现骨性鼻中隔偏曲或鼻甲肥大,有条件时需要做一个。鼻气道阻塞或者反复流涕的患者也可能会同时患有合并或者孤立的鼻窦疾病。X 片也可以显示气液面或鼻窦浑浊,但要确定是急性还是慢性的,需要更进一步的评估。通常患有鼻窦疾病的患者做 CT 成像会看得更清楚。其后的内科治疗方案也常需要根据后续的 CT 扫描来确定。怀疑过敏性或者传染性患者的鼻腔分泌物需要送细胞学检查进行分析。过敏性鼻炎患者的分泌物中常有高嗜酸性细胞聚集,而感染多伴有多形核白细胞。

尽管放射检查和鼻细胞学检查有助于临床诊断,但都不作为鼻阻塞的常规检查。其他客观化验也可以帮助量化鼻阻塞程度;但是,目前仅主要用于研究目的:

- 鼻测压法,该方法用于测量前气道(鼻孔喷嘴或者面罩)与后气道(经口咽部)之间的压力和气流差异,来检测鼻阻力。
- 鼻声反射测量法,该方法是利用声波和它们从鼻腔的反射来判定声波通过的横截面积。

常见问题及原因

下鼻甲肥大

下鼻甲肥大是导致鼻气道阻塞最重要的因素。下鼻甲肥大具有解剖学和生理学方面的多种原因,一些患者甚至两个方面兼具。鼻中隔常合并有下鼻甲肥大。正常通过鼻气道的气流为层流[2,3]。鼻中隔偏曲和软骨骨刺能够产生湍流,从而刺激鼻黏膜并导致肥大。

下鼻甲肥大通常发生在鼻中隔偏曲的对侧(图 23-2)。之前做过鼻整形手术并采集了鼻中隔软骨的患者,其持续性存在的鼻中隔偏曲会产生湍流,从而导致下鼻甲增大并形成阻塞。慢性黏膜肿胀可能使黏液腺扩大和纤维化,最终导致深层的骨肥大。鼻腔前壁和下壁处鼻气道横截面积往往是最小的,下鼻甲前段体积增大会造成显著的鼻息阻力。

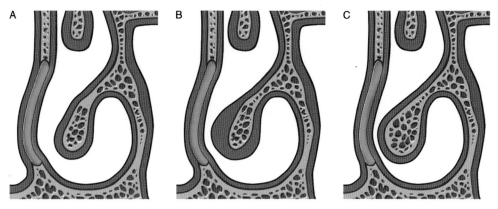

图 23-2　下鼻甲肥大的过程。A,鼻中隔偏曲。B,黏膜肥大。C,骨性肥大

鼻整形术后出现难治性鼻气道阻塞最常见的原因是没有充分处理好鼻部的结构,包括下鼻甲、鼻中隔和上外侧软骨。

　　局部使用减充血剂,比如羟甲唑啉等,可以帮助确定鼻甲肥大的原因,到底是黏膜肥大还是骨性肥大[3]。当使用前鼻镜检查鼻内时,局部使用羟甲唑啉,在几分钟内就会产生黏膜收缩。如果黏膜收缩时患者有明显反应,鼻气道通畅,阻塞症状缓解,那么就可以单用药物治疗。即使患者的局部反应看上去不明显,全部鼻黏膜收缩的整体作用足以降低鼻气道阻力,使症状缓解。可以单用药物治疗一下试试。但是,药物治疗不能长期使用局部减充血剂,因为在停药后会出现鼻气道阻力反弹。如果应用减充血剂黏膜几乎没有反应,那么阻塞可能是由骨或者纤维化的黏膜肥大造成。如果反应局限,但黏膜出现红斑和激惹征时,就应该考虑药物性鼻炎,如慢性鼻喷雾或者可卡因的滥用。这些患者可能还会有大量的鼻涕。黏膜激惹征或红斑状也可能提示急性炎症过程,如感染或过敏等。鼻细胞学检查可以帮助阐明其中原因。

尽管客观检查发现气道通畅,但患者仍有阻塞症状时,也不能进行手术治疗。这类患者应该进行药物治疗,转诊给变态反应科或者耳鼻喉科。

　　正常生理气流的改变会产生鼻阻塞的感觉,这可能由于之前的鼻甲切除或炎症导致。患者的后气道也应该全面检查。后气道的评估是对良性肿物的评价,包括鼻息肉、恶性肿物、淋巴组织腺体样肥大和后鼻孔闭锁等。

萎缩性鼻炎

　　原发性萎缩性鼻炎的发病是常常是自发的,未发现任何明确的病因[9-12]。典型症状是一个慢性发展过程,其组织学特征为杯状细胞和纤毛缺失,以及局部炎症浸润。这类患者应该进行药物治疗,转诊给变态反应科或者耳鼻喉科。

空鼻症

有空鼻症的患者曾经接受过下鼻甲或者中鼻甲切除术,因此有鼻气道阻塞症状,同时还有鼻腔内结痂、干燥症状[13-15]。因此,尽管鼻内气道扩大了,这些患者的鼻阻塞症状仍然存在,提示在物理阻塞之外还有其他的原因。空鼻症被定义为医源性疾病,也有人认为是一种继发的萎缩性鼻炎。继发性萎缩性鼻炎的其他原因包括肉芽肿病、慢性鼻窦炎、鼻外伤或放射治疗[9,10]。在各种类型的萎缩性鼻炎中,鼻腔湿度减少,这是由于黏膜细胞消失,鼻腔分泌物因此减少所致。鼻腔分泌物的缺乏导致细菌反复感染结痂形成,这在各种类型的萎缩性鼻炎中都很常见[11,12]。综上所述,对于客观检查发现鼻气道通畅,但仍患有鼻气道阻塞症状的患者,不建议采用手术治疗。这类患者应该进行药物治疗,转诊给变态反应科或者耳鼻喉科。一些手术方法包括安置植入物重建下鼻甲可改善症状;但是术后一些患者的症状可能仍然得不到改善[13-15]。最近,我们成功采用透明质酸注射充填原下鼻甲处的鼻外侧壁,治疗下鼻甲过度切除之后患者流涕的症状。这个方法可使前鼻腔有筑坝的作用,促进鼻腔分泌物向后引流。在这个血管密度极高的部位,必须小心注射,避免注射到血管内。

原则和方法

下鼻甲肥大且药物(鼻内的激素剂、解充血药和抗组胺药)治疗无效的鼻气道阻塞患者适宜进行外科手术[16-24]。无论是做初次鼻整形还是做修复,下鼻甲手术的主要目标都是缩小影响鼻通气的鼻甲骨体积。但是对于治疗最有效的手段还没有达成共识。目前主张采用各种手术技术,用机械手段,各种能量治疗手段,或者两者联合。[25-30]在这些缩小鼻甲体积的方法中,任何一个都算不上是最优的。任何缩小鼻甲的方法都应保留鼻甲的功能作用,加湿、调节温度和对鼻气流整体作用等(框 23-1)。

行下鼻甲肥大手术应当保守,以防慢性并发症出现。在大多数情况下,向外骨折联合微骨折使下鼻甲向外的方法是有效的。不应进行黏膜切除术和鼻甲全切术。

框 23-1　下鼻甲手术的并发症

出血

复发

粘连

黏膜结痂干燥

鼻溢

纤毛功能障碍

慢性感染

鼻部分泌物恶臭

萎缩性鼻炎

空鼻症

从保存功能的目标来讲,整体切除等激进型鼻甲切除术因其伴有包括出血、术后结痂、鼻溢、萎缩性鼻炎以及空鼻症在内的严重并发症而饱受争议,现已基本不用[2,17,18,26,27]。

为尽量减少并发症并保留功能,诸如鼻甲骨折外移术、有限的黏膜下骨切除术以及各种缩小鼻甲的微创方法已被推广[31](图 23-3)。这些方法能避免大量黏膜切除或者损伤,因此在缩小鼻甲体积的同时,保留了鼻甲黏膜纤毛的功能。在过去的几十年里,新技术的开发受到重视,实现了鼻甲黏膜下切除,包括电灼术、射频消融术、显微磨削术等[28-30]。

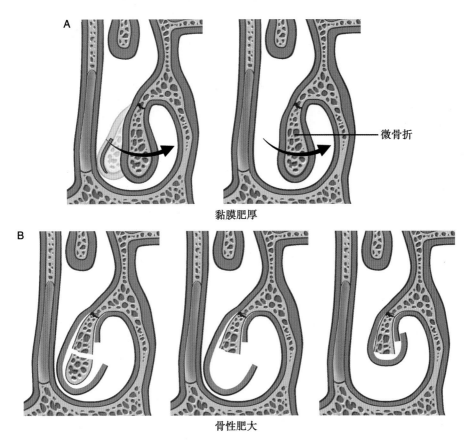

微骨折

黏膜肥厚

骨性肥大

图 23-3　下鼻甲手术。A,微骨折向外折断下鼻甲。B,黏膜下有限切除骨性下鼻甲的前端

多数情况下,下鼻甲骨折外移结合鼻中隔偏曲矫正足以改善下鼻甲肥大导致的鼻气道阻塞。

进行向外骨折时,在中隔和下鼻甲之间插入一个长鼻镜,向外侧轻推下鼻甲,在鼻镜回撤时通过下鼻甲骨在长轴上的微骨折造成下鼻甲骨向外侧旋转[31]。这个操作将下鼻甲组织向更外侧的位置推,将骨压碎,沿着鼻气道在内鼻阀处增加了横截面积。总的来说这是一个简单的操作,并发症发生率很低。尽管如此,进行这项操作的时候必须注意避免上颌窦内侧壁骨折或损伤鼻腔黏膜。

所有的黏膜下切除技术中,下鼻甲前端的黏膜要在直视下进行切开。然后一般用Freer 剥离子把黏膜从深层鼻甲骨上游离下来。接着,去掉下鼻甲前端的骨性部分来缩小下鼻甲的体积。可以使用 Takahashi 钳来进行有限的骨切除,或者是之前提到的很多技术来完成。当单纯黏膜肥大时,这在病例中常出现,可以采用热能或者机械能的仪器来产生深层组织的损伤和容量减少,从而保护表面黏膜衬里的完整性。在完成治疗后,常需要把黏膜重新放回以避免任何粘连,特别是与鼻甲黏膜位置相对应的鼻中隔黏膜也有损伤时。为了进一步预防粘连形成,需要使用鼻内夹板,使用时间通常为一周,直到黏膜表面完全愈合。保护黏膜也可预防一些慢性并发症的发生,比如反复结痂或者鼻衄等。缩小下鼻甲的体积后,仍可以进一步通过向外骨折联合微骨折将余下的下鼻甲向外侧推移。

根据美国美容整形外科学会(ASAPS)成员的调查,下鼻甲向外骨折和有限切除是私人执业的整形外科医生们最常用的技术。对美国整形外科学会(AAPS)成员的另一项调查显示,在鼻美容整形术中,下鼻甲向外骨折是整形外科医生最普及的技术[33]。在各种技术中,尽管经过论证向外骨折是最快捷最简单的技术,但是单独使用时可能只能获得暂时性的效果,因为术后鼻甲骨可能会逐渐回到其原来的位置。因此向外骨折应该结合微骨折一起完成,在手术过程中也可以考虑一下要不要做有限的鼻甲切除。

下鼻甲肥大常由鼻中隔偏曲引起。

一侧鼻甲肥大必然伴随着鼻中隔向另一侧偏曲,因为这种代偿性肥大是为了使两侧气道阻力相等的结果。鼻中隔成形术后,下鼻甲黏膜的肥厚往往不治自愈。在这些情况下,可以通过鼻甲骨折外移确保鼻气道通畅。如果术后肥大持续,可使用皮质类固醇喷鼻剂和解充血药来缓解症状,直到术后肿胀消退。但是,行鼻中隔成形术的同时就应对鼻甲肥大加以矫正。

手术开始时,在鼻腔内放入浸泡过局部减充血剂如羟甲唑啉的纱布或者填充物,促进黏膜收缩。如果鼻甲在黏膜收缩后看起来变大了,那么可以确定存在骨性鼻甲肥厚。

对于之前做过鼻中隔成形和鼻甲缩小,没有鼻中隔偏曲的患者,如果术后鼻甲肥大持续超过一年,则需考虑对下鼻甲进行进一步的手术治疗。一定要避免采用那些更激进的技术,如鼻甲全切除等,以避免出现相关的并发症。

中鼻甲肥大也会导致气道狭窄。有时尽管已经针对常见的原因,比如鼻中隔偏曲和下鼻甲肥大进行了合适的治疗,但患者仍有持续的气道阻塞症状时,这样的现象应该被重视。当前次手术已经针对鼻中隔和鼻甲进行了手术处理,修复时针对中鼻甲肥大的治疗就有意义了。中鼻甲肥大的常见原因是有过大的气房,通常被称为泡状鼻甲。切除泡状鼻甲以减轻气道阻力,常需要鼻内窥镜引导下进行操作。中鼻甲息肉样变性也可能阻塞鼻气道。皮质类固醇治疗常有效,但当其复发后,需要行内镜鼻窦手术。这种情况应该转诊给耳鼻喉科的医生。

要 点

- 鼻气道阻塞和鼻甲肥大与鼻气道解剖畸形或异常生理反应都可能有关系。
- 鼻整形术后出现难治性鼻气道阻塞最常见的原因是没有充分处理好鼻部的结构,包括下鼻甲、鼻中隔和上外侧软骨。
- 行下鼻甲肥大手术应当保守,以防慢性并发症出现。在大多数情况下,下鼻甲向外骨折联合微骨折侧方旋转的方法是有效的;不应使用黏膜切除和全鼻甲切除术。
- 下鼻甲肥大常是鼻中隔偏曲的一种代偿反应。
- 手术开始时,在鼻腔内放入浸泡过局部减充血剂如羟甲唑啉的纱布或者填充物,促进黏膜收缩。如果鼻甲在黏膜收缩后看起来变大了,可以确定存在骨性鼻甲肥厚。

（田怡 译,李战强 校）

参考文献

1. Scheithauer MO. Surgery of the turbinates and "empty nose" syndrome. GMS Curr Top Otorhinolaryngol Head Neck Surg 9:Doc03, 2010.

2. Howard BK, Rohrich RJ. Understanding the nasal airway: principles and practice. Plast Reconstr Surg 109:1128-1144; quiz 1145-1146, 2002.

3. Ahmad J, Rohrich RJ, Lee MR. Safe management of the nasal airway. In Rohrich RJ, Adams WP Jr, Ahmad J, et al, eds. Dallas Rhinoplasty: Nasal Surgery by the Masters, ed 3. St Louis: CRC Press, 2014.

4. Navarro JAC. Surgical anatomy of the nose, paranasal sinuses, and pterygopalatine fossa. In Draf W, Stamm AC, eds. Microendoscopic Surgery of the Paranasal Sinuses and the Skull Base. Berlin: Springer, 2000.

5. Berger G, Hammel I, Berger R, et al. Histopathology of the inferior turbinate with compensatory hypertrophy in patients with deviated nasal septum. Laryngoscope 110:2100-2105, 2000.

6. Berger G, Balum-Azim M, Ophir D. The normal inferior turbinate: histomorphometric analysis and clinical implications. Laryngoscope 113:1192-1198, 2003.

7. Egeli E, Demirci L, Yazýcý B, et al. Evaluation of the inferior turbinate in patients with deviated nasal septum by using computed tomography. Laryngoscope 114:113-117, 2004.

8. Ozcan KM, Selcuk A, Ozcan I, et al. Anatomical variations of nasal turbinates. J Craniofac Surg 19:1678-1682, 2008.

9. Barton RP, Sibert JR. Primary atrophic rhinitis: an inherited condition. J Laryngol Otol 94:979-983, 1980.

10. Ruskin SL. A differential diagnosis and therapy of atrophic rhinitis and ozena. Arch Otolaryngol 52:96-103, 1932.

11. Chand MS, Macarthur CJ. Primary atrophic rhinitis: a summary of four cases and review of the literature. Otolaryngol Head Neck Surg 116:554-558, 1997.

12. Pace-Balzan A, Shankar L, Hawke M. Computed tomographic findings in atrophic rhinitis. J Otolaryngol 20:428-432, 1991.

13. Chhabra N, Houser SM. The diagnosis and management of empty nose syndrome. Otolaryngol Clin North Am 42:311-330, 2009.

14. Coste A, Dessi P, Serrano E. Empty nose syndrome. Eur Ann Otorhinolaryngol Head Neck Dis 129:93-97, 2012.

15. Kuan EC, Suh JD, Wang MB. Empty nose syndrome. Curr Allergy Asthma Rep 15:493, 2015.

16. Pollock RA, Rohrich RJ. Inferior turbinate surgery: an adjunct to successful treatment of nasal obstruction in 408 patients. Plast Reconstr Surg 74:227-236, 1984.

17. Rohrich RJ, Krueger JK, Adams WP Jr, et al. Rationale for submucous resection of hypertrophied inferior turbinates in rhinoplasty: an evolution. Plast Reconstr Surg 108:535-544, 2001.

18. Batra PS, Seiden AM, Smith TL. Surgical management of adult inferior turbinate hypertrophy: a systematic review of the evidence. Laryngoscope 119:1819-1827, 2009.

19. Bhandarkar ND, Smith TL. Outcomes of surgery for inferior turbinate hypertrophy. Curr Opin Otolaryngol Head Neck Surg 18:49-53, 2010.

20. Leong SC, Eccles R. Inferior turbinate surgery and nasal airflow: evidence-based management. Curr Opin Otolaryngol Head Neck Surg 18:54-59, 2010.

21. Brunworth J, Holmes J, Sindwani R. Inferior turbinate hypertrophy: review and graduated approach to surgical management. Am J Rhinol Allergy 27:411-415, 2013.

22. Abou-Sayed HA, Lesavoy MA, Gruber RP. Enlargement of nasal vault diameter with closed septoturbinotomy. Plast Reconstr Surg 120:753-759, 2007.

23. Courtiss EH, Goldwyn RM. Resection of inferior turbinates: a 10-year follow-up. Plast Reconstr Surg 86:152-154, 1990.

24. Courtiss EH, Goldwyn RM. The effects of nasal surgery on airflow. Plast Reconstr Surg 72:9-21, 1983.

25. Buyuklu F, Cakmak O, Hizal E, et al. Outfracture of the inferior turbinate: a computed tomography study. Plast Reconstr Surg, 2009. [Epub ahead of print]

26. Jackson LE, Koch JR. Controversies in the management of inferior turbinate hypertrophy: a comprehensive review. Plast Reconstr Surg 103:300-312, 1999.

27. Freer OT. The inferior turbinate: its longitudinal resection for chronic intumescence. Laryngo-

scope 21:1136-1144, 1911.

28. Meredith GM. Surgical reduction of hypertrophied inferior turbinates: a comparison of electrofulguration and partial resection. Plast Reconstr Surg 81:891-898, 1988.

29. Coste A, Yona L, Blumen M, et al. Radiofrequency is a safe and effective treatment of turbinate hypertrophy. Laryngoscope 111:894-899, 2001.

30. Gupta A, Mercurio E, Bielamowicz S. Endoscopic inferior turbinate reduction: an outcomes analysis. Laryngoscope 111:1957-1959, 2001.

31. Rohrich RJ, McKee D, Malafa M. Closed microfracture technique for surgical correction of inferior turbinate hypertrophy in rhinoplasty: safety and technical considerations. Plast Reconstr Surg 136:607e-611e, 2015.

32. Feldman EM, Koshy JC, Chike-Obi CJ, et al. Contemporary techniques in inferior turbinate reduction: survey results of the American Society for Aesthetic Plastic Surgery. Aesthet Surg J 30:672-679, 2010.

33. Tanna N, Im DD, Azhar H, et al. Inferior turbinoplasty during cosmetic rhinoplasty: techniques and trends. Ann Plast Surg 72:5-8, 2014.

第九部分

鼻 再 造

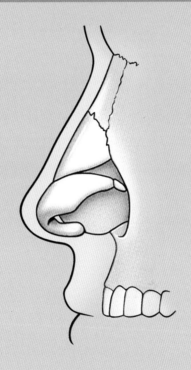

达拉斯鼻修复术：全球大师的杰作

Secondary Rhinoplasty *by the global masters*

唇裂鼻畸形修复

Darren M. Smith ■ *Phuong D. Nguyen*
Christopher R. Forrest

　　单侧唇裂引发的不对称鼻畸形,其细节处的外科修复十分困难。十分艰难,处理极其棘手,如恶魔般使人陷入困境的巨大泥沼中! 鼻部覆盖,支撑,衬里,平台的先天差异,诱惑着外科医生,就像一位裁缝面对众多的变化,去舍弃不搭配的部分,重新开始⋯⋯对文献稍作研究,就可以发现大量矫正唇裂鼻畸形的尝试,但正如 *Musgrave* 指出的,目前还没有一种灵丹妙药。

——米拉德,《唇裂术》,单侧唇裂鼻

鼻整形手术是公认的要求较高的整形外科手术,而在唇裂鼻畸形领域中的鼻整形手术则更加具有挑战性。Van Beek 坚持认为,这类手术是所有鼻整形手术中最为困难的[1]。Fisher 警告我们,"就算坚持不懈地反复尝试,鼻畸形仍然是唇裂修复手术中,保证清晰外观的最大障碍。"[2]唇裂鼻畸形的顽固性,不仅来源于其病变明显,还有其先天对手术处理不敏感。此外,上一次手术的影响和组织的记忆性也不容小视。文献中一直在尝试对鼻畸形的矫正进行分度,以探索第一次唇裂手术的时机,以及从婴幼儿到成年人的成长过程中合适的二次手术修复时机。大多数人都会同意这样的观点,最佳的鼻整形时机在颅面生长发育成熟后,本章内容的核心也是这个流程。我们建议用进行美容鼻整形的方式进行唇裂鼻畸形的矫正:从精确的面部分析开始,通过鼻内或鼻外的检查评估鼻功能和结构,最终以问题为导向设计手术方案。

确定问题

唇裂鼻畸形的解剖

　　唇裂鼻畸形中,鼻部解剖受特定的病变影响,这种病变的严重程度个体差异较大。这些改变的特点被总结在表 24-1 内。

　　鼻尖和鼻翼是受唇裂鼻畸形影响最大的两个亚单位。鼻尖宽大,突出度不足,不对称。单侧唇裂,裂侧的鼻小柱短缩,导致鼻尖突出度降低,并使鼻尖向裂侧偏斜。裂侧的内侧脚短缩,并向外侧弯。外侧脚偏长,S 型(或"打折"),向下方和后方移位,并具有特征性的过宽鼻翼基底。鼻尖的穹隆角常因为裂侧的穹隆异位而变得圆钝。裂侧的鼻孔基底靠尾侧。口轮匝肌的肌肉环在裂侧鼻槛处被中断。在健侧,肌肉插入前鼻棘,内侧脚踏板,和鼻中隔前部,导致唇内侧向前旋转,鼻中隔向后偏斜,鼻小柱偏向健侧。而在裂侧,口轮匝肌插入鼻槛和梨状孔的骨膜,把鼻翼基底向外侧拉。这些因素会使鼻孔向后移位,水平走行并变扁。所有这些因素会导致外鼻阀变窄。此外,鼻翼和鼻小柱间常有蹼状皮肤。这种被描述为"张力唇"的情况,通常由鼻尖突出度不足和唇组织缺失同时存在引起(见表 24-1)。

表 24-1 唇裂继发鼻畸形的特点

单侧唇裂鼻畸形的特点	外侧脚向尾侧和后方移位
	裂侧鼻小柱短缩
	外侧脚向内
	内侧脚向外提起
	鼻翼和鼻小柱间的蹼状皮肤
	鼻翼基底移位(外侧、下方和后方)
	裂侧鼻尖突出度降低
	健侧鼻中隔偏曲
	梨状孔边缘和上颌骨基底不对称
双侧唇裂鼻畸形的特点	双侧鼻小柱短缩
	突出度不足,旋转度不足,鼻尖呈现分叉外观
	鼻孔宽大,外张
	双侧鼻翼外张,鼻翼缘塌陷
	穹隆处的内侧脚分离和短缩
	外侧脚扁平,延长
	鼻孔横置
	双侧梨状孔缺损

唇裂继发鼻畸形的特征取决于最初裂隙的先天情况,加上时间(生长发育)造成的影响以及前一次手术的创伤。所有这些都会对深层畸形带来影响

尽管鼻翼和鼻尖是唇裂鼻畸形的重要组成部分,但整个鼻子都会受影响,这点要注意。鼻背通常会远离裂侧。鼻背美学线变宽,并不是对称的柔和弧线,鼻尖表现点没有之前那么明显,因为裂侧鼻尖穹隆移位[2]。鼻中隔前端从犁骨沟中脱位,进入健侧鼻孔,软骨性鼻中隔打折。背侧鼻中隔弧线远离裂侧,并反映在鼻背形态上。鼻前庭基底可能会有大量瘢痕,这些瘢痕多来自颚成形术和齿槽裂植骨[1]。鼻气道也可能被上一次语音手术堵塞,可能会有睡眠呼吸暂停综合征(图 24-1)。

很多文献描述了双侧唇裂鼻畸形的一些重要特征。[1,3,4]包括鼻小柱的两侧都短,导致了鼻尖两侧的突出度不足和旋转度不足。鼻孔宽大,常不对称,并扁平。切牙骨没有附着于外侧颚骨上,导致不能检查到的切牙骨向前生长,以及梨状孔边缘向后向外移位。下外侧软骨也因此跟着向外向后移位,导致双侧鼻翼扁平。前鼻棘发育不良甚至缺失。最后,切牙骨后方的上颌弓常出现塌陷(图 24-2,也可参见表 24-1)。

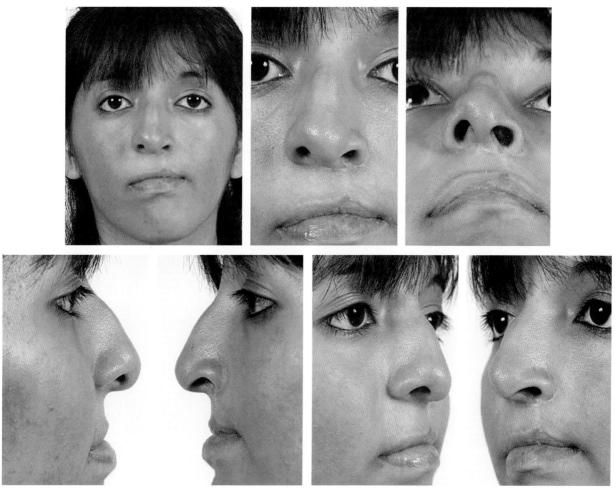

图 24-1 单侧唇裂鼻畸形。这名 18 岁的患者之前在做唇裂修复的时候，做过唇裂鼻畸形矫正，并在 6 岁的时候进行了鼻尖软骨移植。鼻背偏斜，鼻中隔尾侧端向健侧异位，鼻孔不对称和梨状孔基底缺损有关。中面部后缩加重了鼻尖的突出度不足，还不对称。裂侧上唇短缩，红唇缘不规则。上唇萎缩，变薄，下唇丰满

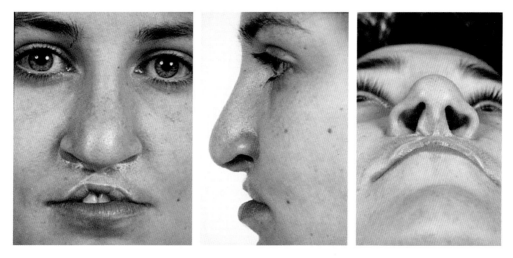

图 24-2 双侧唇裂鼻畸形。这名 19 岁女性双侧唇裂鼻畸形患者，做过了一次鼻整形手术。虽然鼻子对称性好，但鼻尖宽大，轮廓不清，突出度也不够。面中部的组织缺失，加重了鼻突出度的不足。上一次鼻翼基底的手术是为了延长鼻小柱，但遗留的瘢痕导致夹捏且不自然的外观出现。内侧脚踏板张开成八字，加上鼻小柱基底的瘢痕，共同构成了一个糟糕的唇鼻连接。唇短且有挛缩

其他影响唇裂鼻畸形处理的因素

唇裂患者的鼻外形取决于鼻自身的解剖和周围组织的形态。周围组织的特征主要取决于骨骼的结构。面中部后缩或发育不全是影响唇裂鼻畸形外观的最普遍和最重要的局部解剖因素,并且构成了一个薄弱的鼻三脚架。面中部发育不良随着年龄增加而加重,因为面中部并不随其他颅面部骨骼同步发育(图24-3)。面中部发育不良也可以伴随横向弓状缩窄和反颌。除了面中部发育不良外,其他周边骨骼的情况也要考虑,包括颧骨发育不良,梨状孔不对称造成的鼻基底不对称,嘴唇内侧被动地向外旋转,嘴唇外侧向后向外移位。

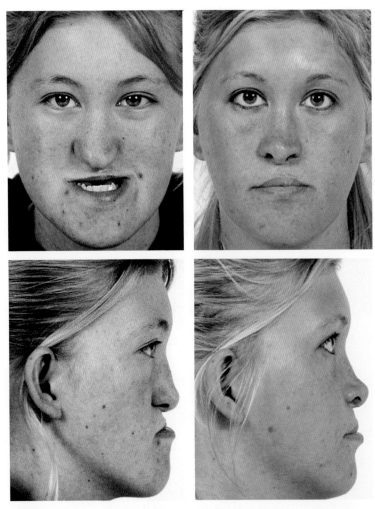

图24-3 严重的面中部发育不良对唇裂鼻畸形的影响。面中部发育不良在唇裂患者中非常普遍。上颌骨突出度不足和梨状孔不对称,加重了唇裂鼻畸形。用LeFort Ⅰ型上颌骨截骨来矫正Ⅲ度牙齿和骨骼关系,会显著改善唇裂鼻畸形

唇裂鼻畸形不但解剖改变明显,而且难以修复。导致这种特性的先天因素包括,下外侧软骨延伸跨过病理性增宽的梨状孔,以及唇裂鼻畸形皮肤明显的"记忆力"。当鼻尖突出度增加时,上次手术遗留的挛缩性瘢痕还会增强这些组织的抵抗性。[8]之前针对鼻畸形的操作,如从下外侧软骨深层掀起外覆皮肤,或断开卷轴区,这些都会增加瘢痕的挛缩畸形(图24-4)[7]。虽然并不能确定这些因素影响的严重程度,但对第一次鼻整形手术所遗留的一定程度的瘢痕和挛缩,一定要有充分的认识和认真的考量。唇裂修复术后继发的鼻畸

形被 Fisher 和 Marcus[2] 漂亮地总结为残存的原发畸形,医源性畸形和生长发育相关的变化等三者的总和。

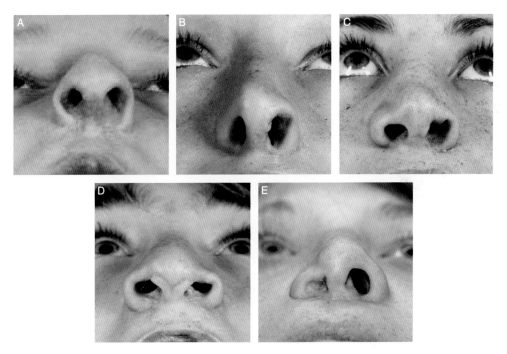

图 24-4　病例显示,之前的唇裂手术对鼻部带来的负面影响。A ,鼻小柱延长,加上鼻翼基底缩窄,导致鼻小柱出现严重瘢痕。B ,在 5 岁时切除软三角(鼻翼的塑形)。C,左侧鼻孔变形、扩大,鼻翼打折。D ,用叉状瓣来延长鼻小柱。E, 右侧鼻孔缩窄,伴鼻翼塌陷

患者评价

做出诊断

以上提到的解剖学特征出现的数量和程度变异较大。为更好地处理唇裂鼻畸形,要使用系统方法来制定有针对性的诊疗方案。每个医生必须"对患者有远景规划"[12]。从系统的鼻-面分析开始,有助帮医生从一个"唇裂医生",转变为真正从美学出发的唇裂鼻畸形矫正医生[2]。Wolfe[3]坚持认为,美容和重建原则能互通有无。本节会描述我们如何系统性地评估一名患者。

第一步是对患者面部的整体和比例进行客观分析。要注意皮肤的质地,厚皮肤和油性皮肤对鼻整形操作的反应不同于薄皮肤和干性皮肤。从正面观来评估患者的面部特征。要用传统的标准进行评估(比如是否符合三庭五眼)。评估嘴唇的长度、对称性和唇弓形态。标记红唇或白唇的缺损(图 24-5)。

上下唇是否平衡按照 Steiner 的 S-线进行评估。检查口腔,看有无 6 或 7 型 Pittsburgh 瘘管(舌或唇齿槽瘘)[14]。评估侧脸时,要特别注意有无面中突出度以及下颌的力度感。

仔细观察面部后,开始分析外鼻。存在口面裂的患者,异常的局部解剖和扭曲的体表标志,会使面部分析变得复杂。比如,中线结构不一定在真正的中线上,上一次唇修整术

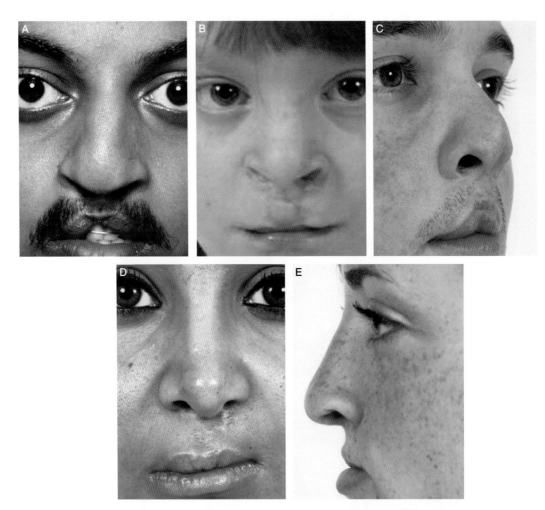

图 24-5 嘴唇对唇裂鼻畸形修复的影响。A，一个由红唇缺损造成的重度"口哨畸形"。B，上唇过长、鼻翼退缩、鼻翼基底变宽。C，双侧唇裂修复后，唇鼻连接有张力。D，较长的单侧唇裂，鼻翼基底错位。E，上下唇不平衡

可能没有把唇矫正到水平位置和获得唇弓顶点的对称性[1]。鼻部分析按解剖结构开始，像做任何鼻美容手术一样分析角度和线条，特别要注意唇裂对解剖的影响。注意鼻根的深度和垂直位置。观察鼻背的时候，要注意有无驼峰、缺损或向外侧的偏斜。评估中鼻拱的完整性。

然后把注意力转向鼻尖。鼻孔的方向、大小、形状，看等边三角形对称性损失多少，有无鼻基底面上的 2:1 鼻孔/小叶比。注意软三角形态。评估鼻尖的旋转度和突出度；测量鼻唇角。评价鼻穹隆的对称性和清晰度，以及鼻尖表现点。注意鼻翼基底的宽度和鼻翼缘的对称性，评估外鼻阀功能。判断鼻小柱显露程度，以及之前治疗遗留的瘢痕。接下来，检查鼻腔和功能。鼻气道，鼻中隔的形态，鼻腔衬里是否足够等都要进行评估。[5] 通过 Cottle 操作评估内鼻阀完整性。

所有的发现都要用照片、文字和图表的形式记录下来。这些记录可以做为手术计划的参考。在照片上直接绘画，或用电脑模拟，可以帮助制定手术方案。复杂的三维成像和形态设计技术日益成为主流，这些资源最终被证明非常有用。

手术处理

确定鼻整形的手术时机

　　唇裂鼻畸形的最佳手术时机是骨骼成熟期(女性 14～16 岁,男性 18～21 岁),以保证稳定的骨骼基础,利于构建一个"新的"鼻子。除了面部发育,正颌手术也会深刻地影响鼻形态:LeFort Ⅰ型截骨前移,处理面中部发育不良,或Ⅲ型咬合,来增加下外侧软骨向前的突出度,以及鼻尖的突出度。鼻翼基底的宽度也可以通过这种方式进行增宽[15]。如果进行了下颌角截骨整形或改变下巴凸度,必须要认真考虑这些操作对鼻突出度的影响。鼻整形的最佳手术时机应该在正颌手术之后进行,但是社会心理学家对患者明显的面部畸形表示担忧,因为等待正颌手术的完成要花费很多年的时间,这两种因素要均衡考虑。因此,很难得出一个硬性的标准,每一个患者都应该进行个性化的处理。

　　在彻底进行修复的第二次鼻整形手术之前,是否做修饰性的鼻整形手术,这个尚无定论。Guyuron[3]警告,4～14 岁之间进行鼻整形手术,会导致鼻尖上区畸形,鼻尖表现点损失,使皮肤增厚。而 Byrd 等[5]强调,从社会心理学因素考虑,严重的畸形应该在二年级之前进行外科治疗(这些案例通常是用耳软骨进行局部加强来矫正严重的下外侧软骨发育不良)。一些患者在这个年纪,思想还不成熟,无法参与外科手术的决策。[6]最终,医生必须权衡社会生理学因素和解剖学的因素,具体问题具体分析,以获得针对每个患者的最佳手术效果。接下来的讨论超出了本章节的范围,即要更早期地进行鼻畸形的处理,而这些处理会影响最彻底的鼻整形手术的效果。

围术期注意事项

　　二次唇裂鼻畸形矫正要在成年后进行,可以采用成人的围术期常规。这些惯例的差别很大,但是基本的医疗筛查(包括患者是否吸烟或是否口服避孕药)、手术部位感染的预防、静脉血栓的预防措施等,都需要进行。要确定有无糖尿病,如果患者有糖尿病,即使手术当中血糖不高,也会有较高的感染风险[16]。睡眠呼吸暂停综合征(obstructive sleep apnea,OSA)也要进行筛查。如果存在 OSA,唇裂鼻畸形修复时可以解决阻塞的原因(如鼻中隔矫正术,下鼻甲切除术)。

　　之前的手术和正畸操作要记录在案,并分析原因。Byrd 等[5]强调,要正确区分经手术处理过的单侧唇裂鼻畸形,和没有进行过初次唇裂鼻畸形矫正的情况。二次唇裂鼻畸形矫正后的患者表现出的畸形并没有第一次唇裂鼻畸形手术展现出来的畸形那么严重,改善状况取决于第一次矫正的方式和积极程度。初次修复的操作是影响第二次修复时鼻部解剖的最重要的因素,包括从梨状孔边缘松解外侧脚,重建穿过鼻槛的口轮匝肌环,重置向尾侧旋转的外侧脚和穹隆。Guyuron[3]警告,在前一次手术的基础上,沿鼻翼基底的切口做开放式鼻整形手术,鼻尖上区打薄,会有鼻尖和鼻小柱坏死的风险。

基本手术原则

　　唇裂鼻畸形矫正普遍首选开放式入路。视野的显露程度和到达相关解剖位置的便利程度是无以伦比的。标记经鼻小柱切口,位于鼻小柱前 1/3 和后 2/3 的交界处。阶梯样,飞鸟样,或中央的 V 形切口都可以。这个切口可以向鼻内延伸,成为软骨下缘切口。然后,在软骨上平面进行脱套,在皮瓣上保留足够的软组织,以防止缺血。

如果有骨性驼峰存在,可以根据指征打磨掉或进行截骨。也可以稍后按需进行截骨,用于调节鼻骨的宽度和对称性。驼峰的软骨部分可以在直视下直接切除。需要从鼻中隔上把上外侧软骨分离下来,修剪,重新复位。[3]如果鼻根需要调整,通常进行鼻根的降低。这种降低可以用锉完成。如果需要充填,可以在随后使用剩余的耳软骨和鼻中隔软骨完成。

鼻中隔的形态是确定歪鼻形状的最核心因素。鼻中隔偏斜的特点和处理原则,Guyuron 等[17]的描述最具指导性意义。他们认为,鼻中隔手术的关键在于充分松解内在和外在的变形力。可能会有三种外来的变形力:
1. 上外侧软骨不对称的牵拉
2. 从颅骨开始的骨性鼻锥不在中线上
3. 偏斜的筛骨和上颌骨鼻嵴的影响

矫直鼻中隔,从把上外侧软骨分离下来开始。骨性鼻锥的影响如果用降低驼峰的方法不能完全解决,可以用截骨的方法消除。松解了前两种外力后,要解决内部的变形力。包括生长发育或外伤导致的形态的特征(如骨刺、偏斜、打折等)。切除受累的鼻中隔部分,以消除内在变形力。鼻中隔必须保留至少 1cm 宽的 L 形支撑。这种切除同时解决了第三种外来的力量(附着于上颌骨棘和筛骨带来的影响),因为它们的相互接触被这个操作打断了。尾侧鼻中隔可以缝合在中线上。通常建议用撑开移植物来加强矫直的鼻中隔。除了解决截骨后可能出现的顶板开放畸形,还能同时提供鼻尖支撑,增加内鼻阀的通气量。Fisher 和 Marcus[2]认为,放置一个厚些的撑开移植物于裂侧,可以处理凹陷和不对称。

鼻中隔中部容易偏向裂侧,同时会有健侧代偿性肥大的下鼻甲[2]。如果必要的话,通过向外骨折或下鼻甲切除术,缩小下鼻甲。但是,过度切除会导致萎缩性鼻炎。

软骨决定了鼻尖的最终形态,皮肤会随着时间出现应力松弛,适应深层坚硬的骨性和软骨性支架。Burget[8]描述了两个场景,与唇裂鼻畸形的鼻尖相关。第一个,现有的中间脚和内侧脚不够强,不能通过缝合和软骨移植充填的方式塑造一个正常形态。第二种情况,现有的软骨发育不良,形态不佳,不能用来重建鼻尖和鼻翼。在这种情况下,新的软骨支架要在已有的鼻尖结构上用坚硬的移植物重新构建[8]。Wolfe[13]形象地把这种方式比拟成:"修了一座摩天大楼,旁边围了一圈老爷车。"尽管中隔软骨对于大多数情况来讲足够坚固,但 Byrd[5]仍然推荐使用肋软骨,来改善鼻背缺陷或有鼻翼变形的鼻尖突出度不足。

虽然第二种情形其实就是重新做了一个鼻尖,但是第一种情形中的许多策略可以最大程度地增强已有的解剖。这些努力开始于最大程度地将塌陷的发育不良的外侧脚,从异常宽大的梨状孔束缚上松解下来。[8]这可以通过黏膜软骨 V-Y 推进来有效地实现。[18]把外侧脚头侧从其和上外侧软骨在卷轴区的连接处分离,获得更大的鼻翼动度。此外,Cutting 认为,可以用 Dibbell 的鼻孔基底旋转法或 Tajima 的"反 U 法",将打折的中间脚向前推进至鼻尖。但是 Henry 等[21]也提醒,瘢痕狭窄真的是环鼻孔切开带来的并发症,只是报告得没那么多。鼻尖可以用去除双侧下外侧软骨上方和之间的纤维脂肪组织,进一步修薄细化。此外,去除软三角衬里内的部分软组织,可以产生拉长鼻孔的效果,可以矫正扁平和水平走向的鼻孔[22]。Weir 切除适用于加宽鼻翼基底。

　　缝合技术对于改善鼻尖结构十分重要,但如果缺少软骨移植,很少能做到位[23]。像 Fisher 和 Marcus 综述的那样[2],有用的缝合技术包括,穹隆间和贯穿穹隆缝合做出鼻尖表现点,穹隆确定缝合可以控制膝部的角度,缝合还可以改善裂侧卷轴区来提升塌陷的外侧脚。此外,鼻小柱基底可以通过将内侧脚缝合于鼻小柱支撑移植物或拉拢踏板的方式,来缩窄鼻小柱基底。[3]

　　尽管鼻尖移植物的策略千变万化,但是有一些充填、矫直、突出和旋转裂侧鼻的方法还是主力。鼻小柱撑开移植物可以增加鼻尖突出度,延长鼻小柱,同时充填鼻基底,开放鼻唇角,预防鼻尖反旋[24]。鼻尖盖板移植物(如 Peck 移植物)可以增加鼻尖高度,Sheen 移植物突出鼻尖表现点,同时产生鼻小柱转折点[23]。外侧脚移植物可以提升内鼻阀通气[5]。鼻翼边缘(板条)移植物,和内外夹板一起使用时,可以防止纤维脂肪体积复发,改善鼻翼轮廓[3]。切牙骨前移植物可以增加鼻尖突出度。

个人方法

理念

　　诊断和处理唇裂鼻畸形的基本原则已经在前面的章节描述过了,单侧和双侧唇裂鼻畸形的内容基本相同。本节将描述这些指导原则的应用,并提出几个基本原则。首先,彻底的鼻整形要有坚实的基础:面中部的位置确定,所有的骨移植已经完成。鼻子可以看作是一个复合结构,是多个亚单位的集合体。对一个亚单位的调整要考虑到对鼻其他部位的影响。鼻尖切口不符合解剖学的原则,不要使用。开放式入路是首选。唇裂鼻畸形的解剖很复杂,在直视下操作更方便。鼻修复需要使用软骨移植。"腰带和吊带"的原理会影响解剖学的改变,并维持那些改变。鼻修复很少有捷径,改善唇裂鼻畸形完全是出于热爱。我们鼓励创新,然而唇裂鼻畸形有很多共同的特点,但每一个患者的鼻畸形都是不同的,需要个性化的治疗策略。

手术时机

　　唇裂鼻畸形手术是面部形态系列治疗的一部分,要在骨骼发育成熟,达到最大限度的平衡后才进行;我们可以把整个过程分三步走。第一步是用颅颌面手术来矫正骨骼和牙齿之间的关系。如果需要修补瘘管,做牙槽植骨的话,要在这个时期进行。鼻修复是这个系列的下一个手术步骤。如果需要,也可以在这一步用假体充填颧骨和梨状孔边缘,还有下唇缩小和上唇加厚。最后一次手术可以有机会进行进一步的嘴唇塑形,鼻修饰,和鼻翼基底重置。

手术顺序

　　因为患者一般都是青少年,手术在全麻下进行。麻醉诱导后,仔细画线,用含肾上腺素的局麻药进行浸润麻醉。鼻孔填塞含解充血药的棉条,预防性使用抗生素。然后消毒铺单,注意面部消毒之前要消毒好供区。

　　在鼻小柱最窄的位置,做改良的飞鸟样切口,这个切口延伸至双侧鼻翼缘切口。用

V-Y推进的方法延长鼻小柱的话,可能带来不自然的外观。鼻小柱-唇连接处的切口不可取,会导致明显的瘢痕和不自然的蹼状外观。切开时小心上一次的切口,以防出现意外的缺血,医生还要刻意保护软三角。鼻背脱套,使术野进一步显露,分离要从疏松结缔组织深入至肌腱膜层,以最大限度的保护皮肤血供。

从穹隆间入路处理鼻中隔,分开双侧下外侧软骨。不要破坏膜性鼻中隔。从软骨鼻中隔上把上外侧软骨分离下来。常规掀起双侧粘骨膜瓣以显露鼻中隔。按需切除鼻中隔软骨,但要注意保留牢固的L形支撑(10mm)来维持鼻背和鼻尖的支撑结构。鼻中隔尾侧部分可以进行修剪来减少鼻小柱外露,根据指征设定鼻尖旋转度。通常用撑开移植物来保证鼻中隔矫直,保护内鼻阀使之不塌陷。严重畸形的鼻中隔要全部取出,体外成形一个新的L形支撑。复位黏软骨膜瓣,用4-0镀铬肠线褥式缝合关闭死腔。

如果有明显的驼峰,必须在切取鼻中隔之前切除骨和鼻中隔,修剪上外侧软骨。鼻背驼峰通过直接切除多余的软骨组织进行处理(还是要注意保留足够的L形支撑)。然后按需修剪上外侧软骨,然后用5-0可吸收单股线缝合,将其复位。骨性鼻背用打磨和截骨的方法进行处理。如果需要降低鼻根时,可以使用锉或磨头。反过来讲,鼻根充填可以用骨(颅骨,肋骨和髂骨)或软骨(颞筋膜和切碎的肋软骨)。

然后注意力转向鼻尖(框24-1)。唇裂鼻畸形修复中,纠正不对称的鼻尖依赖于创造一个对称的平台,通常使用现有的下外侧软骨,并用软骨移植物进行充填。鼻中隔软骨是首选的供区,肋软骨是次选。放置内侧脚支撑移植物,并用贯穿缝合固定,获得鼻尖支撑。按需把下外侧软骨头侧边缘缝合到撑开移植物或鼻中隔前角上。放置鼻翼板条移植物来控制鼻翼缘形态,并进一步增加鼻尖的支撑。可以通过头侧修剪来获得鼻尖旋转度,我们通常会小心保留至少4~6mm的软骨尾侧缘。鼻尖形态可以按需用贯穿穹隆缝合来细化。如果需要,可以进行鼻尖上区定义缝合(5-0单股可吸收线)。如果需要进一步充填鼻尖,可以用鼻小柱盾形移植物和叠加的鼻尖盖板移植物实现。或者,鼻尖可以用内侧脚支撑折叠移植物进行充填。如果需要时,软组织三角可以用碎软骨来修饰。偶尔需要进一步突出鼻尖表现点;这可以通过适当去除纤维脂肪组织来实现(图24-6)。

框24-1 鼻尖缩窄和支撑次序

1. 内侧脚支撑移植物
2. 穹隆定义缝合
3. 穹隆间缝合
4. 鼻中隔前角-下外侧软骨拉拢缝合
5. 鼻小柱盾形移植物
6. 鼻尖移植物
7. 鼻翼铺板移植物

构建一个对称的平台,在上面搭建其他结构,这对于矫正唇裂鼻畸形鼻尖固有的不对称非常重要。从内侧脚支撑移植物开始,然后进行缝合,缩窄每侧的穹隆。对称地拉拢穹隆,随后继续充填鼻尖。用鼻翼板条状移植物来支撑坍塌的鼻翼缘,同时支撑鼻尖。贯穿固定缝合,对于加强软骨支架也同样重要。

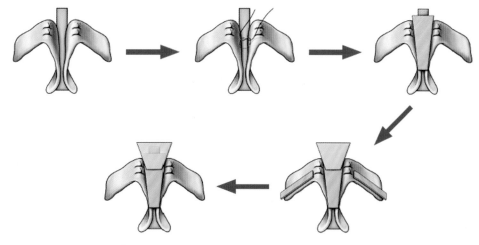

图 24-6　获得鼻尖突出度和缩窄鼻尖的顺序,原则是创造一个稳定对称的地基

接下来解决鼻骨对称性,可使用贯穿黏膜(在皮肤和黏膜交界处)和经口入路进行截骨。外侧截骨通常采用低-低的方式,加上 2mm 的骨凿经皮上端横行截骨,很少用到内侧截骨。

鼻缝合时,做多个贯穿缝合(4-0 或 5-0 镀铬肠线),穿过膜性鼻中隔以消灭死腔,并提供支撑,这个作用怎么强调也不过分。经鼻小柱切口用 6-0 尼龙线缝合,鼻翼缘切口用 5-0 镀铬肠线缝合。如果需要做鼻翼基底切除的话,可以在此时进行,通常都是双侧的。

可以同时进行唇裂鼻畸形的辅助操作,包括上唇脂肪注射,上唇的微小调整,下唇横向缩小,放置假体充填骨骼以矫正梨状孔和颧骨缺陷等。不能在矫正唇裂鼻畸形的同时进行唇裂的彻底矫正,因为开放入路可能会引起鼻部皮肤血运问题。参考有代表性的案例分析。

包扎和术后处理

患者还在麻醉状态下时,使用 Steri-Strips 胶布和 Denver 夹板。不会常规填塞。伤口护理包括肥皂水清洗伤口,保证切口不堆积分泌物。用凡士林使伤口保持湿润。术后 1 周拆线,去掉夹板。晚上用胶带粘住鼻子,拆线后持续 2~3 周。告诫患者要避免阳光照射,术后 6 周内不能做有身体接触的运动项目。

调整

作者在 8 年的时间里,连续实施 190 例唇裂鼻畸形矫正术,包括 141 例单侧唇裂鼻畸形,35 例双侧唇裂鼻畸形,14 例非典型的面裂,对并发症进行了评估。其中 35 例患者出现持续的形态不满意,需要调整。

并发症

鼻修复的患者很多都会出现需要手术矫正的严重并发症。可能出现的并发症包括感染,血肿,鼻小柱或鼻尖坏死。最常见的并发症是持续的不对称和外观不理想。

病例中最常见的不满意外观特征包括鼻背凹凸不平、鼻中隔持续偏斜,裂侧中 1/3 塌陷,下外侧软骨塌陷导致的鼻孔狭窄,裂侧鼻翼坍塌等。

案例分析

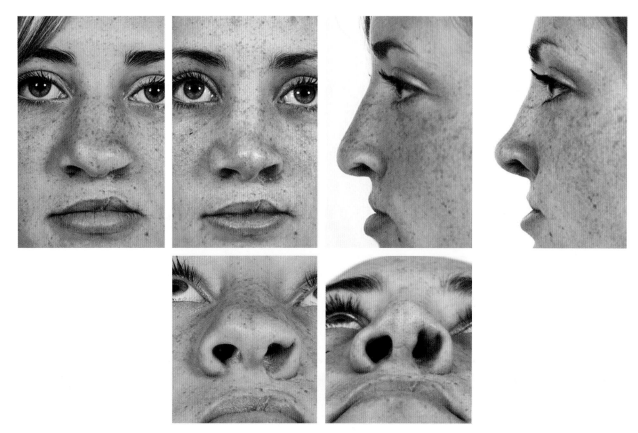

图 24-7

这名 16 岁女性,在 6 岁时做过鼻翼缘塑形和耳甲腔软骨鼻尖成形术,此后做过左侧唇颚裂修复。鼻背过宽,偏向健侧,鼻尖宽大,无表现点,裂侧有鼻翼缘打折和瘢痕形成。

修复包括开放式入路,唇裂的鼻中隔成形术,截骨术,鼻尖移植术(包含鼻翼板条移植)。

术后 2 年,她的鼻尖突出度、鼻尖表现点和鼻背美学线均得到改善。裂侧的一些塌陷,和鼻尖上区转折的过分突出仍然存在,还有鼻孔不对称。尽管有不断进步的软骨移植技术,但是瘢痕和软组织罩缺损,使唇裂鼻畸形的矫正很困难。

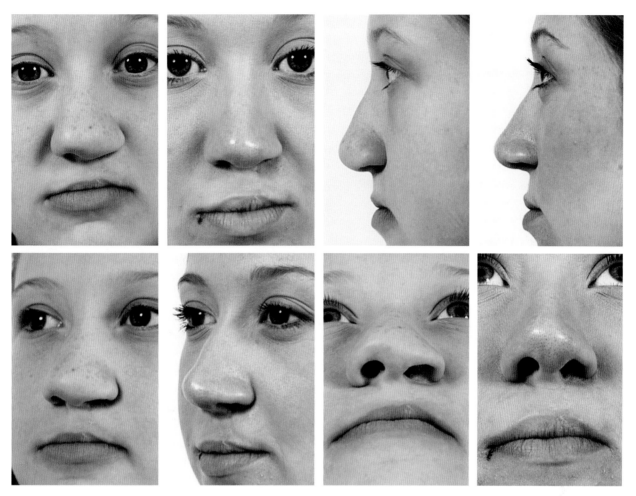

图 24-8

　　这名 10 岁的小女孩,在 5 岁的时候做过鼻翼缘整形和耳甲腔软骨鼻尖成形术,之后做过单侧唇腭裂的修复。她有Ⅲ型牙齿和骨骼的咬合关系,等着做 Lefort Ⅰ型截骨术矫正。

　　社会心理学因素要求唇裂患者的鼻中隔成形术要在 15 岁时进行。二次唇裂鼻中隔成形术包括:开放入路,外侧低到低截骨,上端经皮横行截骨,鼻中隔成形及尾端切除,双侧撑开移植物,鼻尖用内侧脚支撑移植物加强,下外侧软骨穹隆成形及头侧修剪,最后放置鼻小柱盾形盖板移植物。沿鼻翼缘放置两侧的铺板移植物。

　　术后 15 个月,鼻部表现得更平衡和对称。鼻背美学线平滑流畅,鼻尖更加精致。侧面观,鼻尖突出度增加,鼻唇角增加,获得更加女性化的侧面轮廓。

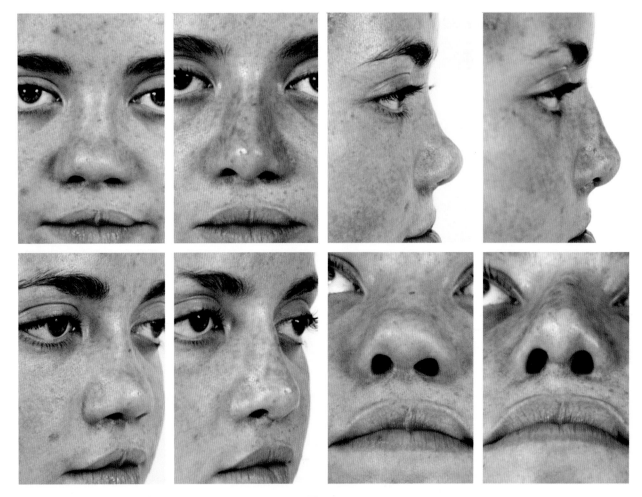

图 24-9

　　这名 14 岁的女孩,在 8 岁的时候接受了双侧唇裂修复和鼻尖整形,松解了下外侧软骨,通过缝合技术做了鼻尖表现点。手术效果并没有持久,她还有鼻背缺陷,鼻尖轮廓不清。

　　二次唇裂鼻中隔整形术包括用颞筋膜包裹的肋软骨颗粒充填鼻背,在两侧梨状孔上放置假体,以突出鼻翼基底。同时做外侧截骨和鼻尖移植物。

　　术后 2 年,16 岁时,她的鼻部外观改善,但是鼻小柱-上唇角仍然有些圆钝。

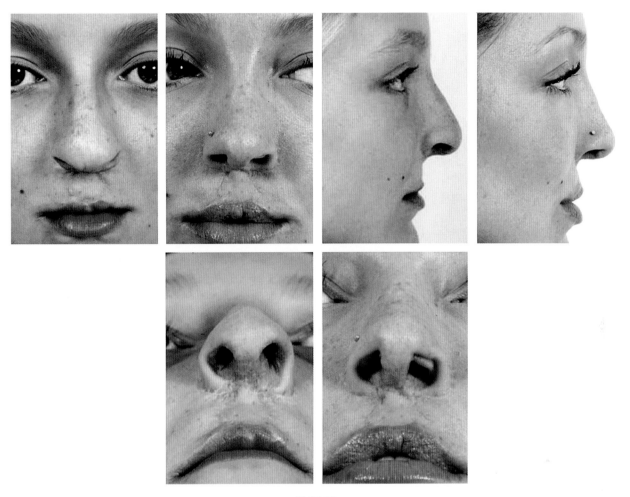

图 24-10

　　这名 14 岁女孩,5 岁的时候曾经修复过双侧完全性唇腭裂,包括两侧鼻翼缩窄来实现鼻小柱的延长,对鼻翼缘进行切除以改善外观。鼻小柱皮瓣坏死增加了手术难度。

　　在几年以后进行分期重建,包括鼻中隔成形术,双侧鼻翼基底成形术,颊瓣转移重建鼻槛,上唇放置脱细胞异体真皮,耳部皮肤软骨复合组织移植至鼻翼缘,LeFort Ⅰ型截骨。

　　术后 6 年,左鼻翼缘复合组织移植物移位,需要调整。上一次鼻翼缘塑形造成的软三角缺失,是发育成熟后处理的难点。

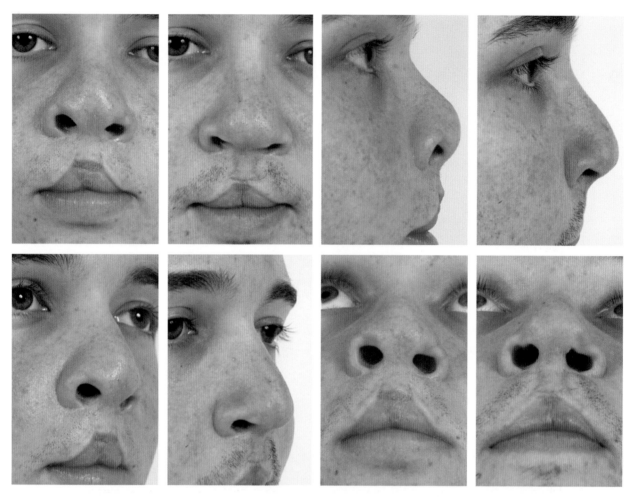

图 24-11

这名 20 岁男性,之前做过双侧唇裂修复和耳甲腔软骨鼻尖成形术,术后鼻唇连接张力大。他的红唇过多,白唇过短。鼻畸形的特征包括鼻唇角圆钝、短鼻、鼻尖宽大、突出度不足。

分期修复包括开放式入路,肋软骨移植矫正鼻中隔缺损,撑开移植物延长鼻长度,双侧梨状孔假体植入。然后做了下唇横行缩窄,唇裂调整。

具有挑战性的是瘢痕和皮肤罩的延展性差,表现为术后持续性的小柱上唇角过钝,留下了短鼻的感觉。在手术后 2 年的相片中可以看到,增加的鼻翼板条铺板移植物有助于改善鼻翼缘坍塌。

要　点

- 唇裂鼻整形的路径要比照美容鼻整形的诊断和处理方法。
- 唇裂鼻畸形中,鼻部解剖受特定的病变影响,这种病变的严重程度个体差异较大。
- 唇裂患者的鼻外形取决于鼻自身的解剖和周围组织的形态。
- 唇裂鼻畸形的彻底矫正应该在骨骼发育成熟后进行,并且在颅颌面手术完成后进行。
- 要考虑到上一次手术造成的影响。
- 鼻子要看成是一个复合结构,是亚单位的集合体。对一个亚单位的调整要考虑到对鼻其他部位的影响。
- 缝合技术是必需的,但不能足够有效地矫正唇裂鼻畸形的鼻尖,通常需要做软骨移植。
- 回顾唇裂鼻畸形修复时,病例中常见的不满意外形特征包括鼻背凹凸不平,裂侧中1/3塌陷,裂侧鼻孔狭窄,鼻中隔持续偏斜,裂侧鼻翼坍塌。
- 只有有耐心,遵从基本原则,唇裂鼻畸形矫正可以使患者和医生都感到非常满意。

（王春虎 译,李战强 校）

参考文献

1. Van Beek AL, Hatfield AS, Schnepf E. Cleft rhinoplasty. Plast Reconstr Surg 114:57e-69e, 2004.
2. Fisher DM, Marcus JR. Correction of the cleft nasal deformity: from infancy to maturity. Clin Plast Surg 41:283-299, 2014.
3. Guyuron B. MOC-PS(SM) CME article: late cleft lip nasal deformity. Plast Reconstr Surg 121(4 Suppl):1-11, 2008.
4. Monson LA, Kirschner RE, Losee JE. Primary repair of cleft lip and nasal deformity. Plast Reconstr Surg 132:1040e-1053e, 2013.
5. Byrd HS, El-Musa KA, Yazdani A. Definitive repair of the unilateral cleft lip nasal deformity. Plast Reconstr Surg 120:1348-1356, 2007.
6. Stal S, Hollier L. Correction of secondary deformities of the cleft lip nose. Plast Reconstr Surg 109:1386-1392; quiz 1393, 2002.
7. Haddock NT, McRae MH, Cutting CB. Long-term effect of primary cleft rhinoplasty on secondary cleft rhinoplasty in patients with unilateral cleft lip-cleft palate. Plast Reconstr Surg 129:740-748, 2012.
8. Burget G. Definitive rhinoplasty for adult cleft lip nasal deformity. In Losee JE, Kirschner RE, eds. Comprehensive Cleft Care. New York: McGraw-Hill, 2009.
9. Tajima S, Maruyama M. Reverse-U incision for secondary repair of cleft lip nose. Plast Reconstr Surg 60:256-261, 1977.
10. Mccomb H. Treatment of the unilateral cleft lip nose. Plast Reconstr Surg 55:596-601, 1975.
11. Byrd HS, Salomon J. Primary correction of the unilateral cleft nasal deformity. Plast Reconstr Surg 106:1276-1286, 2000.
12. Connell BF. Personal communication.
13. Wolfe SA. A pastiche for the cleft lip nose. Plast Reconstr Surg 114:1-9, 2004.
14. Smith DM, Vecchione L, Jiang S, et al. The Pittsburgh Fistula Classification System: a standardized scheme for the description of palatal fistulas. Cleft Palate Craniofac J 44:590-594, 2007.
15. Cutting CB. Secondary cleft lip nasal reconstruction: state of the art. Cleft Palate Craniofac J 37:538-541, 2000.
16. Guyuron B, Raszewski R. Undetected diabetes and the plastic surgeon. Plast Reconstr Surg 86:471-474, 1990.

17. Guyuron B, Uzzo CD, Scull H. A practical classification of septonasal deviation and an effective guide to septal surgery. Plast Reconstr Surg 104:2202-2209; discussion 2210, 1999.

18. Potter J. Some nasal tip deformities due to alar cartilage abnormalities. Plast Reconstr Surg 13:358-366, 1954.

19. Dibbell DG. Cleft lip nasal reconstruction: correcting the classic unilateral defect. Plast Reconstr Surg 69:264-271, 1982.

20. Flores RL, Sailon AM, Cutting CB. A novel cleft rhinoplasty procedure combining an open rhinoplasty with the Dibbell and Tajima techniques: a 10-year review. Plast Reconstr Surg 124:2041-2047, 2009.

21. Henry C, Samson T, Mackay D. Evidence-based medicine: the cleft lip nasal deformity. Plast Reconstr Surg 133:1276-1288, 2014.

22. Guyuron B, Ghavami A, Wishnek SM. Components of the short nostril. Plast Reconstr Surg 116:1517-1524, 2005.

23. Daniel RK. Rhinoplasty: creating an aesthetic tip. A preliminary report. Plast Reconstr Surg 80:775-783, 1987.

24. Guyuron B. Dynamics in rhinoplasty. Plast Reconstr Surg 105:2257-2259, 2000.

25. Toriumi DM, Mueller RA, Grosch T, et al. Vascular anatomy of the nose and the external rhinoplasty approach. Arch Otolaryngol Head Neck Surg 122:24-34, 1996.

唇裂鼻畸形处理的最佳时机与细化

James M. Smartt, Jr. ■ *Christopher Derderian*
Joseph S. Gruss

对于从事鼻整形的外科医生,唇裂鼻畸形一直是最具备挑战的操作之一。米拉德本人形容矫正唇裂鼻畸形为"十分艰难,处理极其棘手,如恶魔般使人陷入困境的巨大泥沼。"[1]在患儿刚出生时,从美容鼻的角度观察该畸形常常会认为其比较严重。此外,唇裂鼻畸形基本不会保持静态,而是经常受到成长及之前手术的影响而变得更严重。与美容鼻整形的许多技巧不同,唇裂鼻畸形矫正更多的是依靠一个类似小耳畸形治疗过程的开放体系结构。此外,无论初次手术多么的成功,绝大部分唇裂鼻畸形患者需要在成年早期进行决定性的鼻整形手术或修复。

唇裂鼻畸形

随着时间的推移,唇裂鼻畸形的定义有所演化[2]。Huffman 和 Lierle 认为单侧唇裂鼻存在以下特征[3]:

■ 鼻尖偏转
■ 裂侧下外侧软骨穹隆后退内侧脚与外侧脚间为钝角
■ 鼻翼向内打弯
■ 鼻翼与面部呈钝角连接,无鼻面沟
■ 上颌骨或梨状孔边缘骨缺失
■ 鼻孔周长增加
■ 鼻孔向背侧移位
■ 裂鼻侧鼻小柱变短内侧鼻翼沟向下移位

Fisher 及其同事[2,4]进一步阐述了单侧唇裂鼻畸形,他们主要关注随着时间推移而有可能使畸形再次出现的变形力量及骨骼缺陷。至于双侧唇裂鼻畸形患者,一般表现为鼻小柱变短或完全缺失,鼻尖低平,鼻翼向外侧移位,有时鼻中隔严重发育不良。

单侧与双侧畸形的患者中,主要的变形力量是鼻衬里被梨状孔牵制。

　　此外,变形的过程并不是静态的,而是由面部发育及之前手术的瘢痕导致。无论是单侧还是双侧畸形患者,有时会都存在某种程度的面中部缺陷。

序贯治疗

　　修复唇裂鼻畸形主要包括两个阶段——早期在唇裂修复时进行一定鼻畸形的修复,接着在青春晚期或成年早期进行决定性的鼻整形手术(图 25-1)。在进行初次唇裂修复术时,对鼻部畸形的治疗目标是建立在对成长中的鼻部避免非必要的损伤或过重的瘢痕基础上进行的。随着时间推移,手术方式越来越逐渐倾向于在初次修复时更为积极地矫正鼻畸形,但是必须避免医源性损伤,以防不能进行令人满意的二次重建手术。

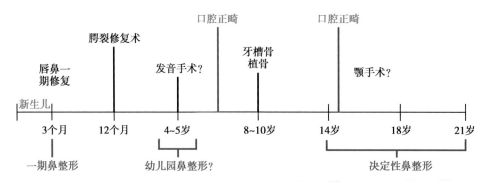

图 25-1 经典的唇裂治疗时间轴。鼻畸形主要在 3 个时间点进行,其中决定性鼻整形术在 14 ~ 21 岁实施

初次鼻部矫正的目标包括[4]:
- 从梨状孔及鼻衬里适度松解及重新定位鼻翼基底
- 将鼻中隔尾侧端重新定位至中线
- 裂侧穹隆向前内侧重新定位
- 裂侧前庭衬里偏侧化
- 重塑鼻槛及口轮匝肌肌肉环

在这一期怎么强调将唇裂鼻衬里从梨状孔松解释放的重要性都不过分,因为这是产生唇裂鼻畸形的主要变形力来源。

　　在单侧畸形中,初次鼻整形手术可能包括将鼻中隔尾侧端重新定位,使其远离正常鼻孔并移至前鼻棘的裂侧,从而使得鼻小柱靠近中央。重建鼻翼基底、鼻槛,口轮匝肌及鼻小柱下部能够为今后鼻尖发育提供基础。

　　对于绝大部分进行唇裂修复时接受恰当鼻部先天畸形治疗的病人而言,可以推迟至青春晚期或成人早期进行决定性鼻整形或鼻修复。该决定性鼻整形或鼻修复一般在所有预期的正颌手术完成之后进行。但是,一些原因会导致这种治疗步骤发生改变。有一些从其他中心或国家来的病人初次畸形治疗不到位。在这种情况下,有时会进行一个早期的辅助步骤,或叫做"幼儿园期间"鼻整形术。这种情况在双侧鼻畸形未得到有效治疗时更为实用。对于这种方法存在许多争议,一些作者提倡在 2 岁前进行早期鼻小柱延长。此外,大范围应用鼻牙槽矫正器改变了许多做法,因为它能在初次唇裂修复时就充分延长鼻小柱。

最后,有时会不得不面对在正颌手术前进行唇裂鼻畸形矫正的情况。一小部分病人由于过度担忧鼻部外观而导致巨大的社会心理负担。这种情况有时会在青春早期出现,正好在合适的正颌手术时机之前。在一些单侧畸形的病例中,我们有时会提前到 10 ~ 14 岁就进行二次鼻整形手术。这在一些面中部深层轻度退缩,不太可能做正颌手术的患者中比较常见。在这些病例中,必须在必要的牙槽骨移植术后再进行早期的鼻修复。

患者评价

对唇裂鼻畸形矫正患者的评估应该同时强调其外观及功能两方面的需求。在行决定性鼻整形或鼻修复时,之前手术残留的鼻畸形程度各不相同。但是不管初次矫正时怎么努力,畸形一般都会随着面部发育而部分复发(图 25-2)。我们发现基于所需自体软骨移植范围及相关软组织缺陷,将病人大致分成轻中度及重度对于治疗比较有帮助。

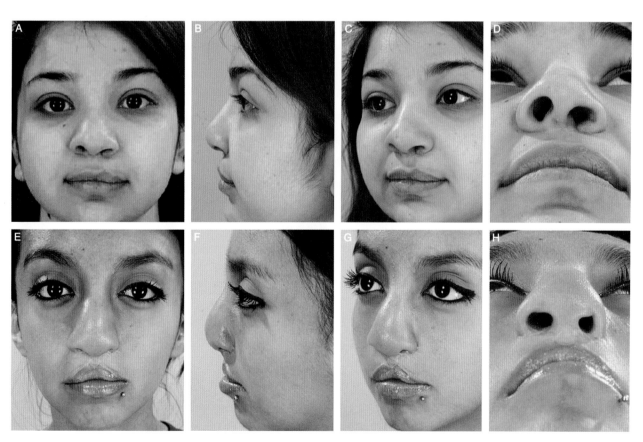

图 25-2　A ~ D,单侧唇裂鼻畸形;E ~ H,双侧唇裂鼻畸形

一般而言,单侧或不完全双侧裂患者为轻中度畸形。这些病人经常表现为骨拱及中鼻拱偏曲,以及鼻尖突出度不够或鼻尖突出不对称。一般骨性鼻背及软骨结构量较充足。

鼻中隔尽管经常偏曲,但基本上大小正常并且能够提供自体软骨组织移植的原材料。鼻尖经常不对称且形态不佳,内侧脚之间呈现钝角。鼻部皮肤,鼻小柱以及鼻衬里量和顺应性都足够,能够适应任何必需的软骨移植。

在重度畸形患者中,骨性及软骨鼻背可能会显著后退并常有偏斜。鼻中隔有时会偏曲,且常有发育不全。这有时会使鼻中隔不能为接下来的重建手术提供软骨材料。鼻尖形态不佳且突出度不足。软组织罩很紧,鼻小柱长度及鼻衬里不足。

对于伴随轻度或重度畸形的鼻部功能方面的主诉各不相同。鼻中隔凸面的鼻通道容积较小,凹面一侧的鼻甲经常会过度增生。因此,单纯从解剖成因角度难以解释患者症状。尽管如此,所有患者都应该评价其内鼻阀通畅性,鼻中隔偏曲程度以及鼻甲肥大程度。

鼻部重建的流程

鼻部重建的流程以面部分析,及按照鼻部亚单位的解剖缺陷进行处理为基础。表 25-1 和 25-2 总结了一些唇裂鼻患者常见的畸形和相应的治疗措施。

表 25-1 单侧唇裂鼻畸形的治疗流程*

相关缺陷	治疗方法
唇部与上颌骨畸形	
肌肉沿鼻槛出现不连续垂直短唇修复	唇部修整(经常需要重现原始缺陷并修复整个口轮匝肌肌肉环)
上颌骨后移	LeFort I 型截骨或牵引治疗
梨状孔边缘后缩	使用自体肋软骨或异体材料进行梨状孔填充
鼻背或鼻中隔畸形	
偏斜(骨性)	截骨(内侧或外侧)
偏斜(软骨性)	使用鼻中隔软骨做鼻背撑开移植物或鼻中隔延伸移植物(朝向远离鼻中隔偏曲一侧,或朝向气道阻塞的一侧)
鼻背驼峰或过度突起	直接切除或打磨软骨和骨,降低鼻背
鼻中隔偏曲	鼻中隔成形术
鼻尖与鼻翼畸形	
鼻尖突出度不足	鼻小柱支撑移植物(鼻中隔软骨) 贯穿穹窿或穹窿间缝合 鼻尖盖板移植物(鼻中隔软骨) 头侧修剪
下外侧软骨发育不全伴鼻翼错位	外侧脚支撑移植物(鼻中隔软骨) 鼻翼铺板移植物(鼻中隔软骨) V-Y 软骨黏膜瓣(Potter) 穹窿盖板移植物
鼻翼切迹或退缩	鼻翼缘轮廓线移植物(鼻中隔软骨)

* 一般为轻度至中度畸形

表 25-2　双侧唇裂鼻畸形的治疗流程*

畸形	治疗方法（如果有记载）
唇与上颌骨畸形	
肌肉沿鼻槛出现不连续	唇部修整
垂直短唇修复	Abbé 瓣
上颌后缩	LeFort I 型截骨术或牵引治疗
梨状孔边缘后缩	使用自体肋软骨或异体材料进行梨状孔填充
鼻背或鼻中隔畸形	
偏斜（骨性）	截骨（内侧或外侧）
偏斜（软骨性）	鼻背撑开移植物（朝向远离鼻中隔偏斜的一侧,或朝向气道阻塞一侧）
	鼻中隔延伸移植物
鼻背缺陷或突出度不足	如果为中度畸形: 使用延长型撑开移植物或鼻中隔延伸移植物,并与鼻小柱支撑移植物相接 如为严重畸形: "战斧"型鼻背盖板移植物与鼻小柱支撑移植物（全部使用肋软骨）
鼻中隔偏曲	鼻中隔成形术
鼻尖与鼻翼畸形	
鼻尖突出度不足	鼻小柱支撑移植物（肋软骨） 贯穿穹窿或穹窿间缝合 鼻尖盖板移植物（肋软骨） 头侧修剪
下外侧软骨发育不全伴 鼻翼错位	外侧脚支撑移植物 鼻翼铺板移植物 V-Y 软骨黏膜瓣（Potter） 穹窿盖板移植物
鼻翼切迹或退缩	鼻翼缘轮廓线移植物（肋软骨）

*一般为中度至重度畸形

　　关于唇裂鼻畸形矫正的文献大部分是由医生个人操作技巧的描述所组成,这些描述主要强调单侧或双侧畸形的特征[5]。很少有作者试图构造一个治疗流程的框架来适用于更广泛的病人群。

　　Ha 及其同事对唇裂鼻畸形的检查作出了贡献[6]。他们根据深层畸形的严重程度将唇裂鼻畸形的治疗分为两类。I 类为轻度至中度畸形,矫正时需要使用自体鼻中隔软骨或耳软骨。II 类常为重度畸形,其深层软骨结构常常发育不全。这类畸形尤其多见于双侧完全性唇腭裂患者。几乎所有这样的患者都需要用自体肋软骨进行治疗。

　　我们赞同以上作者将轻度与重度畸形患者根据其深层软骨结构质量分为两类。同时我们认为,所有唇裂鼻畸形矫正术前分析都应先回答以下基本问题:
- 深层软骨结构的畸形程度有多严重?
- 鼻中隔软骨或耳软骨是否足够用于移植? 是否需要使用自体肋软骨?
- 是否需要重新调整软组织罩来适应提供了充分鼻尖突出度的重建支架?

　　在大多数单侧唇腭裂患者中，相关的鼻畸形严重程度一般为轻度至中度。这些患者中，鼻背常会有偏斜，但侧面观上并没有显著的后缩。大多数病人主要关注鼻尖的对称性及突出度。其鼻中隔可以提供足够的软骨移植物。因此，患者一般可以通过内侧与外侧截骨重建中鼻拱。鼻背的不规则可以通过鼻背驼峰分段祛除和鼻背撑开移植物进行矫正。鼻尖突出度和鼻尖表现点可以通过鼻小柱支撑移植物、延长型撑开移植物、穹窿间缝合及鼻尖移植物进行矫正(图 25-3)。我们认为，外侧脚的重建可以通过使用一系列不同的方式(外侧脚支撑移植物，鼻翼支撑移植物)达到令人满意的效果。

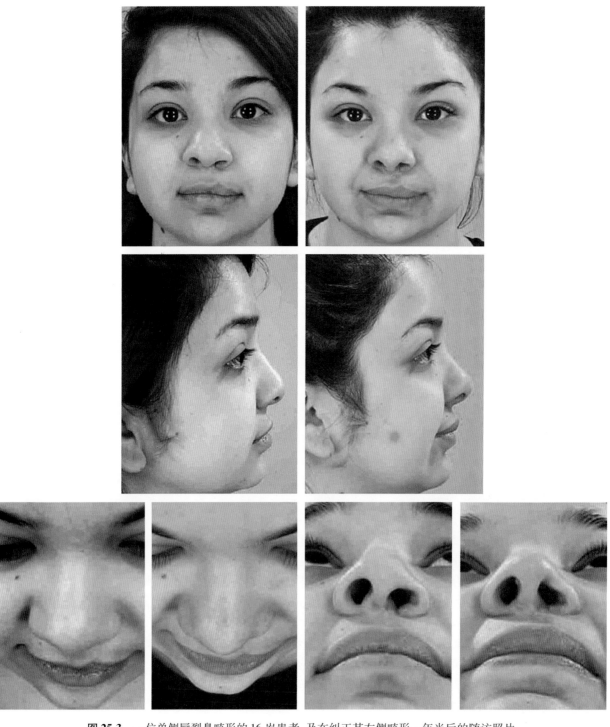

图 25-3　一位单侧唇裂鼻畸形的 16 岁患者，及在纠正其左侧畸形一年半后的随访照片

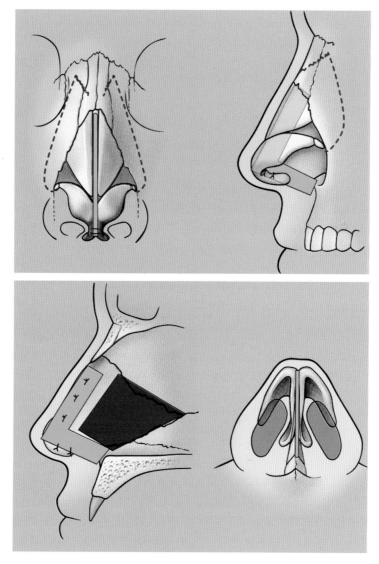

图25-3（续）　所有移植物均使用鼻中隔软骨，包括裂侧撑开移植物、鼻小柱支撑移植物和外侧脚支撑移植物

　　本人（J. S. G）一般使用鼻翼支撑移植物进行外侧脚重建。做的时候必须沿着鼻翼后方做出一个腔隙，可以把支撑物放在梨状孔水平。把这个软骨移植物放置到这个腔隙中时，要让其自然的弯曲方向可以抵消掉下外侧软骨塌陷的力量。

　　我们（C. D.　和 J. M. S.）倾向于用外侧脚支撑移植物进行重建，根据相应的畸形严重程度使用弯曲度不同的软骨。如果鼻中隔软骨量不足时，可以用肋软骨雕刻鼻小柱支撑移植物。我们首选在单侧畸形中避免过度使用肋软骨，特别是过往曾将其用作外侧脚支撑移植物，鼻翼铺板移植物或鼻尖移植物的。以上技巧并不足以治疗严重畸形的患者。在这些患者中，鼻尖畸形常伴有鼻背后退，需要从鼻根至鼻尖全部进行重建。根据我们的经验，很多完全性双侧裂患者存在这样的畸形。这些患者的深层软骨缺陷十分严重，鼻背高度严重不足。此外，鼻中隔经常发育不全，因此不能作为自体软骨移植物的来源。在这些病例中，我们支持使用肋软骨做绝大部分重建——特别是鼻小柱支撑移植物或所有的鼻背重建，比如大的撑开型鼻中隔延伸移植物或用于连接鼻小柱支撑移植物的"战斧"型移植物。

同时,患者鼻背皮肤软组织罩的长度常不足以实现重建。因此,必须通过使用 V-Y 延长鼻小柱或通过同期唇修复时动员人中上部来获得更多的皮肤组织。这些技巧在轻度或中度畸形矫正中基本上不需使用。

调整

在决定性鼻整形术前术后都有可能需要一系列调整手术。我们发现一个最常出现的术前需求就是唇裂的修复。评估初次唇裂修复质量包括鼻翼基底位置,重建的口轮匝肌肌肉环的连续性,适宜的唇部长度以及红唇对齐及容积。如果需要唇裂修复,一般可以与决定性鼻整形手术同期进行。除非之前进行双侧唇裂修复的患者出现了严重的垂直向唇部短缩。在这些情况下,一般在进行决定性鼻整形术前 6 个月至 1 年做 Abbé 瓣。在单侧唇裂伴明显鼻翼基底移位或鼻槛畸形的患者中,一般需要完全重现唇裂缺损及二次手术。Fisher 或直线修复尤其适用,因为可以避免在鼻小柱上多次切开。

另外一种常见的引起修复手术的原因,是使用基于软组织重排,而非重新构建软骨结构的唇裂鼻再造的老术式。这些手术一般仅重新排列软骨皮肤瓣而不使用自体软骨移植。[7]这些技术有时会导致多余的皮肤切口,深层软骨结构也不能充分重建。由于修复手术一般基于前次手术的切口上进行设计,这样会难以进行传统的经鼻小柱切口开放入路鼻整形。因此我们推荐传统的开放式鼻整形入路,以备将来如果再次手术时便于重新掀起皮肤罩。

并发症

唇裂鼻畸形矫正的并发症很大一部分与皮肤切口广泛及肋软骨移植物有关。如前所述,在几乎所有病例中我们都推荐使用标准经鼻小柱切口。在一些严重的双侧畸形中,如果飞鸟切口可以提供鼻小柱所需延长长度并能通过该切口进行重建手术,我(J. S. G)采取经过鼻尖并几乎不破坏鼻小柱的方式。当鼻头皮肤比较薄时,该切口虽然比经鼻小柱切口更明显,但是可以提供不错的效果并可以显著延长鼻小柱。

因为软骨结构经常有明显的扩张,软骨重塑时只要有不规则的地方就会随着时间延长而变得明显。有时接受了大量肋软骨重建的患者还会抱怨鼻部坚硬不自然。权衡利弊后,我们更偏爱使用鼻中隔软骨,因为其具有先天强度及弹性,但一般不会肋软骨般触感明显。当鼻中隔软骨不能够获取且手术需求量不大时,可使用耳软骨。一般来讲,只有在严重后缩病人由于鼻中隔软骨量不足时,才用肋软骨重建鼻背及鼻尖。当肋软骨作为选择之一时,我们更喜欢用它制作鼻小柱支撑物——而用鼻中隔软骨或耳软骨作为鼻背及鼻尖移植物。这些方法可以降低外观的不规则并随着时间推移得到一个更柔软的鼻部质地。

案例分析

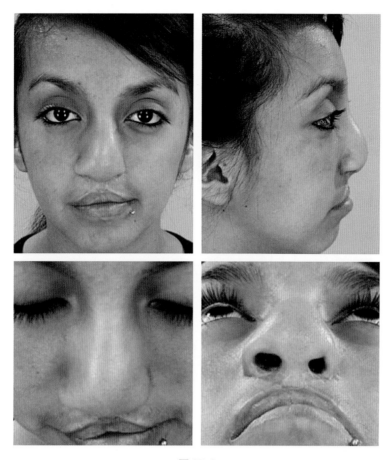

图 25-4

这名 15 岁患者有严重的双侧唇裂鼻畸形，对自己的鼻部外观非常在意。

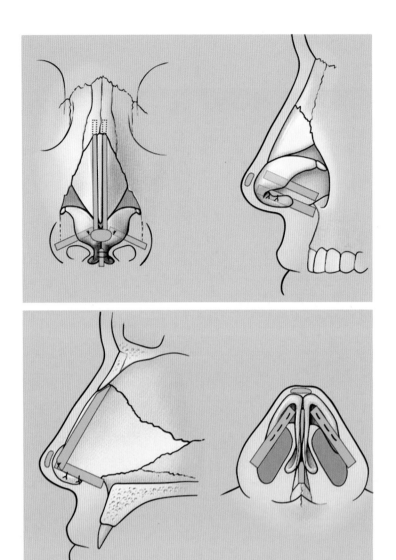

图 25-4 (续)

从乳房下皱襞行切口采集肋软骨,并用其雕刻移植物。移植物包括一个长的延长型撑开移植物,与鼻小柱支撑移植物相连。鼻小柱支撑移植物用肋软骨制成。同时两边放入外侧脚支撑移植物及鼻尖盖板移植物。

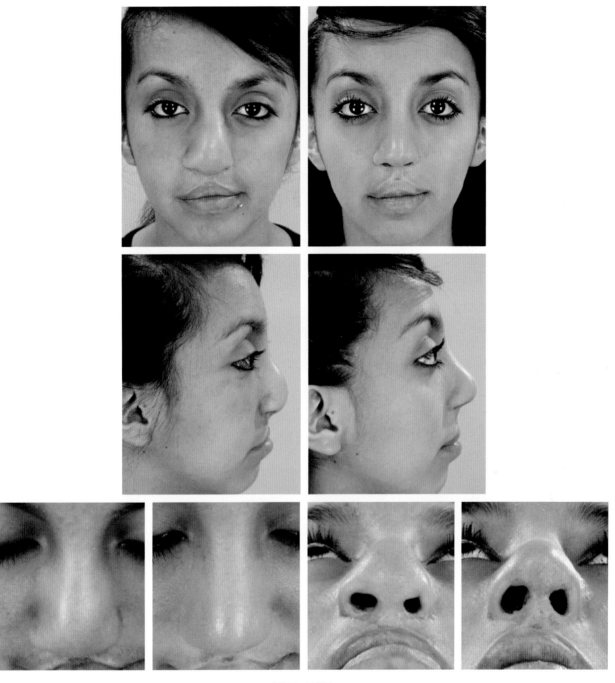

图 25-4(续)

术后 1.5 年,鼻小柱支撑移植物与 V-Y 法鼻小柱推进,显著改善了鼻尖突出度。

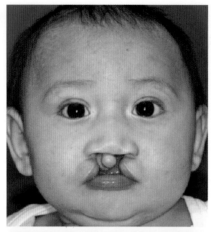

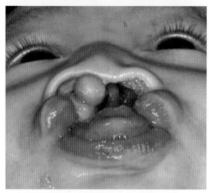

图 25-5

　　该名病人有严重的双侧唇裂鼻畸形,这种畸形在前颌过小患者中常见。他的鼻中隔软骨发育不良且鼻尖突出度严重不足。

要　点

- □ 在初次唇鼻修复时适当矫正鼻部先天畸形具有重要意义。导致唇裂鼻畸形的主要病理生理原因是裂侧鼻衬里被拘束住。在初次唇裂修复中,我们按照鼻翼基底位置、鼻槛及鼻小柱的顺序进行重建。
- □ 在唇裂鼻畸形矫正中应尽可能使用开放式鼻整形。
- □ 矫正唇裂鼻畸形的最佳时机应在深部骨性缺陷矫正之后。
- □ 社会心理学方面因素可能有时候会促使在正颌手术前进行唇裂鼻畸形的矫正。但是,鼻部矫正手术不应在牙槽骨移植前进行。
- □ 试图通过软骨位置重排或使用附加皮肤切口的方式进行鼻部重建会做得不到位。
- □ 一般需要使用软骨移植物搭建增大且牢固的结构来提供最佳的鼻部形态
- □ 无论是单侧还是双侧唇裂鼻,鼻部缺陷一般可以分为轻中度或重度。
- □ 在绝大多数轻度或单侧裂病例中,鼻中隔软骨可作为移植材料的来源。具体实施包括制作鼻中隔延伸移植物,外侧脚支撑移植物,以及鼻翼支撑移植物等。鼻小柱支撑移植物一般要放在内侧脚的头侧用来避免增宽鼻小柱。几乎所有严重的单侧或双侧畸形患者都需要使用肋软骨移植进行矫正。
- □ 双侧畸形患者常常可以通过骨性鼻背和中鼻拱的软骨重建,以及后续进行的软骨移植,包括延长型撑开移植物,鼻背盖板移植物,或战斧移植物等获益。在这些患者中,也可以用叠加的多层鼻尖移植物进行改善。

（梁雪冰 译,李战强 校）

参考文献

1. Millard DR. Cleft Craft: The Evolution of Its Surgery. Boston: Little Brown, 1976.
2. Fisher DM, Lo LJ, Chen YR, et al. Three-dimensional computed tomographic analysis of the primary nasal deformity in 3-month-old infants with complete unilateral cleft lip and palate. Plast Reconstr Surg 103:1826-1834, 1999.
3. Huffman WC, Lierle DM. Studies on the pathologic anatomy of the unilateral harelip nose. Plast Reconstr Surg 4:225-234, 1949.
4. Fisher MD, Fisher DM, Marcus JR. Correction of the cleft nasal deformity: from infancy to maturity. Clin Plast Surg 41:283-299, 2014.
5. Flores RL, Sailon AM, Cutting CB. A novel cleft rhinoplasty procedure combining an open rhinoplasty with the Dibbell and Tajima techniques: a 10-year review. Plast Reconstr Surg 124:2041-2047, 2009.
6. Ha RY, Jeffrey D, Cone J, et al. Cleft rhinoplasty. In Rohrich RJ, Adams WP Jr, Ahmad J, et al, eds. Dallas Rhinoplasty: Nasal Surgery by the Masters, ed 3. St Louis: CRC Press, 2014.
7. Dibbell DG. Cleft lip nasal reconstruction: correcting the classic unilateral defect. Plast Reconstr Surg 69:264-271, 1982.

达拉斯鼻修复术：全球大师的杰作

Secondary Rhinoplasty *by the global masters*

三步法前额旁正中皮瓣鼻再造原则

Stefan O. P. Hofer

过去的几十年里,鼻再造以惊人的速度发展。早在几世纪前,一些鼻再造的基础就已经确立;但是,随着解剖知识的进一步丰富,以及对于鼻功能重建的进一步理解,治疗效果有了巨大的改善。鼻再造与鼻整形十分相似,都秉持同样的原则来改善鼻部外形与功能。鼻再造这个题目很大,本章只是从一个相对局限的角度出发来讲述其原则与基本概念。这能让读者以安全的方式完成三步法前额旁正中皮瓣鼻再造术,并了解其局限性与可能的并发症。

鼻再造需要考虑的问题

鼻再造的第一步是分析缺损情况[1]。不能够深入地理解实际缺损情况,就不可能设计出完善的鼻再造手术。鼻是面部的一个部分。又被分为很多亚单位,通常以鼻部皮肤从凸面到凹面的过渡而产生的光影变化作为分界。鼻及其周围面部组织的缺损应通过解剖与外观两方面来定义。对所涉及的面部五官、鼻部亚单位,以及缺损的组织结构进行记录,以改善手术设计(图 26-1)。一定要从立体层面评估不同组织的需求量。缺损可能仅局限于鼻部,这时就要明确涉及哪些鼻部亚单位;缺损也可以同时涉及上唇或面颊的某些部分。这种情况下就不能把它当做单一的缺损来填补,而是要看做不同的、需要同时进行修复的多个缺损。在设计再造之前,医生需要知道,只有单纯的鼻缺损可以由前额皮肤进行修复。如果缺损超出了鼻部,鼻外的区域则需用其他组织来完成重建。

鼻再造会面对各种不同的情况,涉及不同的解剖层次。典型鼻再造多见于皮肤癌切除、外伤或感染后,可为单纯皮肤缺损或合并软骨、衬里的缺失。单纯的衬里和内部支撑结构的缺失,可发生于多次鼻整形术后或可卡因滥用,可通过本章所述的方法对这两层结构进行修复。单纯支撑结构的缺失,可缘于鼻整形术中被过度切除,可通过本章所述方法对其进行修复。

鼻再造的患者可能于不同的病程阶段来就诊。原发缺损的患者,容易对缺损进行评

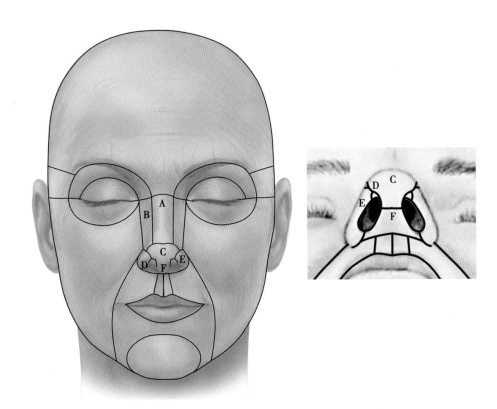

图 26-1　鼻部美学亚单位。A,鼻背;B,侧壁;C,鼻尖;D,软三角;E,鼻翼;F,鼻小柱

估检查。这种检查有助于手术设计。医生需要明确缺损是否局限于鼻部,涉及了哪些亚单位。分析累及层次。在继发缺损中,患者鼻部陈旧性损伤可能已愈合,但遗留有畸形或功能不全。在存在软组织缺损的情况下,术中需首先重现缺损,才能够完成对软组织重建的精确设计。

最后,需要考虑的非常重要的一点是,鼻是面部的中心,会和唇及眼睛一样得到同样的关注,做鼻再造时,医生要把所有注意力都放到重建外覆组织上。设计前额旁正中皮瓣时,只需考虑使鼻部被覆组织得到最好的重建,不必担心前额供区切口愈合的问题。只要骨膜保持完整,前额皮肤可在二期愈合过程中得到良好的愈合效果。

以下段落讨论了各层的重建方法。应将以下这些描述看做一个整体,从而理解联合应用这些技术的时机及细微差别。本章没有通过图片来对修复方法进行静态的描述,而是在本章的最后选用两个具体病例来生动地呈现这些技术。通过这些病例的学习,可以清晰理解步骤及决策。

应用前额旁正中皮瓣,三步法重建外覆组织

在我的临床实践中,缺损直径在 1.5cm 以上的鼻外覆组织的重建,通常是应用前额旁正中皮瓣,三步法进行修复[2]。只有一个例外,即缺损仅发生在一个鼻翼亚单位时。这种情况可使用鼻唇沟皮瓣或面动脉穿支皮瓣;但即使是这种情况下,我也还是优先选择前额皮瓣。

文献中有许多不同种类的前额皮瓣。其中前额旁正中皮瓣因其充足可靠的血运、易于解剖分离以及可随意旋转,已发展成为鼻再造中最常用的前额皮瓣。前额旁正中皮瓣的血运主要来自于滑车上血管,但也有一部分血供来自于眉弓内侧区及鼻外侧壁区域的血管丛。内眦动脉和鼻背动脉与来自于滑车上、滑车下及眶上血管的血管网相交通。如果需要时,旋转轴点可以延伸到眶上缘下方[3]。

获取前额皮瓣可用两步法或三步法。Menick 提出了三步法的概念,以使用于重建的鼻外覆皮肤更可靠,更美观。[4]传统的前额皮瓣移植技术包括两步。第一步掀起皮瓣并转移。将皮瓣远端尽量打薄,使其更接近于鼻部皮肤。但打薄会使静脉回流受限,进而造成瘢痕挛缩或部分皮肤缺失,这会对鼻再造术后的功能及外观带来不良影响。在第三周进行第二阶段,通常是将前额皮瓣断蒂并完成重建。三步法多了一个中间的过渡阶段。第一阶段的不同之处在于皮瓣是从骨膜上被完整地掀起来,并不打薄。采用这种方式,获取的皮瓣就会比鼻部皮肤厚很多,但拥有更可靠的血供。3 周后进行第二阶段,将附着在鼻部的前额皮瓣修薄。因为第一阶段中掀起和转移皮瓣有延迟效应,此时可以掀起很薄但是血供可靠的皮瓣。在第三阶段,大约是第6周时进行皮瓣断蒂。

三步法前额旁正中皮瓣技术

缺损区准备

设计皮瓣之前首先要对缺损区进行准备。根据组织缺损情况,可能需要进一步切除少量皮肤,使重建效果更为自然美观。曾有人建议完全切除受累的鼻亚单位,使得重建后的瘢痕位于各亚单位的分界线上。现在更倾向于保留未受损的,重建起来很困难的解剖区域,如鼻翼与颊部连接,或残留面积超过50%以上的亚单位。由于局麻会导致局部软组织的肿胀,会影响重建的精确性,因此不使用局麻药可让医生更充分地理解鼻及前额的软组织关系。

皮瓣设计

应在认真分析缺损之后设计皮瓣。我们可以用无菌铝箔或无菌纱布条及组织胶做出缺损处的模板。在半侧鼻损伤时,可参照对侧设计模板。可在非受累侧设计模板,然后镜面对称到受累侧。如果缺损较大,可制作一个面部石膏模型,用黏土雕刻鼻子以制造模板,并进行灭菌处理。模板是立体的,于额部标记前需将其展平。

使用模板进行设计标记前,必须确定好蒂部的位置。如前所述,眉弓内侧区域有丰富的血管网。仍需使用多普勒血管探测仪,找到活动血管以确定蒂的位置,因为皮瓣蒂宽度应在1.2cm到1.5cm之间。这种非常窄的蒂部使皮瓣能最大程度地自由旋转。用一块纱布沿轴心至缺损最末端模拟旋转,以评估前额皮瓣的最顶端位置。确定了蒂部和前额皮瓣最顶端的位置后,可用展平的模板在额部进行标记。皮瓣的设计应在缺损的同侧,这样向下旋转时皮瓣长度不会浪费。因为在向下旋转过程中会有左右的变化,应将模型翻转以保证皮瓣方向是正确的。为了提供最好的轴向血运,皮瓣设计应该垂直,不要弯曲倾斜。若需加长皮瓣长度,可将皮瓣设计延长至发际线以内,穿过眉弓。

第一阶段

分离皮瓣时不进行局部浸润麻醉。皮瓣掀起后可于前额供区周围行浸润麻醉。于骨膜上层掀起整个皮瓣。第一阶段中不进行皮瓣修薄。因为模板与缺损精确匹配,因此在切取皮瓣时应严格按设计标记线进行。不要带多余的组织,但是因为模板会比皮瓣薄,因此将一个很厚的皮瓣沿鼻背部曲线进行覆盖固定时会有较大的张力。切取时应垂直或向皮瓣方向轻度倾斜。蒂部切开时应垂直向下并保持蒂部不动,以防止从两侧损伤皮瓣蒂部的皮下组织。传统的皮瓣分离是沿骨膜上层分离至眶上缘 1~2cm 处。然后进入骨膜下层以携带滑车上血管。这种分离方法有时仍在使用;但是因为此区域有大量的血管网,在蒂部的骨膜上分离,甚至是将蒂部延伸至鼻侧壁的内眦动脉处都是可行并且安全的。

皮瓣被掀起后,随即向下旋转覆盖缺损部分。为获得最大的旋转角度,可从右侧顺时针旋转,也可从左侧进行逆时针旋转。转移覆盖后,前额旁正中皮瓣的第一阶段即结束。供区伤口尽量一期闭合,额顶区域可留置二期愈合。骨膜保持完整,此区域可逐渐愈合,也不会遗留并发症。用凡士林纱布覆盖保持该区域的湿润。

第二阶段

2~4 周后进行第二阶段的操作。此时的延迟效果使得皮瓣的血供更可靠,能够掀起非常薄的更类似鼻部皮肤的皮瓣。2~4 周时伤口愈合尚未成熟,组织仍柔软,容易操作。第二阶段中先将前额旁正中皮瓣从鼻部掀起,厚度很薄。一般保留真皮下第一层脂肪组织。大多数的脂肪组织及额肌都留在鼻部。此时前额皮瓣上多余的组织都留在鼻子上,而没有在皮瓣上了。因此前额皮瓣不需要再进行修薄,可以将鼻部多余的软组织进行修剪塑形,以获得满意的外形。鼻部充分修薄后,再将前额皮瓣重新覆盖回来。之后在需要的地方进行褥式缝合,进一步调整塑形。褥式缝合时可使用不可吸收的细单丝尼龙线,将容易隆起区域与深层鼻组织缝合数针,以保证此区域紧贴鼻支架结构。这些缝线与皮肤缝线同时拆除。

第三阶段

在第二阶段完成后 2~4 周进行第三阶段。这个阶段皮瓣已重新愈合,将蒂部离断。可将皮瓣上部薄薄掀起,将鼻上部组织修薄,同第二阶段方式相同。根据需要行褥式缝合。眉弓部缺损可缝合。此时前额供区的缺损一般也已经愈合。

鼻再造中的衬里重建

衬里的重建对于鼻再造的成功极为重要。衬里为其下方的支撑结构提供覆盖,缺少衬里覆盖将会发生感染或组织脱出,导致鼻塌陷。鼻衬里需要有良好的血供以保持支撑结构的完整性,并要足够薄以保证鼻气道通畅。衬里重建有很多不同的技术。可使用皮片移植法,全厚皮片移植不太容易挛缩,但是皮片移植需要受区提供血供,不能用于覆盖软骨。较大范围的全厚皮片移植也存在挛缩或部分坏死的风险,因此对于成活率非常关键的病例,这种方法不是很可靠。可选择把缺损周围的鼻部皮肤皮瓣进行翻转作为衬里。这些皮瓣属于随意皮瓣,只适用于较小范围的衬里修补。当采集鼻中隔软骨用来进行鼻再造时,可从鼻中隔获取鼻腔黏软骨膜瓣。这是理想的重建组织,因为它与原组织相同。但是它也有一些缺点。获取这种组织瓣会使左右鼻腔相通。这些皮瓣的末端血运不是很可靠,特别是当它延伸较远或带有张力地植入时。它们覆盖的软骨是未血管化的,发生暴露时常会导致外漏。然而,在某些情况下,这种皮瓣仍然是一个好的解决办法,因此外科医生应熟悉它[5,6]。这一部分着重讲述使用折叠的前额皮瓣皮肤进行衬里重建。这一技术安全、血运良好,可满足各种大小的衬里重建需求。非常大的以及全鼻衬里重建不可使用此技术,而需要用到显微外科重建,这已经超出了本章所讲述的范围。

获取这种皮瓣的步骤,与鼻外覆皮肤三步法前额皮瓣再造相同。不同之处在于第一阶段中的设计与第二阶段中的分离。

三步法旁正中前额折叠皮瓣技术

第一阶段

折叠皮瓣的概念是指,鼻再造术中衬里可与鼻外覆皮肤同时完成重建。制作一个独立的内层衬里模板,在前额供区相应位置进行标记。在外层与内层重建皮瓣之间加一个小皮桥,使得内衬部分可内翻。

根据标记线完整切取皮瓣,包括延伸的衬里。将皮瓣向下旋转,从最远端的衬里部分开始,植入鼻部。将内衬部分缝合至鼻部残存的衬里层。前额皮瓣的内衬部分会与原本的鼻内衬层建立血供。皮瓣翻转会造成第一阶段重建后的鼻外观臃肿,也就意味着第一阶段不进行软骨支撑结构的移植,而需等到第二阶段修薄皮瓣时进行。

第二阶段

第二阶段中,从鼻翼边缘切开折叠的前额皮瓣。如前所述,掀起薄薄一层外部皮肤。移植重建的内衬层已和周围残存的内衬层融合,变成富含血供的新的内层组织。将这一新的衬里层于真皮深层进行修薄,真皮上仅保留极薄的脂肪层或完全不留。内外层都修薄后,即可以延迟方式完成基本软骨移植。按需要进行褥式缝合,鼻腔轻度填塞,给鼻孔提供支撑。

第三阶段

第三阶段同前文所述的外覆皮肤一样。

鼻再造的支撑结构

支撑结构是鼻再造中关键一环。鼻部的支撑结构可以像脚手架一样,撑起鼻部内衬和外覆皮肤。如果没有支撑结构,无法维持鼻长度和鼻尖突出度,导致气道阻塞。重建鼻部支撑结构的方法,同样用正常鼻部支撑结构作为模板。基本原则即分析缺损的支撑结构并将其替换。除替换缺损的支撑结构外,在重建鼻外部皮肤和内层衬里的过程中,强烈的创伤修复反应也会影响再造的鼻子。为了防止重建鼻出现挛缩或塌陷,需要额外的更牢固的支撑。额外支撑有两种方式:第一种是在已有支撑,但力度偏弱的部位进行额外加强,如鼻小柱支撑移植物、撑开移植物或鼻尖移植物等；第二种是在之前没有支撑的部位进行额外支撑,如鼻翼缘。

移植材料

牢固而可靠的支撑对于保证良好、长久的重建外观非常重要。鼻不同部位需要不同程度的支撑,并使用相应的移植物。目前有两种广泛使用的支撑材料：骨组织或软骨组织。也可获得同时包含这两种成分的移植物。

骨性移植物通常来源于颅骨或髂嵴的外板。骨性移植物通常用于支撑鼻背部,但也可用于鼻侧壁和鼻尖的支撑。随着时间的延长,骨性移植物可被机体重吸收,使其长期支撑效果难以预测。第十一肋的前段可以作为骨性移植物,其游离末端带有软骨。这种移植物的优势在于其骨性成分可以用于鼻背支撑,而前末端的软骨成分可以用于鼻尖支撑。软骨成分不易被吸收,故长期来看,可以更好的维持鼻尖突出度,但是骨性成分不容易弯曲,可避免导致偏斜的卷曲。其他较少见的骨性移植物供体部位包括犁骨和筛骨,若在再造中犁骨或筛骨暴露,则可考虑使用其作为骨性移植物供体。

软骨移植物可以从外耳、肋软骨和鼻中隔获得。耳廓软骨可以通过前入路或后入路采集。前入路会在对耳轮水平的外耳廓内留下不明显的瘢痕,切除过程简单可控,但应注意保护对耳轮的正常结构不受破坏,以维持外耳形状。耳廓软骨十分柔韧,最常用于鼻尖区域的重建、增加鼻尖部支撑、鼻翼铺板移植物、鼻翼缘轮廓线移植物和盖板移植物等。肋软骨更坚固且难以塑形,采集肋软骨造成的瘢痕常位于乳房下皱襞中,并根据需求选择整段肋软骨或其上半段。保持肋骨的连续性有助于降低术后疼痛。肋软骨最常用于鼻背部和侧壁支撑,但也可以用于增加鼻尖部支撑、鼻翼缘支撑、小的盖板移植物等。鼻中隔软骨在制作鼻腔衬里瓣时容易采集得到。而随着前额折叠皮瓣作为衬里的使用增加,鼻中隔软骨的使用显得不是那么方便了。在采集鼻中隔软骨时,最重要的原则是要在原位留下至少1cm的L型的软骨组织作为支撑。鼻中隔软骨因其厚度较薄且质地坚韧,同时有一定弹性,用途较广,可作为鼻尖部支撑、鼻侧壁支撑、鼻翼缘支撑、盖板移植物等。鼻中隔软骨也可用于鼻背支撑,但由于其厚度较薄,与较薄的肋软骨一样,长时间可能出现卷曲变形。

放置支撑结构的时机

植入结构支撑移植物的时机取决于软组织重建的计划。由于支撑物自身没有血供,因此首要原则是应将其植入有良好血供的受床位置。第二个原则,要在组织愈合的回缩力量导致鼻部软组织变形、顺应性下降、难于塑形操作之前,就将支撑结构置入到位。这就意味着植入的时间应在鼻再造开始阶段(一期)或2～4周内(延迟)。这个窗口期之后再增加额外移植物,植入时间则应推迟至组织愈合完成以后,即至少是6个月之后。若应用三步法旁正中前额折叠皮瓣,由于折叠导致的再造鼻臃肿,将阻碍支撑结构移植物的精确定位。这种情况下,移植应推迟至第二阶段,即皮瓣转移2～4周后。此时软组织被打薄,衬里也已经完全融合。对于有完整衬里的病例,支撑结构重建可于一期完成；但是哪怕有残留的支撑组织足够,仍建议采用延迟移植。因为延迟移植,植入结构的形状与位置更精确,并且有血供良好的薄软组织层覆盖。如果支撑结构缺失过多,则需要一期移植来维持形状,下一期再做延迟移植。

调整

　　三步法前额旁正中皮瓣鼻再造需要三次手术,每次间隔 2 ~ 4 周。三期后如果没有需要紧急处理的问题,所有的调整手术都需要推迟。组织完全愈合后才可考虑进一步行修整手术。鼻再造与鼻整形的不同之处在于鼻表面皮肤覆盖是重建而来。术后鼻部总会留下做过手术的痕迹。要解决和改善功能问题,必须做修整手术;对于外观问题,是否行修整手术则取决于患者的要求。根据我的经验,年轻的患者会更多的因单纯外观的原因要求行修整手术。很少有患者进行多于一次的修整手术。

　　三个最常见的需要调整的问题是:鼻气道不通畅,皮瓣臃肿,单侧鼻再造后双侧鼻孔不对称。这些问题的根源都是一样的。尽管这些皮瓣被修薄到几乎只有真皮的厚度,但它们仍会比天生的组织厚一些。至少 6 个月后,组织完全愈合后,软组织重新变得柔韧易于操作,可进行皮肤修薄,或直接切除部分皮下软组织与软骨。这样就能去除内外层的臃肿组织,增加通气,并改善外观。较少见的病例中,需要再次移植软骨以支撑鼻阀。最困难的问题是鼻翼退缩导致鼻孔狭窄,这种退缩是软组织不足导致的。这个问题很难解决,并且方法因人而异,可采用小的易位皮瓣或带有支撑物的全层移植物。最好的办法是在初期手术时就加强鼻翼边缘使其牢固可靠,以防此种情况发生。

并发症

　　在遵循上述技巧进行鼻再造时,最常见的并发症是在皮瓣过度修薄后,第二阶段和三阶段皮瓣远端血运不良。但是因为周围组织血供充足,通常皮瓣远端最终可以恢复得很好。但是,如果血运不良出现在软骨移植物区域,则会产生问题。软骨移植物依靠周围组织的血供,并且隔断了修薄的皮瓣边缘与其深层组织之间的血供。这会导致移植物暴露,移植物感染,最终出现移植物外漏。处理这种情况最好的办法是移植物一旦暴露就马上取掉,因为它易于感染,最终仍需要被取出,或因为周围炎症反应,出现强烈的挛缩。在移植物被取出,进行必要的清创后,应立即或在两周内放入新的移植物。为预防此种并发症的发生,需要在进一步削薄皮瓣前仔细观察薄层皮瓣的血供,以决定是否继续削薄,并决定是否能够立即放入软骨移植物或应再等 2 周。

案例分析

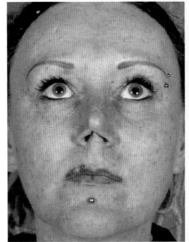
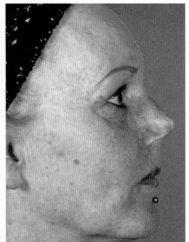
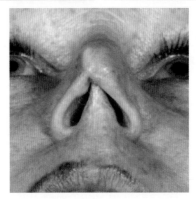

图 26-2

这是一名 38 岁患者,1 年前被人咬伤,术前照片显示鼻尖缺损。

切除松解瘢痕组织,显露造成畸形的软组织和软骨缺损,精确设计重建范围。

替换鼻尖部软骨组织,并为重建外层皮肤设计小的前额旁正中皮瓣。行穹窿间缝合和贯穿穹隆缝合。

术后照片显示患者鼻修复后 1 年零 3 个月。鼻尖突出度和气道修复效果满意。

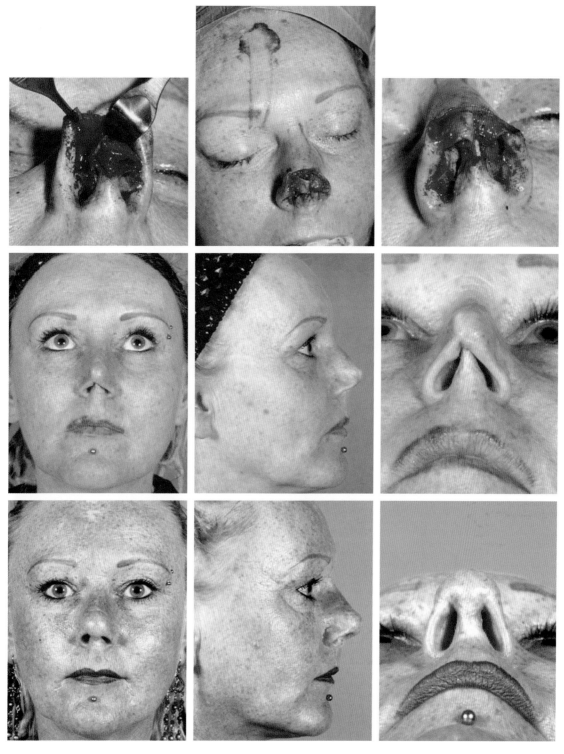

图 26-2（续）

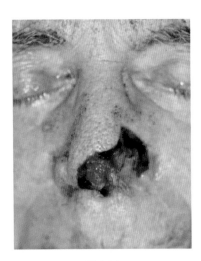

图 26-3

这是一名 80 岁患者,因鼻尖基底细胞癌行 Mohs 手术后导致鼻缺损。

肿瘤切除术切除了三层组织,需要重建衬里层、支撑结构与外层。用三步法前额皮瓣折叠技术进行重建。较大的外层皮瓣与衬里部分以小片皮肤相连,使其可被折叠。首先在直视下将衬里部分植入,使得植入更为精确,在第一阶段用 5-0 可吸收线缝合。

在第一阶段末期完全植入前额折叠皮瓣,因为皮瓣折叠会有轻微的臃肿。第二阶段,皮瓣修薄后植入软骨,构建支撑结构。

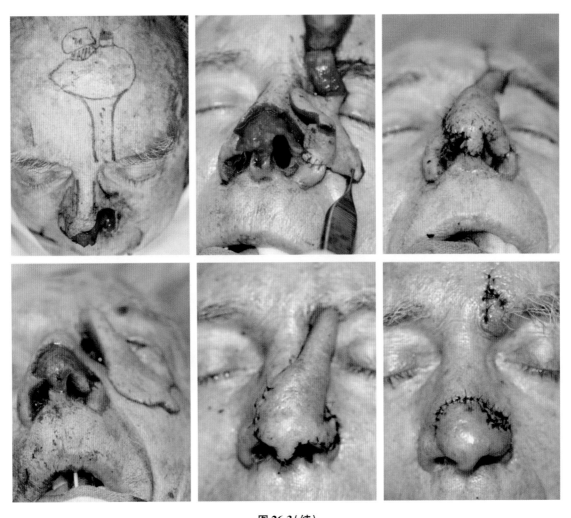

图 26-3(续)

　　在鼻孔下缘内外层连接的位置切开前额旁正中皮瓣。衬里长入周围软组织中,其血供不再依赖于前额皮瓣蒂部。在第二阶段内外层均被充分修薄,并添加了软骨支撑。

　　第二阶段末期,修薄内外层并添加软骨之后,将内外层皮瓣重新缝合在一起。在第三阶段末期,前额皮瓣断蒂,并修薄皮瓣近端。在这些要求比较薄的位置应用褥式缝合,可预防外观肿胀。

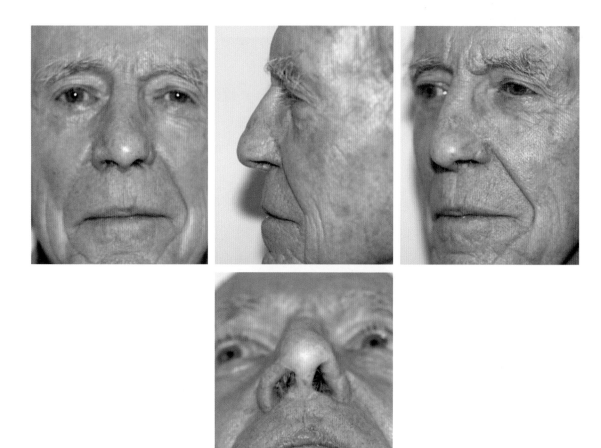

图 26-3（续）

1 年后的随访显示患者鼻功能正常、外观满意。

要 点

- 根据三层原则进行鼻再造。根据不同需求进行鼻部三个层次的重建：内层（鼻黏膜与内部皮肤），支撑结构（骨与软骨），外层（皮肤）。
- 最好选取鼻周围的皮肤进行鼻外覆皮肤重建，因为其颜色质地相近。
- 直径小于 1.5cm 的缺损修复有多种选择，通常不需要选用前额皮瓣。
- 直径大于 1.5cm 的缺损修复也有多种选择，通常选用前额旁正中皮瓣可实现满意修复。
- 设计鼻背外覆皮肤时应将瘢痕置于鼻亚单位的边界处。鼻亚单位的定义是当鼻部凸面向凹面变换时，鼻部高光与阴影交界处。[9]
- 衬里层为鼻提供内层覆盖，需要选用可靠的、血运良好的组织。这能使组织愈合时的挛缩最小，减少伤口裂开暴露软骨支撑结构的几率，否则将导致鼻孔狭窄，鼻气道阻塞。
- 衬里应薄而柔软，以防止内鼻出现臃肿导致气流受阻。
- 支撑结构力量应足够强以抵抗组织愈合收缩的力量，防止鼻孔狭窄及鼻塌陷。
- 必须在鼻部原没有支撑结构处放置支撑结构，因为组织愈合过程同样会影响这些区域。未行手术的鼻子，鼻翼缘无软骨存在，然而在鼻翼重建后，必须有支撑结构，以抵抗组织愈合力量导致的退缩与塌陷。

> □ 在受到组织愈合力量影响的部位，必须有支撑结构。甚至在那些本来就有软骨的区域，也应添加支撑结构以防止变形和塌陷。

（王克明 译，李战强 校）

参考文献

1. Menick FJ. Nasal reconstruction. Plast Reconstr Surg 125:138e-150e, 2010.
2. Moolenburgh SE, McLennan L, Levendag PC, et al. Nasal reconstruction after malignant tumor resection: an algorithm for treatment. Plast Reconstr Surg 126:97-105, 2010.
3. Reece EM, Schaverien M, Rohrich RJ. The paramedian forehead flap: a dynamic anatomical vascular study verifying safety and clinical implications. Plast Reconstr Surg 121:1956-1963, 2008.
4. Menick FJ. A 10-year experience in nasal reconstruction with the three-stage forehead flap. Plast Reconstr Surg 109:1839-1855, 2002.
5. Menick FJ, Salibian A. Primary intranasal lining injury cause, deformities, and treatment plan. Plast Reconstr Surg 134:1045-1056, 2014.
6. Menick FJ. The evolution of lining in nasal reconstruction. Clin Plast Surg 36:421-441, 2009.
7. Mureau MA, Moolenburgh SE, Levendag PC, Hofer SO. Aesthetic and functional outcome following nasal reconstruction. Plast Reconstr Surg 120:1217-1227, 2007.
8. Moolenburgh SE, Mureau MA, Hofer SO. Aesthetic outcome after nasal reconstruction: patient versus panel perception. J Plast Reconstr Aesthet Surg 61:1459-1464, 2008.
9. Burget GC, Menick FJ. The subunit principle in nasal reconstruction. Plast Reconstr Surg 76:239-247, 1985.

达拉斯鼻修复术：全球大师的杰作

Secondary Rhinoplasty *by the global masters*

27

唇裂患者的鼻修复

Jeffrey R. Marcus ■ *Brad M. Gandolfi*

唇裂鼻畸形是涉及骨、软骨及软组织的复杂畸形。这种复杂性使唇裂鼻畸形和其他所有鼻整形一样复杂。唇裂鼻畸形的术前准备可能比其他类型的鼻整形修复更重要，术者需要在术前充分考虑腭、牙槽骨、唇裂修复的质量及口腔正畸之间的关系。鼻整形手术需要功能与美观两个方面并重。尽管手术难度很高，但见多识广、技巧娴熟的医生可以胜任这项工作，能够同时满足明显改善自我评价和生活质量这两个方面的要求。

有些医生会同时给唇裂患者或非唇裂患者做兼顾功能和外观的鼻整形，这些医生会了解，唇腭裂患者的鼻子是最难做的。本章将详细讨论唇腭裂患者鼻子难做的原因。总体而言，难以处理的原因主要源于鼻畸形的复杂结构及与之相随的错误认识，多个可能出现功能性气道堵塞的部位以及既往手术的影响。目前婴儿唇腭裂修复及相应的序贯治疗

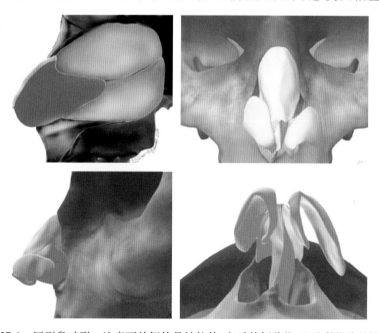

图 27-1　唇裂鼻畸形。注意下外侧软骨被拉伸，向后外侧移位，以及梨状孔的缺损

433

常规包含鼻整形的内容,唇腭裂鼻整形手术实际上都属于鼻修复的范畴。这样的现实,要求做唇裂鼻畸形矫正的医生不但需要具备高超的鼻整形技术,更要有对唇腭裂患者的鼻畸形有深刻认识。尽管鼻子在面部的位置极其重要,但以往对唇腭裂畸形的矫正往往会回避对鼻畸形的处理。这可能是由于对鼻畸形解剖结构认识的缺乏,亦或是因为在 Jacques Joseph 之前,系统的鼻整形技术并没有成形的缘故[1]。随着对畸形本质的认识深入,及相应解剖结构异常研究方法的建立,人们对唇裂鼻畸形有了一些清晰的认识(图 27-1)。

形变还是畸形?

Harold McComb 的尸体研究[2]显示,唇裂鼻畸形是一种源于上颌骨的分离或移位,造成正常鼻软骨移位而形成的形变。David Fisher[3](图 27-2 A)准确地描述了骨性不平衡对下外侧软骨的影响。即使最隐蔽的唇裂,患侧的梨状孔边缘发育不全也会造成鼻翼及鼻小柱的移位(图 27-2 B)。因此,治疗应该着眼于恢复这些结构的位置及形状。

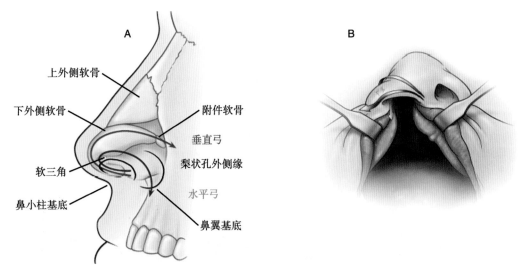

图 27-2 Fisher 的双拱(皮肤及软骨的)模型有助于理解唇裂鼻畸形,并制订治疗方案。A,骨性失衡对下外侧软骨的影响。B,即使最隐蔽的唇裂,患侧的梨状孔边缘发育不足也会造成鼻翼及鼻小柱的移位

成熟唇裂鼻畸形的成功修复,始于对现有畸形的正确理解,并有针对性地进行手术加以矫正。儿童期唇裂鼻畸形的初次及后续鼻整形手术一般着眼于鼻下三分之一部分,以矫正下外侧软骨的不均衡。很多时候,试图修复的手术反而会损伤结构,或者不能完全达到对称的目的。另外,还有"第四维"变化,即随着生长发育而发生的变化,使畸形变得更加复杂。[4]假设上鼻拱及中鼻拱在青春期前都不发生变化,鼻部下三分之一的畸形也可能复发,在青春期出现鼻背和中隔的明显畸形。

唇裂继发鼻畸形 = 残留的原发畸形 + 医源性畸形 + 发育相关改变[5]

米拉德所著"唇裂修复"一书记载并整理归类了许多鼻畸形的修复方法,但是由于当时对鼻美学关注的标准不同,这众多方法的设计思想也存在着许多争论[6]。这些相互矛盾的治疗方法,反映了当时对鼻畸形深层机制理解上的矛盾。1955 年,与当时的主流认识相悖,Gustave Aufricht 写了一本唇裂鼻畸形修复的专著,在书中他呼吁医生们避免无解剖学支撑或过于激进的手术。据他观察,采用所谓根治性的手术治疗的患者往往会留下难以矫正的医源性畸形。[7]他强调所有的患者都应该遵循相同的标准,而不应因为唇裂畸形而有

所区别。我们同意 Aufricht 的理念,如同这本关于鼻修复的书中所包含的内容所证实的,我们主张使用标准化的鼻整形技术处理唇裂鼻畸形患者,并根据唇裂相关解剖结构的微小差异进行谨慎的调整。

这一章主要介绍单侧唇裂的典型处理流程、唇裂鼻畸形的解剖结构及常用的初次鼻整形技术。最后介绍对成熟的唇裂鼻畸形的修复方法。

初期唇裂的处理

唇裂和/或腭裂的发生率大约是 1∶1000,根据人种的差异有所不同[8]。单侧唇裂的发生率是双侧唇裂的 9 倍。唇裂畸形包括从隐裂(只有皮下畸形),到伴随腭裂并伴有上颌骨中断及分离的完全性唇裂。一般而言,唇裂畸形与唇裂鼻畸形的严重程度一致(图 27-3)。比起唇隐裂来讲,完全型唇裂的梨状孔位置更低,鼻翼受到的后外侧张力更明显,鼻孔更宽大。

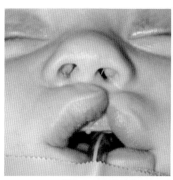
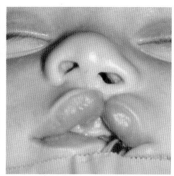
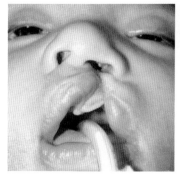
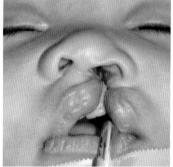
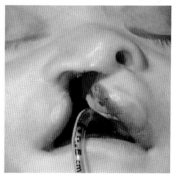

图 27-3 不同程度的唇裂及唇腭裂。唇裂越严重,鼻畸形越明显

术前的口腔正畸治疗应用于临床多年,主要着眼于缩小唇裂缺口,并调整上颌骨节段的位置及排列,以利于唇裂修复。Latham 矫正器就是这样一个器具,用带针的保持器施加动力复位上颌骨。鼻齿槽嵴模型(NAM)是一种被动的模具,黏附于口腔,逐渐复位上颌骨节段,并配合其鼻部悬臂以纠正鼻畸形(图 27-4)。出生后雌激素水平的升高增加了软骨的弹性,使这种用器具矫正畸形的做法能得以实现。

最常用的唇裂修复术是旋转推进法。尽管有很多种旋转推进的改进方法,但所有的方法都采用了外侧唇的推进瓣及内侧唇的向下旋转瓣。来自外侧的推进瓣要么插入到鼻小柱下方,要么插入到鼻小柱的外侧面。通常会沿着鼻翼沟设计切口以允许鼻翼向内移动。位于鼻基底、鼻翼沟或鼻小柱的切口瘢痕,有可能影响到后期鼻整形时理想的鼻小柱

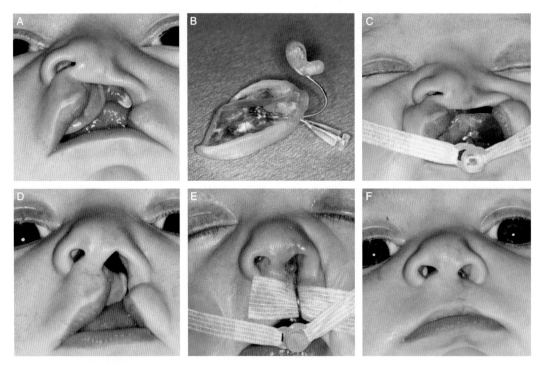

图 27-4　鼻齿槽嵴模型（NAM）。A，一例严重的单侧唇腭裂伴孕期牙齿萌出。B，NAM 包含颌部及鼻部两个部分。C，使用 NAM 装置，引导裂开的上颚长到一起。D，用器具逐渐闭合上颌裂口，但还没开始鼻塑形。E，鼻孔外悬架对下外侧软骨进行塑形。F，完成唇裂修复及初次鼻整形的术后早期

横切口设计（图 27-5）。这一现象使我们选择遵循 Fisher 的亚单位技术，在亚单位分区的边缘设计切口，利于后期鼻整形的术区暴露。如果遇到鼻小柱基底的复杂瘢痕，那么有可能需要沿着原手术瘢痕（低位）设计鼻小柱横切口。但是，笔者介绍过的传统阶梯或倒 V 切口设计可以不考虑原有的手术瘢痕位置，只是会增加手术切口。

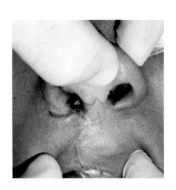

图 27-5　标准的旋转推进手术设计（美蓝溶液标记切口设计），瘢痕将刚好位于鼻小柱的基底

　　医生在进行初次唇裂鼻整形时所采用的技术会有很大区别。所有的初次鼻整形手术都需要权衡利弊，以免影响到进一步的鼻整形手术。由于鼻背及中隔的发育直到青春期才开始，因此认为在进行唇裂修复的同时进行鼻下三分之一矫正手术，会减少进一步鼻整形手术的观点，只对最轻的唇裂患者，也就是没有合并腭裂的患者中成立。尽管一部分术者会完全不涉及鼻畸形，但绝大多数术者都知道在唇裂修复时一同处理鼻尖的好处。目前最常见的一种处理方式由 McComb[2] 提出，Salyer 进行了改良[9,10]。从唇裂的两侧边缘切开，用剪刀从下外侧软骨表面掀起皮肤，内至内侧脚穹隆部表面，外至外侧脚。将鼻翼从梨状孔边缘游离，然后经皮做褥式缝合，将穹隆向内上方固定在合适位置，并处理鼻前庭蹼状畸形。给婴儿做手术时，需要小心分离下外侧软骨表面的皮肤以免损伤。即使做得

再好,手术分离过的平面也必然会遗留下瘢痕。Tajima 和 Maruyama 合作发表过另一个流行的手术方法,他们在软三角部位做了一个倒 U 形切口,皮下潜行分离并对穹隆及外侧脚进行悬吊[11]。在鼻翼缘做切口和在软三角切除皮肤的动机类似,而且两种方法都会造成难以矫正的软三角瘢痕,后者还有可能形成鼻毛外翻的情况。

考虑到鼻子,我们的初次唇裂治疗的方针是减少手术次数并尽可能减少医源性损伤。对于完全性唇裂或不完全性唇裂但有明显鼻畸形的患者,我们的序列治疗始于出生后不久的口腔模具矫正治疗。鼻齿槽嵴模具(NAM)带有一块可不断调整的颚部夹板。对于完全性唇裂,NAM 可以对齐裂开的上颌骨节段,对齐骨性鼻基底并缩小齿槽嵴裂隙。当裂隙逐渐闭合后,使用一个鼻外悬臂以延长鼻小柱,并将移位的下外侧软骨穹隆部拉到合适的位置上。我们使用 Fisher 的唇裂及鼻畸形修复技术[12],最早开始于出生后 3 个月,或者开始于 NAM 治疗完成后。手术矫正的目标是巩固 NAM 治疗达到的下外侧软骨正确位置。

手术包括卷轴区上方的外侧脚少量分离,及梨状孔附着处的外侧脚释放。在卷轴区做褥式缝合以抬高穹隆部,将鼻翼向内侧旋转,并将鼻小柱及中隔尾侧向内靠拢并固定在中线上。我们很少在儿童期做鼻修复(青春期有可能还会再做鼻整形)。

患者评价

鼻面部分析

医生应系统而客观地评价唇裂患者的情况。标准的鼻面部评估为所有的患者提供了整套评估方案,同样也适用于唇裂鼻畸形患者[13]。按照美容鼻整形的标准和技术处理唇裂患者有个额外的好处,即将术者从唇裂修复的视角提升到美容鼻整形的层面考虑问题。拍摄标准的正位、斜位、侧位以及基底位的照片以辅助手术设计。

面部骨骼的成熟和正颌

唇裂患者容易出现上颌骨发育受限,从侧面看颧骨突出不足,导致瓦刀脸外观。当存在明显的咬合畸形需要正颌时,应在矫正鼻畸形以前完成治疗。因为 LeFort 截骨会不可避免的向前移动鼻基底,因此会影响鼻尖的突出度,增加鼻尖旋转度,并可能改变鼻翼基底宽度。此外,Lefort 上颌骨截骨会提供极好的手术视野,暴露整个布满骨刺的上颌骨鼻嵴。在 Lefort 截骨的过程中清理骨刺要比在做鼻整形手术时再清理方便得多。

鼻功能检查

完善的术前评估必须包含彻底的鼻通气功能检查。唇裂鼻畸形初次手术的患者中有60%存在鼻气道堵塞症状,且严重的解剖畸形及相应的代偿畸形会比想象的多得多。根据我们的经验,单侧完全性唇裂合并腭裂的患者最常出现鼻阻塞。要比单侧唇裂、单侧腭裂或双侧唇裂的患者更多见,后三类患者并不比普通人群中发生鼻气道阻塞的比例更高。功能检查从问卷调查开始,以确定现存的症状及症状的严重程度。既往鼻窦病史以及相关鼻部情况也需要包含在内。鼻阻塞症状评分(NOSE)是快捷、有效的,用于鼻阻塞患者术前评估的单病种健康状况量表[14](图 27-6)。所有患者都需要做前鼻镜检查,判断有无软骨及骨性中隔畸形、骨刺、鼻甲肥厚、以及鼻外阀或鼻内阀的病变。单侧完全性唇腭裂的患者有几个常见的阻塞部位：

- 鼻中隔尾侧端：偏向健侧
- 中隔中段：四角形软骨向患侧形成 C 形偏曲
- 中隔后部（垂直板）：偏向健侧
- 上颌骨鼻嵴的严重骨刺
- 健侧代偿性鼻甲肥厚
- 患侧或双侧的内鼻阀狭窄
- 外鼻阀因为瘢痕、狭窄、前庭蹼状畸形或塌陷而出现功能障碍

请选择最能体现真实情况的选项

	不是问题	轻度问题	中度问题	重度问题	极重度问题
1. 鼻充血或僵硬	0	1	2	3	4
2. 鼻阻塞	0	1	2	3	4
3. 经鼻呼吸困难	0	1	2	3	4
4. 入睡困难	0	1	2	3	4
5. 运动或活动时经鼻吸气量不足	0	1	2	3	4

图 27-6　鼻阻塞症状评估表（NOSE）。评分从 0（没有阻塞）到 20（严重阻塞）。所有的患者在术前术后都需要用该问卷调查表进行评估

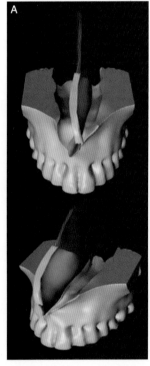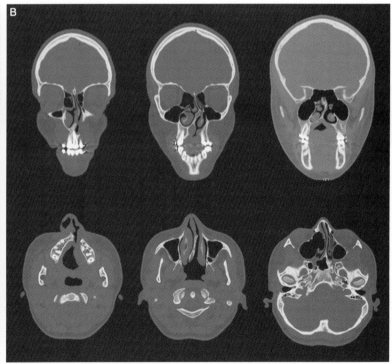

图 27-7　A，唇裂的中隔畸形总会存在多个层面的 S 形畸形。B，唇裂鼻畸形患者的术前 CT

图 27-2A 显示鼻中隔结构，以加深对报道较少的单侧鼻畸形的理解。图 27-7B 显示了一个这种畸形的临床病例。

以 Cottle 法或呼吸胶带法（译者注：在内鼻阀对应的皮肤上粘贴带扩张作用的装置，观察对通气的影响）进行鼻通气改善试验有助于记录内鼻阀或外鼻阀塌陷的情况[15,16]。观察

鼻甲及评估主观鼻通气状况,应在使用羟甲唑啉前后分别进行。因为功能性鼻解剖的复杂性,应考虑使用鼻内窥镜检查或 CT 以观察后气道;根据我们的经验,低剂量或锥面光束三维 CT 应作为常规检查项目,以实现上述目的。

外科相关

　　成熟的单侧唇裂鼻畸形具有相对固定的畸形模式,请参见图 27-1,表 27-1 和表 27-2则罗列了畸形的种类。与其他的鼻畸形分析法一样,鼻子被分为三个部分。鼻上 1/3 由鼻骨构成,通常较宽,存在不对称的鼻骨外张畸形。鼻中 1/3,常有鼻背成角,并向前延伸到鼻尖。通常向健侧偏曲 8 到 10 度,形成患侧的鼻侧壁凹陷(图 27-8)。鼻中隔中段常偏向患侧,并造成内鼻阀严重狭窄。鼻背美学线不对称,且两侧均不美观。需要在侧面观上评价鼻背高度,找到有无驼峰并测量鼻根高度。

表 27-1　单侧唇裂患者常见的鼻畸形

中隔及鼻气道	健侧下鼻甲肥厚 中隔畸形,包括偏斜、脱位及骨刺 鼻中隔尾侧端向患侧偏斜
鼻上 1/3	宽大、不对称、鼻骨外张 鼻背偏向健侧 鼻背美学线欠佳
鼻中 1/3	患侧卷曲减弱 患侧内鼻阀狭窄
鼻下 1/3	患侧下外侧软骨向外侧受牵拉 患侧梨状孔向下移位或萎缩 鼻腭或鼻唇瘘 皮肤鼻拱变形 鼻尖软骨塌陷形成的"小鼻孔"畸形 患侧穹隆轮廓不清 患侧穹隆向下向后移位 穹隆间角变钝 鼻翼缘向下移位 鼻翼外张或反向弯曲 鼻尖突出度不足

表 27-2　双侧唇裂患者常见的鼻畸形

中隔及鼻气道	鼻中隔尾侧端和前鼻棘向下移位
鼻上 1/3	鼻尖平坦、压低 鼻背美学线欠佳
鼻中 1/3	上颌骨发育不全 鼻小柱短缩
鼻下 1/3	下外侧软骨向外张、旋转、发育不全 前庭基底部缺失或瘢痕化 兜帽样鼻翼缘 鼻翼基底外张 鼻翼穹隆向外侧移位

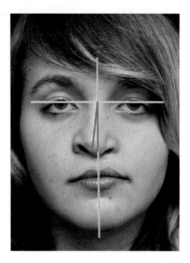

图 27-8 鼻背平均向健侧偏斜 8°～10°

由于下外侧软骨自出生起就存在不对称畸形。使得鼻下 1/3 成为唇裂鼻畸形整复中讨论最多、医源性鼻畸形最多见的部位。因此,鼻下三分之一是鼻修复手术中难度最大的部位。再次强调,标准的美学评估应包括鼻尖的突出度、旋转度及表现点。唇裂鼻畸形的患者往往具有以下表现:

- 鼻尖表现点分离。患侧穹隆常较健侧穹隆向下、向后移位且结构模糊不清。穹窿间角由于作用在患侧下外侧软骨的外侧张力而变钝。
- 鼻唇角往往不对称,这是由于双侧下外侧软骨的分离而出现,患侧的鼻唇角通常较健侧更锐(旋转不足)。
- 患侧鼻翼缘向下移位,而且患侧的下外侧软骨尾侧缘明显靠近鼻翼缘,从而影响软骨下切口的位置选择。
- 患侧卷轴区薄弱。
- 鼻翼可能出现向后的弯曲或外张。
- 鼻翼基底常偏宽,这是由于患侧鼻翼的外张或鼻底增宽造成的。鼻翼的止点可能高于正常或低于正常,具体的位置取决于首次唇裂修复手术怎么做的。
- 鼻尖突出度的支撑往往不足。
- 唇裂患侧的骨性平台(梨状孔)发育不足。
- 鼻中隔尾侧端偏向健侧,鼻小柱往往也有相似的成角。

术中技术

唇裂患者的鼻畸形是非常复杂的;但是,不同患者的畸形往往是相似的。因此可以用一套经过精心编排的治疗手段以应对存在轻微差异的不同患者(表 27-3)。治疗措施的选择同样需要考虑到种族的差异,还要考虑到和唇裂无关的美学特点(比如鼻背驼峰)。我(J. R. M)采用了 Gunter 唇裂畸形的解剖图,这可以和常用操作一起展现出来(见图 27-1)。我们在处理所有的唇裂患者时均采用全麻,并使用开放式入路。手术过程被拆解成以下 7 个步骤:

1. 缩小鼻甲
2. 暴露及结构的游离
3. 完成功能性鼻中隔整形

4. 中鼻拱重建并行截骨术
5. 重塑穹隆部的形状、两侧关系及支撑
6. 矫正鼻翼基底畸形
7. 夹板固定，包扎

表 27-3   单侧唇裂鼻畸形患者鼻修复常用操作

缩小鼻甲	打磨骨刺
	鼻甲向外骨折
暴露及游离结构	鼻背皮肤脱套
	松解患侧外侧脚
	分离下外侧软骨
	双侧软骨膜分离
	松解上外侧软骨
功能性鼻中隔整形	鼻背驼峰降低构建 L 形支撑
	去除中隔骨刺
	中隔支撑置于中线上，并固定
	中隔划痕和缝合，以矫正偏曲定点缝合
中鼻拱重建	撑开移植物
	合拢上外侧软骨低到低截骨
重建穹隆形状、关系及支撑	将下外侧软骨从梨状孔游离 Potter V-Y 黏软骨膜瓣
	外侧脚支撑移植物
	头侧修剪及外侧脚翻转瓣穹隆缝合及穹隆下移植物鼻小柱支撑移植物
	鼻翼缘移植物
	悬吊缝合以矫正患侧下外侧软骨的移位
矫正鼻翼基底畸形	V 切口或 V-Y 切口，向内推进鼻翼基底矫正下外侧软骨尾侧或头侧移位
夹板固定，包扎	鼻中隔褥式缝合 Doyle 夹板
	鼻背热塑板

术前准备及鼻甲缩小

　　术前需要修剪鼻毛，并在下鼻甲的周围放置羟甲唑啉棉球，随后注射混有肾上腺素的 1% 利多卡因溶液，用水分离鼻背、中鼻拱、下外侧软骨、患侧梨状孔周围及鼻小柱基底。利用等待麻醉止血药物起效的时间进行术区消毒和铺巾，随后取走塞在鼻孔内的药棉以暴露鼻甲。当需要缩小鼻甲时，我们会使用 2mm 的微型鼻甲打磨器(Xomed)，然后将鼻甲推向外侧。操作时首先将鼻甲向内侧推以利于观察。在鼻甲的头侧注射局麻药以水分离鼻甲骨及黏膜。接着在鼻甲的头端做一个小切口，插入 Freer 剥离子以分离黏膜，在骨性鼻甲上形成腔隙。用微型鼻甲打磨器沿着头端切除鼻甲骨竖直部分的 2/3。随后用 Takahashi(高桥)咬骨钳清理鼻甲前端的多余骨质。最后用 Boise 剥离子将下鼻甲向外侧推。

暴露及游离鼻支撑结构

　　再做一点局部浸润。在鼻小柱最窄的部分做倒 V 切口并向两侧软骨下切口延续，在患侧要特别注意，因为切口会离软三角特别近。在患侧做的切口应沿着下外侧软骨尾侧缘一直延续到梨状孔。在软骨膜及骨膜下小心分离软组织以暴露鼻尖鼻背结构，注意前次手术遗留的瘢痕并保护下外侧软骨。暴露外侧脚直达梨状孔，注意在患侧分离得要更广泛。暴露下外侧软骨,断开穹窿间韧带,分开两侧软骨并暴露中隔软骨的尾侧缘。随后在中隔软骨的两侧进行软骨膜下分离,游离上外侧软骨与中隔软骨的连接以充分暴露各个结构。

鼻中隔重建

显露鼻中隔时,操作必须极其小心,由于中隔软骨上常会见到骨刺,因此必须小心预防中隔穿孔。完全显露后,按需降低鼻背驼峰。在直视下,切除多余的鼻中隔软骨,进行分段鼻背驼峰降低。对于骨性驼峰,我们会用骨凿截断再用 Foman 锉子磨平,有时也会用动力高速磨头。最近有人描述了体外鼻中隔成形术,以重建复杂的鼻中隔畸形(注:将中隔软骨取出,在体外塑形缝合后再放回体内的技术)。[17]唇裂鼻畸形的中隔畸形无疑是复杂的,但可能从这项技术中获益。但我们通常采用传统的手术方式。首先保留一个宽度为 12～14mm 的 L 形支撑。在直视下用 15 号刀切开中隔软骨的软骨膜,随后用中隔分离刀将支架以外的四边形软骨切下备用。用直角弯剪在垂直板上平行于颅底的方向横行剪开以避免骨折线延伸至筛骨。有垂直板一同取下的话,也要保留以备用。小心分离黏骨膜以后,用骨凿沿着上颌骨鼻嵴去除中隔骨刺。将 L 形软骨支撑与健侧的连接分开,向中线移动并用 5-0 的 PDS 缝合于骨膜上或钻孔固定。L 形支撑的尾侧与背侧常有弯曲。这时需要在各方向上的凹面进行划痕。划痕要沿着中隔向高位,直至接近鼻骨的部位。有几种办法固定软骨支架的弯曲:①Gruber 所介绍的褥式缝合技术[18]或②用薄而直的垂直板支撑。如果 L 形支撑很长,导致鼻中隔前角下出现打弯,那么就需要切开背侧的 L 形支撑并重叠缝合以消除弯曲。至此,在中鼻拱修复前,所有残余的成角畸形都分别进行了缝线打结处理(定点缝合)。遇到的所有中隔黏膜撕裂伤都要进行修复。

中鼻拱的重建

这时该处理鼻内阀了。大多数病例需要撑开移植物——取自中隔软骨、厚约 1～2mm 并一直延续到中隔尾侧端的软骨条。一般会采取不对称的移植方式——在唇裂侧放置比较大的撑开移植物以掩盖残余的侧壁凹陷。处理上外侧软骨前,要先把撑开移植物固定到鼻中隔的背侧。再将上外侧软骨放置于中隔-撑开移植物外侧,用定点缝合(clocking sutrue 不对称的进针与出针点以矫正软骨对位不齐)以矫正残余的成角畸形。再次用 5-0 PDS 缝线缝合固定移植物。将上外侧软骨按照自体撑开瓣的方式(将上外侧软骨内侧缘折叠后再缝合)或传统的方式缝合复位。然后进行截骨。对于绝大多数病例而言,经皮切口或上齿龈沟切口的低到低截骨就够了[15]。

穹窿部的重建

唇裂患者下外侧软骨的畸形,是由患侧的上颌骨的发育不全所导致的侧后方张力所引起。因此,患侧的软骨外侧脚必须从梨状孔边缘游离,推进并支撑以使穹窿部达到对称的突出度和位置。为了做到这一点,我们要使用一种并不适用于一般美容手术的处理方式。

我们采用一种 John Potter 在 1954 年发表的黏膜软骨 V-Y 推进瓣以游离下外侧软骨[19]。患侧软骨下切口沿着外侧脚尾侧一直延续到梨状孔。然后转向外侧脚的头侧缘继续切开以形成一个 V 型瓣。这样下外侧软骨就完全被释放,穹窿也可以移动到和对侧对称的位置上。梨状孔处的创面则以 V-Y 推进的方式关闭,并进一步矫正鼻前庭的蹼状畸形。对这种方法的初始描述中,以及我们最开始使用这项技术时,并没有额外增加支撑。但由于复发几率较高,我们开始在梨状孔放置外侧脚支撑移植物以辅助支撑。这个改进措施符合 Anderson 的鼻尖三脚架支撑原则,可以防止畸形复发并做出更对称的鼻翼。

如果外侧脚很宽(鼻头肥大),则需要做下外侧软骨的头侧修剪。作为一种选择,我们主张在软骨的头侧切取多余的软骨并翻折这个软骨条塞到外侧脚的下方以达到自身支撑软骨移植的效果,并让外侧脚变得更直。穹隆的表现点可以通过穹隆表现缝合(贯穿穹隆缝合)来实现[20-22]。另外,Guyuron[22] 描述的穹隆下移植物是一种能有效矫正唇裂鼻中穹隆不对称的辅助措施。鼻小柱支撑移植物主要用于稳定穹隆部的突出度及旋转度。鼻翼缘轮廓线移植物在几乎所有的鼻整形手术中都是有效的辅助措施,同样也适用于唇裂鼻畸形矫正。一旦结构搭建完成,就要视情况,进一步处理残余的向下移位的外侧脚,这种移位是由唇裂畸形所造成的卷轴区薄弱形成的。这个问题可以通过从外侧脚向鼻背部悬吊缝合解决。用 5-0 镀铬肠线缝合内部切口,加上 PotterV-Y 推进。鼻小柱横切口用 6-0 的 Prolene 常规缝合(图 27-9)。

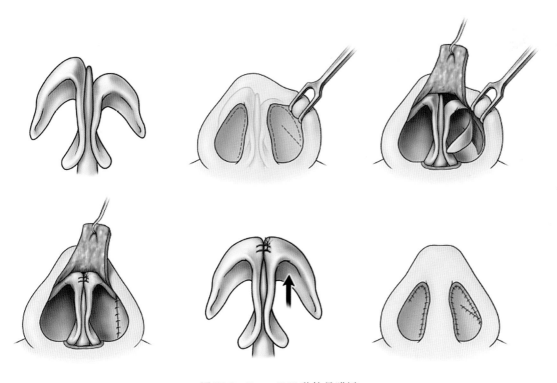

图 27-9　Potter V-Y 黏软骨膜瓣

鼻翼基底畸形

患侧的鼻翼基底常需要进行调整。沿着鼻翼基底做一个 V 形切口,向内推进鼻翼,随后切除多余的鼻基底组织。如果需要的话也可以将鼻翼向外侧推移少许,然后用 V-Y 改形关闭创面。设计中要包括矫正向尾端或头端错位的鼻翼插入点。

夹板及包扎

中隔黏膜需要做褥式缝合以预防血肿形成。放置 Doyle 夹板以维持下鼻甲的外移并预防形成粘连,鼻背外用热塑板加以固定。

调整

无论外科医生多么努力,唇腭裂患者的鼻整形都不会是完美的。即使最好的手术效果也会有瑕疵。术前应该反复强调现实的手术目标及合理预期。无论怎样强调合理心理预期的重要性都不为过。当手术获得了明显的功能及美观改善时,尽管手术效果看起来在当时并不是完美的,但绝大多数的患者都会满意。特别是患者获得了功能上的改善时。但是,在某些情况下术后也是需要调整的。根据我们的经验,遗留的问题要么是功能障碍要么是外观不对称。鼻部上 2/3 的功能及外观在经过对存在问题的处理,其治疗效果是比较稳定的。遗留的功能问题通常不超过 10%,通常集中在外鼻阀。在患侧放置外侧脚支撑移植物可以减轻结构性软骨支撑的缺乏对外鼻阀的影响。外鼻阀最常见的需要进行处理的残留畸形包括以下的软组织问题:

- 持续存在的前庭蹼状畸形:术中改善不足,需要进一步做蹼状畸形位置的 Z 改形。
- 鼻孔狭窄:这恐怕是最难处理的医源性问题,往往发生在前次唇裂手术过于激进,向内推进鼻翼过多、鼻孔基底部组织切除过多,或者合并以上两种情况时(图 27-10)。鼻孔难以完全恢复到正常大小,但经过反向向外的 V-Y 推进可以有一定程度的改善。术后要注意使用硅橡胶鼻塞以免回缩。

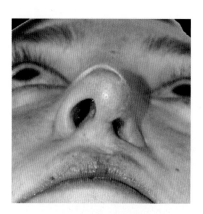

图 27-10 鼻孔阻塞是唇裂鼻修复患者常见的需要术后调整的原因

在某些情况下,在客观上做到了完全的鼻通畅,但在主观上依然存在阻塞的情况。医生应该记住:单侧唇裂患者已经习惯了机械性气道阻塞的日子。即使气道阻塞已经得到充分改善,但气道阻塞的感知可能难以改变,用嘴呼吸的习惯也难以纠正。另外,尽管气道是通畅的,但由于两侧鼻气道存在解剖结构上的差异,呼吸时仍然存在湍流,导致呼吸不顺畅。

在美观上,最常见的问题是鼻下 1/3 的不对称。有两个最常见的问题,一个是鼻翼缘(唇裂侧向下移位畸形),另一个是卷轴区(上外侧软骨与下外侧软骨交接部位)的凹陷畸形。在我(J. R. M.)的经验中,这种情况的返修率略高,大约 15%,尽管这种问题实际上广泛存在,但多数较轻,大多数患者并不会要求进一步的手术修整。在修整这种病例时,往往需要在唇裂侧切开鼻翼缘(与 Tajima 描述的相似),放置耳软骨片以矫正凹陷畸形。在这两个部位有更明显问题的患者,在做修复手术时就应该考虑联合使用上述处理方式以预防遗留畸形。目前,我(J. R. M.)还不主张在所有的患者中应用这个方法。

并发症

　　前面已经提到过了,最常见需要修整的唇裂鼻整形患者通常表现为不对称畸形及气道阻塞,这两个方面的问题都不应该算作并发症,应算作是基础条件及修整手术的固有风险。并发症包括出血、感染、皮肤坏死、鼻甲粘连、中隔穿孔以及中隔塌陷导致的鞍鼻畸形。

案例分析

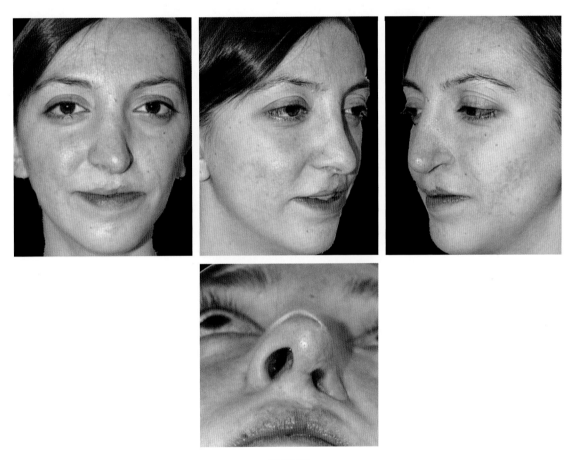

图 27-11

　　这名 26 岁患者出生时即患有唇裂及腭裂畸形,并经历数次手术。她最后一次手术在外院完成,是一次鼻修复,具体细节不详。

　　查体中见到,以往唇修补术的切口在鼻翼周围绕了一圈。这个切口造成了患侧鼻孔的挛缩以及外鼻阀的塌陷。鼻内检查发现了严重的唇裂中隔畸形,对侧鼻甲肥大以及左侧内鼻阀狭窄。可见鼻翼缘切口,这个符合 Tajima 的手术方式。

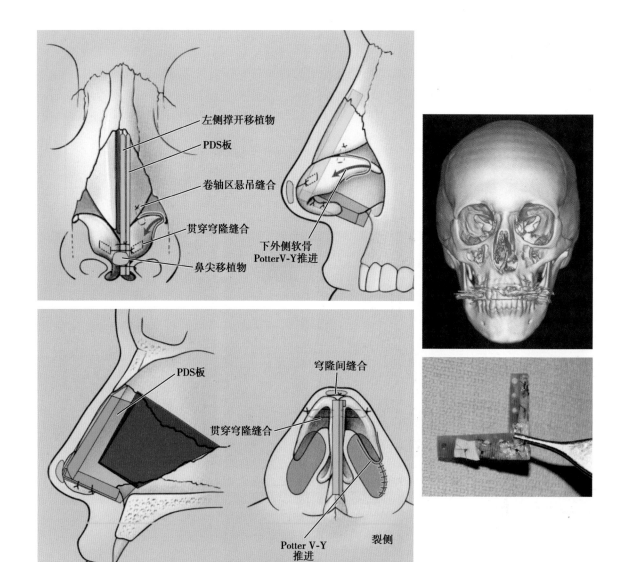

左侧撑开移植物

PDS板

卷轴区悬吊缝合

贯穿穹隆缝合

鼻尖移植物

下外侧软骨
PotterV-Y推进

PDS板

穹隆间缝合

贯穿穹隆缝合

Potter V-Y
推进

裂侧

图 27-11(续)

　　术中发现之前的鼻小柱支撑移植物,取下移植物备用。之前曾经取下了四边形的中隔软骨,但没有进行完整的中隔整形,可见明显的骨刺存在。留下足够的 L 形支撑后,仍有少量的中隔软骨可以采集。左侧内侧脚软骨严重变形,鼻中隔尾侧端严重损毁,并缺乏支撑鼻尖所必需的结构。从中隔软骨上采集软骨条,放置鼻小柱支撑移植物及撑开移植物,用 PDS 弹性板固定支撑鼻中隔,构建固定于左侧鼻中隔的 L 形支撑。在患侧使用 PotterV-Y 推进的方法抬高下外侧软骨。用穹隆间缝合及贯穿穹隆缝合以加强鼻尖形态。这些操作完成后,左侧的鼻翼需要外侧脚支撑移植物及皮肤组织进行重建。采取耳廓皮肤软骨复合组织移植以满足上述两个需求。

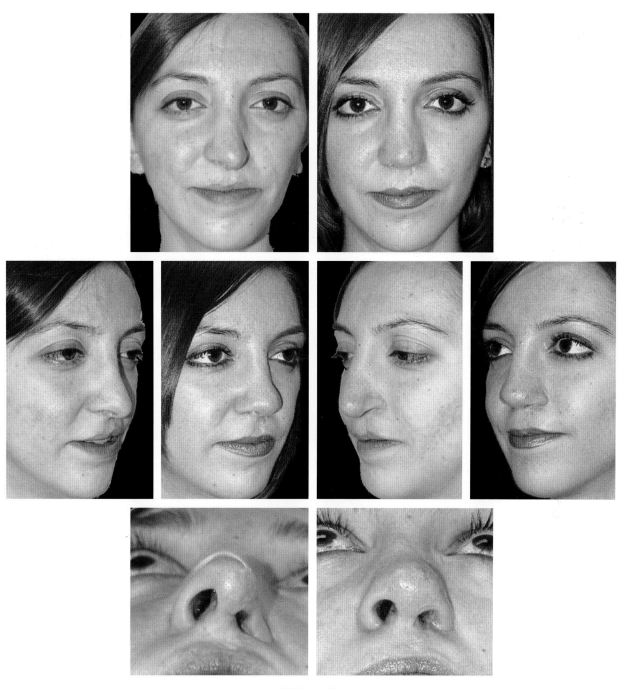

图 27-11（续）

　　术后 6 个月患者复查时对称性获得完全改善,手术增加了鼻尖的头侧旋转度,鼻孔、鼻翼的对称性均获得改善。

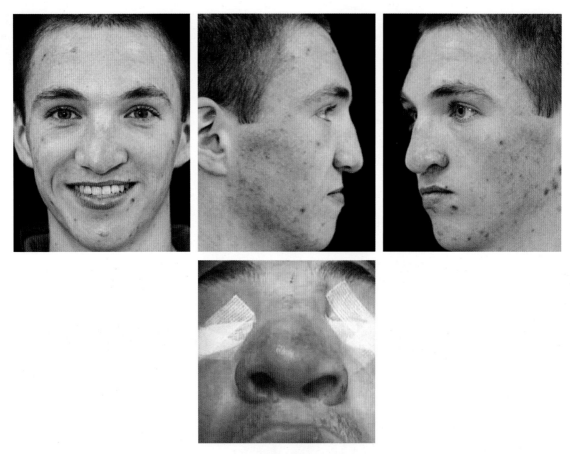

图 27-12

这名 17 岁青春期男性在我院完成所有的治疗,曾接受唇裂修复、初次鼻整形术、腭裂修复术、齿槽嵴裂骨移植术。他来看诊时表现为典型的唇裂鼻畸形患者样貌,包括下外侧软骨向下向后移位、患侧鼻翼外扩伴塌陷,背侧成角畸形以及复杂的中隔畸形。

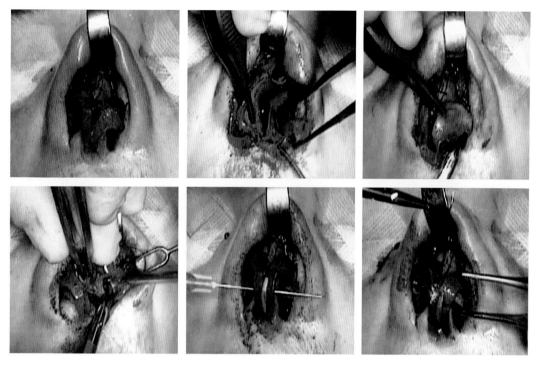

图 27-12（续）

手术项目包括前面提到过的向外骨折的鼻甲缩小术，鼻背分段式降低，鼻中隔软骨采集，上颌骨骨刺清除，切除偏曲的筛骨垂直板，放置双侧撑开移植物，PotterV-Y 鼻尖矫正，下外侧软骨头侧缘翻转（外侧脚翻转瓣），唇裂侧外侧脚支撑移植物，鼻小柱支撑移植物，穹隆下软骨移植及穹隆间缝合以塑形鼻尖，沿鼻翼插入点向鼻基底切除缝合以缩窄鼻基底宽度。此外，患者还接受了鼻骨缩窄，即低到低位的截骨术以及双侧旁正中斜行截骨。中隔完全被松解，并重新放置于前鼻棘的中线上。患侧下外侧软骨从梨状孔边缘被完全游离。做黏膜软骨膜 V-Y 推进瓣，并放置鼻小柱支撑移植物及穹隆下移植物。

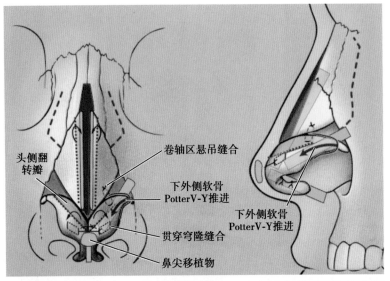

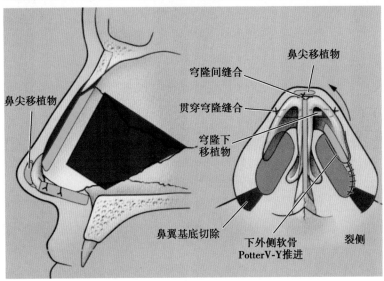

图 27-12（续）

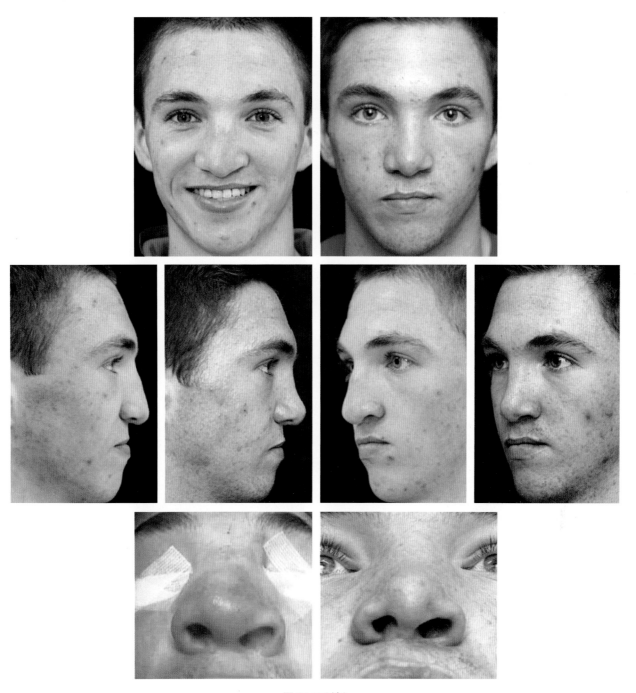

图 27-12(续)

患者术后 1 年复诊,鼻尖突出度和旋转度均获得改善。鼻尖、鼻翼及鼻孔外观更加对称。

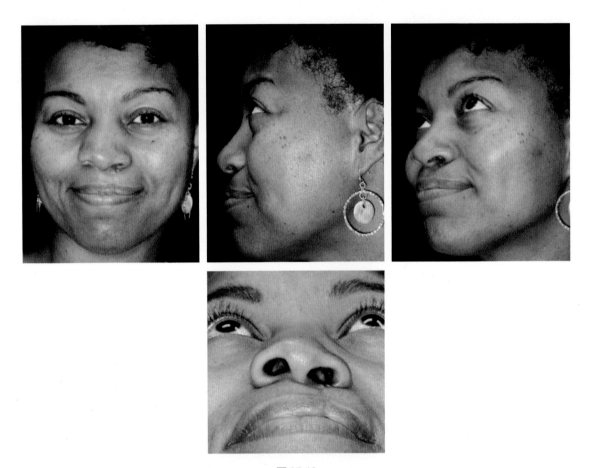

图 27-13

　　这名 45 岁女性来就诊评估遗留的唇裂鼻畸形问题。患者存在患侧下外侧软骨塌陷、中隔偏曲以及对侧下鼻甲肥大。

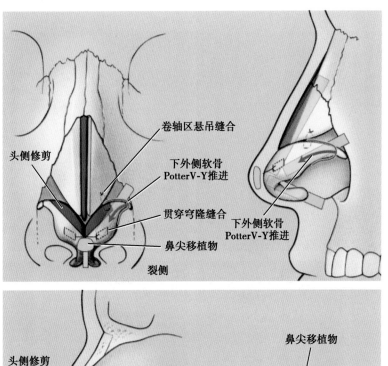

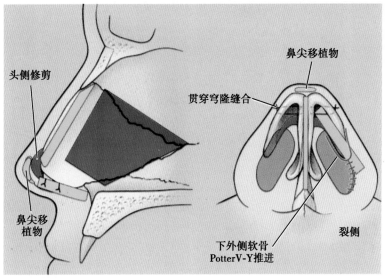

图 27-13（续）

　　手术项目包括中隔软骨采取、不对称的（患侧）撑开移植物放置、下外侧软骨头侧修剪、患侧外侧脚支撑移植物、鼻小柱支撑移植物、Potter V-Y 鼻尖整形以及贯穿穹隆缝合。

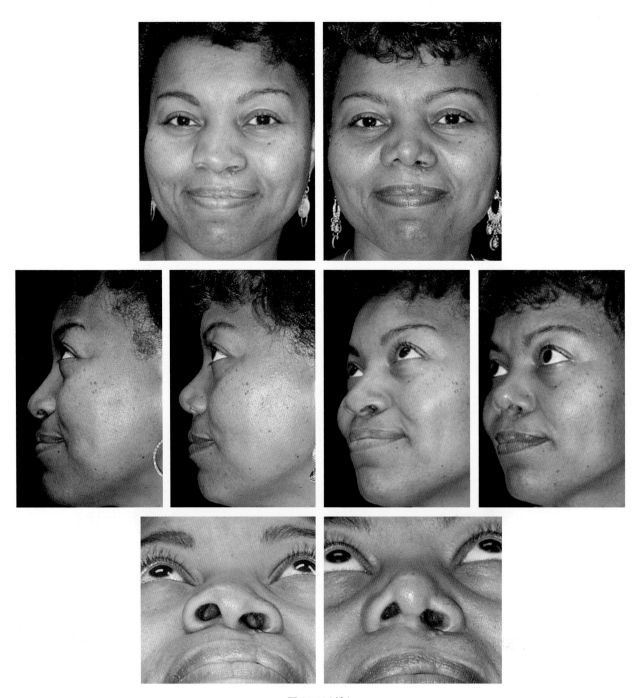

图 27-13(续)

患者在术后 3 个月复诊,鼻尖旋转程度、鼻翼及鼻孔均获得改善。

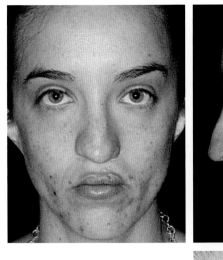
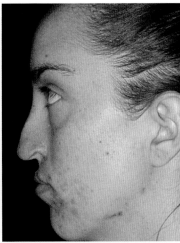
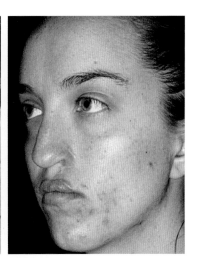
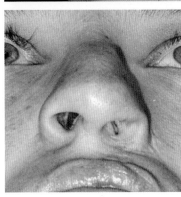

图 27-14

　　这名 27 岁女性就诊评估唇裂鼻畸形,以往曾在外院完成全部手术,但因为搬家就诊于我院。患者有很明确的功能及美观要求。术前体检发现鼻背驼峰、左侧鼻翼塌陷及左侧鼻尖突出消失、鼻甲肥大及鼻中隔偏曲。

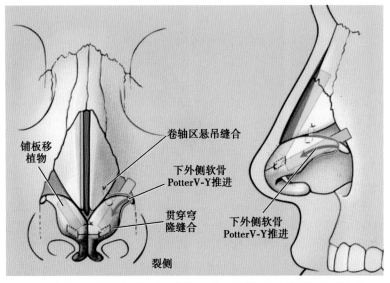

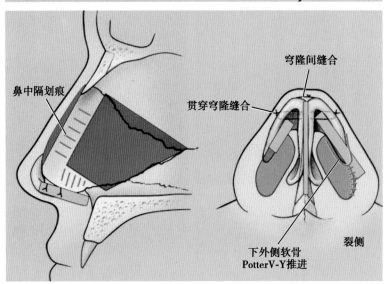

图 27-14（续）

　　手术项目包括前面叙述过的鼻甲向外骨折的鼻甲缩小术、分段式鼻背降低、中隔软骨采取及 L 形支撑成形、中隔软骨划痕、健侧放置撑开移植物、患侧外侧脚支撑移植物，健侧铺板移植物、患侧前庭蹼状畸形打薄、贯穿穹隆及穹窿间缝合以突出鼻尖表现点。

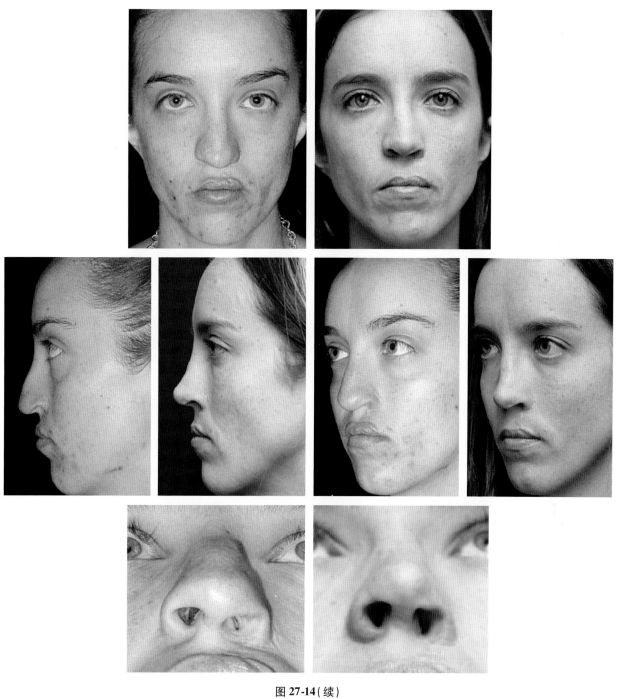

图 27-14（续）

术后一年半复诊，鼻尖旋转度改善、鼻尖形态及鼻孔对称度均获得改善。

要 点

- 唇裂鼻畸形是鼻整形手术中最大的挑战,原因在于结构畸形的复杂性以及相伴随的错误观念、多个方面的潜在功能性阻塞以及既往手术遗留的影响。
- 成熟唇裂鼻畸形的成功修复,始于对现有畸形的正确理解,并有针对性地进行手术加以矫正。儿童期唇裂鼻畸形的初次及后续鼻整形手术一般着眼于鼻下三分之一部分,以矫正下外侧软骨的不均衡。术前的矫形会有帮助。唇鼻模具是一种被动的口内黏附器具,可以逐渐对齐裂开的上颌骨,可配合鼻外支架以矫正鼻畸形。
- 医生在进行初次唇裂鼻整形时所采用的技术会有很大区别。所有的初次鼻整形手术都需要权衡利弊,以免影响到进一步的鼻整形手术。
- 标准的鼻面部评估为所有的患者提供了整套评估方案,同样也适用于唇裂鼻畸形患者。标准化的分析可将唇裂患者的鼻整形与正常鼻整形按照同一标准处理,有利于美容鼻整形技术的使用。唇裂鼻畸形初次手术的患者中有60%存在鼻气道堵塞症状,且严重的解剖畸形及相应的代偿畸形会比想象的多得多。
- 大多数病例需要撑开移植物——取自中隔软骨、厚约1~2mm并一直延续到中隔尾侧端的软骨条。一般会采取不对称的移植方式——在唇裂侧放置比较大的撑开移植物以掩盖残余的侧壁凹陷。
- 唇裂患者下外侧软骨的畸形,是由患侧的上颌骨的发育不全,所导致的侧后方张力所引起。因此,患侧的软骨外侧脚必须从梨状孔边缘游离,推进并支撑以使穹窿部达到对称的突出度和位置。
- 无论外科医生多么努力,唇腭裂患者的鼻整形都不会是完美的。即使最好的手术效果也会有瑕疵。术前应该反复强调现实的手术目标及合理预期。
- 术后修整最常见的要求是鼻下1/3遗留的不对称畸形。有两个问题,而且往往并存,一个是鼻翼缘的不对称畸形(患侧残留鼻翼缘向下移位),另一个问题是上、下外侧软骨交界处(卷轴区)的凹陷。

(甘承 译,李战强 校)

参考文献

1. Randall P. History of cleft lip nasal repair. Cleft Palate Craniofac J 29:527-530, 1992.
2. McComb H. Primary correction of unilateral cleft lip nasal deformity: a 10-year review. Plast Reconstr Surg 75:791-799, 1985.
3. Fisher DM, Mann RJ. A model for the cleft lip nasal deformity. Plast Reconstr Surg 101:1448-1456, 1998.
4. Mulliken JB. Repair of bilateral complete cleft lip and nasal deformity—state of the art. Cleft Palate Craniofac J 37:342-347, 2000.
5. Fisher MD, Fisher DM, Marcus JR. Correction of the cleft nasal deformity: from infancy to maturity. Clin Plast Surg 41:283-299, 2014.
6. Millard DR. Cleft Craft. Boston: Little Brown, 1976.
7. Randall P. History of cleft lip nasal repair. Cleft Palate Craniofac J 29:527-530, 1992.
8. Thorne C, Grabb WC, Smith JW. Grabb and Smith's Plastic Surgery, ed 6. Philadelphia: Wolters Kluwer Health/Lippincott Williams & Wilkins, 2007.
9. Salyer KE. Primary correction of the unilateral cleft lip nose: a 15-year experience. Plast Reconstr Surg 77:558-568, 1986.
10. Salyer KE. Early and late treatment of unilateral cleft nasal deformity. Cleft Palate Craniofac J 29:556-569, 1992.

11. Tajima S, Maruyama M. Reverse-U incision for secondary repair of cleft lip nose. Plast Reconstr Surg 60:256-261, 1977.

12. Fisher DM. Unilateral cleft lip repair: an anatomical subunit approximation technique. Plast Reconstr Surg 116:61-71, 2005.

13. Woodard CR, Park SS. Nasal and facial analysis. Clin Plast Surg 37:181-189, 2010.

14. Stewart MG, Witsell DL, Smith TL, et al. Development and Validation of the Nasal Obstruction Symptom Evaluation (NOSE) scale. Otolaryngol Head Neck Surg 130:157-163, 2004.

15. Gruber RP, Lin AY, Richards T. A predictive test and classification for valvular nasal obstruction using nasal strips. Plast Reconstr Surg 126:143-145, 2010.

16. Coan BS, Neff E, Mukundan S Jr, Marcus JR. Validation of a cadaveric model for comprehensive physiologic and anatomic evaluation of rhinoplastic techniques. Plast Reconstr Surg 124:2107-2117, 2009.

17. Gubisch W. Extracorporeal septoplasty for the markedly deviated septum. Arch Facial Plast Surg 7:218-226, 2005.

18. Gruber RP, Peled A, Talley J. Mattress sutures to remove unwanted convexity and concavity of the nasal tip: 12-year follow-up. Aesthet Surg J 35:20-27, 2015.

19. Potter J. Some nasal tip deformities due to alar cartilage abnormalities. Plast Reconstr Surg (1946) 13:358-366, 1954.

20. Daniel RK. Rhinoplasty: a simplified, three-stitch, open tip suture technique. Part I: primary rhinoplasty. Plast Reconstr Surg 103:1491-1502, 1999.

21. Daniel RK. Rhinoplasty: a simplified, three-stitch, open tip suture technique. Part II: secondary rhinoplasty. Plast Reconstr Surg 103:1503-1512, 1999.

22. Daniel RK. Rhinoplasty: open tip suture techniques: a 25-year experience. Facial Plast Surg 27:213-224, 2011.

23. Guyuron B, Poggi JT, Michelow BJ. The subdomal graft. Plast Reconstr Surg 113:1037-1040; discussion 1041-1033, 2004.

达拉斯鼻修复术：全球大师的杰作

Secondary Rhinoplasty *by the global masters*

28

现代鼻再造法

Frederick J. Menick

前额的色调与脸和鼻子完美匹配,它必须是首选。前额才能做出最好的鼻子。

Sir Harold Gillies and D. Ralph Millard

从本质上讲,所有的皮瓣是相似的,由两部分组成,一部分主要涉及脉管和血液循环,另一部分用于修复。

Sir Harold Gillies

整形手术是美学与血供的永恒之战。

Sir Harold Gillies and D. Ralph Millard

由于其理想的颜色和纹理,额头的皮肤被公认是鼻部表面覆盖最好的供区[1,2]。但是,前额是由皮肤、皮下脂肪、额肌和一层薄薄的结缔组织覆盖骨膜和骨构成。所有的前额皮瓣,不论它们的血管蒂来自哪里,都比鼻部皮肤厚,必须打薄后才能与鼻部的皮肤软组织厚度相匹配。前额又硬又平,不容易从二维塑造成三维形状。一个笨重的皮瓣和正常鼻子的邻近结构不容易过渡,也不易贴合鼻形。

传统做法中,前额皮瓣需要分两期进行转移,断蒂后每4~6个月还要做修复,以细化重建出的鼻子。第一期,把远端的额肌和皮下组织离体,将部分打薄的皮瓣转移到受区。这样初始的打薄相对安全,至少在非吸烟人群中,因为皮瓣血供丰富。偶尔鼻翼和鼻小柱的延伸部会出现坏死,特别是皮瓣较大的情况,需要打薄的面积较大。第二期,3周后断蒂。将皮瓣的近端嵌入处重新从受区掀起来,并打薄。

这样分期进行的软组织"打薄"是有限的,不完整的,零零散散的。在大范围的鼻再造中经常会见到轮廓的凹凸不平。在后期的调整中,皮瓣的边界被分期地,通过瘢痕化的真皮下层次重新部分掀起。切除多余的软组织,再放置辅助软骨移植物以优化早期的效果。但是,这时的皮肤已经变硬、挛缩、顺应性差,这是因为在皮下出现了纤维化,不易成型。

1974 年，Millard[3]描述在少数病例中，他会推迟断蒂。他在第一期就把远端皮瓣打薄，但是在断蒂前将其重新掀起，在中鼻拱处做为一个双蒂皮瓣，以眉弓血管为蒂，将其远端嵌入鼻尖和鼻翼。切除中鼻拱上多余的软组织以改善外鼻轮廓。他把断蒂推迟到第三期。他没有继续这么做。

1992 年，Burget 和 Menick[4]也建议在修复重大缺陷时，中间增加一个步骤。第一期完成后 3 周时，把远侧打薄的前额皮瓣从受区表浅地掀起，但仍然保持和鼻翼缘和鼻小柱的附着。蒂保持完整。对皮下脂肪和额肌进行塑造，如适合时增加额外的软骨移植物以改善轮廓。把皮瓣重新缝回受区，后期断蒂。意识到皮片可以在全厚的前额皮瓣血管床上存活后，他们还提出，如果要预防远期的挛缩，可以将皮片用于衬里处。

从前，Kazanjian 和 Converse[5]曾经提出担心移植物"被吃掉"和术后的收缩。但是Gillies[6]通过鼻腔内假体持续性固定的方法，成功地在一例梅毒性鼻再造中用移植物做出了衬里。Burget 和 Menick 发现在最开始或中间步骤时，断蒂之前，在皮肤和额肌之间的皮下层埋上一个软骨移植物，可以预防明显的伤口挛缩。

在过去的 20 年中，我扩展了这些概念，提升了美学效果，减少了修改的数量和难度，并缩短了符合美学的鼻再造所需要的时间[7,8]。我会转移全层前额皮瓣，并不打薄，以保持其血供并减少软组织损伤。在中间步骤时，将其从受区完整地重新掀起，形成一个薄且柔软的皮瓣，这样可以把附着在受区的软组织，包括深层脂肪和额肌全部重塑。完全暴露后，可以重新构建鼻形，对软骨移植物进行调整、重新定位或增加。同样重要的是，三期中的全层前额皮瓣能有效地折叠成为鼻衬里。这种折叠的衬里会和邻近的残留正常衬里愈合，不再依赖前额皮瓣的血供，能完整地重新掀起覆盖的皮瓣，以及延迟增加的基本支撑。这让我们能深入了解鼻再造中的自然愈合过程，既能初期也能延期使用软骨移植物，并增加了出现并发症后挽回的机会。

技巧

创建理想的鼻外覆和坚固的深层结构

前额分了很多层，包括皮肤、皮下组织、额肌，和薄薄的网状层[9,10]。当作为全层皮瓣掀起时，以旁正中蒂为基础，滑车上血管从较深的眶上缘骨膜表面穿出，穿过肌肉垂直向上走行在到发际线的皮肤皮下。这是一个皮下蒂的肌筋膜轴型皮瓣，血管化程度很高。

在第一次转移时切除肌和皮下脂肪会去掉肌成分，形成一个新鲜出血的皮下创面，容易出现纤维化和挛缩。这样形成的皮瓣不能承受缝合时的张力，因为额肌血供被切掉了。相反，如果皮瓣转移时没有打薄，就没有软组织受伤。创面愈合时产生的硬化，不是从皮瓣内开始的，其组织会保持柔软和无瘢痕状态。所有的血管供应都是完整的，坏死就会少见（图 28-1）。

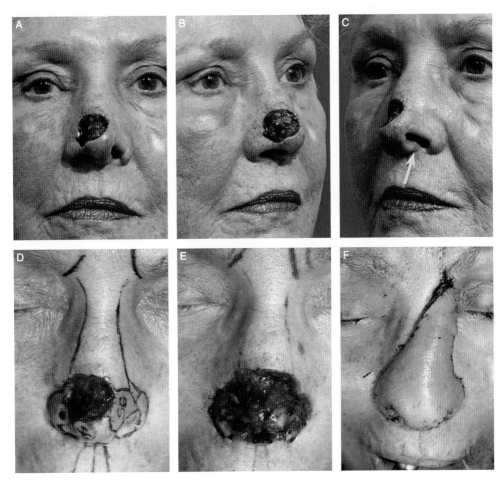

图 28-1　A ~ C,该患者有多个皮肤癌需要多次切除与修复。虽然新的 Mohs 缺损只是中等大小,鼻子的下半部分之前做过多次植皮,左侧的鼻翼缘全层缺损用耳廓复合移植物进行了修补。鼻子像打了补丁,左鼻孔缘错位(箭头)。她希望看起来"正常"。切除鼻下半部表面剩下的皮肤,对鼻尖和两侧鼻翼亚单位进行重新覆盖。亚单位原则只适用于鼻尖和鼻翼凸起的缺损,所以鼻背的缺损可以直接进行替换,而不用做额外的亚单位切除。D,用墨水标记鼻亚单位、原有瘢痕和移植物,以指导切除。E,将新鲜的耳软骨鼻翼板条放置在鼻翼和软三角衬里上方,以支撑鼻孔缘。F,以缺失的皮肤覆盖为基础做一个精确的模板,转左侧全层旁正中前额皮瓣覆盖缺损。蒂深面的新鲜创面用全厚皮片覆盖,消除术中的结痂。转移的皮瓣是一个含有皮肤、脂肪和额肌的瓣。有时候,皮瓣边缘或鼻小柱突起处做打薄,方便嵌入

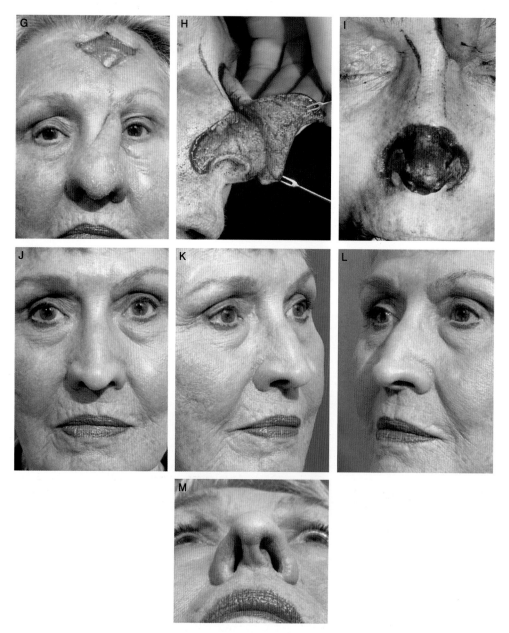

图 28-1(续) G,1 个月后,皮瓣显得笨重臃肿。但是它的血管化程度很好,通过掀起和转位已经做到有效的延迟。然后将此皮瓣整个重新掀起,形成一个带 2~3mm 皮下脂肪的皮瓣。这会充分显露深层的多余脂和额肌。皮瓣并没有保留和鼻孔缘或鼻小柱的附着,这样可以按需完成软组织塑形和支撑的调整。H 和 I,在完全可视下,切除愈合的软组织和支架,塑造鼻形。此时可以按需进一步放置被推迟的基本支撑移植物,以增加鼻尖或鼻背的突出度,或复位一个错位的鼻孔缘。如果第一期出现了设计问题或移植物移位,在中间步骤可以完成术中的"修改"。J~M,8 个月后,一个漂亮的鼻形已经重建好了。不用再进行修改。如果缺损范围扩展到鼻翼折痕周围,直到侧壁上,或如果衬里被替换掉了,也许需要一个后期的修改来重新形成鼻翼沟或扩大气道

第一期

掀起一个全层前额皮瓣(肤、皮下脂肪和额肌)。如果为了方便嵌入,只在鼻小柱上沿着鼻孔缘修剪几毫米皮下脂肪和额肌。用从对侧正常或按美学所做的模板来精确替代缺损的覆盖。将其缝合到受区,没有张力或发白,一层精细缝合。如果调整和扩大缺损处会提升最终的美学效果,可以将鼻亚单位内的邻近正常组织都切掉,将整个亚单位重新覆盖,而不仅仅只是缺损部分[8,9]。首选支撑软骨移植物,但是它们也能以延迟的方式在第二期的中间步骤中再放置。

如果有血管化的鼻衬里存在或已被修复,放置基础软骨移植物[4,11-13]。如果第一期中用皮片或折叠的前额皮瓣做了衬里,不要放置软骨移植物。

在帽状腱膜下层广泛游离后,分层缝合前额供区。如果前额靠上处有裂隙不能一期缝合,可以换药愈合。如果前额大小不足,或有瘢痕存在时,修复前需要进行扩张。

第二期

1个月后该全层前额皮瓣会很好地和受区愈合,实际上,通过掀起和转位,这是在生理上完成了延迟。在这个中间步骤中,可以很容易地从整个鼻部,从无瘢痕的皮下组织层掀起带3mm皮下脂肪的前额皮肤,让多余的皮下脂肪和额肌与受区愈合。皮瓣暂时放在额头上,由其完整的蒂实现灌注。前额皮肤(无额肌)可以在没有远端嵌入的情况下,从鼻子上完整地重新掀起,而不会有重大风险。这种广泛的显露可以完成皮下塑形,切除多余的软组织,并放置额外的软骨移植物。

中间步骤在全身麻醉下进行,不打局麻药,以预防局麻药或肾上腺素的变白作用产生扭曲变形。用双手的手指触诊,加上透光,可以掀起一个平滑、均匀、菲薄、柔软的皮肤覆盖,与深层的鼻支架良好贴服。皮肤保持良好的颜色和毛细血管充盈。皮瓣轻微水肿,之前从未从皮下平面分离,可以很容易地与深层组织分开,深面出血也很少。轴向的皮下血管位于皮下的浅层脂肪内,肉眼就能看到,不容易受损伤。如果担心血供的问题(比如说在皮瓣范围内有大的瘢痕),掀起时可以做成双蒂,从眉弓蒂延伸到鼻小柱,使血供最大化(图28-2、图28-3)。

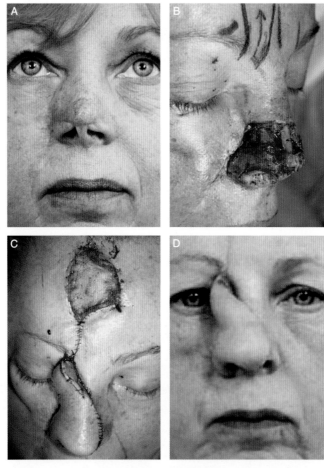

图 28-2　A，这名患者在用双叶瓣修复鼻尖 Mohs 缺损失败后，留下了一个挛缩的瘢痕性鼻子，接着做了两期鼻唇沟皮瓣以处理鼻翼和鼻尖的退缩。这名患者有鼻整形史。B，切除鼻尖区域、右侧鼻翼和侧壁范围内的瘢痕皮肤正常的外侧脚缺失，鼻背过度切除。瘢痕切除后，衬里套扩大到正常。用鼻中隔软骨重建鼻尖软骨解剖，鼻背移植物，侧壁支撑，用耳软骨做鼻翼缘板条以恢复骨骼框架。C，掀起一个未扩张的右旁正中前额皮瓣，除鼻小柱嵌入部分外，其他部分均未打薄。前额部分不能缝合的缺损暂时用凡士林纱布覆盖，皮瓣蒂的创面临时用植皮覆盖。D，4 周时，全层皮瓣表现得很臃肿，软骨支架都看不到

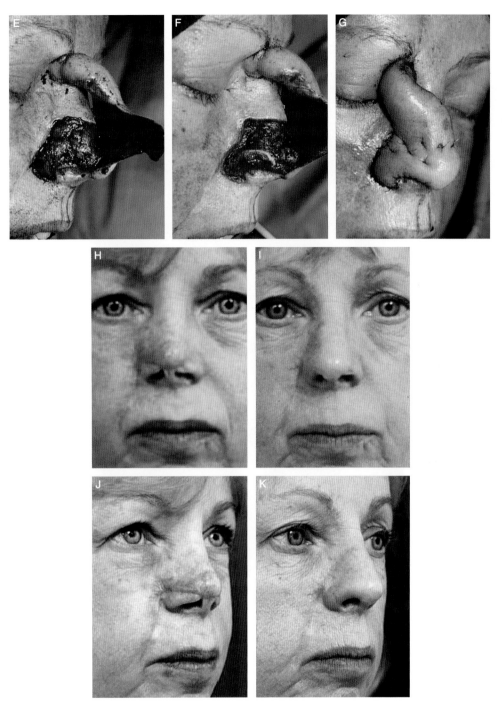

图 28-2（续）　E~G，沿其边缘切开前额皮瓣。除了鼻小柱外，把带 3mm 皮下脂肪的前额皮瓣从整个鼻子上掀起来。显露深层皮下组织和额肌。用墨水标记设计的鼻翼折痕。切除瘢痕、额肌和皮下组织以形成一个刚性的表面结构，可以通过外覆的薄且贴合的前额皮肤看见，有了一个鼻子的雏形。前额蒂不切断。将皮瓣重新缝回周边，并做褥式缝合。前额皮瓣后期再断蒂。H~K，术前及术后两年，中间做了一次调整以重建鼻翼折痕

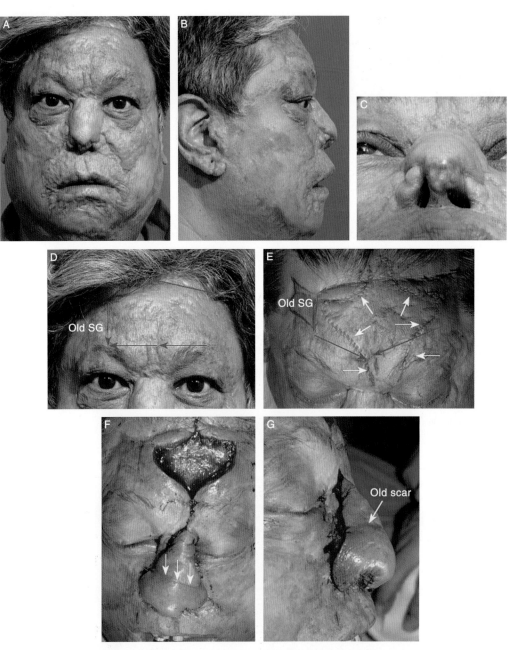

图 28-3 A～C，为改善天花带来的瘢痕，这名患者的颊部在儿时做了植皮，鼻子用一个水平前额皮瓣重新覆盖。随着年龄增长，鼻子就像打了补丁，瘢痕重，宽且短。设计了全鼻再造，加上亚单位支撑，以改善皮肤质量和轮廓。D，左侧前额水平皮瓣没有用过的部分被转回供区，右侧残留的间隙做了植皮。横向的全层瘢痕横跨前额供区的上下两部分，横断了垂直的额部血管，使得旁正中皮瓣的设计变得更复杂。E，为增加皮瓣血供，切开左侧旁正中皮瓣边界轮廓直到骨膜，进行手术延迟，在每侧鼻翼和鼻小柱尖处保留几毫米的完整性。皮瓣不做游离。F 和 G，3 周后，转移全层皮瓣。在中鼻拱表面能看见旧的横向前额瘢痕（箭头）。皮瓣血管化良好，和受区一期愈合

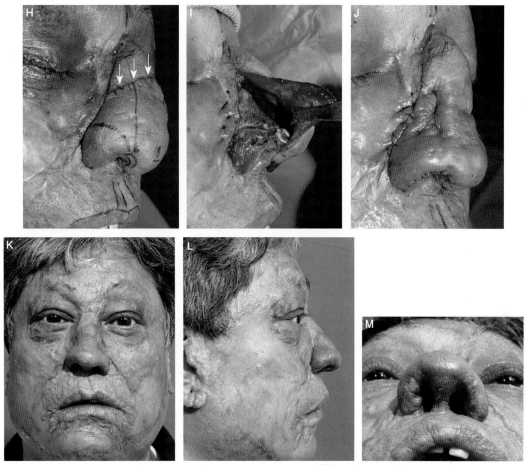

图 28-3（续） H ~ J，一个月后，将皮瓣重新掀起，带上几毫米的脂肪，可以进行软组织的切除和塑形以改善轮廓，保持和鼻小柱的嵌入，以近心端的眉头血管和其远端嵌入处作为基础，形成双蒂瓣。术后出现了右侧鼻翼的表皮浅层坏死，但是自愈了，也没有形成明显的退缩。如果在皮瓣范围内有明显的瘢痕，应考虑在两个中间步骤中做分期打薄。（箭头，旧瘢痕）。K ~ M，术后调整重建鼻翼折痕后的效果

　　显露深层的皮下组织、额肌和预先放置的基础软骨移植物。多余的软组织，一团软骨、脂肪和瘢痕现在愈合成为一团刚性的活的结构，容易出血，能进行切除以雕刻出一个理想的带亚单位的底层结构。可以看得到之前放置的基础软骨移植物，可以通过雕刻塑形，可按需做进一步的增加或重新定位。在血管化的皮片衬里或折叠了的前额皮肤衬里上也可以延迟放置基础软骨移植物。通过软组织切除和软骨移植做出了理想的深层结构后，把前额皮肤（现在是鼻部皮肤厚度）重新放回深层这个坚固、外形经过调整的立体受区，用褥式缝合关闭死腔，并使皮瓣和受区重新对合。

第三期

三周后（皮瓣转移后 2 个月）断蒂。重新打开前额下方的瘢痕，将近端的蒂展开，修剪后以一个小的倒 V 形嵌入到眉间，模拟一个皱眉的折痕。远端的皮瓣掀起时带上 3~4mm 皮下脂肪，上方的受区按需进行修整，包括切除多余的皮下脂肪、额肌和瘢痕，以显露鼻背中线、鼻翼折痕以及侧壁连接处等。皮瓣嵌入到一个稳定且经过塑形的坚固皮瓣平台上；通过薄且贴附的皮肤显露鼻形。

衬里扩大的选择

对小到中等大小的单双侧鼻缺损用折叠的前额皮瓣作为覆盖和衬里

以前会把前额皮瓣折叠起来做鼻翼缘的覆盖和衬里。但是，把一个很厚的皮瓣折成一个鼻子形状是很困难的，技术上很难准确放置基础的鼻小柱、鼻尖和鼻翼支撑移植物。这种重建的鼻子笨重臃肿，鼻孔缘厚，而且鼻翼缘软组织没有支撑，会出现塌陷并阻塞气道。

为了克服这些问题，设计单独的模板来代替缺失的外覆和衬里。在供区画出前额皮瓣的形状，衬里的模板放在靠上 2~3mm 处，作为外覆皮瓣的远端延伸。衬里的延伸可以设计成单侧或双侧。模板之间 3mm 的富余量可以便于折叠。通常，这个衬里延伸要放在前额供区关切口时需要切除猫耳的部位，属于要被丢掉的组织。把画好了覆盖和衬里的皮瓣全层掀起。把远端的延伸内翻，以提供衬里，并用可吸收线缝到残留的黏膜上。近处的皮瓣用于覆盖，将其对折，用一层细密缝合插入，将两个新鲜的深部网状面折叠相对。皮瓣不打薄；不放软骨支架移植物。

四周后，在中间步骤中，沿着设计的鼻翼缘切开皮瓣，将近端的外覆和沿着鼻翼缘的远端衬里延伸完全分开。然后将近端皮瓣带上几毫米的皮下脂肪从插入处掀起。切除多余的深层脂肪和额肌，显露薄且柔软的衬里，几乎接近正常厚度。折叠的衬里保留着从相邻的正常黏膜来的血管，会大量出血。和正常衬里很难区分。推迟放置的基础移植物现在可以放进去，对重建的衬里和前额覆盖皮肤进行支撑和塑形。它们会对抗瘢痕挛缩。

然后将"变薄"的前额覆盖皮瓣重新缝合回受区，等待断蒂（图 28-4，图 28-5）。

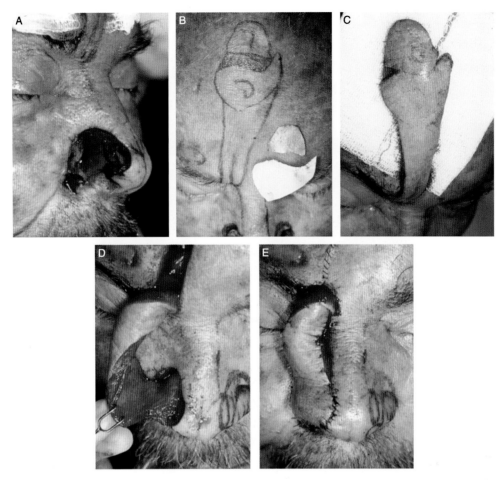

图 28-4　A~E,这名患者的右侧鼻尖、鼻翼和侧壁全层缺损,这是一个早期鳞状细胞癌做了 Mohs 切除后用改良的折叠法修复。用外覆和衬里的精确模板设计了一个右侧的旁正中前额皮瓣,远端延伸折叠以提供衬里和外覆。前额皮瓣被全层掀起。把远端的延伸内翻,以提供衬里,并用可吸收缝到残留的黏膜上。近处的皮瓣用于覆盖,将其对折,一层细密缝合后插入,将两个新鲜的深部网状面折叠。皮瓣不打薄;无软骨支架移植物。注意这个皮瓣错误地外旋,而不是朝向内侧——不推荐这么做。旁正中皮瓣最好是向内侧转位和旋转,以减少蒂部血供绞窄

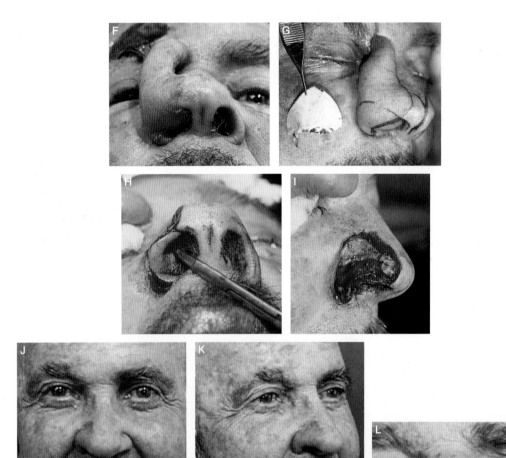

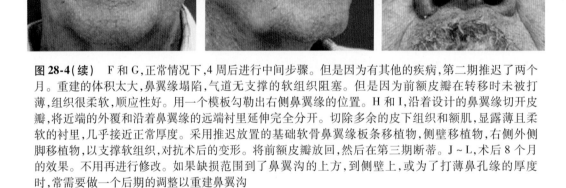

图 28-4(续) F 和 G,正常情况下,4 周后进行中间步骤。但是因为有其他的疾病,第二期推迟了两个月。重建的体积太大,鼻翼缘塌陷,气道无支撑的软组织阻塞。但是因为前额皮瓣在转移时未被打薄,组织很柔软,顺应性好。用一个模板勾勒出右侧鼻翼缘的位置。H 和 I,沿着设计的鼻翼缘切开皮瓣,将近端的外覆和沿着鼻翼缘的远端衬里延伸完全分开。切除多余的皮下组织和额肌,显露薄且柔软的衬里,几乎接近正常厚度。采用推迟放置的基础软骨鼻翼缘板条移植物,侧壁移植物,右侧外侧脚移植物,以支撑软组织,对抗术后的变形。将前额皮瓣放回,然后在第三期断蒂。J~L,术后 8 个月的效果。不用再进行修改。如果缺损范围到了鼻翼沟的上方,到侧壁上,或为了打薄鼻孔缘的厚度时,常需要做一个后期的调整以重建鼻翼沟

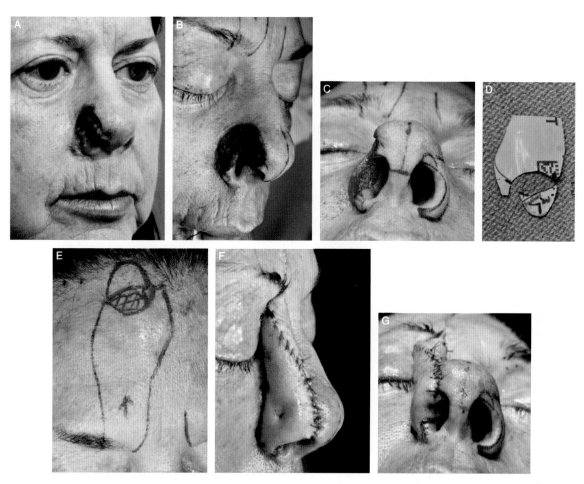

图 28-5　A ~ C,这名患者在基底细胞癌做了 Mohs 切除后,右侧鼻翼和侧壁全层缺损。需要做外覆、衬里和支撑。D,设计外覆皮瓣所需的精确模板衬里模板放置的位置作为外覆皮瓣的延伸,两者之间留下几毫米,以便于折叠。E ~ G,掀起并转移一个全层前额皮瓣,远端的衬里延伸向内折叠,提供覆盖和衬里。如果需要的话,要从远端衬里切除额肌以便于折叠。如果皮瓣没有扩张,不放基础支撑来撑起鼻翼,但是如果缺损靠中线时,这能预防外侧的鼻翼残余部分向上退缩

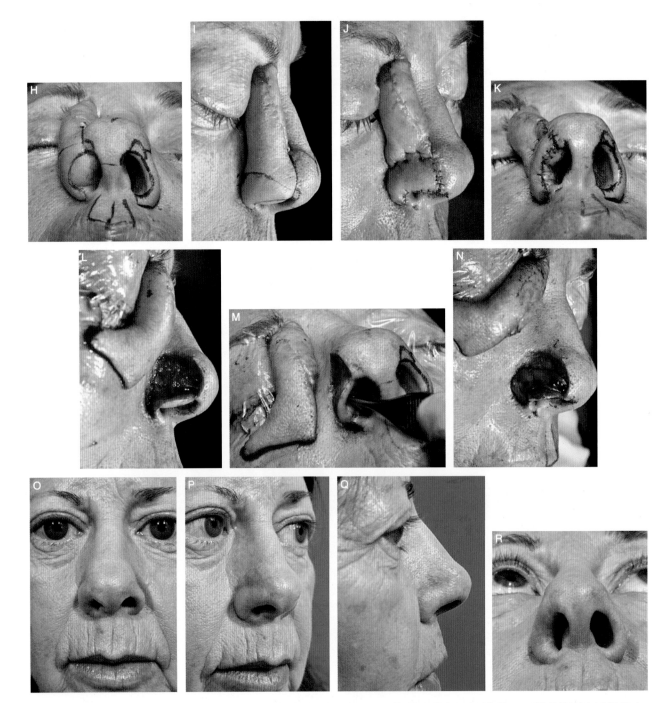

图 28-5(续) H～N,1 个月后,标记鼻亚单位。衬里的延伸与邻近的正常衬里愈合,不再依赖于近端的外覆皮瓣提供血运。沿理想的鼻孔缘切开,把外覆的皮肤带上几毫米脂肪一起掀起。切除深层折叠的脂肪和额肌,显露出薄且柔软,血管化良好的衬里。用留下的模板作为参考,修剪外覆和衬里皮瓣以重建理想鼻孔缘的边界轮廓,去除最初设计的转移皮瓣中多余的皮肤。重建的鼻翼用推迟放置的基础鼻翼支撑条移植物做支持。把打薄的贴附良好的皮瓣覆盖重新缝合回受区。O～R,断蒂后 8 个月,重做了一次鼻翼沟后的最终效果

对较小的单侧和双侧鼻缺损用皮片作为衬里

对于小于1.5cm的单侧或双侧衬里缺损,可以缝上一个全厚皮片来填充缺损,并用褥式缝合将其和前额皮瓣下表面进行固定(图28-6)。

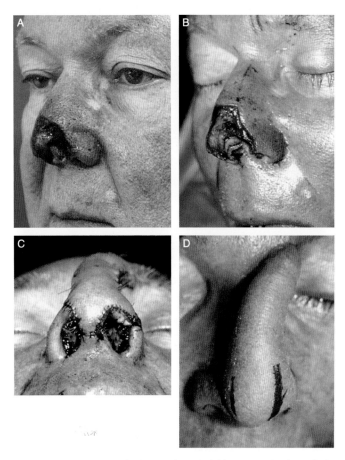

图28-6 A,这名患者对复发的基底细胞癌做了Mohs切除后,鼻尖和左侧鼻翼内侧缺损。全层缺损,有一个1cm×1.5cm的衬里缺损。B,鼻尖和鼻背亚单位内残余正常皮肤的一部分被切除。C,衬里缺损用全厚皮片移植修复,其新鲜创面向外,会通过外覆的前额皮瓣重新血管化。不能放基础软骨移植物。鼻部表面缺损用前额皮瓣覆盖,包括全层皮肤、皮下组织和额肌。用可吸收线褥式缝合将皮片固定到外覆的前额皮瓣上,鼻孔用泡沫支架轻轻填充48小时。D,取下的皮片不完整,所以又放了第二个全厚皮片,愈合时没有进一步的问题出现。最初的前额皮瓣转移后六周,重建的鼻子很笨重,鼻翼缘在衬里皮片表面,无支撑。标记需要切除的过大的量

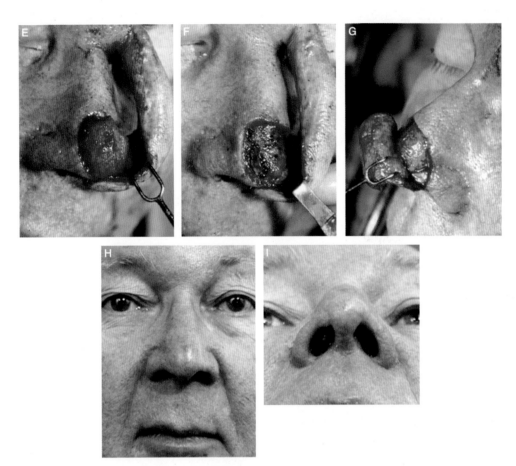

图 28-6(续) E,在这个早期的案例中,前额皮瓣以双蒂形式掀起,带上 3mm 的脂肪,在眉部和鼻小柱插入处保持近端血供。显露深层皮下组织、额肌和瘢痕组织。F,切除过多的量,形成正常鼻形。底层的皮片血管化良好,和残留的衬里融为一体。蒂未被切断。放置一个推迟的基础软骨移植物对右侧软组织三角和左侧鼻翼缘进行支撑。G,三周后断蒂时,支撑深层皮片的基础软骨移植物已经能看得见了。H 和 I,术后 1 年。不用再进行修改。虽然可以用皮肤做衬里,但是现在只是将其用作前额皮瓣转移后衬里坏死时的挽救措施。将前额皮瓣折叠后作为衬里,是一个较好的初始选择,因为其血运好,不易挛缩

　　没有放置基础软骨移植物。在中间步骤,将前额重新掀起,对软组织进行塑形,在皮片衬里(现在已经和附近残留的正常衬里融为一体)表面放置延迟的鼻翼缘基础软骨移植物。

　　在中度缺损,缺损上方残余的正常前庭皮肤保持完整时,用残余的前庭皮肤做一个双蒂皮瓣,内侧蒂在鼻中隔,外侧蒂在鼻翼基底,在软骨间区域切开。把这个衬里皮瓣向下推,到设计的鼻翼缘水平。前庭皮瓣上方的缺损用全厚皮片移植,作为鼻翼上方和鼻侧壁区域的衬里。在第一期把一个鼻翼缘基础软骨移植物缝合到这个血管化的双蒂皮瓣创面上,但是不能放在皮片表面。缺失的外覆皮肤会由全层前额皮瓣提供。皮片的创面向外,会和外覆的前额皮瓣创面重新建立血运。皮片和前额皮瓣之间的接触通过松松打结的,可吸收线做的褥式缝合进行加强,缝合从鼻内开始,穿过皮片,进入外覆皮瓣软组织,中间垫上柔软的海绵小球,放在气道内 48 小时。

　　虽然鼻翼缘有鼻中隔或耳软骨做的基础移植物做支撑,但是缺损处外覆皮片的上半部是没有支撑的。4 周时,在伤口挛缩之前,通过一个中间步骤,把覆盖深层皮片衬里的前

额皮肤从深层皮下脂肪和额肌上掀起。把多余的软组织从皮片上切掉,皮片仍然和周围保持着血运连接。皮片已经和残留的正常衬里难以区分。它很薄,容易出血。以延迟的方式,插入一个雕刻好的鼻中隔软骨和骨片,对鼻侧壁和中鼻拱进行支撑和塑形,完成鼻支架的构建。一个完整的硬组织遍布整个缺损,支撑重建对抗向上的退缩或向内的塌陷。

在较大的单侧缺损中,如缺乏残余前庭皮肤,可以用全层皮肤移植替代整个衬里缺损(图28-7)。缝合时把皮肤面朝向鼻前庭,创面朝外。前额皮瓣嵌入时,可以在鼻翼缘上面,皮肤和额肌之间做一个3~5mm的皮下隧道。用耳软骨做一个鼻翼缘铺板移植物,约5mm宽,有足够的长度,放在这个腔隙内以支撑和对鼻翼缘进行塑形。但是,缺损超过鼻翼缘软骨移植物的部分就没有支撑了。稍晚时,在一个中间步骤中,掀起前额皮瓣并切除软组织后,在鼻翼缘铺板移植物以上所有没有支撑的皮肤移植物衬里都显露出来,通过延迟的方式用侧壁基础软骨移植物进行加固。

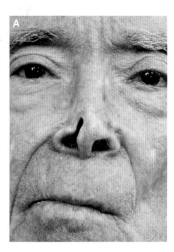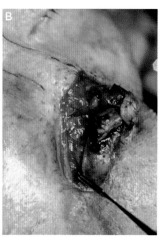

图28-7　A,这名患者在基底细胞癌复发后做了Mohs切除,在右侧鼻翼留下全层缺损,左侧侧壁部分缺损。因为之前的切除,挛缩的鼻子被明显扭曲。B,切除鼻下半部残留的正常皮肤,对远端的鼻背、鼻尖和鼻翼进行亚单位重建。以外侧鼻中隔动脉分支为蒂,内侧上唇动脉鼻中隔支为蒂做一双蒂衬里皮瓣,向下牵拉到设计的双侧鼻翼缘水平。实际上,衬里的缺损是从鼻翼缘被移到了鼻侧壁。上方缝合了一个全厚皮片,创面向外,作为两侧双蒂皮瓣上方侧壁缺损的衬里。可以从皮钩上面看见皮片。把基础软骨移植物,包括鼻翼铺板移植物、外侧脚移植物和鼻尖移植物缝合到血运丰富的双蒂皮瓣上。但是鼻侧壁的中隔软骨铺板移植物不能放在皮片上,这必须通过外覆的全层前额皮瓣额肌建立血运,而全层前额皮瓣是转移下来覆盖鼻下面部分的。为改善皮片和前额皮瓣之间的接触,穿过皮片做可吸收线褥式缝合,进入外覆的皮瓣,用海绵轻轻地做加压包扎48小时

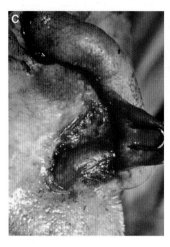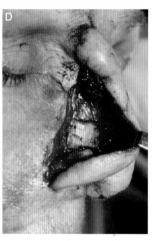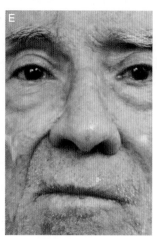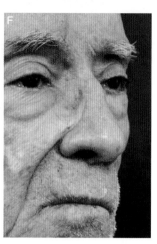

图 28-7（续） C,3 周时,鼻子的侧壁仍然无支撑。1 个月后,衬里的延伸与邻近的正常衬里愈合,不再依赖于近端的外覆皮瓣提供血运。标记鼻亚单位。沿理想的鼻孔缘切开,把外覆的皮肤带上几毫米脂肪一起掀起。切除深层折叠的脂肪和额肌,显露出薄且柔软,血管化良好的衬里。用留下的模板作为参考,修剪外覆和衬里皮瓣以重建理想鼻孔缘的边界轮廓,去除最初设计的转移皮瓣中多余的皮肤。重建的鼻翼用推迟放置的基础鼻翼支撑条移植物做支持。把打薄的贴附良好的皮瓣覆盖重新缝合回受区。如果不通过延迟的基础移植物做支撑,其可能会向上退缩或向内塌陷,扭曲鼻子的外观和功能。幸运的是,成纤维细胞的伤口挛缩不会马上开始,所以就算植皮后几个星期内延迟放置基础移植物也是有效的。在中间步骤中,掀起前额皮瓣,带上 3mm 的脂肪,在眉部和鼻小柱插入处保持近端血供。把鼻翼缘基础软骨移植物表面的深层皮下组织,多余的额肌以及瘢痕都切掉,显露出之前放置用作衬里的皮片。全厚皮片和其他的鼻衬里已经很难区分开。衬里移植物的血运建立良好,已经"融为一体"。延迟放置侧壁的基础软骨移植物对鼻侧壁亚单位进行支撑和塑形,并同时预防向上的挛缩(在 D 图另一名患者中显示)。然后把前额皮瓣重新缝合回受区。3 周后(重建后 6 周)断蒂。E 和 F,术后 1 年效果。不用再进行修改

挽救机会：外覆、支架和衬里

外覆

　　幸运的是,一个全层前额皮瓣的血运最为丰富,不像那种分两期转移的前额皮瓣中第一期就被打薄的皮瓣,转移时受到的损伤很小。此外,它还保留了抗感染能力,挛缩或纤维化的可能性极小。它仍然柔软,顺应性也好。

　　如果在修复过程中出现了感染,而衬里保持完整时,可以重新掀起一个全层皮瓣而同时保持蒂部的完整。去除被感染且未长合的支撑移植物,将皮瓣保留在鼻子上。几个月后,可以将其重新掀起,用延迟放置的基础支撑移植物进行成功替代。

　　暴发性的感染常和大块的衬里损失和支撑移植物显露有关,虽然很罕见,但是会给整个修复带来威胁。唯一的选择是放弃所有的软骨移植物,清创到健康衬里,尝试等创面愈合后几个月再次修复。但是必须保留珍贵的前额皮肤。可以把全层前额皮瓣放回其前额供区。在额头上"存"起来,这样不会出现坏死或挛缩。6 个月创面稳定后,皮瓣能保持顺应性,可以再做一次转移,因为它一开始没有被打薄,所以软组织内并没有瘢痕。

支架

　　支架移植物可以在初期放入,也能以延迟的方式放入,要么在断蒂前,或是断蒂后。这些支架可以在任何时候进行植入、雕刻或增加,以矫正一些不完美,如因软骨设计不佳、放置不到位或因为张力、重力或水肿导致的移位等。中间步骤是一个在断蒂前调整基础

移植物,增加额外的移植物,或对已经愈合好的软组织加上软骨移植物形成的牢固结构进行雕刻的机会。分期重建成为一个在断蒂之前反复进行艺术性三维造型的机会,从而将后期调整的需求和难度降到最低。

衬里

当因为坏死或最初设计不佳导致衬里不足时,可以用皮片和衬里折叠技术来挽救整个修复。如果鼻腔,铰链区或衬里的微血管出现坏死——但是在深层软骨移植物显露,被污染或出现感染之前——可以把坏死区域的前额皮瓣重新掀起,把坏死的衬里进行清创。去除坏死区域内的软骨移植物。把缺损的衬里替换为全厚皮片,放置时将创面和外覆的全厚前额皮瓣相对。

或者,如果有多余的皮瓣长度,可以将前额皮瓣推进并折叠以替换缺失的衬里。四周后,植入的皮片或折叠皮瓣的血运建立,将前额皮瓣重新掀起并去除过多的软组织。在支撑不足的部位延迟放置基础软骨移植物。这个方法可以控制感染,以防出现毁灭性的灾难。这样对外覆的前额皮瓣、边缘衬里和衬里缺损旁的软骨移植物造成的进一步损伤可以降到最低。

另外,如果第一阶段后重建的鼻孔依然狭窄,可以在保持蒂部完整的基础上重新全层掀起外覆前额皮瓣。切开狭窄部位,打开气道,显露出衬里缺失。将皮片移植到衬里上,或者推进前额皮瓣并折叠后做成衬里。再等到中间步骤中以延迟的方式放置基础支架。

在一个实例中,一个全鼻缺损用游离前臂皮瓣为衬里进行了重建,最初用一层很薄的皮肤移植覆盖。后来用前额皮瓣重新覆盖了表面,鼻背用肋软骨做的支架进行支撑。但是,游离皮瓣衬里的面积不够。鼻孔气道过于狭窄,如果不做鼻孔开大就太小了。在两侧的鼻翼基底切开释放游离皮瓣衬里,缺损处用1.5cm×2cm的皮片填充,以增加鼻孔周长,打开气道。前额皮瓣没有打薄,又放回受区,和每侧鼻翼基底的皮片衬里重新建立血运。四周后,在中间步骤中,将前额皮瓣重新掀起,切除多余的软组织,在每侧鼻翼基底游离皮瓣和皮片衬里相结合的基底上延迟放置鼻翼缘铺板的基础软骨移植物,以提供支撑,并固定衬里。

25年来,全层前额皮瓣已经成功地用于修复各种大小的部分和全层缺损。初次和延迟放置的基础移植物用于支撑完整的鼻衬里、鼻内衬里皮瓣、皮片、折叠的衬里、翻转瓣和游离皮瓣衬里。初次转移后全层前额皮瓣坏死发生率,或中间步骤中塑形操作后有限的鼻翼鼻小柱局部缺血的发生率,不到0.05%。无论皮瓣怎么设计,坏死都是由张力造成——皮瓣太小或太短,褥式缝合太紧,插入时过于暴力,或是没有发现皮瓣范围内明显的瘢痕。外科医生必须避免这样的错误出现。

因为前额皮瓣整体打薄,在断蒂前通过软组织塑形和支架调整完成理想的深层结构形态,可能也不需要做后期的调整,或者在较小的半层缺损中做微小调整。在较大的全层缺损中,对大多数患者来讲必须做一个大的调整,以重新构建鼻翼沟或者进一步打开气道。在4~6个月时,一旦创面成熟,可以通过直接的软组织切除显露鼻翼沟;通过切除修剪鼻孔缘;或者通过局部切除、重新分配局部衬里、或复合皮片来放大鼻孔。通过切除和再次推进对前额供区的瘢痕进行修改,弃掉因为二期愈合导致的肥大组织。总体而言,美学效果接近正常。

分期法鼻重建的优点

鼻整形医生一直强调皮肤罩和深层骨骼之间的相互关系。[14]理想情况下,一个美观的结构框架设计会给外覆的皮肤形态带来正面影响。尽管现代充填技术可以对大小、形状或位置不到位的鼻软骨进行调整,但是在美容鼻整形中对于太大或太厚的皮肤罩改善甚微。幸好,做重建的医生可以在构建支承构架的同时,转移大小和厚度都合适的外覆皮瓣。

包括了中间步骤的三期前额皮瓣法,可以让医生把前额的皮肤以鼻子的厚度放置在一个牢固、三维立体、精心雕刻的深层支架上,通过断蒂前初期和延迟放置基础软骨移植物,软组织切除来实现。

分期法有许多优点。中间步骤能最大程度地确保血运的安全。全层前额皮瓣一开始就带着所有的血管层进行转移,在第二期进行打薄,充分利用延迟的优点。它的血运很好。可以做出一个薄且柔软的皮瓣,厚度均匀,可以避免出现在两期法中与分片打薄有关的凹凸不平。把皮瓣从鼻部插入处完整掀起后,显露出深层的基础软骨移植物和软组织已经愈合成为一整个立体共生复合结构,可以按需通过延迟放置额外的软骨移植物和软组织切除来形成一个雕刻的支架,从外覆的薄皮瓣下显露形态。通过一个无障碍的视野,医生可以想象整个结构和轮廓的细微要求,从而构建一个漂亮匀称的鼻形。

全层皮瓣可以进行折叠,从而供应外覆和衬里,以及分期的支撑。可靠的全层前额皮瓣血供,可以保证在把移植的皮片放置到其创面上时,能够"接纳"之。

一旦在原位愈合后,折叠的皮肤或皮片,现在已经和邻近的正常鼻黏膜愈合并建立了血运,可以与外覆的皮瓣分开并生存。切除了多余的皮下脂肪和额肌后,一开始没法放置的基础软骨移植物,可以延迟放置在新折叠的衬里或皮片衬里上了。

软骨支架可以分期放置,并同步取代其他解剖层次。首选基础软骨移植物,但是支架也能在中间步骤以延迟的方式再放置。可以在断蒂前,从软组织和硬组织中做出一个牢固的深层结构,不管用的什么衬里技术。与创面愈合有关的纤维化,在全层前额皮瓣内不会出现。避免了软组织瘢痕形成和伤口挛缩,因为在初次皮瓣转移过程中真皮深层和皮下层都没有被破坏。如果中间步骤被延迟到前额皮瓣转移后数月再进行,皮瓣内不会出现皮下瘢痕形成。在中间步骤中可以通过延迟放置的基础支架移植物,对重建出的薄而柔软的外覆和衬里进行塑形。

虽然对大的半鼻缺损,同侧和对侧鼻内衬里瓣仍然有用,或用复合鼻中隔瓣提供鼻中央支架,但是已经不再考虑首选用鼻内衬里瓣来替代缺失的衬里了。应该避免这样做,特别是老年人或体弱的患者,以把因结痂、水肿或鼻内出血导致的暂时性鼻塞的风险降到最低。当以前的损伤或鼻整形术涉及鼻中隔和筛前血供时,它们是不可靠的。对残存的鼻子来讲,它们的破坏性也过大。

用折叠的前额皮瓣分期替代衬里或全厚皮片做衬里,初期或延迟放置软骨支架,这种方法更简单可靠,并能预防额外的医源性鼻内损伤。

折叠衬里技术应该是主力。它可用于 2~2.5 厘米单侧或双侧的中度衬里缺损。还能保留其原始尺寸,薄且贴合。这是一个不太复杂的方法,缩短了手术时间。

皮片也能用于鼻部衬里,但是最初的愈合过程中会有约 20% 的失败率,必须再做一个手术,再次植皮,使整个修复时间延长。可能出现一定的皮片挛缩。美学终点可能不那么精确。折叠技术消除了这两个问题。

带中间步骤的三期前额皮瓣法能保证每个手术阶段中的最大血供,薄的外覆皮瓣,无阻挡的手术视野,可控的塑形,以及对所有衬里选项最大限度地利用。美学效果得到改善,后期需要修整的少。

其应该被用于所有需要前额皮瓣重新覆盖的,半层或全层鼻缺损的鼻再造,不论缺损的大小或深度。尤其是对于吸烟人群,其前额皮瓣有坏死的风险,以及大的全层鼻缺损,需要对外覆皮瓣广泛打薄的,特别是鼻翼和鼻小柱延伸部分或复杂的支架或衬里替换的。两期法适用于有限的半层鼻翼或鼻尖缺损,只需要很少的支撑(比如小的缺损,衬里完整,不需要复杂的软骨移植物重建支撑和轮廓)。在这种情况下,在初次做远处转移时前额皮瓣就能充分打薄,在二期断蒂和重塑轮廓。当有疑问时,鼻子应分三期修复。

包含一个中间步骤的三期全层前额皮瓣法有几个优势:
1. 可以从一个厚的前额皮瓣做出薄、柔软、贴合性好的外覆皮肤,坏死的风险极小。
2. 使用初期和延迟放置的基础移植物,可以对最初的软骨移植物进行修改,在断蒂前矫正设计、缺损或错位的问题。
3. 通过软骨移植和皮下切除,形成一个理想的坚固的软硬组织构成的深层支架结构,可以通过外覆的皮肤看见,并和邻近的受区融为一体。
4. 扩大衬里的技术包括使用折叠的前额皮瓣,并用于单侧和双侧缺损,或作为"挽救"程序;用皮片作为衬里的方法很少作为首选,但是如果出现意外的衬里损失时,可以用于挽救。
5. 显示皮肤折叠作为前额皮瓣的延伸,或以皮片形式应用为衬里,其和邻近的正常衬里融为一体,可以和最初血供来源的外覆分开,并可做延迟的基础软骨移植。
6. 确保在所有阶段血供最大,所有鼻部层次的血运安全。
7. 给医生提供了断蒂之前调整原有设计不完美、支撑移位或抢救毁损的机会,降低之后进行调整的需求和难度。

鼻再造失败的晚期调整

虽然转移一个前额皮瓣,取鼻中隔、耳软骨、或肋软骨,做衬里都很简单,但是重建一个"鼻子"才是挑战。这些供体材料与鼻组织不同,必须进行修改,以创建一个似乎是鼻子的摹本,但实际上并不是。

几乎所有复杂的重建,以及一些更简单的修复,都需要后期再做调整。和病人在第一次门诊时就要进行讨论,修复开始前,作为分期修复的最后一步。这是一个改善效果的机会,而不是失败的标志。理想状态下,如果最初的尝试进行了精心策划和执行,只需要改善小的不完美。

但是,当外形和功能仍然显著受损,外科解决手段不太明显。尽管如此,目标是一样的:重建一个正常的外观,视觉上达到期望的局部亚单位表面质量、边缘和立体轮廓,以及开放的气道。

不幸的是,以下传统的误解似乎阻止了成功的调整:

1. 患者和医生都害怕"伤疤",把不好的效果归因于有没有瘢痕,有多少瘢痕,而不是把目标放在恢复鼻部轮廓或标志上。因此,为了防止增加新的瘢痕,通过皮瓣的周边进行调整。这会限制术野显露和进行精确的软组织塑形。

2. 断蒂后,如果需要打薄多余的软组织,或增加软骨支撑进行塑形时,仅靠随机血供的皮瓣似乎不能再从受区广泛掀起。皮瓣游离有限,以保持血供,减少坏死。将其中一个区域重新掀起,再缝合回受区,几个月后再掀起另一个部位,再次调整。通过有限的切口和有限的暴露,只能进行多个分期的片状切除。

3. 一个没有形状的修补被认为需要"皮瓣打薄"或"总体减量",而不是靠对深层硬组织和软组织进行精确的立体塑造。

4. 外部皮肤,皮下软组织和衬里被瘢痕"固定",不能后期塑形以符合鼻形。

5. 局部没有多余的组织来矫正组织缺损,总被逼得再从别的部位转移皮瓣。

6. 患者希望最简单,最快的修复,并希望避免再做调整。

鼻部调整的现代方法

原始缺损,以及选择的材料和技术会决定最终的效果和可能出现的并发症。[4,8]是否需要进行调整由下列情况决定:

1. 修复的最初目标:目标可能是一个已经痊愈的创面——如果只是按组织存活来衡量的话——或者根据对侧正常结构或理想状态指导进行美学恢复,缺失的组织层次进行按大小和轮廓进行精准置换,在断蒂前完成亚单位支撑,以及选择和调整供区组织,以提供薄且柔软的外覆和衬里。这是一个真理:大多数时候,你得到你想要的!

2. 缺损位置、大小和深度:随着创面越大,越深,或者侵犯了下方已经高度塑形的鼻子,对组织替代和复杂立体形态恢复的需求也会越大。更大,更深,或位置更靠下的缺损在美学上是最难修复的。

3. 供体材料、方法和手术分期能不能用,如何选择等:医生做出选择,并具体对材料、方法和分期进行处理。每个选项都有利有弊,会对最终效果带来帮助或损害。必须接受这些局限性,预期结果,以及设计中的调整。不然的话,调整的时候必须解决。前额皮瓣比鼻部皮肤更厚,必须分两到三期进行"打薄",以做出更贴合的外覆。衬里必须薄而柔软,不能堵塞气道,也不能向外凸出,扭曲外部形状。由于传统的替代品(如预制皮瓣,铰链或传统的折叠衬里)又厚又硬,只能做有限的支撑,美学和功能效果会被破坏,不得不做后期的矫正。软骨和骨的中间层必须恢复成形并支持软组织。鼻中隔,耳软骨,和肋软骨在质和量,以及形态上的先天差异,会影响效果。

4. 患者因素:吸烟、放射性、感染史、陈旧瘢痕等会增加并发症风险。

5. 意外状况:规划、设计或执行中的错误;因重力、水肿或张力而造成的变形;瘢痕挛缩;或意外的并发症(坏死或感染)可能会损害最终效果,并要求进行后期修改。

随着断蒂后 4 个月的水肿和硬化消退后,评价畸形程度和残留瑕疵的位置。解剖和美学缺陷,及修复的重点与顺序。

医生必须决定是否通过减少残余畸形对最初的修复进行修改,还是用另外的局部皮瓣进行再次重建。在这种情况下,一个预操会很有帮助,可以重现缺损,确定解剖缺陷,并确定剩余的材料是否可以有效地再次利用。如果可以进行修改,可以通过增加、减少、重新定位外部皮肤、软、硬组织和衬里等方法,恢复理想的大小、体积、对称性和表面标志。

根据对侧正常或理想的设计做出精确模板,用于确定需要调整的组织大小、边界和轮廓,以及新鼻翼基底、鼻翼沟与鼻唇沟的位置。局部不做麻醉。所有的操作都在全麻下进行,以便于在术中没有药物引起的血管收缩情况下评价血供,而且也没有液体带来的立体结构形变。

通过在皮瓣外表面直接切开进行暴露,不用管陈旧瘢痕。这些直接的切口可以精确切除多余的软组织,大部分都看不到,藏在理想的亚单位连接间。相反,医生能沿着皮瓣周边边界掀起,更广泛地暴露皮瓣的大部分移植床,进行更为广泛,而不是局部精确的打薄。

幸好,尽管现在都强调轴型、筋膜和肌皮血供,转移的面部皮瓣的随机血供靠皮肤血管网和皮下的插入获得的血运还是很强健的。与受区愈合后,之前转移的皮瓣能带上 2 到 3mm 皮下组织大面积重新掀起。这样就能在直视下做软组织塑形和后期的软骨移植。

断蒂后,高达 80% 的插入皮瓣可以重新掀起,显露出深层的软组织和以往的软骨移植物,并进行切除、处理或更换。再次掀起的安全性取决于表面和剩余的完整受区基底之间的比例,插入部位的血供和性质(是软组织,还是血运较少的血管化骨或软骨受区),之前有无受过放射线照射,转移皮瓣内的陈旧瘢痕,以及组织转位或后续的支撑移植带来的缝合张力等。在实践中,切口和游离的位置和大小是由畸形的程度和部位决定的,不用害怕血供应被阻断。如果够不着其他有问题的部位时,重新掀起皮瓣,几个月后,沿着另一个边界再掀开,受区又不一样了。

把多余的皮肤从厚的鼻孔缘或鼻小柱—或者从上唇—转移出来,充填不足的衬里,或者直接用软组织填充剂。因为血管丰富,沿着掀起的皮瓣边界可以切掉多余皮肤(“皮瓣内重新构建的皮瓣”)。虽然鼻中隔或者耳软骨就足够,但是可能之前已经被用掉,大小有限,或者硬度不够,要么形状不合适,这时就得在后期调整中用肋软骨来做硬组织。

调整分类

小的调整中,鼻子的整体尺寸、体积和位置均满意,但是标志点不够完美,鼻孔缘不对称,气道较小,或者前额供区或其他面部瘢痕不太理想。通常情况下,小的调整手术通过一期手术解决局部问题。也可以用类似技术来矫正一些形变,用局部皮瓣修复不那么复杂的缺损(如解决鼻翼沟或鼻孔缘的不对称等)。

“细化”的定义是不管陈旧瘢痕的。直接切开,把切口隐藏在亚单位轮廓线里,可以精确显露和切除多余的软组织和瘢痕,通过闭合式的方法放置辅助的软骨移植物等。直接切开和切除的位置,通过根据对侧正常或理想美学制成的精确模板确定。这样可以把再产生的瘢痕放在亚单位连接处,这样会不明显。

标记理想鼻翼沟(图28-8 A~E)。采用直接切开显露深层的多余软组织和原先的软骨移植物,掀起侧壁范围和鼻翼上方的皮肤,带上 2mm 的皮下脂肪。切除多余的体积,对下方正常的鼻翼突起和上方的侧壁平面进行塑形。缝合时,用细细的皮下缝合,把下方的切口边缘固定到鼻翼沟深部组织。用 5-0 聚丙烯线做褥式缝合,把掀起的皮肤与受区贴合,48 小时内拆掉。

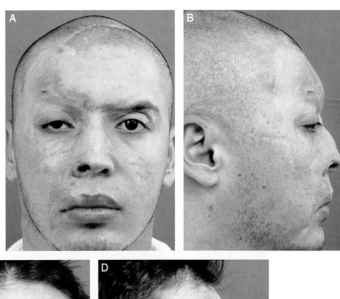
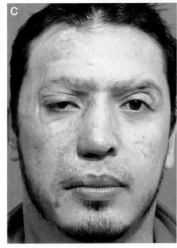
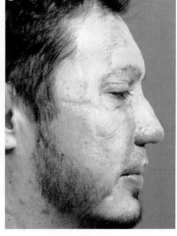
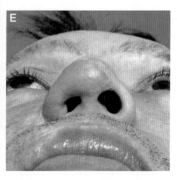

图 28-8 小调整。A~E,前额、右侧眶区、上睑、面颊、唇和鼻部的大范围撕脱伤,鼻部做了清创,用颈部皮肤移植。后来,面颊用扩张的颊部皮肤重新覆盖,右侧鼻背和侧壁根据原先前额撕脱伤的情况,设计了一个前额水平皮瓣重新覆盖。眶缘用颅骨移植物重建。上睑下垂无法补救。右侧鼻翼变形,鼻尖突出度还是不够。一年后,用颈部皮管修复了缺失的鼻尖和鼻翼,替换了鼻翼皮肤,铰链衬里和耳软骨支撑。这次修复后,右侧鼻尖和鼻翼轮廓不清,鼻孔缘向下移位,鼻孔孔径较小

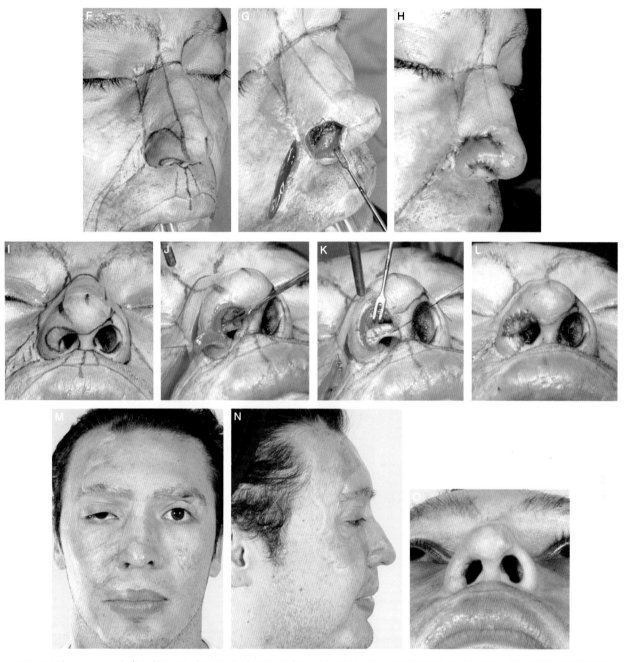

图 28-8（续） F～L，多余的软组织、瘢痕以及衬里和原先基础软骨移植物之间的软骨支撑被切除，把较厚的边缘打薄。在鼻翼基底切开狭窄的衬里，以直角方式从鼻孔缘到整个圆周，以重现衬里的缺损。在理想鼻孔缘和原先的鼻孔缘之间，沿着鼻孔缘的多余皮肤，被以蒂在下方的皮瓣方式进行转移，以放大其尺寸。M～O，鼻大小、容量、对称性及标志点均被恢复，气道被打开。眉和唇畸形同时被矫正

　　鼻孔如果厚的话，沿理想鼻孔缘切开。把衬里带上 1mm 软组织掀起。衬里和原先基础软骨移植物之间的多余软组织被切除，把较厚的边缘打薄。

　　把原先的衬里薄薄地掀起，切除陈旧的衬里和软骨移植物之间的多余组织。在鼻翼基底以直角方式切开狭窄的衬里周边，直到鼻孔缘，以增加其周长并重现衬里缺损。在理想鼻孔缘和原先的鼻孔缘之间，沿着鼻孔缘的多余皮肤以蒂在下方的皮瓣方式进行转移，以放大其尺寸。[8]

　　鼻孔缘悬垂的位置和形状可以通过直接切除的方式进行调整。通过衬里松解和局部皮瓣转移的方式矫正狭窄的气道(见图 28-8)。通过边缘的瘢痕或直接切开的方式放置鼻尖移植物,以细化和充填鼻尖。通过皮瓣边界充填或降低鼻背(图 28-8F ~ H)。

　　如果鼻唇沟已被湮没在唇部亚单位的颊部推进皮瓣中,如唇、面颊和鼻部的复合缺损时,可以通过在理想鼻唇沟位置直接切开,重塑扁平的唇平面,同时保持颊部丰满度(图 28-9 和图 28-10)。

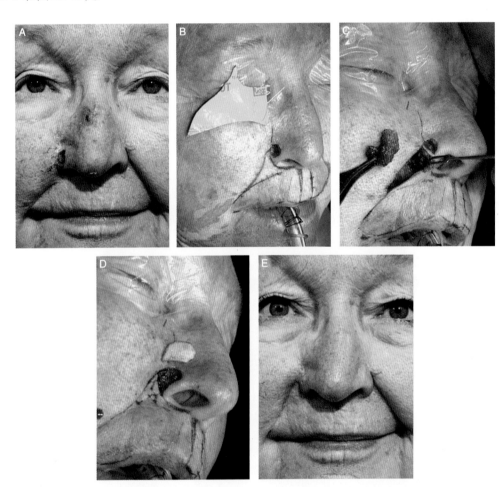

图 28-9　小调整。A,这名患者在右侧鼻翼有一个新鲜的小的表面 Mohs 缺损。但是,主要的畸形在于之前做的颊部推进瓣,用于修复唇和颊部的一个陈旧性缺损,覆盖了右侧鼻翼和唇后方的一部分后,导致鼻唇沟出现不对称的变形。上唇外侧臃肿,颊部瓣内侧缘的瘢痕明显,看上去就像鼻唇沟一样。B ~ D,根据对侧上唇,设计了一个模板,用墨水标记理想的鼻唇沟位置。沿着理想的褶皱直接切开,把唇部的皮肤薄薄地掀起,不管之前的陈旧瘢痕。把口轮匝肌表面的多余脂肪切除掉,以塑造一个扁平的上唇。把唇部皮肤从其鼻翼附着处松解,使其在鼻翼基底处能向后落。缝合切口,把唇部皮肤用褥式缝合和皮下缝合重新对合到新的鼻唇沟上。Mohs 鼻翼缺损中度扩大,用全厚皮片覆盖。E,术后,鼻唇沟对称。唇部轮廓正确。唇外侧亚单位内的陈旧瘢痕已经不再明显,因为预期的唇部轮廓和标志点已经被修复

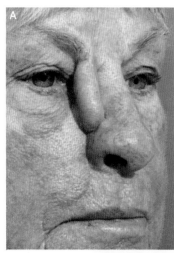
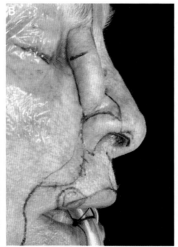
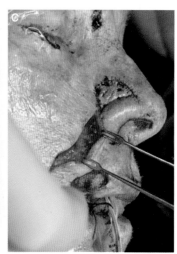
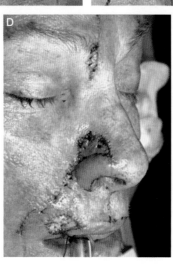
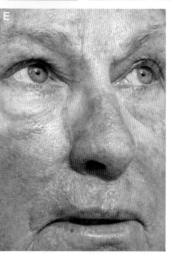

图 28-10　A,这名患者右侧鼻、面颊内侧和上唇有一个缺损。右侧面颊和上唇的浅面缺损最开始用面颊旋转瓣覆盖,其皮肤向内侧推进到鼻基底,在唇外侧上方。同时,右侧鼻翼和侧壁用前额皮瓣进行覆盖。断蒂之前,颊部瓣内侧缘的瘢痕明显,右侧鼻唇沟被颊部推进瓣消除掉了。B~D,前额皮瓣断蒂时,以对侧正常组织作为模板,用墨水标记了理想的右侧鼻唇沟位置。不管陈旧瘢痕,在理想的右侧鼻唇沟做了新的切口。唇内侧单位表面的皮肤薄薄地掀起,在完整的口轮匝肌表面切除多余的皮下脂肪,以恢复正常唇外侧单位的扁平轮廓。颊部内外侧的软组织没有显露,以保持其丰满度。E,断蒂后,通过直接切开和软组织塑形重建鼻唇沟,鼻唇沟的轮廓已经重现。鼻唇沟瘢痕并不显眼。虽然颊部内侧边界的瘢痕未做修改,但是并不明显,因为整体的唇颊轮廓是正确的

对前额、鼻或其他的面部瘢痕进行调整,或鼻槛下方切除进行缩短过长的唇部。当鼻单位基本特征未能重建时,必须做一个大的调整。鼻子的尺寸、体积、平台、位置、突出度、比例和对称性都是非常不正确的。这个修复的鼻子很臃肿、没有形状,也没有表面标志。因为组织过多或缺失,或支撑不足而造成气道狭窄,鼻子不对称,错位或塌陷。可以需要不止一期调整手术来实现矫正。当鼻子没有形状,显得臃肿时,需要做大的调整,沿着皮瓣边界周边切开后进入,实现总体打薄(广泛的软组织塑形)。这样可以实现广泛暴露,大范围的软组织切除和软骨移植。几个月后,可能需要做一个细致的调整,通过新的直接切开,改善局部的标志点,比如鼻翼沟或鼻唇沟等。

最常见的是,先处理鼻子的远端,也是最影响美观的部分。把原先的皮瓣带上 2~3mm 的皮下脂肪掀起,蒂在上方,只需要保留 20% 的皮瓣插入。广泛暴露可以做广泛的皮

下切除,并放置鼻尖、鼻小柱和鼻翼的额外的支撑移植物。如果术中小心评估血运情况,避免张力过大的话,不会出现皮瓣坏死(图28-11)。

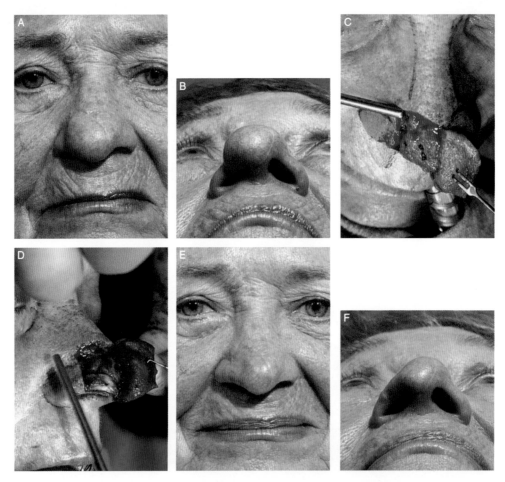

图28-11 大调整,1型。A和B,鼻尖和鼻翼用无支撑的厚的两期前额皮瓣进行了部分重新覆盖后,鼻子显得很臃肿,右侧鼻孔缘不对称,出现塌陷,阻塞了气道。C和D,用墨水标记皮瓣周围的边界、中线以及亚单位轮廓,把原先的皮瓣带上2mm皮下脂肪掀起70%,以左侧半鼻尖为蒂。显露深层多余的皮下脂肪、残留额肌和瘢痕。切除软组织,显露深层的鼻尖软骨和薄薄的衬里。后期固定一个耳软骨做的鼻孔缘条,以支撑和复位鼻孔缘。将皮瓣再放回受区,做周边和褥式缝合。随后,修整2mm右侧鼻孔缘,以改善鼻孔缘对称性。E和F,术后,因为大小、体积、对称性和立体轮廓被恢复,非亚单位皮瓣边界的瘢痕也不是非常明显。鼻孔缘被重新定位和支撑

3个月后,如果上面的鼻子仍然臃肿,能以下方为蒂将皮瓣重新掀起。上方鼻背和侧壁的皮肤,在第一次调整时给下方掀起的皮瓣提供血运,这次以下方为蒂掀起,以进一步给第一次调整时够不着的部位进行塑形。

当畸形不严重(1型),仅限于外覆皮肤和中间层,但是鼻部整体尺寸和轮廓需要改变时,沿着皮瓣边界瘢痕将皮瓣重新掀起,带上2~3mm皮下脂肪,以构造"鼻部皮肤厚度"。这会显露深层的受区。以精确模板作为参考,部分切除多余的臃肿软组织和成形较差的软骨移植物,以塑造立体形状和大小。按需将陈旧的移植物进行重新定位或更换—鼻小柱支撑移植物、鼻尖移植物、鼻翼缘铺板移植物、鼻背移植物,或完整衬里上方的侧壁支撑(图28-12)。

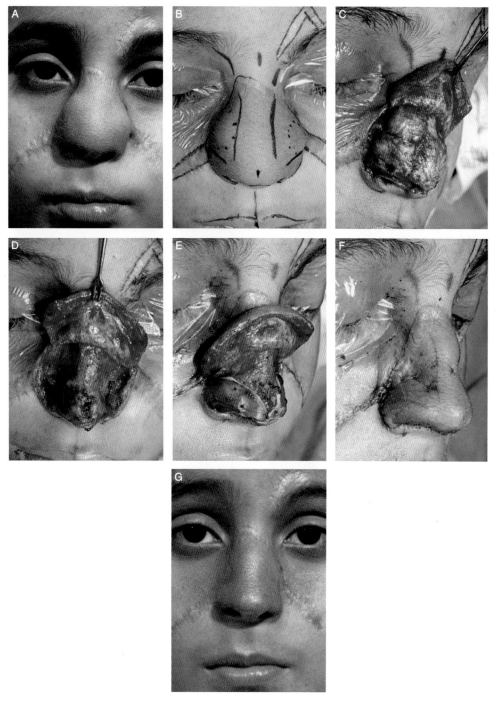

图 28-12　A，这名患者 6 岁时切除了鼻子和内侧颊部的先天痣，通过分两期的前额皮瓣对缺损区域进行了重新覆盖。没有放置支撑。10 岁时，鼻子没有形状，显得臃肿。近端蒂修剪得不够，插入到前额下方。这样表现得像一个大大的倒写的 V。B 和 C，标记鼻亚单位，鼻表面大部分原先的前额皮瓣被薄薄地掀起。皮瓣通过残存的上方插入处保持血运——大约占其表面积的 15%。广泛显露深层多余的软组织。D～F，切除多余的量，显露鼻背、侧壁和鼻尖正常的完整软骨支撑。放置鼻小柱支撑移植物后，后期放置耳软骨移植物以支撑双侧鼻翼，并延伸越过正常的鼻尖软骨。G，术后，鼻形满意，气道得到支撑

在更困难的病例中(2 型),所有的解剖层次都被扭曲,需要做修改。原先的外覆和衬里都过厚,而且被中间层杂乱的瘢痕和设计粗劣的支撑像混凝土一样"固定"住了。为了改善效果,把外覆的皮肤薄薄地掀起。然后,通过术中积极地切除,弃去外覆和衬里之间瘢痕性的纤维化软组织和设计粗劣的支撑,"重新作出"缺损(图 28-13A ~ C)。

瘢痕切除后,原先的外覆和衬里会再次被扩张,常会明显地回到它们原先的质量和大小。它们变得更有顺应性,会和新设计的后期放置的亚单位支撑移植物重新贴合。一旦支撑被重建好后,把衬里缝合到软骨移植物上重新悬吊起来,对气道进行支撑和塑形。外覆的皮瓣用临时的褥式缝合固定到新做好的受区。这样,被调整过的外覆、衬里和新的移植物进行了重组,用修改过的老材料做出了一个"新鼻子"。

这种广泛掀起的皮瓣能承受明显的张力,并放置新的刚性支撑支架,以增加突出度,并形成正确的立体轮廓。这样通过软组织雕塑、后期的软骨移植物、皮下瘢痕切除修改外覆和衬里性质,对鼻形进行总体改善。如果没有注射带肾上腺素的局麻药,可以在术中看见新的轮廓,缝合时就能再次评价组织的血供。

如果狭窄气道内衬里不足,必须增加皮肤以扩大鼻孔的周长,增加衬里的大小。沿着鼻孔缘带着 1 ~ 2mm 深层软组织重新掀起原先的衬里后,在缺损最大的部位切开衬里,在前庭顶点或鼻翼基底以直角方式切开直到鼻孔缘。在前庭内、鼻孔底或两者兼有处做出的裂隙,用小的转位皮瓣充填,可以从厚的或悬垂鼻孔缘内,过宽的鼻小柱,或者鼻槛下方过长的上唇内做出来。较少会用到沿着掀起的前额皮瓣的远端游离缘处的多余皮肤。这样的皮瓣血运非常好,能可靠地存活。可以使用一个以上的局部皮瓣。如果需要的话,也可以用全厚皮片移植或复合移植物放在鼻底(图 28-13 D)。

在第二次调整时,如果需要,通过直接切开,细化的软组织塑形,进一步定义标志点(图 28-13 E ~ G)。

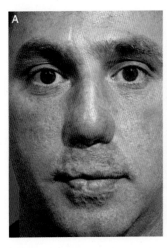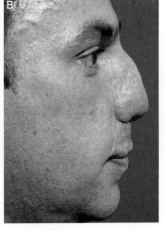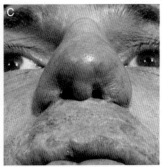

图 28-13 大调整,2 型。A ~ C,肺炎球菌败血症导致这名患者鼻、唇和四肢出现坏死。一开始,鼻子用铰链衬里瓣,两期前额皮瓣和有限的鼻翼鼻尖软骨移植物进行了修复。效果没有形状,支撑也不够。曾经尝试过开放狭窄气道,但是失败了。做了植皮的上唇显得很长,红唇有变形

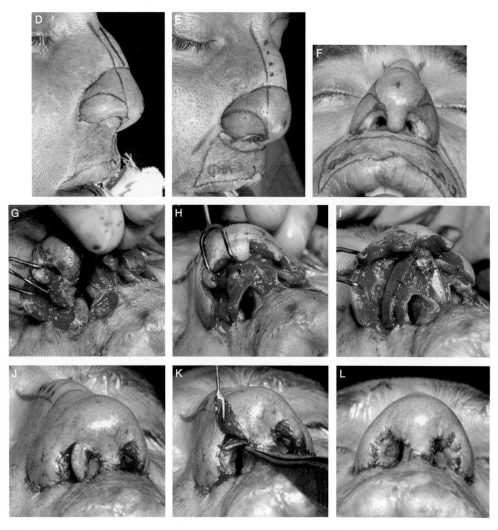

图 28-13（续） D～L,用墨水标记之前覆盖鼻背远端/鼻尖上区和鼻远端的前额皮瓣,原先前额皮瓣的边界,鼻和唇部亚单位,理想的鼻孔缘以及狭窄的鼻孔缘。标记沿着鼻孔缘的多余前额皮肤,以及上唇内多余的皮片,以用于提供额外的鼻衬里。将前额皮瓣掀起,蒂在上方,带上 2～3mm 的皮下脂肪。残留的插入处保留不到原皮瓣的 20%,在鼻上方。切除深层纤维化的软组织和陈旧的软骨移植物并弃掉,以显露深层的衬里。然后在鼻孔底部以直角切开薄而狭窄的衬里,直到鼻孔缘。在过长的上唇内进行设计,把原先的皮片做成蒂部在外侧的皮瓣,转移以覆盖鼻孔底,并增加双侧鼻孔的周长。放置肋软骨移植物以支撑鼻小柱、鼻尖和鼻孔缘。它们悬吊起了衬里,并对外覆的皮瓣进行塑形。沿着双侧陈旧的前额皮瓣远端缘切开皮肤,就像一个蒂在中间的舌状瓣,转移进入前庭前方松解切口,在前庭顶点放大鼻孔周长。在小调整中,当不需要对整个鼻子进行打薄,也不需要重新掀起前额皮瓣时,这些沿着厚的或悬垂的鼻孔缘切下的转位皮瓣,在沿着鼻翼缘切口,切除了原先的软骨支撑移植物之间多余的组织,掀起衬里后,被转移进行衬里填充

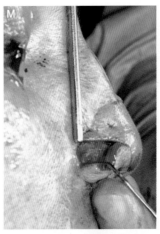
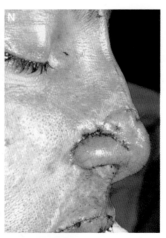
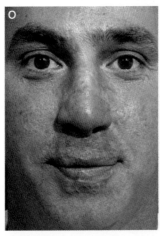
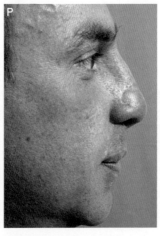
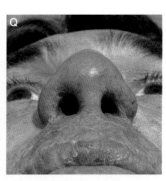

图 28-13(续)　M 和 N,2 个月后进行第二次小调整。降低了鼻背驼峰,通过鼻背的瘢痕放置了额外的鼻尖移植物。通过直接切开和软组织塑形重做了鼻翼沟,以再现凸起的鼻翼和平滑的侧壁。不用管陈旧性瘢痕。通过直接切除调整了红唇的不规则。修改了前额的瘢痕。第二次小调整在 2 个月后进行。降低了鼻背驼峰,通过鼻背的瘢痕放置了额外的鼻尖移植物。通过直接切开和软组织塑形重做了鼻翼沟,以再现凸起的鼻翼和平滑的侧壁。不用管陈旧性瘢痕。通过直接切除调整了红唇的不规则。修改了前额的瘢痕。O ~ Q,术后体积、大小、突出度、对称性和整体轮廓都得到改善。鼻孔被打开。局部多余的皮肤被用来增加狭窄衬里以开放气道。气道内软组织容量被去除,以开放气道。切除多余的皮下组织,以改善表面轮廓

当鼻部皮肤大小不够,但是鼻子处在瘢痕化、烧伤、邻近的唇和颊做过植皮的皮肤之中时(3 型),鼻皮肤表面可以通过邻近单位的延迟延伸皮瓣增加皮肤表面积,用于鼻小柱、鼻翼或鼻槛。这些随后进行转移,增加鼻翼和鼻槛的表面皮肤,或延长鼻小柱(图 28-14 A ~ C)。

一个月后,前额皮瓣带上其延迟的嘴唇和颊部延伸能被掀起并重新定位,增加鼻小柱、鼻翼和鼻底面的大小。上唇外侧和人中,在弃去亚单位内的残留瘢痕性皮肤后,做了植皮。

然后,沿着皮瓣边界外周切开,进行大量的软组织切除,以打薄鼻子,并增加软骨移植物。后来,标志点可以通过直接切开进一步细化,通过打薄衬里、松解狭窄,从过厚或过长的鼻孔缘、鼻小柱或上唇弃用的冗余做转位瓣,以增加气道的大小,开放狭窄的气道(图 28-14 D ~ F)。

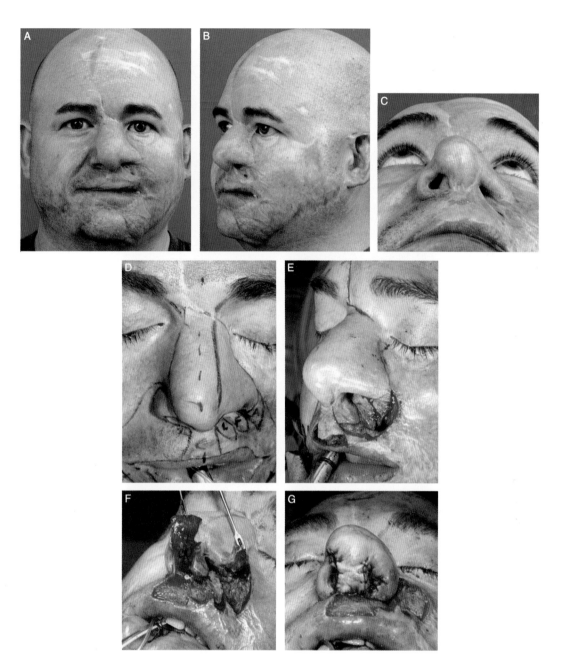

图 28-14 大调整,3 型。A ~ C,这名面部烧伤患者瘢痕很重,做了非面部来源的植皮、局部和邻位皮瓣、两次颈部扩张,加上外露和感染,以及两期前额皮瓣后出现变形。鼻小柱很短,鼻槛挛缩,左侧鼻翼错位到了颊部,气道狭窄。鼻子没有形态。D ~ F,通过切开和从原先的前额皮瓣掀起多个小的皮肤和瘢痕皮片做延迟,做了多个皮肤延伸瓣。在后续的操作中将其转回唇部供区。G,1 个月后,原先的前额皮瓣和之前手术延迟的延伸部分被连续掀起并推进,以突起鼻下部。它们提供了鼻小柱、膜性鼻中隔、鼻槛和鼻翼的额外覆盖。唇部供区做了临时植皮,后续会再用颊部皮瓣覆盖

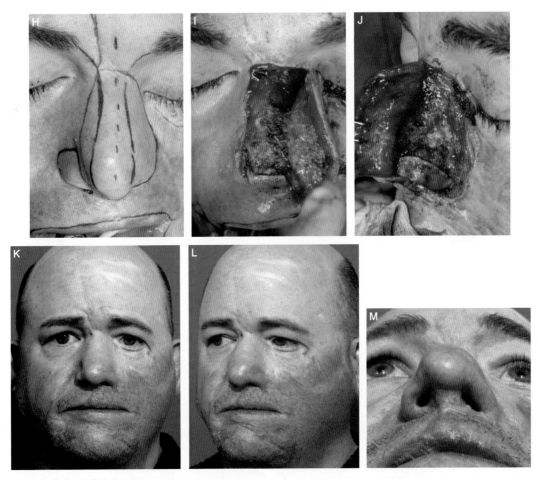

图 28-14(续) H～J,以前的额部皮瓣必须分期塑形,以便进行软组织修剪和软骨移植。用墨水标记鼻亚单位。首先,把鼻尖和鼻背上方的陈旧皮瓣掀起,蒂在外侧的左侧鼻翼和侧壁插入处。切除深层多余的瘢痕、脂肪和额肌。鼻尖和软三角用耳软骨移植物支撑以恢复轮廓。将皮瓣再放回受区。六周后,重新掀起皮瓣,蒂在内侧的鼻背和鼻尖,显露左侧鼻翼和侧壁。对多余的软组织进行塑形,鼻翼用鼻孔缘软骨条支撑。在随后的小调整中,通过直接切开重新作出鼻翼沟。K～M,术后鼻子外观正常。保留弃用的组织,给鼻小柱和鼻翼提供额外的皮肤。对多余的软组织体积进行修剪。对外覆和衬里进行塑形,加上后续的支撑。不管原先的瘢痕,增加额外的轮廓,通过直接切开做出鼻翼沟。鼻修复期间,左侧颊部和上下唇用第三次扩张的颈部皮瓣再次覆盖,改善面部皮肤质量和矫正唇外翻。用单毛囊毛发移植重建胡须

用邻近皮瓣再次手术

通过增加、减少、修建、放置支撑或组织重新定位后修复仍然失败,还是不够时,必须重做重建。必须用邻近皮瓣增加额外的组织进行修复,常用前额皮瓣带上折叠的延伸部分,以增加完整的正常衬里,或补充以前置换的衬里。外部皮肤可以以铰链瓣的形式做衬里。非常大的衬里需求,特别是之前的修复出现广泛瘢痕化,或受过放射线照射的,可能需要做显微衬里替换。

要进行再次手术,需要通过"尘归尘土归土"的方式再现缺损,以确定缺损的大小、轮廓、位置和体积。这可能需要一个准备操作来重现缺损。对侧的正常结构或理想形态可以用于指导皮瓣设计和支撑移植物,使之有正确的大小和边界。

在最初的修复中带来的多余组织可以用于其他目的—外覆、衬里或软组织容量,可以做也可以不做初步的手术延迟。增加一个带有轴型血供的邻近皮瓣以提供外覆皮肤或折

叠的衬里。如果外覆和衬里缺损很大,必须重做修复时,可能还需要多个分期手术。

结论

大部分的大的重建都需要进行调整,以重建正常的形态和功能。许多用局部皮瓣修复的较小的、表浅的缺损也会出现明显的标志和轮廓扭曲,如鼻翼沟消失或鼻孔缘错位等。这些瑕疵不能接受。

患者始终想要那个最终的效果。只要能恢复他们受伤前的外貌,他们不在意做多少次手术。实际上,他们希望看起来正常,不在意医生做了什么或需要多长时间。

调整是一个改善效果的机会,而不是失败的标志。可用正常的对侧或理想状态做参考。目标必须是恢复正确的大小、体积、位置、突出度、对称性、皮肤质量、边界和轮廓。

医生首先应进行细致的术前分析,以确定缺损、优先级和修复顺序。切口的位置,游离范围,分几期完成,然后根据分型、严重程度和畸形位置确定手术技术。虽然传统上认为不太可靠,但是面部任意皮瓣的血供还是很强大的。如果鼻子整体臃肿,没有形态,可以通过原先的边界瘢痕广泛地掀起原先的外覆皮瓣,从而实现广泛的显露,并进行中间层的软硬组织修改。不用管原先的瘢痕,通过直接切开处理局部的不完美。这些新的切口会隐藏在预期的鼻亚单位间,轮廓凹陷处,不引人注意。

通过软组织切除,增加软骨移植物,改造中层的结构来重塑轮廓。当从打薄的外部皮肤看过去时,就会形成一个"正常鼻"外观。因为这些调整是在全麻(无局麻)下进行的,可以在术中直接看到改善的轮廓。外覆和衬里皮瓣的血运能在没有肾上腺素血管收缩下直接评价,可以做广泛的游离而不用担心坏死的风险。

衬里缺失可以通过转移弃用的鼻缘或鼻小柱处的多余皮肤来补充,或从颊部上唇转移而来以增加不足的衬里并开放气道。有时,鼻修复不能修改。局部组织不够,必须转移邻位皮瓣来覆盖或做衬里。

要　点

- □ 大部分的大的重建都需要进行调整,以重建正常的形态和功能。
- □ 患者希望看起来正常,不在意医生做了什么或需要多长时间。
- □ 调整时应该恢复正确的大小、体积、位置、突出度、对称性、皮肤质量、边界和轮廓。
- □ 医生应首先进行细致的术前分析,以确定缺损,优先级和修复顺序。
- □ 不用管原先的瘢痕,通过直接切开处理局部的不完美。这些新的切口会隐藏在预期的鼻亚单位间,轮廓凹陷处,不引人注意。
- □ 通过软组织切除,增加软骨移植物,改造中层的结构来重塑轮廓。
- □ 衬里缺失可以通过转移弃用的鼻缘或鼻小柱处的多余皮肤来补充,或从颊部上唇转移而来以增加不足的衬里并开放气道。

(李战强 译)

参考文献

1. Gillies HD, Millard DR. The Principles and Art of Plastic Surgery. Boston: Little Brown, 1957.
2. Gillies HD. Plastic Surgery of the Face. London: Frowde, Hodder, & Stoughton, 1920.
3. Millard DR Jr. Reconstructive rhinoplasty for the lower half of a nose. Plast Reconstr Surg 53:133, 1974.
4. Burget GC, Menick FJ. Aesthetic Reconstruction of the Nose. St Louis: Mosby, 1994.
5. Kazanjian VH, Converse JM. Surgical Treatment of Facial Injuries. Baltimore: Williams & Wilkins, 1949.
6. Gillies HD. Deformities of the syphilitic nose. Br Med J 29:977, 1923.
7. Menick F. A 10-year experience in nasal reconstruction with the three-stage forehead flap. Plast Reconstr Surg 109:1839, 2002.
8. Menick F. Nasal Reconstruction: Art and Practice. Philadelphia: Elsevier, 2009.
9. Menick FJ. Aesthetic refinements in use of the forehead for nasal reconstruction: the paramedian forehead flap. Clin Plast Surg 17:607, 1990.
10. Burget GC, Menick FJ. The subunit principle in nasal reconstruction. Plast Reconstr Surg 76:239, 1985.
11. Menick FJ. Artistry in aesthetic surgery: aesthetic perceptions and the subunit principle. Clin Plast Surg 14:723, 1987.
12. Burget GC, Menick FJ. Nasal reconstruction: seeking a fourth dimension. Plast Reconstr Surg 78:145, 1986.
13. Burget GC, Menick FJ. Nasal support and lining: the marriage of beauty and blood supply. Plast Reconstr Surg 84:189, 1989.
14. Sheen JH, Sheen A. Aesthetic Rhinoplasty. St Louis: Mosby Yearbook, 1987.

29

分步式鼻再造法

James F. Thornton ■ *Ronnie A. Pezeshk*

鼻子是面部最突出的特征,也可以说是最高点。即使最细微的缺损也可能会很明显,不能接受。因为轮廓复杂,凸起和凹陷的部位交替出现,初次鼻再造的情况都具有足够的挑战性。在修复的情况下,这种挑战呈指数增长。鼻外被的皮肤在厚度和组成不同的部位之间有差异,为实现面部的和谐增加了难以想象的困难。这些特点给鼻部软组织带来显著的复杂性,使得鼻再造的挑战虽然艰难但却能令人感到满足。大多数鼻再造是在皮肤癌切除后二期完成,因为鼻部对于日照和随之而来的紫外线损伤最为敏感。

鼻再造可以概念化成三个主要的部分:衬里、支架和外被[1-5]。在这三者之中,衬里的失败最有可能导致整个再造的失败。鼻衬里的再造有几种方法,包括黏膜瓣、植皮、局部皮瓣、预构的额部皮瓣、三期法额部皮瓣翻转和游离组织移植。

鼻再造的技术总体分为四种类型:
1. 让缺损二期愈合或辅助愈合
2. 植皮
3. 鼻部皮肤再分布(局部皮瓣)
4. 鼻唇沟和额部皮瓣

由 Burget 和 Menick 普及的鼻亚单位原则将鼻子分为 8 个单独的亚单位(鼻翼、双侧壁、双侧软三角、鼻尖和鼻背)[6-7]。亚单位原则是基于这样一个信念,即瘢痕可以很好地隐藏在亚单位的边界之间,为这些亚单位的交界处增加明暗对比。为了避免出现补丁样外观和明显的皮肤凸起,如果缺损累及亚单位50%以上时,残余的亚单位也应当被切除。另一方面,"仅修复缺损"的再造理念在治疗下三分之一缺损时也是有效的。在鼻再造修复时,术者必须能够应用这两种技术,而最重要的是要能够判断哪种技术可以达到最满意的效果。在一期鼻再造和鼻再造修复时,这些原则都不会改变。理解概念并将其准确而且恰当的应用,将会使得再造在功能和外观上都达到最理想状态。

二期愈合

　　只有一小部分患者是可以接受二期愈合的[8]。这些伤口通常是通过伤口边缘收缩愈合,之后瘢痕在残余的缺损处沉积,显得平坦、光亮和低平。用这种方法伤口可以完全关闭,但是需要冒着出现不可预知的并发症的风险,比如退缩,不可逆的鼻翼切迹和面部不对称等。

植皮

　　整形外科医生们曾经认为全厚皮片(full-thickness skin grafting,FTSG)是鼻再造的较差选择,但现在已经广泛接受其作为重建鼻部解剖的技术,尤其是鼻子上三分之二[8-10]。平坦没有特征的鼻侧壁和鼻背很适合颜色相符的全厚皮片,而且这是小于2cm的表浅缺损的首选修复方法。设计、切取和插入的简便使得全厚皮片成为经验不足的医生们的直接选择。耳前和额部供区可以简单关闭,并且颜色也匹配。一定要避开毛发区域。再造下三分之一时,全厚皮片也是一个合适的选择,在皮肤科的文献中接受度也很高。在经过仔细筛选的患者中,全厚皮片可以达到十分出色的美学效果。

　　鼻子上三分之二主要由平坦的,没有特征的皮肤组成,特别是老年人,皮肤较薄。与下三分之一的皮肤相比,这部分皮肤更松弛。鼻下三分之一的轮廓较上三分之二明显更复杂,因为其下方表现为鼻翼边缘,侧面表现为鼻唇沟和鼻翼沟,这些结构组成了其与上三分之二的交界。鼻唇沟和鼻翼边缘需要特别注意,因为这些边缘的任何形变都会十分明显且几乎无法矫正。六个亚单位组成了下三分之一;双侧鼻翼,双侧软三角,中央的鼻尖和鼻小柱。重建不同的鼻轮廓是鼻美容再造的关键,在应用亚单位原则和仅修复缺损原则之间并不必十分教条。

　　适合应用全厚皮片修复的鼻缺损入选标准包括:缺损位置;下三分之一缺损直径小于1cm的小缺损,整个鼻背或者整个侧壁;以及部分厚度的缺损,累及真皮、皮下组织或者软骨膜。更大且更深的缺损更适合用局部或邻位皮瓣再造。遵循相似组织替代的原则,合适的供区应当基于质地,厚度,颜色和日照的情况来选择。

　　下三分之一的小缺损,尤其是直径为1cm或更小的那些缺损,用局部或邻位皮瓣可能难以修复。不可预测的针垫样外观,美学亚单位的变形,甚至主要缺损更严重,都有可能是应用局部皮瓣的并发症。小的表浅缺损,比如Mohs显微手术切除新生物后产生的缺损,应用全厚皮片时往往会产生很好的效果。

　　耳周区是我们修复鼻上三分之二小缺损时的首选供区。根据我们的经验,与耳后皮肤或锁骨上皮肤相比,耳前皮肤的颜色更匹配。这部分皮肤经历了与鼻上三分之二相似的日照,并且厚度也相似。皮片的切取也更加简便,而轻度镇静的患者也可以更好耐受。

　　当修复鼻下三分之一的缺损时,额部皮瓣可以提供一个更厚的,相对皮脂更丰富的油性质地的皮肤,其日光暴露和光化学损伤的程度与鼻下三分之一也相同。这些性质使其成为鼻下三分之一小缺损的绝佳供区。前额外侧是皮瓣切取的理想供区,因为瘢痕可以隐藏在有毛发和无毛发头皮的交界处。耳前和额部皮瓣的供区设计都应沿着松弛皮肤的张力线走行,并且位于无毛发的皮肤区。

　　小心注意皮片的无创处理,是确保移植物成活的关键。为了达到这个目的,我们采用非接触皮片切取技术,同时小心放置外科包堆(图 29-1),用两次贯穿缝合固定。另外我们不在皮片上打孔,因为这会破坏皮片但并不会提高成活率。

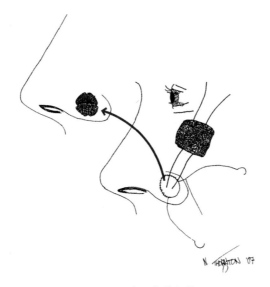

图 29-1　放置外科包堆

　　关于全厚皮片应用的一个担心就是可能出现颜色不匹配和轮廓不规则,这会产生补丁样的外观。如果术者没有考虑到全厚皮片的挛缩,就可能会出现轮廓不规则。切下来后,全厚皮片就会有 10% ~ 15% 的原发收缩。这一问题可以通过将皮片在适度张力下植入得到控制,而不是通过切取更大的皮片来矫正。

　　在鼻翼边缘使用全厚皮片可能会产生无法接受的鼻翼切迹。在这些情况下,一定要注意筛选合适的患者。皮肤非常厚并且皮脂分泌旺盛的男性患者,植皮后鼻翼退缩的风险较低,植皮比较安全。全厚皮片不能用于深层缺损和邻近鼻翼边缘的缺损。

　　虽然通过仔细去脂肪和打包堆可以减少并发症,其他共患疾病如吸烟,肥胖和糖尿病等也必定会影响皮片成活。特别是吸烟者,继发于尼古丁缩血管特性的皮片坏死率偏高。过去,不恰当地移植较大的、颜色不匹配的锁骨上或耳后皮片常外观欠佳,需要手术修复。供区和缺损选择不当会导致效果不佳,使得很多医生不愿意选择这些技术。

　　植皮用于鼻再造时可以达到很好的美观效果,并且可以作为鼻部小的浅表缺损的核心修复方法。相对于局部皮瓣和邻位皮瓣,全厚皮片是技术简单的手术,在仔细筛选过患者后可以达到不次于皮瓣的效果。

鼻唇沟皮瓣

　　鼻唇沟皮瓣是个经典皮瓣,非常适合鼻翼亚单位的再造。而且鼻唇沟皮瓣还是一个用途广泛的皮瓣,可以用于鼻子许多部位的再造。[11-13]这个皮瓣软,容易塑形,并且有凸度,可以很好地与鼻翼匹配,这一点特别重要。鼻唇沟皮瓣设计就是为了使颊部瘢痕隐藏在鼻唇沟皱纹内(图29-2)。

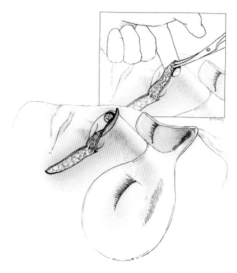

图29-2 植入时掀起并修薄皮瓣

鼻唇沟皮瓣有一些特性,使其用于鼻再造时十分理想。颊部组织的颜色和质地与鼻部接近,因为两者日光暴露的程度大致相当,组织特点也接近。另外,鼻唇沟离鼻部较近,利于皮瓣转移。鼻唇沟处的自然褶皱可以使供区畸形最小。鼻唇沟皮瓣应用依赖于一个界限清楚且厚的鼻唇沟褶皱,颊部也要足够松弛。目的是将最终的瘢痕恰好隐藏在鼻唇沟处。皮下丰富的血管丛使得这一皮瓣可以对形状和轮廓的塑造有着独特的耐受,可以对缺损进行精确修复。

习惯上鼻唇沟皮瓣被广泛用于鼻翼再造,很多人认为是这一缺损的首选方案。鼻唇沟皮瓣曾经被认为只是鼻翼和侧壁缺损再造的选择,现在已经回归一个强健的多用途皮瓣角色。鼻唇沟皮瓣常用于侧壁,鼻小柱和口内重建。根据缺损的部位进行轻微调整后,这一皮瓣可以用于修复鼻尖,鼻背和软三角。最近,鼻唇沟皮瓣的应用已经扩展到鼻尖和鼻背的再造。另外,软三角和部分鼻翼缺损也可以用鼻唇沟皮瓣进行再造,而不必重建整个鼻翼亚单位。

一般的原则必须遵守,比如在植入前尽量修薄皮瓣,并且将皮瓣缝合至承受轻度张力的位置,这样也会改善整体效果。这一皮瓣不能用于主动吸烟者。失败风险太高,而选择其他修复方式更合适。

技术

准备皮瓣时,缺损边缘要重新修整成垂直。Mohs切除可能会留下平的或圆钝的边缘,这会增加皮瓣植入的难度。在标记鼻唇沟后,用纱布进行逆行的Gilles模拟演练,以确保充分的旋转度并确定皮瓣长度。始终朝向内侧旋转。用金属片做一个缺损的模板,然后将其沿鼻唇沟皮瓣上缘进行标记。标记时颊部置于轻度张力下以释放颊部的松弛度,并确保皮瓣设计大小合适。切口下缘要始终放在沿鼻唇沟皮瓣处。在皮瓣和缺损部位注射利多卡因和肾上腺素溶液后,沿边缘锐性切开皮瓣。然后锐性掀起至中颊部水平,之后钝性分离至皮瓣基底部。虽不是轴形皮瓣,鼻唇沟皮瓣仍可以作为一个薄的带蒂皮瓣进行切取,不需要像典型的随意皮瓣一样考虑3∶1的宽度比。

皮瓣修薄至真皮深层,留下尽量少的皮下脂肪。修薄后,将皮瓣小心植入并保持轻度张力,用5-0黑色尼龙线做垂直褥式缝合。锚定缝合并且将皮瓣塑形到略小于缺损,会有利于皮瓣在轻度张力下植入。在整个过程中,对皮瓣的操作一定要尽量少。切除皮瓣远端,剩余的鼻部缺损用5-0黑色尼龙线推进皮瓣,进行修复。然后分层关闭供区,缝合真皮深部组织和皮肤。

植入后,整个皮瓣后侧,包括脂肪暴露的部位都应用止血药,如Avitene,充分覆盖,以助于止血。然后皮瓣用NitroBid覆盖,这是一种血管扩张剂,之后用速即纱可吸收止血材料包裹。敷料在原位保留2~3天,之后患者可以在淋浴下轻轻去除敷料。只有在敷料去除后,剩下的伤口和缺损才用抗生素软膏进行治疗。5天后拆除缝线,断蒂和皮瓣的植入在3周内完成。

在三周时,皮瓣有形成针垫样的趋势,这有利于鼻翼再造。但是,针垫样改变给鼻尖和皮瓣其他的表面带来一个问题。为了再造非鼻翼的表面,皮瓣必须尽量掀起至其最大体积的80%~85%,并尽量修薄以得到合适的轮廓。锐性去除皮下组织,在轻度张力下植入皮瓣并用5-0黑色尼龙线缝合。此时使用NitroBid。在皮瓣植入时进行皮肤磨削,深度达深层点状出血。这有助于提高颜色匹配程度,并掩饰瘢痕边缘。最后切除供区,弃用后缝合。

额部皮瓣

额部皮瓣是有记录的最古老的用于鼻再造的外科技术之一,已经演化为医生的金标准[14-16]。自从额部旁正中皮瓣出现开始,这一皮瓣经历了很多改进和变化,使得它成为修复巨大缺损的理想选择。额部皮瓣在很多患者中都代表着理想的再造选择,可以安全可靠地在住院或门诊条件下完成。

习惯上额部皮瓣仅限于修复用其他皮瓣,或全厚皮片和复合组织瓣,不能修复的巨大缺损。在水平面上宽度超过2cm的,或者有骨或软骨外露的缺损,最好用额部旁正中皮瓣修复。完成良好的额部皮瓣可以达到最自然、持久,即使不是无法察觉但也不明显的鼻再造效果。由像Burget和Menick这些大师们发展出的原则,一直在为鼻再造的创新方面提供指导。

额部皮瓣可以提供稳健的蒂部和大量的组织,可以修复几乎所有的缺损。保留缺损同侧的轴型蒂部,当需要更长皮瓣时,仔细将皮瓣延长到直角,用窄的蒂部,尽早做骨膜下分离,这些都是额部皮瓣鼻再造的指导原则。另外,衬里的缺损可以用额部皮瓣进行简单可靠的处理。

关于患者筛选,额部皮瓣几乎都是最佳选择,只有极少数患者是完成这一皮瓣的禁忌证。做这个皮瓣会有三到四周的不便,这是为了实现高水准的,终生正确的鼻再造的小小代价。年龄和吸烟状态并不是额部皮瓣的禁忌证,术前调整患者的凝血状态也不是必需的,除了氯吡格雷,因为它会导致出血过多,影响安全和手术的最终效果。

手术技术

常规

无论在住院还是门诊条件下,手术都可以在镇静麻醉下完成,但全麻更好。设计额部皮瓣之前,必须对原发缺损进行评估。如果患者存在鼻部和颊部的复合缺损,术者必须先评估并修复颊部,因为这样会改变鼻部缺损的形状并重新确定其边界。之后,术者应决定是做单纯缺损修复,还是做完全切除后的亚单位再造。这一判断基于术者经验。如果正在做亚单位再造,对侧"正常"的亚单位可以用来做模板。

皮板设计和掀起的指导原则:
- 只要有可能就保留轴型模式
- 用缺损同侧蒂
- 只有当需要用更长的皮瓣时,才可以小心地以正确的角度将皮瓣跨过额部
- 用适当窄的蒂部
- 尽早做骨膜下分离

鼻衬里

所有衬里都要符合 Menick 提出的二期或三期额部皮瓣翻转法,并在皮瓣背侧表面植皮。如果设计得当,额部皮瓣的远端可以为半鼻再造提供全部的衬里。

对于折叠的前额皮瓣,衬里要用整体模板来设计,保持适当松弛度以便皮瓣远端翻转后重建鼻衬里。在鼻翼边缘水平做1mm的切口以便打开或增加鼻衬里皮瓣的旋转度,使得皮瓣在松弛状态下植入。衬里部分要尽量修薄,至皮下脂肪层,然后将皮瓣植入,用5-0镀铬肠线缝合。之后我们可以回来,通过鼻翼边缘切口,尽量修薄衬里。对于更大的衬里需求,包括鼻小柱或鼻中隔时,可以采集肋软骨以提供支撑。

对于超过半鼻的缺损,包括了双侧鼻翼和鼻尖时,翻转前额皮瓣不能用作衬里。取而代之的是用二期法显微外科游离前臂皮瓣。

支架

大多数软骨或支架的需求可以由耳廓软骨来提供,软骨取自位于耳前的耳甲腔切口。这一操作的关键是保留足够的软骨长度,因为整个耳甲腔都可以用于重建鼻翼。供区的缺损用5-0普通肠线连续缝合,用4-0克氏针贯穿软组织暂时钉住,以防止血肿和血清肿。需要更大支撑时,如鼻小柱和鼻中隔,需要采取鼻中隔或肋软骨。

掀起皮瓣

蒂部位于正中线外侧约2cm处,靠近眉弓内侧,可以用多普勒探头确认。皮瓣蒂部设计宽度约1.5cm,以便将血管蒂包含在内。我们不提倡对侧旁正中额部皮瓣,而是赞成 Menick 主张的用同侧轴形皮瓣,其蒂部适当窄(最大宽度1.3~1.5cm)。改进之处包括窄的蒂部、轴形皮瓣、同侧旋转、骨膜下剥离并划开骨膜、在掀起皮瓣时植皮等。尽可能不带着毛发转移,因为术后鼻孔内部分的毛发生长对患者来说一般都是不能接受的。皮瓣一定要向内侧旋转。如果正常的对侧存在,可以根据健侧做模板,模板可以用金属箔片或用

多抹棒和免缝胶布制作后转移到金属箔片上。

需要认真考虑正确的走行方向,在眉毛水平做逆行 Gilles 模拟演练以估计合适的旋转弧。皮瓣可以以低于眼眉水平的点为轴旋转,在模板旁边设计一个把手,或者说其本质上是为避免猫耳畸形而切除的部分。皮瓣的操作都只在这一部分进行,以避免任何对于皮瓣的损伤。

从远端开始掀起皮瓣,迅速分离至眉间水平,然后到眉上约 1cm 处。之后在骨膜下游离直到眶上缘,因为这样可以携带骨膜下穿支,使得皮瓣安全有效。如果皮瓣特别紧或过短时,可以划开或者切除骨膜,还可以在骨膜上掀起皮瓣。皮瓣的尖端,起始的 1.5 ~ 2cm 从皮下层掀起,去除皮下脂肪和其深层的额肌。通过这个方法可以做出一个薄而柔软的皮瓣,可以和其深层的鼻骨软骨支架贴合。

皮瓣植入

一期修薄的程度因人而异。对于吸烟的患者,不推荐修薄太多。在鼻翼边缘植入的时候,皮瓣应当向上内侧卷起,将瘢痕放在前庭内。

皮瓣的最远端以后再也不会重新掀起,应当最大程度地修薄到厚的真皮水平。然后嵌入皮瓣的远端八分之一,其他部分则根据皮瓣的外观进行修薄。

供区关闭

用单层不可吸收单股线关闭供区。深层缝合有助于拉拢创面。在供区不能一期整体关闭的情况下,供区可以开放,让其二期愈合或者用简单的非黏合敷料覆盖,如同种异体移植物,异种移植物或者植皮等。在皮瓣旋转的水平,供区不应关闭,以防局部过紧,皮瓣静脉淤血。可以用硝酸甘油膏促进静脉回流。手术敷料保留 2 ~ 3 天。

断蒂和植入

第二期手术至少要在 3 ~ 6 周之后进行,以便血管化达到最大,减少水肿,这样可以进行更积极的皮瓣修薄。对于二期法皮瓣,超过 50% ~ 70% 的皮瓣可以在断蒂时安全掀起后植入。

在这时做适当的鼻翼轮廓缝合可以改善形态;但是这些在最大程度掀起的皮瓣上应用时要小心。在皮瓣植入后,可以就着手术无菌范围即刻做皮肤磨削。硝酸甘油膏是术后应用的唯一外用药,如果需要,所有的患者在 6 周后都做皮肤磨削,3 个月时做第二次治疗。

预防和处理面部软组织再造的并发症

并发症是手术不可能避免的事情。在围术期,并发症的定义是术后患者的临床表现朝不理想的方向发展。面部软组织再造的并发症可以从轻微血肿,到严重的皮瓣坏死甚至致死等。也可能是效果不好,如不美观的瘢痕,轮廓不佳等。如果用安全的方式操作,与面部软组织再造相关的致病率相对较低。

一定要区分开,是手术自身的并发症,还是效果欠佳或不理想。患者的并发症也可以进一步分为系统性并发症和仅与再造有关的并发症。在 Mohs 手术再造时,患者通常是老年人,通常都有严重的共患疾病。我们的患者在门诊条件下通过快速有效的手术和适当的麻醉管理都得到了安全的处理。

并非所有患者都需要复杂的多期再造;术者必须根据患者的预期和安全需求为其匹配手术方案。患者相关的并发症包括与麻醉有关的即刻共患疾病问题,包括用药差错和气道问题,需要将麻醉方式由局麻改为全麻。大多数并发症可以由一个有能力的麻醉团队降低或完全消除。最常见的并发症中排第二位的是出血。我们做再造的时候并不考虑抗凝的状态。用华法林完全抗凝的患者仍是额部皮瓣的合适人选,对于中厚和全厚皮片也是如此。这一原则的唯一例外就是一个用氯吡格雷的额部皮瓣患者会出现大量出血。根据我们的经验,在皮瓣剥离的时候遇到的出血,以及术后的出血都可能无法控制,既影响皮瓣成活又影响患者安全。

这些患者术后感染极为罕见。患者只在围术期给予抗生素,术后没有用抗生素。术后血肿发生率也非常低,即使在那些有重大风险因素的患者中也很低,包括那些颊部和鼻部同时缺损的患者。这可以归因于这些患者依赖静脉镇静而不是全麻。大约 10% 的患者会出现对杆菌肽或新斯波林的不耐受。合适的处理就是在首次用药后 7 天内停用局部杆菌肽,患者改用纯凡士林,或开始用百多邦或莫匹罗星抗生素软膏,这些药的反应率非常低。

处理移植物或皮瓣坏死

皮片的部分坏死可能出现,但是完全坏死或植皮后效果不满意的情况并不常见。这些皮片中有很多是用于鼻下三分之一的再造,使用全厚皮片,这些皮肤可能非常厚。皮片的浅层可能会坏死。部分皮肤坏死需要在门诊进行处理,清除所有的失活组织,之后局部要经常使用促进皮肤愈合的药物,直到这一部分完全愈合。4~5 周时,局部磨削可以改善最终的瘢痕外观。这样一般都会得到比较好的效果,除非是在开始时就没有做好。

鼻唇沟皮瓣和额部皮瓣的部分远端坏死确实有可能出现。如果伤口需要皮瓣再次推进时,应该在皮瓣本身界限明确后才能安全操作,通常在术后 7~10 天内进行。额部或鼻唇沟皮瓣全部坏死的情况很少见,应该在伤口清创后随诊,必要时通过二次皮瓣手术改进。

面部软组织再造的主要并发症可以通过有经验的设计和细致的操作避免。效果不满意不能避免,但可以通过同样的方法尽量降低。遇到这种情况时,医生应安抚患者争取时间,以便让术后的炎症和水肿消退。之后可以在合适的时间点明智地进行二次干预。

案例分析

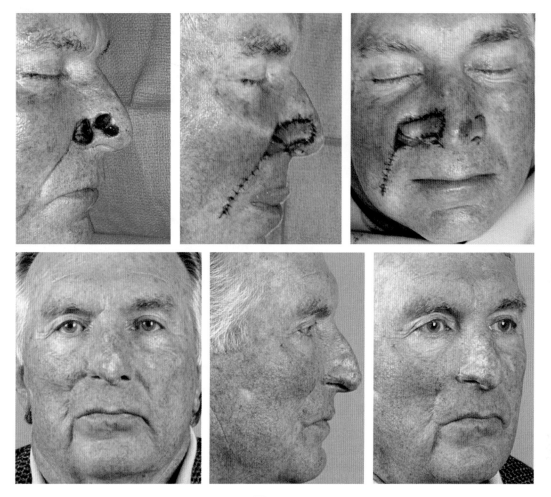

图 29-3

　　这名 74 岁的男性接受了累及鼻下三分之一的 Mohs 手术后修复,使用了二期法鼻唇沟皮瓣。用一个金属箔作为缺损区域的模板,沿着鼻唇沟上缘做标记。在皮瓣和缺损处注射利多卡因和肾上腺素溶液后,沿皮瓣边缘锐性分离并掀起皮瓣至中颊部水平,然后再钝性分离至皮瓣基底。将皮瓣修薄至真皮层,保留少量的皮下脂肪然后将皮瓣嵌入,以 5-0 黑色尼龙线缝合,保持轻度张力。切除皮瓣远端,剩余的鼻部缺损用 5-0 黑色尼龙线推进皮瓣,进行修复。之后供区通过真皮深层和皮肤,多层缝合关闭。术后照片显示的是随访 1 年的情况。

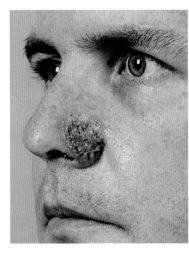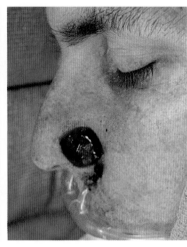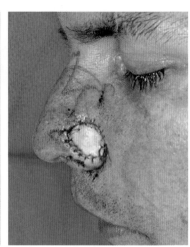

图 29-4

这位 40 岁男性患者在左侧鼻翼后部有一个 Mohs 术后缺损。

　　他接受了一次全厚皮片移植。伤口清创后用一个金属箔模板设计一个与鼻部缺损恰好相匹配的皮片。之后供区标记要超过模板做成椭圆形,以便在供区切口处去除猫耳畸形。为了保证全厚皮片成活,必须仔细去除皮片的脂肪并使用包堆。然后将皮片用 5-0 快速可吸收肠线在相对的方向连续缝合,并将结打在相对的两端。然后将手术消毒海绵涂上抗生素软膏用作包堆。用 3-0 双针 Prolene 缝线穿过皮片和下方组织。两次贯穿的 3-0Prolene 缝线再穿过包堆后原位牢固打结。患者术后 1 年随诊。

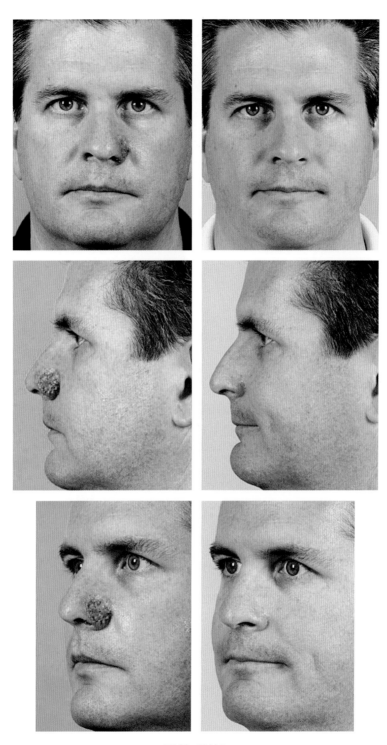

图 29-4(续)

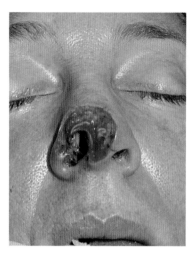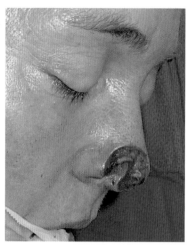

图 29-5

　　这位 44 岁患者在 Mohs 手术后出现右侧鼻尖，右侧鼻背，部分右侧鼻翼和右侧软组织三角的广泛缺损。

　　她的手术方案包括左侧额部旁正中皮瓣和向内翻转衬里皮瓣以及耳甲腔软骨移植。参照对侧用金属箔做出皮瓣的模板。在眉毛处用多普勒确定皮瓣的优势动脉血供（基于同侧 1.3cm 的蒂部），然后将其掀起并向内旋转。从远端开始掀起皮瓣，剥离深度在帽状腱膜层直到眉上约 1cm 处。之后在骨膜下剥离并延续到眶上缘。一期手术后 4 周断蒂，成功插入皮瓣。最后的照片显示的是她术后 1 年的效果。

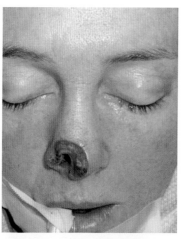

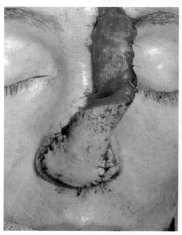

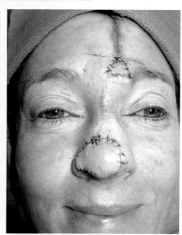

术后即刻 术后4周

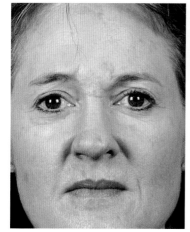

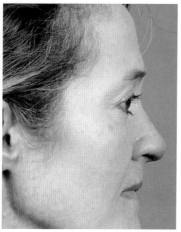

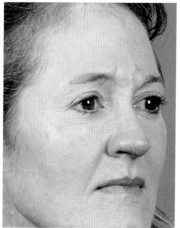

术后1年

图 29-5(续)

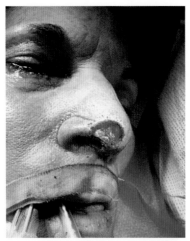

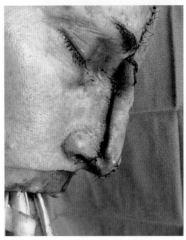

图 29-6

　　这位 56 岁女性表现为右侧软三角和鼻翼的缺损。她接受了二期法右侧旁正中额部皮瓣和耳甲腔软骨移植再造。照片显示术后 1 年。

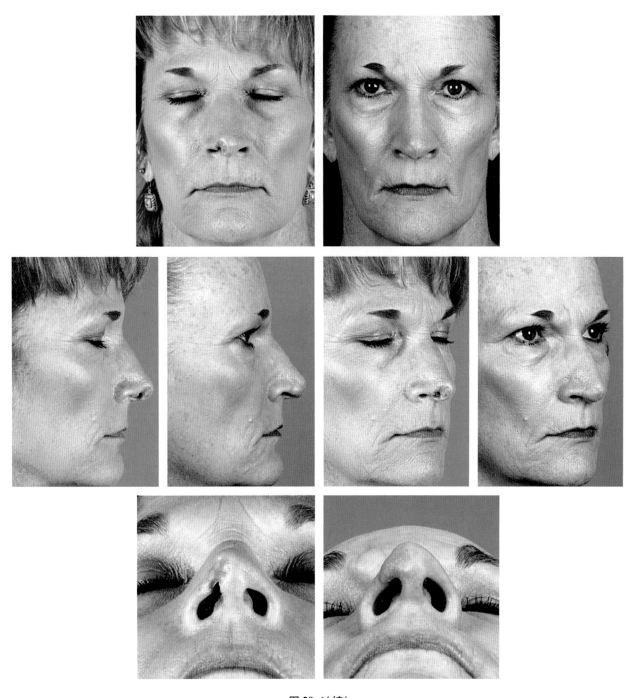

图 29-6（续）

要 点

- 术者必须对患者的物理缺损,总体的修复预期,共患疾病的状况以及可能的多期再造手术方案的适用性做出快速的评估。
- 术者还必须考虑患者所处的地理位置离诊所的远近、交通情况、承担路费的经济能力,还有他们的预期和对最终结果的要求。
- 鼻再造总体上可以分为四类,包括二期愈合或辅助愈合、植皮、通过鼻部软组织再分布关闭,以及通过动员额部或颊部的组织关闭(远位或内插皮瓣)。
- 全厚皮片用于鼻再造常是能达到理想效果的最简单的再造技术。
- 必须仔细选择供区。
- 各种方法的组织转移或插入皮瓣是鼻再造的基本技术。
- "仅修复缺损"的再造方法已经在许多鼻再造病例中显示出其有效性。
- 严肃执业的整形外科医生不应对于"仅修复缺损"还是"亚单位再造原则"过于教条,而是应当根据临床经验和设备发展出应用这两种技术的个性化方法。

（王欢 译,李战强 校）

参考文献

1. Thornton JF. Nasal soft tissue reconstruction. Semin Plast Surg 27:81-82, 2013.
2. Thornton JF, Griffin JR, Constantine FC. Nasal reconstruction: an overview and nuances. Semin Plast Surg 22:257-268, 2008.
3. Weathers WM, Koshy JC, Wolfswinkel EM, Thornton JF. Overview of nasal soft tissue reconstruction: keeping it simple. Semin Plast Surg 27:83-89, 2013.
4. Menick FJ. Nasal reconstruction. Plast Reconstr Surg 125:138e-150e, 2010.
5. Menick FJ. Practical details of nasal reconstruction. Plast Reconstr Surg 131:613e-630e, 2013.
6. Burget GC, Menick FJ. The subunit principle in nasal reconstruction. Plast Reconstr Surg 76:239-247, 1985.
7. Menick FJ. Artistry in aesthetic surgery. Aesthetic perception and the subunit principle. Clin Plast Surg 14:723-735, 1987.
8. Wolfswinkel EM, Weathers WM, Cheng D, Thornton JF. Reconstruction of small soft tissue nasal defects. Semin Plast Surg 27:110-116, 2013.
9. McCluskey PD, Constantine FC, Thornton JF. Lower third nasal reconstruction: when is skin grafting an appropriate option? Plast Reconstr Surg 124:826-835, 2009.
10. Weathers WM, Bhadkamkar M, Wolfswinkel EM, Thornton JF. Full-thickness skin grafting in nasal reconstruction. Semin Plast Surg 27:90-95, 2013.
11. Thornton JF, Weathers WM. Nasolabial flap for nasal tip reconstruction. Plast Reconstr Surg 122:775-781, 2008.
12. Weathers WM, Wolfswinkel EM, Nguyen H, Thornton JF. Expanded uses for the nasolabial flap. Semin Plast Surg 27:104-109, 2013.
13. Constantine FC, Lee MR, Sinno S, Thornton JF. Reconstruction of the nasal soft triangle subunit. Plast Reconstr Surg 131:1045-1450, 2013.
14. Correa BJ, Weathers WM, Wolfswinkel EM, Thornton JF. The forehead flap: the gold standard of nasal soft tissue reconstruction. Semin Plast Surg 27:96-103, 2013.
15. Burget GC, Menick FJ. Nasal support and lining: the marriage of beauty and blood supply. Plast Reconstr Surg 84:189-202, 1989.
16. Menick FJ. A 10-year experience in nasal reconstruction with the three-stage forehead flap. Plast Reconstr Surg 109:1839-1855; discussion 1856-1861, 2002.

第十部分

鼻修复个人套路

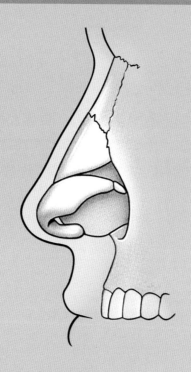

达拉斯鼻修复术：全球大师的杰作

Secondary Rhinoplasty *by the global masters*

鼻修复技巧新解

Rod J. Rohrich ■ *Jamil Ahmad*

因为种种原因,鼻修复远比初次鼻整形术复杂。术后修复时最初的解剖结构已经改变,部分结构缺失,或骨软骨支架已被削弱或者已有变化,同时还伴有术区明显的瘢痕组织,使得手术操作技术难度很大[1-4]。另外,处理鼻修复患者的预期和情绪状态更是手术医生的挑战。

鼻修复成功的十个要点

理解患者和医生的目标

一定要了解患者对上次的鼻整形到底是哪里不满意。患者通过修复最想达到的前三个目标是什么? 有时,一些患者会有具体要求,而另一些患者的诉求则比较模糊。一定要鼓励患者术前确定明确的目标,而且越明确越好。在初次鼻整形术时,进行鼻部系统分析才能制定全面的手术目标;但在鼻修复术时,对患者进行评估需要尽可能集中,因为这时通过手术能够实现的目标是有限的。

为了有助于集中讨论,患者应该将他/她最想要改善的前三项外观或功能关注点按优先顺序列出来。

这些优先项成为讨论的重点,而且有助于医生确立鼻修复的三项目标。以患者的诉求和医生的专业知识为基础,判断出哪些是切实可行的,向患者进行教育和提出建议,让她们明白此次鼻修复中哪些目标能够实现,哪些不能。在很多情况下,还会很多可以改善的地方,但是患者可能并不在意。这些也应该在讨论的内容中,让患者充分理解,如果术中这些部位有望得到改善,那么医生或尝试操作,但是优先权会低于患者的诉求。

同样重要的是理解患者的审美观:患者认为什么是美? 如果与医生的审美观不符,那么最好别做手术!

从术前开始降低患者的期望值

必须从术前第一次咨询时就开始调整患者的期望值。一旦医生知晓患者的诉求后，就必须直接坦诚地讨论在鼻修复术中哪些诉求可以达到，哪些不能。

初次鼻整形术患者咨询的重点内容是围绕我们能为患者实现什么，而鼻修复患者的咨询中，我们则需要花更多的时间讨论我们不能为求美者实现或改善什么。

患者必须理解：无论术者是谁，初次鼻整形或者鼻修复手术都永远不能做到完美的鼻子。如果患者有那些医生不能达成的不切实际的期望，医生就不能手术。

有过一次失败手术的经历可能是优点，也可能是缺点。经过一次不成功的手术之后，患者可能对手术目标，以及手术能达到和不能达到的效果有更好的了解。但是，手术经历和效果欠佳也可能会使其持续焦虑，甚至怀疑一切。对于医生来说，一定了解患者的这些情绪，并在术前充分沟通，让其做好心理准备。

知道何时可以手术何时不能手术

作为外科医生，我们常会觉得如果我们选择不给患者做手术就是没有提供最好的服务给他们。但是对鼻修复而言，哪怕医师或者患者都持乐观的看法，修复手术的效果也可能只是没有任何改进。一定要学会发现这些患者和情况，避免再次手术给患者带来进一步的组织损伤和痛苦。

医生必须学会拒绝。

多次鼻部手术会导致鼻支架结构和软组织质地的永久改变。其中有些畸形改变不可能被矫正，如果执意再次手术将会有巨大风险，给患者带来毁灭性的畸形。

除了组织的疲劳性，医生更要认识到患者的疲劳性。

情绪疲劳可能是因之前的手术没能达到患者的预期效果而引发失望的结果。不管修复手术的效果如何，情绪疲劳都会在术前预先影响患者的情绪，使她对这一次手术的效果更为失望。永远别给生气或不开心的患者做手术。很多患者都不会考虑前次手术失败所造成的远期影响，她们会把所有的改变都归因于做鼻修复的医生。

通过鼻部系统分析找出问题

和初次鼻整形术类似，鼻部系统分析是非常重要的，能够发现畸形、比例失衡，并且有助于制定鼻修复的目标。鼻部系统分析包含了对患者整体面部特征和鼻面部比例的评估，要从正面视图、侧面视图和底面视图分别对鼻部进行观察。对于要求行鼻修复的患者，医生进行评估时需要关注前次鼻部手术导致的特殊问题。医生要能发现鼻整形带来的畸形,如倒 V 畸形或鼻翼切迹、手术切口瘢痕、皮肤和表面质地变化等。查体以评估鼻部呼吸道的情况时,应该判断有无鼻中隔偏曲,中隔软骨的量够不够拿来做移植物。此外,需要判断是否存在瘢痕挛缩引起的狭窄。在术前评估时,我们需要开诚布公地和患者沟通,告知哪些是手术可以改善的,哪些是不能改善的。

一定要在术前根据实际情况降低患者的预期值!

了解畸形产生的根本原因

除了识别那些鼻修复术中需要矫正的畸形和比例失衡外,鼻修复顺利进行的一个关键的因素是要了解造成这些畸形的根本原因。

- 比起皮肤软组织罩,骨软骨结构对鼻部起到了什么样的作用?
- 曾经对深层骨软骨结构进行过哪些操作,对后面需要进行的手术有什么影响?
- 愈合过程对畸形的产生起到了什么作用?
- 软骨的质和量充足么,是否足以达到预计的变化?
- 为了完成预期的改善,还需要哪些技术?

最终,这些问题的答案将会决定最后可能的结果,并且有助于患者了解鼻修复可以实现什么。

使用开放式入路

开放式入路的应用彻底改变了鼻修复的治疗[1-5]。比起闭合入路,开放入路有很多自己的优势(表 30-1)。充分的暴露可以准确地辨明畸形的成因。在鼻修复中,这种入路可以充分切除瘢痕组织,从而完全释放瘢痕粘连于鼻骨、软骨支架上造成的变形力。可以在没有外覆皮肤软组织罩牵拉扭曲影响下对深层骨软骨支架进行操作,就像闭合式入路中软骨释放的方式一样。合理的经鼻小柱设计可以使切口瘢痕看不出来。我们首选阶梯形的切口设计,因为这样的切口形状在缝合时容易对齐。切口应设计在鼻小柱最狭窄的部位。

表 30-1　鼻修复术开放式入路的优点和缺点

优点	双眼视野
	双手操作
	无变形情况下对整体畸形进行评价
	准确的判断和畸形矫正
	充分释放软组织和(或)瘢痕形成的扭曲力
	切除瘢痕组织
	充分利用原有的组织和软骨移植物
	稳固的移植物缝合固定(可见的和不可见的)
	直视下电凝止血
可能的缺点	经鼻小柱瘢痕
	较长时间的鼻尖水肿
	鼻小柱切口裂开
	创面延迟愈合
	组织坏死
	手术时间延长

分离的范围应该尽可能地局限在需要的范围内,以达到预期效果为目的。暴露范围应满足准确判断和处理鼻畸形的需要。在修复时,一定要注意保护皮肤的血供。如果需要使用盖板移植物充填鼻背时,要尽可能避免剥离过大的腔隙,要分离大小合适的腔隙,有助于避免假体移位。避免过大的剥离腔隙也有助于减小死腔和瘢痕的形成。

处理皮肤和软组织

鼻修复中皮肤和软组织的处理十分重要。之前的手术不仅会带来瘢痕组织,同时也会改变鼻部软组织的性质。术后软组织可能变得更薄、没有弹性,而且血供也会发生了改变。瘢痕组织的存在可能会加重这些情况,也可能会使软组织变厚、扭曲,钝化深层骨软骨结构轮廓。

如果准备做经鼻小柱切口,就需要考虑到前次手术瘢痕位置是否合适,有没有愈合不良的问题。很多医生为了减少新增瘢痕,倾向于使用前次手术的切口瘢痕。然而在很多案例中,也可以不理会前次手术瘢痕,而在理想的位置取经鼻小柱切口。

掀起皮肤时,制备厚皮瓣能够确保皮肤拥有足够的血供,并且预防皮肤坏死。这对鼻小柱切口前方的鼻尖下小叶区域和鼻小柱部位皮肤来讲很重要。

掀起这些部位的皮肤时,应采用锐性分离方法,并直接在软骨表面剥离深层腔隙。

一旦超过鼻尖软骨上方,就可以根据手术需求选择不同的分离层次。如果鼻尖上区的饱满是由此处过多的瘢痕组织引起,可以将这些瘢痕组织保留到软骨表面,如果需要时就可以用这些组织来重建鼻尖(图 30-1),也能按需把这些瘢痕组织切除(图 30-2)。在皮

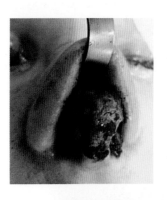

图 30-1 鼻尖上区的瘢痕组织作为鼻尖瘢痕移植物使用

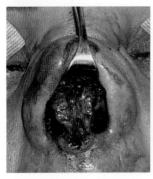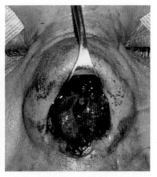

图 30-2 鼻尖上区的瘢痕组织在软组织罩掀起时被保留在软骨表面,然后将其切除暴露出鼻尖软骨

肤比较薄的情况下,可以直接在软骨表面继续分离,以便保护皮肤血供,同时避免外覆的皮肤出现不平整。如果软骨表面有凹凸不平,可以保留瘢痕组织用来掩盖缺陷。瘢痕组织可以模拟软组织移植物的作用,比如筋膜组织,因此保留瘢痕组织可以避免在某些情况下采集软组织移植物。

尽可能使用自体组织

鼻修复中常需要重建和修复骨软骨支架。而且,那些没有软骨结构的解剖部位往往也需要额外增加支撑,如鼻翼缘和软组织三角等。鼻修复术中我们常用的移植物包括鼻小柱支撑移植物、撑开移植物、鼻翼缘轮廓线移植物、外侧脚支撑移植物、鼻背盖板移植物和鼻尖移植物等。

当手术需要移植物时,为了减少像感染、排异等异体移植物相关的远期并发症,更倾向于选择自体移植物。

常见的软骨供区包括鼻中隔、耳软骨、肋软骨等。有时手术也需要筋膜,可以从颞筋膜、阔筋膜或腹直肌筋膜等处采集。

控制软组织-骨软骨支架间交界

鼻整形的一个重要部位就是控制好软组织-骨软骨支架间交界面。位于皮肤软组织罩及骨-软骨支架间的死腔将形成过多的瘢痕,使深层支架的轮廓变得圆钝。止血有助于减少该区域的出血,否则会导致瘢痕组织增生。有些情况下,必须做鼻尖上区缝合和褥式缝合,以帮助把皮肤软组织固定到骨软骨支架上。碾碎、挤压或切成丁的软骨颗粒可以用来填充死腔或遮盖凸凹不平(图30-3)。

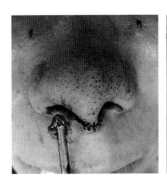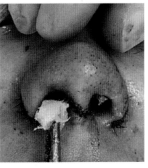

图30-3 碾碎、挤压或切成丁的软骨颗粒可以用来填充死腔或遮盖凹凸不平

用Steri-Strips胶带粘住鼻背皮肤并使用热塑板压迫术区,这样做可以帮助外覆皮肤软组织贴附于骨软骨支架上。软三角区的前庭面也需要用包裹了抗生素的明胶海绵或纱布填塞以消灭死腔。缝合的位置则在软骨下缘切口的外侧和切口的鼻小柱侧;但是不能在软组织三角的深部,因为这可能会产生切迹(图30-4)。这个位置放置明胶海绵也可以通过表皮细胞再生而促进切口的闭合,而且还不会导致软组织三角变形(图30-5)。使用经过剪裁的硅胶片作为衬垫以关闭死腔(图30-6)。

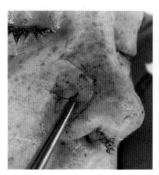
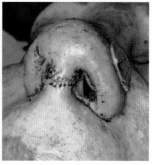

图 30-4　使用剪裁过的硅胶片作为衬垫以关闭死腔

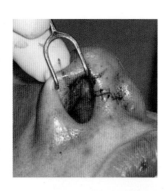

图 30-5　为了避免形成切迹,软骨下缘切口的软组织三角深部不宜缝合

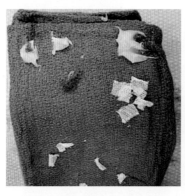
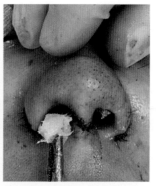

图 30-6　使用包裹抗生素油膏的明胶海绵或纱布以帮助关闭软三角深面的切口并消除死腔

软组织填充剂

有些情况下,仅仅有所凹陷的情况可以选择临时性的软组织填充[6]。短效产品中,玻尿酸软组织填充剂由于其自身特点与安全性,作为首选。透明质酸为主的软组织填充物种类多样。这些产品性质,如凝胶硬度、亲水性和维持时间等各不相同。多数情况下,注射到鼻部软组织的玻尿酸可保持达一年以上。使用溶酶可以使玻尿酸溶解,从而使这种注射填充的效果具有潜在的可逆性。

为了保证注射填充的安全,必须遵守注意事项并掌握注射技术。

医生用软组织填充剂治疗鼻整形术后畸形时必须考虑几个额外的因素。鼻整形术后,皮肤软组织罩的质地缺乏弹性,并且有瘢痕形成。此外,原有的血管分布和血供也已经被改变。这些因素增加了血管性并发症风险,包括组织坏死和致盲等。对于顺应性较差的软组织,应选用质地更柔软的填充剂。较硬的填充剂会显著增加无弹性外覆组织的压力,并导致压力性坏死。应采用小剂量注射,间隔几分钟再进行评价,以保证血流充分。

鼻部软组织的血供在鼻整形手术后会发生变化。这可能会增加注射物栓塞血管的风险。一般来说,包括鼻尖的鼻下三分之一部分注射到血管内会导致组织坏死,包括鼻根在内的鼻上三分之一注射到血管内时则会致盲。

患者评价

找出患者的关注点

对一个鼻修复患者进行评估时,第一步就是要找出患者最为关注的三个问题。

一定要了解患者上次鼻整形之后是对哪里不满意,以及修复希望达到的目的。有时,患者鼻整形之后有非常具体的诉求;但是在某些情况下,患者可能只想让医生帮她确认一下术后恢复好了的效果会如她所愿。对于对前次手术结果不满意的患者,一定要找出她们特别关注的点。就像前文所述,应该让患者列出最重要的想要改善的外观或功能方面的问题。这样讨论就有重点,而且有助于医生确立鼻修复的目标。在很多情况下,还会很多可以改善的地方,但是患者可能并不在意。这些点也需要进行讨论,最终双方要明确,这些关注点在优先顺序上需要靠后排。

讨论鼻修复术中切实可行的目标

在术前控制患者的期望值对手术成功和患者术后满意度都至关重要。患者必须理解哪些部分是鼻修复术能够切实完成的。

初次鼻整形术前谈话围绕着哪些手术目标能实现,而在鼻修复的术前谈话则是围绕哪些目标不能实现。

鼻修复的最大挑战之一就是它的不可知性。手术中会遇到什么事情,谁也不知道。在手术开始前,医生无法知道原始的解剖结构改变了多少,以及组织的质地如何。这些因素对手术方案影响重大,并对能实际实现的效果产生巨大影响。医生必须在术前就做好患者的思想工作,让患者理解这些局限性。应把重点放在几个可以改善的关键问题上,才能确立好鼻修复的目标。

关键在于少承诺,多做事。

评价患者的情绪是否适宜手术

患者情绪必须处于适合经历进一步手术的良好状态。患者可能经历过效果不理想或未达到期望的一次鼻整形,她们可能经历过绝望和悔恨。有时甚至是愤怒。

> 如果患者仍把注意力放在质疑之前手术医生的能力或指责医生的失职,固执的因手术结果而指责之前的医生,愤愤不平,接诊医生在和患者交流时就需要非常谨慎,在多数情况下,不能给这些患者进行手术。等到患者已经接受现实,并且抱着积极的态度做好准备时,才可以进行修复手术。

必须等到这些问题得到解决,或让患者摆脱这些负面情绪,面对现实,把注意力转移到如何改进上来。

一些"红色警报"表示患者可能会有潜在的心理问题[11]:
- 小瑕疵
- 体像障碍
- 身份不认同或性别模糊
- 手术动机复杂或不清
- 妄想手术改变人生
- 社交能力差,情商低
- 没有解决的悲伤或危机状况
- 现在的不幸被归结于外貌问题
- 对老化过于关注的神经质的老年男性
- 突然厌恶自己身体,特别是老年男性
- 愤世嫉俗
- 曾经就医并对医生不满
- 偏执妄想的表现

有着以上某些或者全部特征的患者可能不适合进一步手术。某些案例可能还存在体像障碍(框 30-1)[8]。

框 30-1 体像障碍的诊断标准

1. 个体表现出一种固执的想法,自己有某些能够看到的外观上的缺陷或瑕疵,而对别人来说看起来不易发现或者只是很轻微。
2. 在这个障碍存续时间内,个体会表现出重复动作(例如反复照镜子、过度修饰、抓挠皮肤、寻求保证)或者精神活动(例如把自己的外貌与别人比较)以应对他们对自己外貌的关切。
3. 这种专注产生了临床上显著的痛苦烦恼(例如,抑郁,焦虑,自卑)或社交、职业和其他重要方面的功能障碍(例如,学校、亲属、家庭关系)。
4. 区别于那些症状符合进食障碍诊断的人,她们还不仅仅执著于身体脂肪和体重等问题。

使用标准化术前照片和电脑模拟

所有患者都应进行术前标准化拍照(图 30-7)。除了正面观、侧面观、基底面观外,为了更好地了解特殊的畸形,还需要其他角度仔细观察,包括俯视图、利用不同的照明技术显示凹凸不平等。

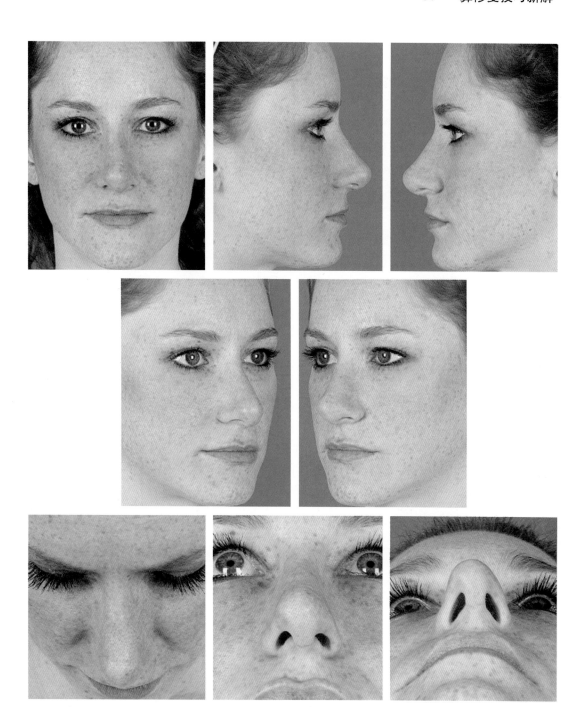

图30-7　标准化术前照

　　通过高质量的照片，同时对不同视图进行观察更容易辨认出细微的不对称和畸形。与患者共同评估患者照片可以促进与患者的沟通，能让患者更准确地表达他们的问题，也能让医生更准确地解释存在的畸形。

　　电脑模拟对于鼻修复的患者来说尤其必要，因为其能更形象地向患者展示哪些是手术能够完成，而哪些是手术不能完成的，进而帮助患者设立恰当的手术预期；同时还能够帮助医生评估患者是否已经准备好，以及对不够完美的手术效果的接受程度。我们常常会将模拟的效果做得比预期差一些，这样在大多数案例中我们就真的能够做到实际得到的结果比术前承诺的结果更好。

它让医生模拟术后鼻子的变化,让患者在术前看到和分析。电脑模拟可以展示手术的局限性,让患者期望值更脚踏实地。医生应仔细评估最终的成像,确定模拟图中的效果可以实现。医生不能做出过分乐观的模拟,让患者术前有不切实际的期望,最终导致术后不满意。

医生要特别小心那些要求做多次模拟成像以及对成像多次做细微改动的患者,这种人很可能对术后效果抱有不切实际的期望。在临床工作中,我们不会给这样的患者进行手术,因为如果有这种行为,那么很大程度上能够预测患者术后会不满意。

由于术后效果受很多因素影响,医生一定要向患者说明,模拟成像只代表手术目标,而不代表最终效果。即使手术很成功,患者的满意度在很大程度上取决于术前医生所做出的承诺。数字化模拟图的免责声明不仅需要口头上向患者解释清楚,而且应要求患者对书面同意书进行签字记录在案。

讨论获取自体材料的必要性

鼻修复最大的挑战之一就是如何处理未知的问题(图 30-8)。手术后原来的解剖结构已经发生了变化,但是医生却很难在手术前就准确知道现在的表面轮廓之下哪些结构已经被改变。在打算进行鼻修复的时候,患者对于前次鼻整形手术中具体进行了哪些操作往往了解非常有限。很多患者不确认是否动了鼻中隔,而一些患者可能不知道手术中是否使用了假体。在我们的经验中,之前的手术记录常常给不了什么帮助。手术记录有时缺乏细节的描述,有时是使用了一些难以理解的术语。而且在手术过程中所发现的情况常与根据前次手术记录所预测的情况不相符。

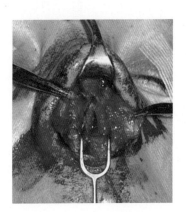

图 30-8 在这一例鼻修复术中,发现整个鼻中隔软骨前部,从尾部到中鼻拱都被切除了

鼻修复中常会用到软骨来重塑支撑和表面轮廓。但是,剩余的鼻中隔软骨的量可能并不够。多数情况下术前就应该充分告知鼻修复的患者,在必要的情况下术中可能需要从身体其他地方采集移植物材料。最常见的需要的自体移植物包括,从耳朵和肋部采取的软骨,从颞筋膜、腹直肌筋膜或阔筋膜等部位采取的筋膜组织。应在术前就和患者讨论自体移植物的供区部位,包括告知可能的并发症和供区可能会出现的情况。

如果患者拒绝采集肋软骨移植物,想要选择其他的移植物材料,预先制备的新鲜冰冻尸体肋软骨移植物也可以有用。

调整

想要进行鼻修复最常见的三种原因是鼻背凹凸不平、鼻尖畸形和鼻孔不对称。

鼻背凹凸不平的预防

鼻背凹凸不平是鼻修复最常见的手术指征(图 30-9)。鼻背不平整畸形程度各不相同,小到非常轻度的畸形,大到鼻背美学曲线消失或鼻背过窄、过宽。医生在矫正驼峰鼻时习惯上更重视鼻部侧面轮廓。但是在正面观上获得平直的鼻背美学曲线也同样重要(图 30-10)。降低鼻背可能会产生倒 V 畸形、内鼻阀塌陷和鼻背美学曲线不规则等。复合式驼峰祛除的控制性差,可能会加重这些问题。

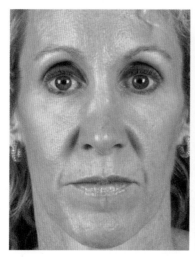
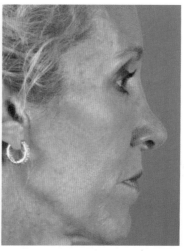

图 30-9　鼻畸形术后的鼻背不平整

上外侧软骨切除过多是造成键石区和中鼻拱畸形的常见原因。通过分段法,鼻背中隔软骨和上外侧软骨得以保留,这些结构在复合法中往往被切除[9-14]。用这种技术,每个结构都可以分别进行操作。这样鼻背重建前可以去除或保留上外侧软骨。上外侧软骨和背侧鼻中隔可以通过多种不同的方法进行重建,包括上外侧软骨张力跨越缝合、自体组织撑开瓣,或撑开移植物等(框 30-2)。分别逐步去除各个结构可保留软骨,在很多时候可省去用撑开移植物来重建中鼻拱。

框 30-2　鼻背重建可选方法

上外侧软骨张力跨越缝合
自体组织撑开瓣
撑开移植物
鼻背撑开瓣

分段法重建鼻背是通过分离、切除、打磨和修复几个步骤来进行。

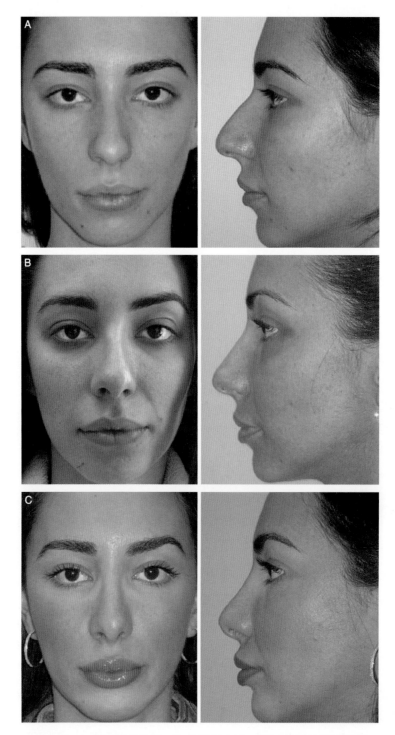

图 30-10 A,鼻修复术前照。B,鼻修复术后。侧面观可见明显改善,但是正面观仍可见到右侧鼻背美学线有不规则。C,鼻修复术后一年,鼻背美学曲线已完全修复

分离

将上外侧软骨从鼻中隔软骨分离以保留上外侧软骨(图 30-11)。保留上外侧软骨背侧缘及键石区的软骨可避免形成倒 V 畸形或中鼻拱塌陷。术者必须注意保护黏软骨膜,以免内鼻阀功能受损。修剪或保留上外侧软骨时,必须将上外侧软骨从键石区的鼻骨深面充分释放以获得充分暴露。

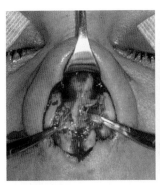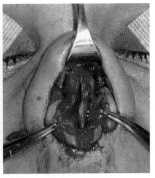

图 30-11　上外侧软骨从鼻中隔释放前和释放后

　　如果操作不恰当,会出现中鼻拱不平整或塌陷;医生必须在手术中预测是否会出现这类畸形,并且用撑开移植物或自体组织撑开瓣进行矫正,最重要的是,截骨术后最后关闭切口前务必要观察并且手指感受鼻背形态(这样的视诊和触诊应进行三次:进行鼻背分段重建时,截骨之后,以及缝合之前)。

切除

　　分段释放后,逐步修剪构成键石区和中鼻拱的各个结构,这样可以保证操作的精度与可控。必要时,医生应首先切除中线上适量的鼻中隔软骨(图 30-12)。再按需逐步修剪上外侧软骨的背侧缘。关键在于避免过度切除骨与软骨组织,否则轻则影响鼻背美学线,重则形成鞍背畸形。如果中隔切除轻度过多,术者可以在中鼻拱和远端做两针上外侧软骨张力跨越缝合,以重塑一个平滑的鼻背。

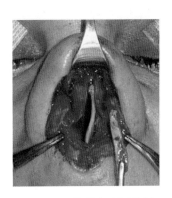

图 30-12　修剪鼻中隔背侧

　　如果切除操作不当,会形成鞍鼻畸形;因此医生必须及时发现并用鼻中隔或肋软骨作为撑开移植物或鼻背盖板移植物对其进行矫正。

打磨

　　修剪鼻背软骨部分后,用精细锉刀以斜性间断冲击方式逐步系统地打磨骨性鼻拱,先打磨左、右两条鼻背美学线,最后用细锉打磨中线(图 30-13)。[9]打磨的过程中需要反复多次沿着左、右及中线进行三指触诊。逐步的降低骨性鼻拱以防出现过度降低或轮廓不规则。只有在最初的鼻背美学线过宽或种族性骨拱过宽的情况下才进行内侧截骨[14-18]。

　　如果打磨操作不当,可能会出现凹凸不平的骨性鼻背、或鼻背过宽、过窄;因此医生必须在要关闭切口或者再次截骨前用细锉打磨并用手指触摸判断。如果鼻基底部过窄,手

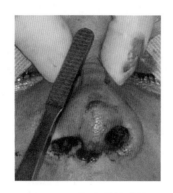

图 30-13 打磨骨性驼峰

术医生必须在术中使骨性鼻锥向外侧推或对骨性鼻锥内侧外侧再做截骨。

修复

进行分段式鼻背驼峰降低后,如果需要形成流畅的鼻背曲线,要在中鼻拱和远端进行一系列上外侧软骨的减张跨越缝合。有时,在进行上述步骤的同时需要应用自体组织撑开瓣或撑开移植物,加上上外侧软骨张力跨越缝合以形成光滑挺直的鼻背美学线,并保证内鼻阀的功能(图 30-14)。重建鼻背结构是预防键石区出现凹凸不平的必要步骤,包括解决上外侧软骨向内隆起到鼻骨背侧缘之间造成的过度丰满,或上外侧软骨背侧缘从鼻中隔的背侧缘向后退缩等。

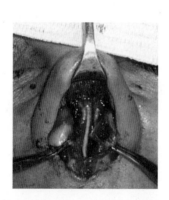

图 30-14 用自体组织撑开瓣与上外侧软骨减张缝合重建中鼻拱

预防鼻尖畸形

鼻尖畸形在鼻整形术后并不少见(框 30-3)。包括鼻尖缩小不足、鼻尖成型差到鼻翼软骨过分切除甚至鼻尖夹捏畸形等。鼻尖形态可能不成比例,包括鼻尖下小叶过大等。

框 30-3　术后鼻尖畸形
鼻尖缩小不足
鼻尖缩小过度
鼻尖下小叶畸形
鼻尖不对称
球形鼻尖

还有鼻尖不对称和表面凹凸不平等[19]。

鼻尖缩小不足或鼻尖轮廓不清

鼻尖缩小不足或表现点不清可由各种原因造成,包括软骨条带做得不够窄、鼻尖缝合不到位、鼻尖突出度不足等[20]。形成一个球形或盒形鼻尖的常见部分就是一个松弛弯曲的偏大的下外侧软骨。当外侧脚和中间脚的头尾高度遗留过多时(大于 5~6mm 的软骨条带),也会妨碍鼻尖表现点缩窄。此外,一些用于矫正球形或盒形鼻尖的缝合技术,如内侧脚缝合、穹隆间缝合或贯穿穹隆缝合等,如果做得不到位的话也会影响鼻尖表现点。脚间缝合可以和鼻小柱支撑移植物联合应用,或单独应用。如果内侧脚较弱,则需要使用鼻小柱支撑移植物。贯穿穹隆缝合有助于突出中间脚和外侧脚之间的夹角。如果球形或盒型鼻尖缝合不当,就会使这个角度不够锐而导致鼻尖表现点不能成形。当中间脚之间分叉的角度过大时,需要用穹隆间缝合来缩窄鼻尖表现点。矫正时需要把软骨条缩窄到 5~6mm,可以通过头侧修剪或其他技术,比如外侧脚翻转瓣或鼻尖缝合技术等。

如果三种鼻尖缝合技术不足以恢复鼻尖突出度时,可能需要鼻尖移植物辅助;这个对于鼻尖突出度不足,对那些皮肤较厚的某些种族的患者来说更是如此。除此以外,当瘢痕组织明显影响鼻尖缝合效果时,鼻尖移植物技术,或从上方和外侧瘢痕组织转过来的瘢痕移植物可能更有效。鼻尖的瘢痕重塑技术适用于软骨耗尽,或皮肤较厚并有显著瘢痕的患者。

鼻尖缩小过度

鼻尖缩小过度或鼻尖夹捏畸形,因下外侧软骨的结构性支撑遭破坏和鼻尖缝合不到位所致。对外侧脚支撑结构的破坏源于破坏了软骨条或过度缩小了外侧脚。穹隆垂直离断是塑造鼻尖形态的常用手段。离断下外侧软骨靠近中间脚和外侧脚的交界处会使鼻尖表现点缩窄。不幸的是,这种方法会造成鼻尖以及鼻尖与鼻翼缘间过渡区的严重畸形,外形不自然,形成鼻尖夹捏畸形。离断软骨条可能造成外侧脚打折,引起鼻翼缘畸形和外鼻鼻阀塌陷。

重建鼻尖突出度需要采用渐进的方法,包括内侧脚的瘢痕分离,用鼻小柱支撑移植物恢复鼻小柱基底的完整性,三种缝合法——内侧脚-鼻小柱支撑缝合、贯穿穹隆缝合及穹隆间缝合——如果鼻尖软骨还在的话。鼻尖过度缩小后,可能也需要用软骨或瘢痕组织做的鼻尖盖板移植物来增加鼻尖的大小并遮盖畸形(图 30-15)。同时,必须重建鼻尖外侧软骨条的完整性。如果下外侧软骨因为之前的手术已经变得不稳定或被切除,需要用软骨移植物如鼻翼轮廓线移植物、外侧脚支撑移植物、外侧脚替代移植物等,为鼻翼、下外侧软骨外侧脚、鼻翼缘及外鼻阀提供支撑。

鼻尖下小叶畸形

鼻尖下小叶肥大是常见的一种鼻尖比例不协调畸形[21]。表 30-2 列出了鼻尖下小叶畸形的 5 种类型。其形成既有内因,也有外因。内因包括下外侧软骨的先天发育畸形或者异常,而外因涉及除了下外侧软骨以外的结构。正确的分类取决于术前充分的鼻部分析和术中对解剖结构的确认。

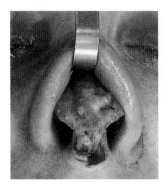 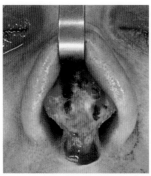 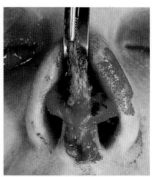 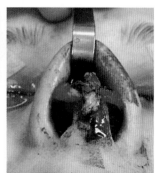

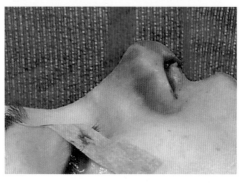

图 30-15 解剖并翻转鼻尖上区瘢痕组织,将其作为鼻尖瘢痕组织移植物在鼻修复术中用于重建鼻尖突出度和形态

表 30-2 内源性(I ～ Ⅳ 型)和外源性(Ⅴ 型)的中间脚和鼻尖下小叶异常分类*

Ⅰ 型 中间脚过长	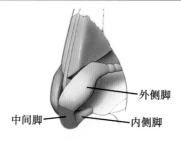
Ⅱ 型 中间脚过宽	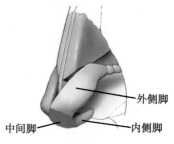
Ⅲ 型 下外侧软骨错位或不对称	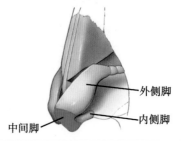

| IV 型　内源性畸形联合出现(I ~ III) | 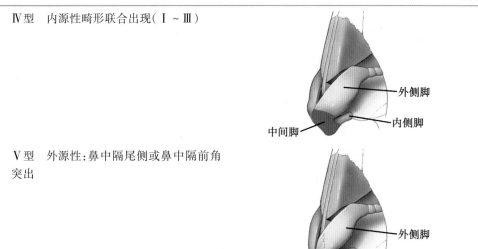 |
| V 型　外源性:鼻中隔尾侧或鼻中隔前角
突出 | |

* 红色所示部分

　　鼻尖下小叶的长度由小柱-小叶转折点和中间脚-外侧脚转折点确定(图 30-16)。当进行内侧脚-小柱支撑缝合时,缝合的最前缘将决定小柱-小叶角转折点的位置。当使用贯穿穹隆缝合技术塑形鼻尖时,缝合的位置将影响到下外侧软骨的中间脚-外侧脚转折点。当缝合位置更沿外侧脚靠后时,常会引起鼻尖下小叶过大。应注意在尽可能靠近鼻尖的位置做贯穿穹隆缝合,以防出现上述的鼻尖下小叶过长。矫正鼻尖下小叶畸形常需要松解下外侧软骨穹隆区,重新做正确的缝合。有时,需要用一个鼻尖下小叶移植物去重建鼻尖下小叶的表面轮廓。外因包括鼻中隔尾侧端或鼻中隔前角突出等,应通过切除多余的鼻中隔软骨进行矫正(图 30-17)。

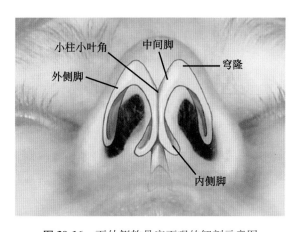

图 30-16　下外侧软骨底面观的解剖示意图

对鼻尖下小叶进行重塑有三个关键因素:
1. 利用高位的内侧脚间缝合或鼻尖下小叶移植物来塑形。
2. 利用做在尾侧、对称的贯穿穹隆缝合技术来预防鼻尖下小叶过度突出。
3. 利用鼻翼轮廓线移植物来修复并预防穹隆周边出现鼻翼切迹。

鼻尖不对称

　　鼻尖出现不对称或凹凸不平可有多种原因,一般多与鼻尖缝合和鼻尖移植物放置有关。一些微小的不规则和不对称往往在皮肤较薄的患者中更为常见[22]。有时,做穹隆部位

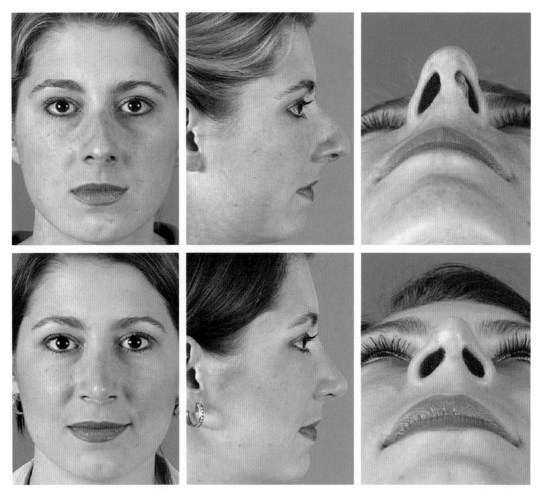

图 30-17   这名患者具有张力鼻尖和鼻中隔尾侧突出的问题,属于外源性 V 型畸形。正面观和侧面观可见轻度的鼻翼退缩和鼻翼-小柱关系异常,提示下外侧软骨错位并且旋转方向不对,属于 Ⅲ 型畸形。术中发现她的中间脚既长(Ⅰ型)又宽(Ⅱ型)。术中将鼻中隔尾侧端和鼻中隔前角进行了修剪,使其居中。下外侧软骨游离后鼻尖突出度下降,为了改善鼻尖突出度,术中使用了鼻小柱支撑移植物。为了减少中间脚的宽度进行头侧修剪。应用脚间和穹隆间缝合缩短中间脚来避免鼻尖下小叶过度突出。用贯穿穹隆缝合调整下外侧软骨旋转方向,使下外侧软骨的头侧缘和尾侧缘处于同一平面。联合应用贯穿穹隆缝合和鼻翼缘轮廓线移植物来改善鼻翼-小柱关系

的松解和合适的鼻尖缝合就能矫正这些不对称。在瘢痕增生很重,或下外侧软骨被破坏的情况下,微小的不规则可以通过在缺陷部位用软骨做盖板移植物就能简单修复,但更大的畸形可能需要更大的鼻尖下小叶移植物来遮盖。

球形鼻尖畸形

我们通过一套流程,可以在球形鼻尖上做出足够的鼻尖表现点。必须做一个 5~6mm 的软骨条才能实现充分的鼻尖表现。有时,鼻尖缝合和鼻尖移植物技术需要一起应用,才能矫正球形鼻尖。

在球形鼻尖塑形中有一个关键因素就是控制软组织和骨软骨支架的交界面。对于较厚的皮肤,通常必须去除鼻尖及其周围区域的软组织。

这是对 SMAS 和 SMAS 下层次的软组织进行减容,不能进行真皮下去脂,以免影响皮肤的血运。

另外,位于皮肤软组织罩和骨软骨支架间的死腔会形成过多的瘢痕,使深层支架的轮廓变得圆钝。在有些情况下,必须做鼻尖上区缝合和褥式缝合,以帮助把皮肤软组织固定到骨软骨支架上。碾碎、挤压或切成丁的软骨颗粒可以用来填充死腔或遮盖凸凹不平。

用 Steri-Strips 胶带粘住鼻背皮肤并使用热塑板压迫术区,这样做可以帮助皮肤软组织贴附于骨软骨支架上并消灭死腔。软三角区的前庭面也需要用包裹了抗生素药膏的明胶海绵或纱布填塞以消灭死腔。

鼻孔畸形的预防

鼻整形术后出现的鼻孔畸形通常涉及两个部位:鼻小柱的畸形和鼻翼缘的畸形。鼻孔不对称在底面视图上最容易观察到。有计划地系统处理鼻基底美学问题是关键[23-27](图30-18 和图 30-19)。

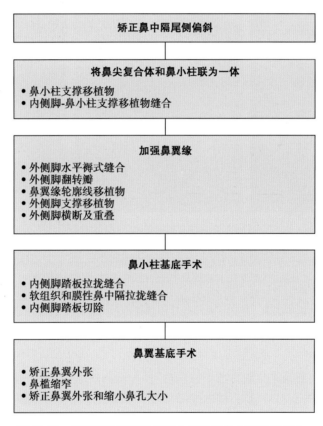

图 30-18 鼻基底的序列治疗首先应矫正鼻中隔尾端偏曲。然后对鼻尖复合体、鼻翼缘、鼻小柱基底和鼻翼基底进行评估和调整。这个流程可以保证在矫正鼻中隔尾端偏曲时能获得一个均衡且成比例的结果

鼻小柱畸形

鼻小柱的解剖结构主要包括内侧脚、鼻中隔尾侧端和周围软组织。这一部位的解剖变异很大。对这里的组织结构进行调整、切除或者添加移植物,包括鼻小柱支撑移植物,都有可能产生畸形[28-31]。

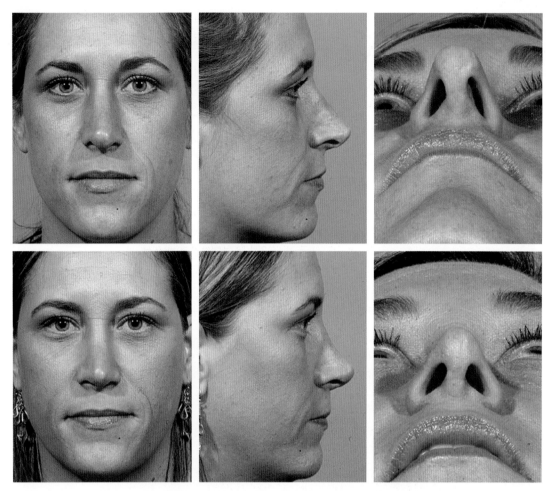

图 30-19　38 岁女性因 S 形鼻背偏曲伴鼻中隔尾端偏曲和呼吸阻塞而就诊求行鼻修复。她的鼻尖过度突出,且不对称;右侧鼻翼有切迹;鼻中隔尾端错位偏向左侧鼻孔。她之前做过开放式鼻整形术,术中进行了鼻背分段降低;上外侧软骨作为自体组织撑开瓣固定在鼻背,同时进行了上外侧软骨张力跨越缝合。修复术中先将 L 形支撑从前鼻棘断开,在与前鼻棘接触面缩短 L 形支撑,然后用 5-0PDS 将 L 形支撑缝合到前鼻棘骨膜上;通过这样的方式纠正了鼻中隔尾端偏曲进而重建鼻中隔。通过内侧脚的充分游离来降低鼻尖突出度,可以减少内侧脚踏板的切除。还用了鼻小柱支撑移植物和内侧脚-小柱支撑缝合,以及贯穿穹隆和穹隆间缝合,用于改善对称性和鼻尖形态。两侧放置鼻翼轮廓线移植物。用内侧脚踏板拉拢缝合形成鼻小柱基底轮廓

　　有时,鼻中隔尾侧偏曲会加重鼻小柱畸形[32-36]。偏斜的鼻中隔使内侧脚错位,因此为了将内侧脚复位至中线上,必须矫正偏曲的鼻中隔。很多情况下,鼻中隔前部垂直向过大会导致鼻中隔尾侧端偏到前鼻棘另一侧(图 30-20)。这时,我们会通过一个简化的方式来矫正鼻中隔尾侧的偏斜。分离鼻中隔前部尾侧和前鼻棘之间的骨软骨连接处,切除鼻中隔头侧多余部分,使鼻中隔前部能够伸直。然后用 5-0 PDS 将鼻中隔尾侧端缝合到前鼻棘骨膜上。通过开放式入路,我们发现鼻小柱支撑移植物对于重建鼻尖支撑、维持鼻尖突出度和连接鼻尖复合体非常有用,其能为鼻尖塑形提供基础。鼻小柱支撑移植物在处理鼻尖、鼻小柱的很多问题时非常有效,包括鼻尖悬垂、动态鼻尖、张力鼻尖、鼻翼-小柱不协调伴鼻小柱退缩,内侧脚不平整,和老化鼻等(框 30-4)。可以用内侧脚-小柱支撑缝合对鼻小柱进行塑形。内侧脚踏板过宽可以在开放切口中直视下用内侧脚缝合或者内侧脚-小柱支撑缝合纠正。我们还用内侧脚踏板拉拢缝合的五步法来防止鼻小柱基底广泛游离以及长期水肿(图 30-21)。鼻整形术后,鼻小柱支撑移植物导致的畸形可以通过释放和重置内侧脚-小柱支撑缝合来矫正。由于内侧脚踏板引起的过度饱满可以简单地通过切除多余部分

来改善。

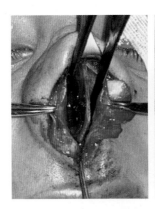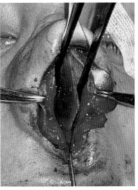

图 30-20　将鼻中隔尾部从上颌骨鼻嵴上释放,切除垂直方向过长的中隔软骨,并将鼻中隔尾侧缝合于前鼻棘上,术前术后

框 30-4　鼻小柱支撑移植物应用适应证

鼻尖悬垂
动力性鼻尖
张力性鼻尖
鼻翼鼻小柱不协调,伴有鼻小柱退缩
内侧脚不规则
老化鼻

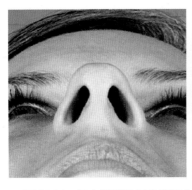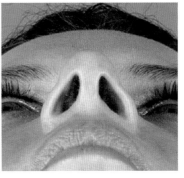

图 30-21　用内侧脚踏板拉拢缝合五步法纠正鼻小柱基底畸形前后

鼻翼缘畸形

　　鼻翼畸形通常包括鼻翼缘畸形和鼻翼基底畸形。因为鼻翼缘后方,外侧脚起始点向上方转折处的软骨缺失使得此处组织天生薄弱。这一部位缺乏支撑会带来鼻翼缘畸形,包括切迹和退缩[37-42]。

鼻翼缘轮廓线移植物是我们采用的最有用的操作之一。

　　沿着鼻翼缘非解剖位置的腔隙中放入鼻翼缘轮廓线移植物(图 30-22)。移植物的前

缘应斜形切割,以保证和外侧脚的尾侧缘并列。鼻翼缘轮廓线移植物应放置在鼻翼中部的前方,这个部位的组织相对更为薄弱。有时候,鼻翼轮廓线移植物的前端可以向前延伸直至外侧脚表面和前庭皮肤深处。

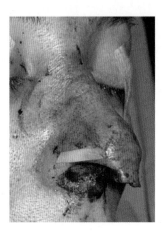

图 30-22　将鼻翼轮廓线移植物沿着鼻翼缘放置,并包裹在软组织罩内;
这一放置部位属于非解剖位置,因为这个部位本身不存在软骨

鼻翼缘轮廓线移植物为软组织三角和鼻尖复合体增加额外的支撑力。而加长型鼻翼缘轮廓线移植物则可以用于加强薄弱或瘢痕化的软组织三角区域。鼻翼缘轮廓线移植物可以很大程度地降低临床上鼻整形术后鼻翼缘畸形的发生率。

鼻翼基底畸形

典型的鼻翼基底畸形一般包括鼻孔过大或鼻翼外张。鼻翼基底切除可能并发不美观的瘢痕或者不对称。鼻翼基底切除操作应该谨慎,避免切除过多,如果切除过多会很难纠正而且还会导致明显的瘢痕。用局部皮瓣和复合移植物来纠正鼻翼基底的过度切除畸形常常会导致明显瘢痕和轮廓不佳。要想瘢痕看不到,选择合适的切口位置很重要。切口不能刚好做在鼻翼脸颊连接处。如果瘢痕成熟后不平滑将使得鼻翼面颊连接处过渡不自然,让瘢痕更加明显。切口的后方应该设计在鼻翼-面颊连接处鼻翼侧 1mm 的位置上(图 30-23)。如果需要缩小鼻孔时,切口的后缘应该向前延续,跨过鼻槛延伸至前庭皮肤。压迫鼻翼小叶会出现一条跨过鼻槛延伸至前庭的自然皱褶;一般按照这条皱褶设计后方切口(图 30-24)。需要仔细测量组织切除量,使双侧鼻孔缩小的程度及鼻翼外张的幅度保持一致。

三种鼻翼基底切除方法中选用哪一种取决于术前和术中诊断;而且必须在手术快结束时,切口缝合后进行效果评价[43]。最好在正面观和底面观进行鼻翼基底畸形的评估,以

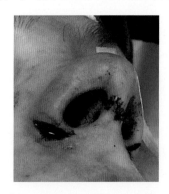

图 30-23　鼻翼基底切口瘢痕的理想位置是鼻翼-面颊交接处旁 1mm

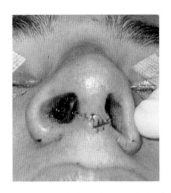

图 30-24   按压鼻翼小叶可以在前庭面产生一个自然的褶皱;这就是鼻翼
基底瘢痕进入鼻孔的理想位置

了解全貌(图 30-25)。

1 型   鼻翼缘最外侧点非常接近鼻翼基底。1 型外张要采取最短最窄的切口,切除所
需最小量的鼻翼组织。

2 型   与 1 型相比,鼻翼缘最外侧点位于距鼻翼基底稍远的位置。这种情况最常见,
切除的组织就要再多一点,切口可以宽些长些。

3 型   3 型的外张弧度最大。鼻翼缘最外侧点较鼻翼基底明显膨出。这种情况最多
见于宽鼻翼的种族。这种情况下,鼻翼小叶的大部分都参与了外张,因此需要
切除的鼻翼组织就会更多。

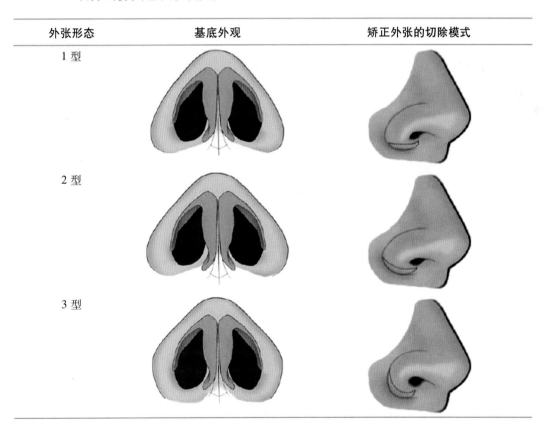

外张形态	基底外观	矫正外张的切除模式
1 型		
2 型		
3 型		

图 30-25   鼻翼外张的分类以及矫正所用的切除模式

并发症

并发症的预防和处理

到目前为止,鼻修复术后最常见的问题是患者仍然不满意。最常见的原因是术前缺乏沟通,手术前医生没有使患者理解哪些继发的鼻部畸形是手术不能改善和纠正的。鼻修复术成功的关键是术前正确处理患者的手术期望。患者筛选和术前制定切实可行的手术目标非常重要。找出其所关注的特定问题,着眼于美学目标,以及恢复鼻部呼吸功能都是手术的关键。

鼻部支架结构修复后,手术医生必须要预防过量瘢痕组织增生;过量的瘢痕组织不仅会使鼻部轮廓不清晰,瘢痕收缩还会造成组织扭曲变形。止血和消灭死腔都非常重要。可以用颗粒状软骨来填充某些区域,如软组织三角区,这样可以消灭死腔,预防挛缩。可以用内夹板支撑鼻中隔,而软组织三角深部区域可以用明胶海绵或油纱填塞以消除死腔。用无菌胶带和外夹板固定外鼻,进而消除死腔,减少急性炎症期水肿。外夹板去除后,再使用几周胶带也可以减少水肿。

开放式入路的安全性已被充分证实。但是,鼻修复术后,一定要注意预防出现组织坏死。前次手术后皮肤血运改变是由于前次手术切口、皮肤和软组织罩弹性减弱及质地变薄引起的。鼻小柱血管一般都会被小柱上的切口截断;如果鼻翼基底切口延长至鼻翼沟上超 2mm 时会切断侧鼻动脉。如果前次手术切口没有在理想位置上,如鼻小柱-上唇沟处,会显著增加瘢痕前方皮肤在鼻修复术后出现组织坏死的风险[44]。手术医生可以忽视这些切口瘢痕,并且将经鼻小柱切口放在理想的位置上(图 30-26)。

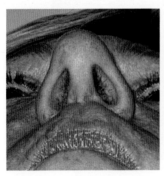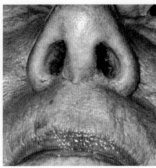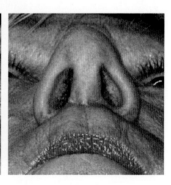

图 30-26 这个患者初次鼻整形术后的切口瘢痕位于鼻小柱-上唇转折处。而修复时则采用了鼻小柱中间切口。修复术后 6 个月,对鼻小柱-上唇瘢痕进行了调整

如果之前瘢痕的质地较差,可以选择再修复瘢痕。通常情况下,6 个月的时间足以保证皮肤组织形成再血管化和局部血液循环。除了鼻部组织质地的改变,还有其他技术问题也可能影响血运。掀起皮肤和软组织罩时,必须在正确的深部层次,即软骨表面进行操作。浅层分离不仅危及血运还可能会引起表面凹凸不平和远期皮肤毛细血管增粗。另一个重要的因素是充填的量和鼻尖突出度。骨软骨支架和鼻尖突出度的增加会给皮肤和软组织罩增加额外压力,同时皮肤软组织罩本身已经是瘢痕化、缺乏弹性的状态,这样会明显加重血运差的问题。

有这些问题的患者术后都应密切随访。如果术后出现皮肤危象,应该去除所有增加软组织压力的因素,包括夹板和无菌胶带。硝酸甘油膏可以改善微循环,每天使用3次直到组织灌注正常。同时还应该考虑再次手术取出造成表面皮肤和软组织过大压力的移植物。鼻尖和鼻小柱的组织缺损非常难以重建,因此应该不惜一切代价保留这些部位的组织。

术后管理

充分的术前准备为良好的术后管理打下基础。术前应该给患者正确的宣教,让她们知道不同恢复阶段会出现什么表现。告知患者什么时候复诊,什么时候去除夹板和拆除缝线,以及她们术后什么时候能够进行日常活动和恢复工作。更重要的是应该让患者知道何时手术效果才会出现。鼻修复术后效果可能会出现得相对较晚,因为皮肤软组织罩状态改变,瘢痕组织增多,水肿期延长。严重畸形的矫正应在鼻修复术后即刻就能看到;但是,轻微畸形的改善却常需要更长时间才能体现。鼻修复术后鼻尖水肿持续时间较长,鼻尖的精细结构形态可能需要1年多的时间才能表现出来。手术后的最终形态效果甚至需要更长的时间。

在很多鼻修复术的案例中,过多瘢痕组织的形成会加重畸形和形态不良,手术中应该切除这些瘢痕组织。消除死腔是预防瘢痕组织增生的关键,而且恰当的胶带和夹板也非常重要。即使采取了这些预防措施,过量的瘢痕组织也可能逐渐形成,表现为饱满状态,而且可能表现得像是水肿一样。这个问题最常见于鼻尖和鼻尖上区。小剂量注射稀释的激素能够在很大程度上帮助解决这个问题。但是注射激素时需要非常谨慎,以免带来不良后果,包括皮肤颜色改变和轮廓畸形等(图30-27)。我们常用10mg/ml曲安奈德和2%利多卡因以1∶1混合使用。通常只做小量注射,常用剂量为1~3mg曲安奈德。激素的作用差异较大。可能术后1~3周都看不见变化,但再次注射应与上次至少相隔4~6周,以免出现其他的意外效果。

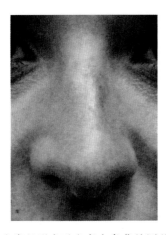

图30-27　这名鼻整形术后患者在鼻背处因凸起而接受了未知剂量的激素注射。注射后4月时表现出皮肤萎缩和颜色改变

案例分析

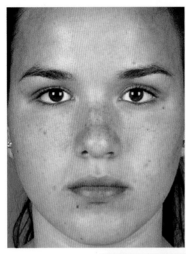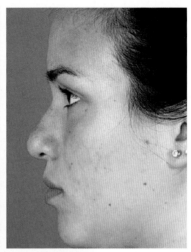

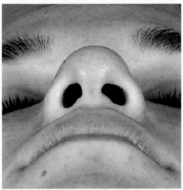

图 30-28

16 岁女性患者,幼时患有血管瘤,目前有鼻尖和鼻背畸形。她对自己的驼峰鼻和球形鼻尖都不满意。正面视图可见鼻背美学曲线不平整,骨拱宽,球形鼻尖,而且皮肤组织较厚。侧面视图可见中度驼峰鼻,鼻尖上区肥大,轻度鼻尖下旋,轻度鼻翼退缩。底面视图可见鼻孔不对称、内侧脚踏板外张和球形鼻尖。

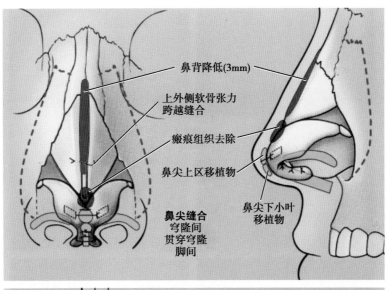

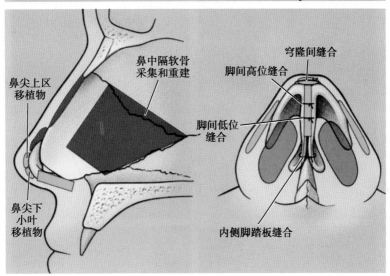

图 30-28(续)

该患者手术技术要点如下:

1. 开放式入路
2. 鼻尖软组织打薄
3. 鼻背驼峰分段降低
4. 鼻中隔重建,采集鼻中隔移植物,保留 12mm 宽 L 形支撑
5. 上外侧软骨软骨减张跨越缝合以重建鼻背
6. 内侧脚-鼻小柱支撑移植物缝合,将鼻尖复合体联为一个整体
7. 鼻尖穹隆间缝合和贯穿穹隆缝合,使下外侧软骨成形
8. 鼻尖下小叶盖板移植物
9. 鼻尖上区盖板移植物
10. 双侧经皮间断外侧截骨
11. 内侧脚踏板拉拢缝合

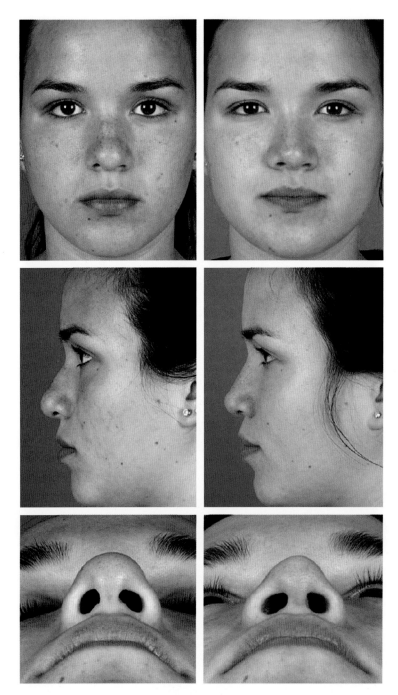

图30-28(续)

术后1年。患者鼻背美学线协调,鼻背形态平直。鼻尖形态已改善。侧面视图可见鼻背平直伴轻度鼻尖上区转折,鼻尖旋转度改善,轻度鼻翼退缩纠正。底面视图见鼻尖形态显著改善,内侧脚踏板外张已被矫正,同时基底美学线也得到改善。

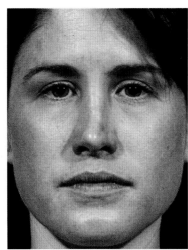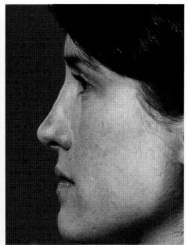
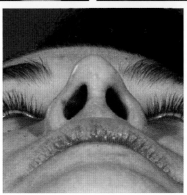

图 30-29

　　29 岁女性患者,因歪鼻、鼻背不平整以及鼻尖夹捏畸形而行鼻修复术。正面视图可见鼻背美学曲线不平整,鼻尖夹捏畸形,同时鼻尖偏向右侧。侧面视图可见患者鼻背凹凸不平、鼻尖过度旋转,轻度鼻尖下小叶肥大,轻度鼻翼退缩。底面视图可见鼻尖夹捏畸形和鼻翼缘塌陷。

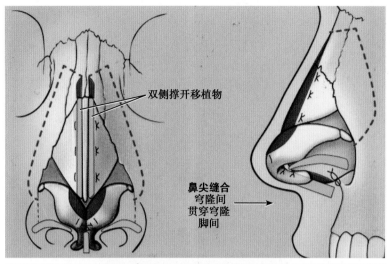

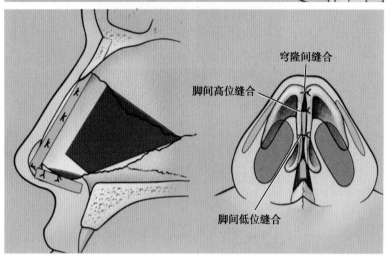

图 30-29 (续)

该患者手术技术要点如下：

1. 开放式入路
2. 鼻背驼峰分段降低
3. 鼻中隔重建,采集鼻中隔移植物,保留 12mm 宽 L 形支撑
4. 切除鼻中骨尾端过长部分,并且用 5-0 PDS 将 L 形支撑尾侧端缝合到前鼻棘上
5. 双侧撑开移植物
6. 上外侧软骨软骨减张跨越缝合以重建鼻背
7. 内侧脚-鼻小柱支撑移植物缝合,将鼻尖复合体联为一个整体
8. 双侧头侧修剪,保留 6mm 软骨条
9. 鼻尖穹隆间缝合和贯穿穹隆缝合,使下外侧软骨成形
10. 鼻翼缘轮廓线移植物
11. 双侧经皮间断外侧截骨

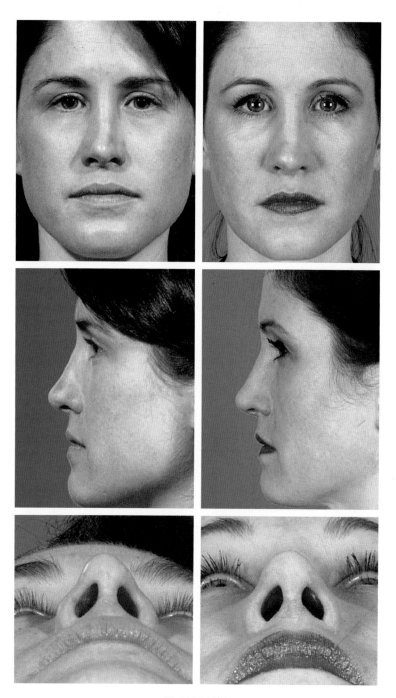

图 30-29(续)

　　图中所示为患者术后 4 年 10 个月的照片。可见歪鼻已经矫正,鼻背美学线变得协调。鼻尖表现点已改善。侧面视图可见鼻背平直,鼻尖上转折协调,鼻尖比例改善。底面视图见鼻尖夹捏畸形矫正,鼻翼缘轮廓改善。

要　点

□ 手术医生必须充分理解患者最想通过手术达到的前 3 项目标,并且诚实的告知手术的局限性以及鼻修复术中哪些目标是不能实现的。患者对手术的期望必须是切实可行的。

□ 手术医生术前应该处理好患者对手术的期望。医生必须发现术前期望不切实际的患者,不给他们进行手术。

□ 手术医生必须了解那些决定什么时候应该手术什么时候不应该手术的因素。

□ 通过鼻部系统分析来确定患者的具体问题,并且和患者充分沟通,告知手术的局限和可能产生的变化。

□ 手术医生必须首先理解引起继发鼻畸形的根本原因。

□ 如有可能,使用开放入路。

□ 医生应非常小心地处理皮肤和软组织,手术操作应保持在较深的层次,以保护皮肤血运,避免软组织损伤。

□ 只要可能就应该使用自体组织进行支架结构重建。

□ 必须修复软组织-骨软骨支架关系。为了控制伤口愈合反应和减少瘢痕形成,必须闭合死腔。

□ 如果只需要进行小修,医生应考虑使用软组织填充剂。

（吕倩雯 译,李战强 校）

参考文献

1. Rohrich RJ, Ahmad J. Rhinoplasty. Plast Reconstr Surg 128:49e-73e, 2011.

2. Rohrich RJ, Ahmad J. Rhinoplasty. Plast Reconstr Surg 137:726e-745e, 2016.

3. Gunter JP, Rohrich RJ. External approach for secondary rhinoplasty. Plast Reconstr Surg 80:161-174, 1987.

4. Rohrich RJ, Lee MR. External approach for secondary rhinoplasty: advances over the past 25 years. Plast Reconstr Surg 131:404-416, 2013.

5. Adams WP Jr, Rohrich RJ, Hollier LH, et al. Anatomic basis and clinical implications for nasal tip support in open versus closed rhinoplasty. Plast Reconstr Surg 103:255-261; discussion 262-264, 1999.

6. Kurkjian TJ, Ahmad J, Rohrich RJ. Soft-tissue fillers in rhinoplasty. Plast Reconstr Surg 133:121e-126e, 2014.

7. Rohrich RJ, Janis JE, Kenkel JM. Male rhinoplasty. Plast Reconstr Surg 112:1071-1085; quiz 1086, 2003.

8. American Psychiatric Association. Diagnostic and Statistical Manual of Mental Disorders, ed 5. Washington, DC: American Psychiatric Association, 2013.

9. Lee MR, Unger JG, Rohrich RJ. Management of the nasal dorsum in rhinoplasty: a systematic review of the literature regarding technique, outcomes, and complications. Plast Reconstr Surg 128:538e-550e, 2011.

10. Mojallal A, Ouyang D, Saint-Cyr M, et al. Dorsal aesthetic lines in rhinoplasty: a quantitative outcome-based assessment of the component dorsal reduction technique. Plast Reconstr Surg 128:280-288, 2011.

11. Rohrich RJ, Hollier LH. Use of spreader grafts in the external approach to rhinoplasty. Clin Plast Surg 23:255-262, 1996.

12. Rohrich RJ, Muzaffar AR, Janis JE. Component dorsal hump reduction: the importance of maintaining dorsal aesthetic lines in rhinoplasty. Plast Reconstr Surg 114:1298-1308; discussion 1309-1312, 2004.

13. Roostaeian J, Unger JG, Lee MR, et al. Reconstitution of the nasal dorsum following component dorsal reduction in primary rhinoplasty. Plast Reconstr Surg 133:509-518, 2014.

14. Geissler PJ, Roostaeian J, Lee MR, et al. Role of upper lateral cartilage tension spanning suture in restoring the dorsal aesthetic lines in rhinoplasty. Plast Reconstr Surg 133:7e-11e, 2014.

15. Rohrich RJ, Janis JE, Adams WP, et al. An update on the lateral nasal osteotomy in rhinoplasty: an anatomic endoscopic comparison of the external versus the internal approach. Plast Reconstr Surg 111:2461-2462; discussion 2463, 2003.

16. Rohrich RJ. Osteotomies in rhinoplasty: an updated technique. Aesthet Surg J 23:56-58, 2003.

17. Rohrich RJ, Krueger JK, Adams WP Jr, et al. Achieving consistency in the lateral nasal osteotomy during rhinoplasty: an external perforated technique. Plast Reconstr Surg 108:2122-2130; discussion 2131-2132, 2001.

18. Rohrich RJ, Minoli JJ, Adams WP, et al. The lateral nasal osteotomy in rhinoplasty: an anatomic endoscopic comparison of the external versus the internal approach. Plast Reconstr Surg 99:1309-1312; discussion 1313, 1997.

19. Ghavami A, Janis JE, Acikel C, Rohrich RJ. Tip shaping in primary rhinoplasty: an algorithmic approach. Plast Reconstr Surg 122:1229-1241, 2008.

20. Rohrich RJ, Adams WP Jr. The boxy nasal tip: classification and management based on alar cartilage suturing techniques. Plast Reconstr Surg 107:1849-1863; discussion 1864-1868, 2001.

21. Rohrich RJ, Liu JH. Defining the infratip lobule in rhinoplasty: anatomy, pathogenesis of abnormalities, and correction using an algorithmic approach. Plast Reconstr Surg 130:1148-1158, 2012.

22. Rohrich RJ, Griffin JR. Correction of intrinsic nasal tip asymmetries in primary rhinoplasty. Plast Reconstr Surg 112:1699-1712; discussion 1713-1715, 2003. Erratum: Plast Reconstr Surg 113:1112, 2004.

23. Lee MR, Malafa M, Roostaeian J, et al. Soft-tissue composition of the columella and potential relevance in rhinoplasty. Plast Reconstr Surg 134:621-625, 2014.

24. Lee MR, Tabbal G, Kurkjian TJ, et al. Classifying deformities of the columella base in rhinoplasty. Plast Reconstr Surg 133:464e-470e, 2014.

25. Geissler PJ, Lee MR, Roostaeian J, et al. Reshaping the medial nostril and columellar base: five-step medial crural footplate approximation. Plast Reconstr Surg 132:553-557, 2013.

26. Rohrich RJ, Huynh B, Muzaffar AR, et al. Importance of the depressor septi nasi muscle in rhinoplasty: anatomic study and clinical application. Plast Reconstr Surg 105:376-383; discussion 384-388, 2000.

27. Ahmad J, Rohrich RJ. Discussion: smile analysis in rhinoplasty: a randomized study for comparing resection and transposition of the depressor septi nasi muscle. Plast Reconstr Surg 133:269-271, 2014.

28. Rohrich RJ, Hoxworth RE, Kurkjian TJ. The role of the columellar strut in rhinoplasty: indications and rationale. Plast Reconstr Surg 129:118e-125e, 2012.

29. Rohrich RJ, Kurkjian TJ, Hoxworth RE, et al. The effect of the columellar strut graft on nasal tip position in primary rhinoplasty. Plast Reconstr Surg 130:926-932, 2012. Erratum: Plast Reconstr Surg 130:1399, 2012.

30. Unger JG, Lee MR, Kwon RK, Rohrich RJ. A multivariate analysis of nasal tip deprojection. Plast Reconstr Surg 129:1163-1167, 2012.

31. Lee MR, Geissler P, Cochran S, et al. Decreasing nasal tip projection in rhinoplasty. Plast Reconstr Surg 134:41e-49e, 2014.

32. Gunter JP, Rohrich RJ. Management of the deviated nose. The importance of septal reconstruction. Clin Plast Surg 15:43-55, 1988.

33. Rohrich RJ, Gunter JP, Deuber MA, et al. The deviated nose: optimizing results using a simplified classification and algorithmic approach. Plast Reconstr Surg 110:1509-1523; discussion 1524-1525, 2002.

34. Constantine FC, Ahmad J, Geissler P, Rohrich RJ. Simplifying the management of caudal septal deviation in rhinoplasty. Plast Reconstr Surg 134:379e-388e, 2014.

35. Constantine FC, Ahmad J, Geissler P, Rohrich RJ. Reply: simplifying the management of caudal septal deviation in rhinoplasty. Plast Reconstr Surg 135:923e-924e, 2015.

36. Howard BK, Rohrich RJ. Understanding the nasal airway: principles and practice. Plast Reconstr Surg 109:1128-1146; quiz 1145-1146, 2002.

37. Gunter JP, Rohrich RJ, Friedman RM. Classification and correction of alar-columellar discrepan-

cies in rhinoplasty. Plast Reconstr Surg 97:643-648, 1996.

38. Gunter JP, Rohrich RJ. Correction of the pinched nasal tip with alar spreader grafts. Plast Reconstr Surg 90:821-829, 1992.

39. Rohrich RJ, Raniere J Jr, Ha RY. The alar contour graft: correction and prevention of alar rim deformities in rhinoplasty. Plast Reconstr Surg 109:2495-2505; discussion 2506-2508, 2002.

40. Janis JE, Trussler A, Ghavami A, et al. Lower lateral crural turnover flap in open rhinoplasty. Plast Reconstr Surg 123:1830-1841, 2009.

41. Unger JG, Roostaeian J, Small KH, et al. Alar contour grafts in rhinoplasty: a safe and reproducible way to refine alar contour aesthetics. Plast Reconstr Surg 137:52-61, 2016.

42. Nagarkar P, Stark RY, Pezeshk RA, et al. Role of the cephalic trim in modern rhinoplasty. Plast Reconstr Surg 137:89-96, 2016.

43. Rohrich RJ, Ahmad J, Malafa MM, et al. Managing alar flaring in rhinoplasty: a graduated approach to improving symmetry. Plast Reconstr Surg (in press).

44. Unger JG, Roostaeian J, Cheng DH, et al. The open approach in secondary rhinoplasty: choosing an incision regardless of prior placement. Plast Reconstr Surg 132:780-786, 2013.

理解鼻修复患者心理

Peter A. Adamson ■ *Jeremy P. Warner*

鼻修复的重点概念

谨慎选择患者

　　需要进行鼻修复的患者常伴随着沮丧、焦虑、恐惧甚至愤怒或懊恼等情绪[1-6]。虽然修复手术是所有鼻整形医师工作的一部分,但没有哪个患者愿意经历第二次手术。尽管如此,当患者意识到修复手术是为她们好时,她们还是会愿意作出这一选择。作为整形医生,应该综合各种因素慎重地选择修复患者(图 31-1)。和患者讨论鼻修复时,要更多地关注患者的人格障碍、初次手术带来的压力以及他们对这次手术的预期[6]。主刀医生必须确

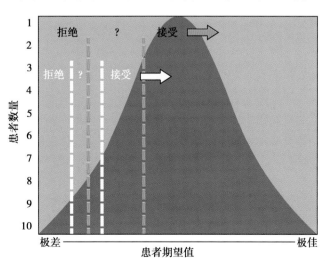

图 31-1　手术患者的期望值与手术人选之间的关系可以参考高斯曲线。把所有影响选择的因素都考虑到时,仅有少数人处在曲线两端,即最佳手术人选或者直接拒绝人选,而大部分人处于两者之间,有很多问题需要处理。对于初次手术,处于边缘区域(两条白色虚线之间的区域)的患者群体需仔细评估是否适合进行手术。而在鼻修复术中,非理想的手术人选以及边缘区域(两条蓝色虚线之间的区域)的患者数量均较初次手术有所增加

定畸形是否真正存在,如果有的话,它对患者产生了怎样的影响,手术能否矫正畸形以及自己是否具备这样的手术技巧。如果初次手术后的畸形确实存在,患者期望合理,术者对修复也有较大的把握,那么可以继续推进手术事宜(图31-2)。若上述三点不能同时满足,医师应坦白告知患者,以防止手术给患者或医师本人带来更大的失望。

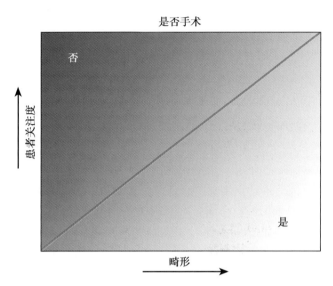

图 31-2　当患者对微小的畸形表现出高度担忧时,术后不满意的风险较高,反之亦然

细致地诊断畸形

　　每一位接受咨询的整形医生都应拿出充分的时间进行细致全面的评估,并详细讨论患者最迫切的担忧。这一原则在鼻修复中特别重要[7,8]。主刀医生不能主观臆断患者的担忧,也不能轻视畸形评估的过程。要尝试找出初次手术中是什么原因造成了目前的畸形。畸形究竟是由于骨、软骨、软组织、移植物还是其他因素导致。无论是鼻部的功能性还是美容性手术,全面掌握鼻部解剖都必不可少。鼻修整术的效果好坏很大程度上取决于畸形的准确诊断,避免重蹈覆辙或发生新的问题[9,10]。

知情同意

　　无论何种手术,知情同意都是最重要,也是要强制进行的。特别是对于那些寻求修复手术的患者,需要拿出更多的时间来和他们详细讨论手术同意书中的内容。[11]手术医师如将以下内容谨记于心时,术前谈话会变得相对容易:患者现在情绪低落,他们并不希望经历第二次手术,他们最关心的是手术医师最终能否给他们带来满意的结果。如果手术医师仔细地聆听了患者最基本且最迫切的需求,准确地诊断了畸形的类型,同时认为自己有能力改善目前的情况,那么接下来要做的就是与患者就手术选择和手术效果等问题进行一次开诚布公的交谈。

　　鼻整形的手术同意书应该包括手术的局限性和预期的手术效果。患者在初次鼻整形术时所期待的效果在鼻修复时可能难以达到。同意书中同样应该提到手术的细节描述,以及所有可能的并发症,其中需强调的是最终的手术效果可能毫无改善甚至比目前更糟。很显然,当手术医师没有把握改善现况,最好的选择是避免手术。

当手术医师坦诚地告知患者鼻修整术是一次冒险的选择时,患者们往往能表现得通情达理,他们明白在对手术效果存有合理期待的同时也要为不佳的手术效果做好准备。此时大部分患者都能理解,尽管做了最好的手术方案,但是问题本身就很难改善。与鼻修复患者最好的沟通策略就是百分百的坦白,毕竟没人希望看到医患关系的破裂。

选择最佳手术入路

明确诊断后,下一步就是制定手术方案。与其他鼻整形术相同,首先要确定的是采用外入路还是内入路。通常鼻修复中,两种方式均可选择。术前应向患者交代每种方案的最佳效果和局限性。此时不应过于考虑患者的情绪状态和避免鼻小柱瘢痕的诉求。换而言之,手术医师应将取得最佳手术效果放在第一位,并且采用所有能达到这一目的的方法。

手术医师不能以牺牲手术效果为代价而采用"微创方案"。相反,充分的手术暴露是手术效果的保障。经鼻小柱入路的手术瘢痕在绝大多数患者中都是可接受的。即使患者之前没有做好接受新切口的准备,或者他们本身对重新切开之前的手术瘢痕存有疑虑,只要手术医师通过合适的手术暴露准确、持久地解决了他们的问题时,这些患者最终都会满意。另一方面,如果能够通过有限的鼻内切口可靠地矫正畸形,就没有必要对已经愈合的组织造成新的创伤,此时就可采用鼻内入路。

结构与功能的重要性

患者要求进行鼻修复的动机可能是功能原因也有可能是外形因素,或者两者兼备[12]。无论患者最关注的问题是什么,功能与结构都应放在首位。鼻修复的重点不是破坏和去除,而应该是补充与重建。如果患者在初次鼻整形术中已经去除了组织,那么手术医师在鼻修复时需特别谨慎,避免组织去除过多造成新的问题或加重现有的功能障碍。如果接下来的手术有可能损害鼻部结构和功能,术前需要将所有可能的风险向患者详细说明。

鼻整形医生需要精通鼻部组织结构常见的矫正及改善手术,包括鼻中隔(鼻中隔成形术和全鼻中隔重建术),下鼻甲,内鼻阀和外鼻阀的手术。无论初次手术中是否涉及这些结构,鼻修复术前都应对其进行细致的评估并在术中予以调整改善。鼻中隔重建和鼻阀加强手术需要进行肋软骨或耳软骨移植。所以术前谈话时这些可能性都应讨论到,术中一旦发现存在上述问题便可即刻进行手术。即使患者在初次鼻整形中已经接受了鼻中隔成形术,当残存 L 形支撑有偏斜时仍需进行次全或者全鼻中隔重建术以保证术后鼻部最佳的外形和功能。

强调自体重建的重要性

鼻修复中采用自体软骨主要有两点原因。首先是初次手术必定造成瘢痕组织并破坏了鼻部的正常血供,让人工移植物的风险增高。其次自体软骨的来源充足,植入风险小,且不需要额外的花费。鼻修复的目标是保护和维护。因此一定要加强并支撑鼻部结构,避免过度切除。根据这一原则,鼻修复中常需要额外的加强,我们相信通过自体肋软骨移植能够实现该目的[13,14]。

我们可通过 2cm 的切口取出所需的肋软骨量,同时尽可能保留肋骨的水平部分,现在大部分病例中我们都是这么做的[15]。这一做法可以缩短瘢痕并减轻术后疼痛。与之类似，耳软骨的采取切口同样隐蔽，当采取量有限时恢复也很快。肋软骨常被用作结构性移植物，尽管有肋软骨卷曲的报道，该并发症是可以预防的，而且我们采用肋软骨的鼻修复术后的返修率也很低[16-19]。自体肋软骨移植实际上可用于修复所有的结构性缺损，无论大小。

皮肤软组织罩

鼻修复术中最具挑战性的部分是皮肤和软组织罩的处理。对于鼻修复患者，瘢痕和软组织水肿的处理很重要。主刀医生需要在术中和术后对这些问题足够重视。手术中在确定鼻部手术入路以及决定是否去除软组织以改善鼻尖形态时，均涉及皮肤软组织罩的处理方案。我们在临床实践中更常使用外入路，因为外入路与内入路在鼻修复中的显露效果区别很大，即使对于初次鼻整形术中采用了外入路的患者更为困难。

要求进行鼻修复的患者就诊时，距初次鼻整形的时间不尽相同。手术医师需要给患者信心并让他们理解两次手术之间必须要有一定的时间间隔。通常我们会建议患者在初次手术后等待至少一年时间再进行二次手术，让鼻部组织能够充分愈合，但在一些畸形明确且形态稳定的病例中，如果能达到充分明确的显露，我们会缩短再次手术的时间间隔。一般情况下术后一年皮肤软组织罩能恢复柔软度和顺应性，瘢痕组织也有足够的时间重塑和软化，所以较适合进行二次手术。但在许多患者中我们观察到，皮肤软组织罩在手术多年后，还会存在不同程度的挛缩和重塑。无论与上次手术间隔多久，在打开鼻部组织时我们都应该把瘢痕的问题牢记于心，尤其对经历了三次及以上鼻部手术的患者更需注意这一问题。当有瘢痕存在，在皮肤软组织罩下进行分离时更容易撕破皮肤，组织层次也不容易找。手术医师在操作过程中应该更加小心，尽量避免造成"扣眼"样的皮肤损伤。

如果术前患者希望处理圆钝的鼻尖，主刀医生需要在术中谨慎地修整皮下的软组织以改善鼻尖形态。皮瓣过度修薄可能破坏皮肤-皮下血管网并导致皮肤坏死。小范围的坏死可以自愈，但大面积的坏死将面临鼻部重建。皮肤软组织罩的术后处理重点是更长时间的肿胀期护理和类固醇注射等辅助治疗。

鼻修复术前谈话中就应告知患者术后将面临更长的软组织肿胀期。患者需在术前调整心态并做好充分准备。为减轻水肿，术后可酌情使用类固醇激素。我们一般在术后3周时开始注射激素，但根据病情需要也可延长至术后3~6个月再开始使用。常规用法是将0.2ml 10mg/ml的盐酸曲安奈德均匀注射在鼻尖及其上方、侧方等区域。此外轻轻地按摩肿胀部位也能加速肿胀的消退。这样也能让患者对最终效果承担一些责任。

长期随访

鼻整形医生必须是终生的学习者。鼻整形术是一项复杂的手术，尽管它有基本的原则，但手术效果很大程度上取决于手术医师的个人经验和患者的个体条件。为了改善手术效果，鼻整形医师需要对患者进行长期随访并总结出哪些方法是好的，哪些则恰好相反。因此一定要让患者定期复查，比如术后4天、3周、3个月、6个月、1年以及之后的每年1次的复查。

每次复查时，手术医师都要对患者的鼻部进行细致的检查和评估。有一些医生每次都会找出不足之处。有一些则只会认可患者指出来的问题。无论如何,只要手术医师发现了某些不尽如人意的情况,他或她就应"行有不得,反求诸己"。否则这些本可避免的问题在之后的患者身上会再次发生,并有可能导致患者去其他地方进行调整。因此降低术后修复率的最佳方法之一就是严格进行术后的长期随访,通过不断的反馈和改进来避免类似问题再次发生。

自然和夸张的术后效果

鼻整形的趋势越来越倾向于追求自然的术后效果,而不是过于夸张的鼻部外形。这可以归因于当今世界种族融合更加紧密,全球对美的认知越来越统一。[20,21] 自然的鼻部外形是鼻尖小巧但并非过分缩窄,同时鼻背的侧面曲线也要避免过凹。设计鼻修复的方案时,手术医师应将这些原则铭记于心,让手术效果尽可能接近自然。当然,患者的特殊需求也应考虑在内,但术前应充分告知夸张的效果会与自然理想的形态背道而驰。

这就要求手术既不能矫正不足也不能过度矫正。我们见到的最常见的寻求鼻修复的原因就是初次手术的手术医师没有意识到,过突的鼻尖和明显降低的鼻背组合在一起更强化了鼻尖不自然的突出,造成了生硬做作的外观。术中只需调整内侧脚或外侧脚进行鼻尖降低,便可恢复自然的外形。[9,21]

小代价大收益的重要性

鼻修复很少需要面面俱到。尽管患者在修复术后感觉鼻子的整体外观较术前有明显改善,但通常影响效果的只有一个或两个主要问题。因此鼻修复医生应该选择直接满足患者特殊需求的手术方案,在对其他部位影响最小的基础上达到患者的要求。

鼻修复的风险体现在两个方面,其一是直接的手术风险,其二是改变非问题部位而造成新的问题。根据患者的特殊需求直接准确地设计方案可带来最可靠的效果。通常来说,和无法完全纠正术前的畸形比起来,手术医师在术后造成了新的畸形会给患者带来更大的不满。

患者评价

理解原始问题和现存问题

在鼻修复术中理解患者的担忧和手术目的是很困难的。要求进行鼻修复的患者在初次手术中很可能没有达到自己的目的,并且可能又产生了新的问题。虽然并发症和必要的调整在所有手术中均在所难免。但手术医师需要意识到,与第一次手术相比,鼻修复时患者的不满意会被进一步放大,所以要将患者的期望值调整到适当程度并尽可能避免产生新的问题。在一部分病例中,患者的原始期望已很难实现。因此术前应与患者进行一次符合实际情况的坦诚交流,同时让患者设定新的目标。

大部分鼻修复患者在谈话结束后都能较好地理解手术并设定更合理的目标。如果没有达到这样的效果,手术医师应该避免手术或者再进行一次深入的交流。鼻修复术前的谈话时间通常比初次手术更长,手术医师也要更谨慎地判断患者是否是合适的手术人选。

同样,与初次手术相比,更高比例的患者会被医师拒绝手术治疗。

理解初次手术带来的失望情绪

初次鼻整形后的不满可能由多种因素造成,包括患者术前期望不切实际,手术医师与患者的沟通理解存在偏差,手术失误或者并发症,以及正常愈合过程中的种种变化等。即使对于经验丰富的医师而言,鼻修复也是一项具有挑战性的手术。比如某位手术医师收治了一名要求进行修复术的患者,而他自己也有患者因为类似的情况向其他医师寻求帮助。

在初次鼻整形术的沟通中就应该尝试着避免二次手术。当患者的期望在现实条件下难以达到时手术医师应该立即发现。如此才能保证手术医师与患者在手术方面达成共识。成功的沟通要让患者畅谈他或她的担忧,对自我形象的要求,以及更深层次的期望。与此同时,手术医师也要详细地讨论手术的目标,预期的效果,限制因素和手术风险等。医生应该认真地听取患者的要求,并好好掂量一下自己能不能帮患者实现目的。有时候患者会显得不切实际,就像有时手术医师也会高估自身能力。实事求是应该是最基本的前提,对患者和术者自己均需如此。

一旦患者和术者在手术目标和预期效果方面完全达成了一致,下一步就是制定合适的手术方案。不管术前交流如何仔细,愈合过程仍然存在诸多不可预测性,所以修复手术是所有手术医师职业生涯中不可避免的一部分。即使手术医师在离开手术室的那一刻确认达到了最佳的手术效果,但术后鼻骨畸形愈合,移植物吸收和瘢痕增生等问题都有可能让患者或术者本有把握的理想效果落空。常言道,一个零修复的手术医师要么是从不做手术,要不就是术后再也见不到自己的患者。因此初次手术时患者就应理解修复手术的可能性一直都存在,他们需要接受这一风险。我们发现,当患者认识到这一点并相信手术医师愿意帮助他们度过难关时,他们对调整过程会表现得更加通情达理。

理解患者的心理

鼻整形医生在初次鼻整形咨询时必须对一些危险信号保持警惕。因为许多的人格障碍、心理因素和替代动机此时都会表现得很明显[22]。如果这些危险信号被忽略了,最好的状况也就是本次手术没有节外生枝,但此后这位不开心的患者不再会与任何术者在术前谈话和手术方案上达成一致。

因此,手术医师对鼻修复患者需保持高度警觉。评估患者对之前手术结果的不满是否现实,以及不满意的程度如何,这有助于手术医师的判断。鼻修复医生需要特别留意一类患者,他们会充满激愤地直接批判之前的医生,这类患者往往也会以同样的方式对待做修复的医生。

许多鼻修复患者对之前手术医生的愤怒可能来自于对手术方案的不理解,抱有不切实际的期望,与术者相处不佳,手术效果确实未达预期,或者这些因素的综合影响等。术者需要及时察觉患者是否表现为体象障碍、自恋型人格障碍、未经治疗的双相障碍、强迫症等,对于过分追求完美的患者同样需要警觉。我们发现最佳的评估时机是与患者初次见面时,此时可以找到那些真正可改善的问题。接下来我们会考虑患者关注的问题,进行

鼻子决定了面部的比例关系,所以非常强调鼻部与面部的平衡关系,以及鼻子在面部的位置。短鼻使人看起来像"猪鼻子"或手术痕迹过重。可被注意到的歪鼻会使轮廓看上去不美观,特别是正位和斜位上。

鼻尖结构的支撑也应进行评估。鼻尖在侧方及中央的支撑力量必须足够大,才能长时间维持鼻尖在正确的位置上。鼻修复中,Anderson 的三脚架原理在评估鼻尖位置、鼻尖旋转度及平衡方面会很有用[7]。鼻尖的评估需要在不同的层面进行,包括鼻尖复合体的支撑。鼻尖的形状和位置对鼻整体形态也至关重要。如果鼻尖倾斜,会造成歪鼻,以及继发的严重鼻孔不对称,在不同角度都可能注意到。只要鼻孔不对称没有明显到让周围人注意,其本身并不是大问题。若鼻孔不对称比预期的明显,患者常会不满意并寻求鼻修复。事实上,鼻孔不对称可能是鼻修复的主诉。

评估时,鼻气道也应作为鼻修复咨询的一部分。在很多情况下,鼻气道在第一次手术中就被损伤了,帮助患者重建鼻气道的意义重大。内鼻阀、外鼻阀、鼻中隔、梨状孔、下鼻甲都需要进行检查。特别要注意鼻阀的粘连、瘢痕及僵硬,鼻中隔的偏曲,下鼻甲肥大及异位,才能发现鼻气道的问题或鼻修复后可能造成的问题。

最后,医生应检查如果再做一次手术后,皮肤软组织罩的顺应性。在之前做过手术后评估皮肤顺应性相当困难,因为之前的术者通常并不常规记录皮肤情况,即使能做到,了解前次手术造成的软组织损伤程度也极为困难。医生应该尝试评估皮肤的厚度,从而设法感觉真皮层、软组织层及肌肉层的损伤程度。如果之前的手术将鼻部支架结构完全解剖暴露,掀起了其上方的所有软组织,将会在整个鼻部形成更多的瘢痕。这将会使鼻修复的术后效果更难预料。过多的瘢痕组织会增加术后的并发症。因此,如果存在过多的瘢痕组织时,鼻修复的方案需要进行调整。或许需要更强的软骨(如自体肋软骨移植物)进行支撑。如果真皮层损伤严重,需要选择软组织移植,比如颞筋膜。

评估完成后,就要看看患者的目标,并仔细评估确定这些目标是否现实,能否通过现有的技术手段实现。每个患者都应该能够清晰地表达自己的目标,进行鼻修复的医生也应能够清楚地确认这些问题,并形成一套解决方案。沟通不到位,别指望手术能成功[8]。学会了对鼻修复说"不",就意味着真正理解了鼻修复的难度和复杂性。但是,如果目标清晰,手术方案切实可行,那么医生与患者可以一起放手一搏。

调整

移植材料

在鼻修复中,软骨移植物的选择可能不会是最佳的,因为鼻中隔软骨经常已经被拿掉了。如果患者曾经做过初次鼻整形及小的修整手术,一般来讲耳软骨也已经被用掉了。因此检查软骨供区在评估鼻修复患者中是很重要的。医生要知道为了实现手术方案需要哪些移植物,更仔细地寻找可靠的软骨供区,并确定什么样的软骨移植物能够实现手术效果。

在评估鼻修复患者时,发现鼻中隔软骨可以用时,常是意外的惊喜。在鼻修复术中,鼻中隔软骨仍然是经典的软骨移植物。[9]鼻中隔软骨通常相对强劲,能经受得住鼻修复后不可避免的软组织瘢痕挛缩。但是在修复手术中,常没有足够的鼻中隔软骨可用。因此在修复手术前评估患者鼻中隔的情况非常重要。

耳软骨在大多数鼻修复手术中是容易采集到的可用材料,当鼻中隔软骨不足或不可用时,耳软骨是第二常用的供区。耳软骨既可从前方采取,也可从后方采取,可包含或不含皮肤组织(即复合组织移植物)。复合组织移植在增加鼻黏膜衬里方面特别有用,可以增加衬里长度或鼻阀环周的空间[10,11]。

肋软骨量是最充足的,也是最可靠的,特别是其在保持结构的完整性及长期维持在合适位置方面的能力。鼻修复是在医源性的瘢痕中进行的。因而软组织的瘢痕挛缩会更为严重,必须依靠强有力的软骨移植物来对抗这些挛缩的力量。肋软骨在这方面有明显优势。但是,就像其他移植物一样,供区可能会产生并发症,并且单独的采集过程常需要延长手术时间[12]。

颞筋膜可被用于重建鼻根及鼻背,或当皮肤较薄时为鼻尖软骨提供覆盖。许多鼻修复手术是为了重建鼻背或垫高鼻根,颞筋膜可被用作移植物来填充鼻根或遮盖鼻背的轮廓。此外,它还可以包裹切碎的肋软骨颗粒,进行充填[13-16]。

骨软骨移植物被用于重建鼻背。在肋骨及肋软骨交界处,采集骨软骨移植物,在修复重建明显的鼻背缺陷时很有帮助。该移植物常作为一个单独的移植物进行雕刻,塑形鼻背,包括鼻背美学线、鼻根及鼻背高度。该移植物需要用经皮克氏针或缝线固定在合适的位置上。

为了实现术后即刻及术后远期的效果,达成患者及医生所愿,在鼻修复手术中选择合适的移植物材料非常重要。这些移植材料就像是建筑物的砖头一样,只为做出最好的效果。在鼻修复手术中选择正确的软骨供区是重大决定,要是选错了会造成严重后果[17]。耳软骨与肋软骨相比,较易获得,但力量较弱,且薄而脆。此外,皮肤软组织罩会随着时间推移不可避免的收缩,在选择合适的软骨时也要考虑到。

手术方案设计及实施

术前分析完成,并且构想好最终的效果,医生就能设计手术实施方案。在设计手术方案时,医生需要非常仔细地分析将要克服的困难。对于每个困难,需要一个切实可行的方法来解决。

因此医生需要细化问题,以及问题之间的相互关系,然后形成一套手术方法来实现患者的期望效果。再者,在鼻修复手术中,软骨及骨性结构已经被操作过,软组织也有手术损伤。因此,设计的手术方案需要具备可行性及可操作性。

鼻背常需要在修复手术中进行调整。鼻背的高度可能需要被改变,但大多数情况下鼻背是偏斜的;鼻骨可能歪曲,或中鼻拱偏到一侧。鼻尖也会偏曲。在修复手术中矫正歪鼻并非琐碎小事。之前手术中软骨及骨的切开方式决定了现在的轮廓。想让这些切开处恢复原貌是不可能的。对这些结构的调整,可以通过移动到适合的位置,或用移植物掩盖。

矫正歪鼻时,撑开移植物是主要的骨干力量[18-21]。这些移植物可不对称地放置,插入到鼻拱中,将鼻骨向两侧推,或用于稳定分成段的碎片,来帮助平衡歪曲的中鼻拱和鼻骨。此外,撑开移植物还能稳定中鼻拱,通过不同厚度及不同放置方式的撑开移植物,来平衡鼻中隔软骨及上外侧软骨的位置关系,从而改善鼻背美学曲线及中鼻拱的稳定性。

同样对于歪鼻,为达到平衡,还需要评估截骨情况。为使鼻骨恢复到合适的位置上,第一步就是了解第一次手术中鼻骨是怎么处理的。做的糙的截骨可能有几种方式。在触诊鼻骨时,要格外留意鼻骨的缺陷和方向的改变,这会很有帮助。CT 也是有价值的诊断工具。了解鼻骨与构成中鼻拱的软骨之间的联系对于平衡鼻背必不可少。

鼻尖也可能会有偏斜,或因倾斜现象,或因不对称。鼻尖的不对称可能因为鼻孔有不对称,或因鼻尖软骨的各种问题,如单侧外侧脚长度的差异,或外侧脚异位到不合适的位置等。特别是在鼻整形术后,外侧脚常会粘连在鼻中隔软骨或上外侧软骨上。所有这些问题都可能会导致鼻尖的偏斜。

还是只有诊断出初次鼻整形术中的这些问题,才能有的放矢地进行治疗。外科医生的评估、检查及对解剖结构和心理问题的理解,在制定手术方案时都很重要。在鼻整形术中,这些强制性的检查是绝不能被取代的,特别是鼻修复手术,因其手术难度高,成功的机会也因之前的手术而减少。在本章后面介绍的病例中能清楚地显示这些问题。

并发症

初次鼻整形后的修复手术,国内平均返修率为 15%,而鼻修复相关的返修率显然会更高[22]。鼻修复的常见并发症与初次鼻整形并无不同。最常见的并发症是出血、感染、美学效果欠佳、鼻通气障碍、皮肤瘢痕造成畸形、持续的肿胀及疼痛等。不常见的并发症包括鼻扭曲、鼻孔不对称、中鼻拱塌陷造成鞍鼻畸形及软骨移植物的吸收等。

鼻修复术中较为常见的并发症多与之前的手术瘢痕相关。在初次鼻整形后,创面可能会不令人满意。鼻的肌肉组织中及真皮深层可能会有瘢痕增生。此外,瘢痕组织的挛缩力量,会让起着重建及外观的移植物失去作用。随着时间延长,软组织的挛缩可能会造成鼻部美学及功能问题。内鼻阀和瘢痕会损害鼻气道,中鼻拱向面部下沉或塌陷,造成鞍鼻畸形及鼻气道阻塞。瘢痕挛缩还会使鼻中隔软骨移位到不合适的形状,进一步造成气道阻塞。鼻孔切口瘢痕也可能会出现挛缩,缩小鼻前庭。

鼻修复术后要特别注意水肿。瘢痕化的软组织床更容易出现水肿,而且水肿持续时间比初次鼻整形术后明显延长。水肿会使患者及医生都很痛苦。消除水肿很困难,没有一种治疗是可控和有效的。有些医生推荐向鼻部注射稀释的类固醇类制剂,如 10mg/ml 的曲安奈德。也有医生提倡用 5-氟脲嘧啶联合曲安奈德使用。但是,这些用药的适应证本身不包括这种情况,所有为了治疗水肿而采取的这类用药,严格意义上讲都是超范围应用。

案例分析

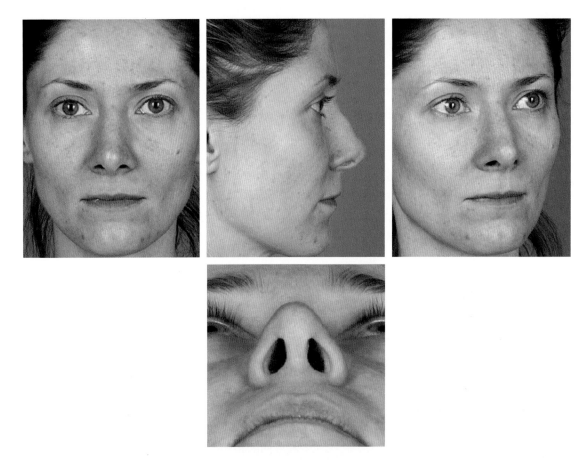

图 32-1

这位 34 岁的女性在初次鼻整形术前 10 年,曾遭遇机动车事故。她对于第一次手术的效果不满意,并以肋软骨移植物进行了鼻修复,但术后仍然很不满意,于是寻求进一步的修复。她的关注点包括明显的倒 V 畸形,在鼻骨右侧可触及移植物,鼻长度过短,鼻尖过度上旋不美观,鼻尖下小叶圆钝等。

　　给她再取了一根肋软骨做了修复,把切碎的肋软骨用筋膜包裹后,用于重建鼻背。撑开移植物延伸超过鼻中隔尾侧端,使鼻尖下旋。

　　手术步骤如下:

1. 开放式鼻整形,经过前次的阶梯式鼻小柱切口
2. 充分剥离鼻及鼻中隔
3. 去除鼻骨右侧区域游离的肋软骨移植物
4. 采集右侧第 8 肋软骨
5. 采集左侧颞区的颞筋膜
6. 用肋软骨雕刻延长型撑开移植物,用 5-0 PDS 缝合在适当位置(移植物超出鼻中隔尾侧端 4mm)
7. 截骨调整,以低-到-低方式做内入路截骨
8. 用 Quisling 骨凿设定截骨两侧变窄的程度
9. 放置外侧脚支撑移植物,用 5-0PDS 线缝合,延长外侧脚
10. 用 5-0PDS 缝合固定鼻小柱支撑移植物
11. 缝合以重建穹隆
12. 穹隆间缝合
13. 将外侧脚放入双侧前庭部皮下新的腔隙中
14. 把外侧脚固定于合适位置,用 5-0 镀铬肠线缝合
15. 用 6-0Prolene 关闭鼻小柱切口
16. 5-0 镀铬肠线关闭鼻腔软骨下切口
17. 放置 Doyle 鼻夹板,用 3-0 尼龙线缝合固定于合适位置
18. 鼻背应用热塑板

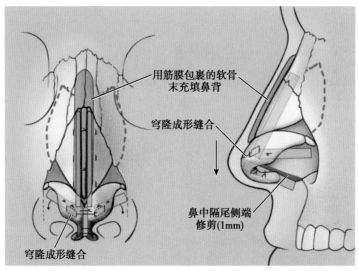

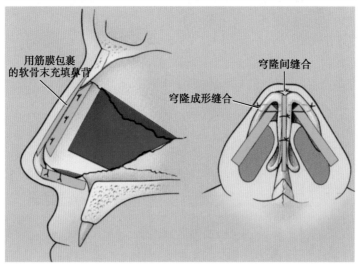

图 32-1(续)

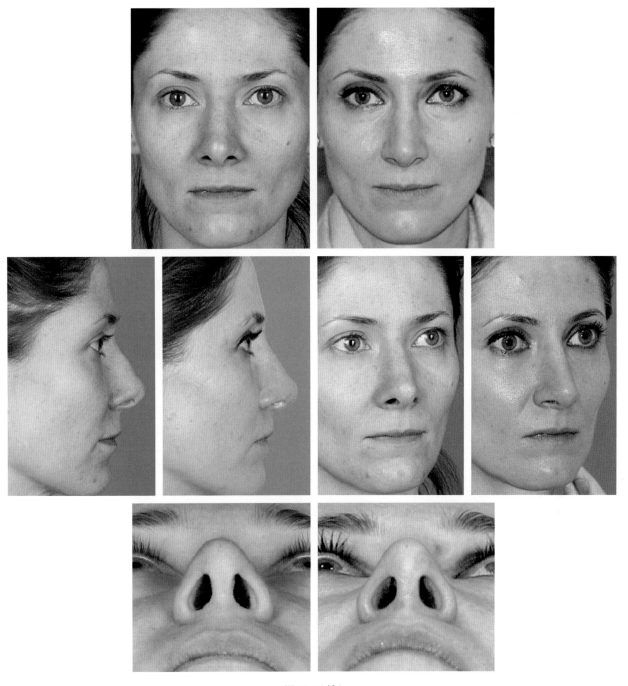

图 32-1（续）

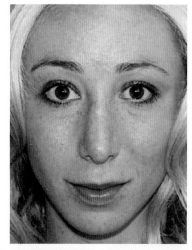

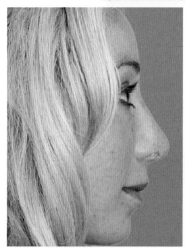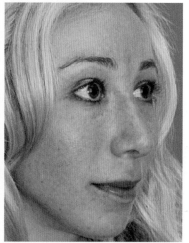

图 32-2

这名 27 岁女性曾于 1 年前行鼻中隔成形术。她的关注点包括:鼻相对于脸型偏大,鼻尖下垂,鼻背扭曲,经鼻呼吸困难。并自觉鼻部过于阳刚,希望鼻部更偏女性化。

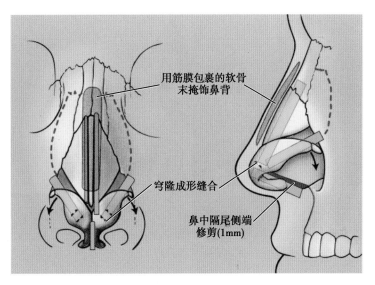

用筋膜包裹的软骨
末掩饰鼻背

穿隆成形缝合

鼻中隔尾侧端
修剪(1mm)

图 32-2(续)

手术方案包括以肋软骨作为供区,用于制作撑开移植物、外侧脚支撑移植物及鼻小柱支撑移植物。计划行截骨修整,并采取颞筋膜包裹切碎的肋软骨,放置撑开移植物后遮盖扭曲的鼻背。

手术步骤如下:

1. 开放式鼻整形,经过前次的倒 V 形鼻小柱切口

2. 充分剥离鼻及鼻中隔

3. 采集右侧第 8 肋软骨

4. 采集左侧颞区的颞筋膜

5. 鼻中隔尾侧端修剪 1mm

6. 替换之前放置的延伸移植物,重新放置不对称的撑开移植物,并用 5-0 PDS 缝合在合适位置

7. 截骨修整,以低-到-低方向行内入路截骨

8. 放置外侧脚支撑移植物,用 5-0 PDS 线缝合,延长外侧脚

9. 用 5-0 PDS 缝合固定鼻小柱支撑移植物

10. 缝合以重建穹隆

11. 穹隆间缝合

12. 将外侧脚放入双侧前庭部皮下新的腔隙中

13. 把外侧脚固定于合适位置,用 5-0 镀铬肠线缝合

14. 用 6-0 Prolene 关闭鼻小柱切口

15. 5-0 镀铬肠线关闭软骨下缘切口

16. 放置 Doyle 鼻夹板,用 3-0 尼龙线缝合固定于合适位置

17. 鼻背应用热塑板

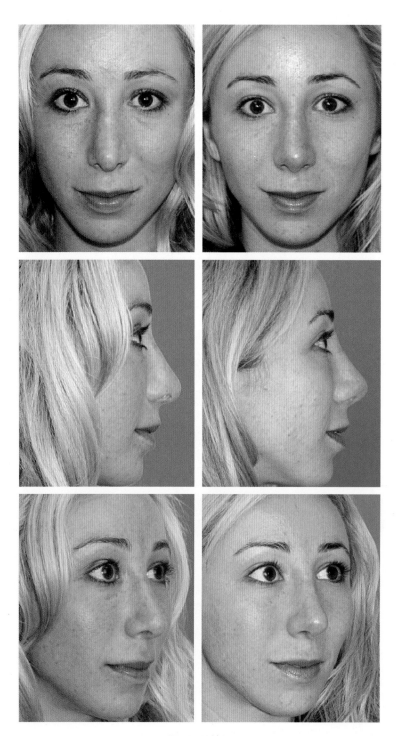

图 32-2(续)

要　点

- 在鼻修复中，软骨移植物的选择可能不会是最佳的，因为鼻中隔软骨经常已经被拿掉了。如果患者曾经做过初次鼻整形及小的修整手术，一般来讲耳软骨也已经被用掉了。
- 为了达到术后即刻及术后远期的效果，达成患者及医生所愿，在鼻修复手术中选择合适的移植物材料非常重要。
- 鼻中隔软骨如果存在，常是鼻修复中理想的材料。在鼻修复术中，鼻中隔软骨仍然是经典的软骨移植物。
- 当鼻中隔软骨不够，或无法达到手术效果时，耳软骨是采集软骨移植物，用于重建的第二常用供区。
- 肋软骨量是最充足的，也是最可靠的，特别是其在保持结构的完整性及长期维持在合适位置方面的能力。
- 鼻修复中最常见的并发症是出血、感染、美学效果欠佳、鼻通气障碍、皮肤瘢痕造成畸形、持续的肿胀及疼痛等。
- 不常见的并发症包括鼻扭曲、鼻孔不对称、中鼻拱塌陷造成鞍鼻畸形及软骨移植物的吸收等。

（李芯 译，李战强 校）

参考文献

1. Cuzalina A, Qaqish C. Revision rhinoplasty. Oral Maxillofac Surg Clin North Am 24:119-130, 2012.
2. Paun SH, Nolst Trenité GJ. Revision rhinoplasty: an overview of deformities and techniques. Facial Plast Surg 24:271-287, 2008.
3. Adamson PA, Litner JA. Psychologic aspects of revision rhinoplasty. Facial Plast Surg Clin North Am 14:269-277, 2006.
4. Adamson PA, Warner J, Becker D, et al. Revision rhinoplasty: panel discussion, controversies, and techniques. Facial Plast Surg Clin North Am 22:57-96, 2014.
5. Fattahi T. Considerations in revision rhinoplasty: lessons learned. Oral Maxillofac Surg Clin North Am 23:101-108, vi, 2011.
6. Khansa I, Khansa L, Pearson GD. Patient satisfaction after rhinoplasty: a social media analysis. Aesthet Surg J 36:NP1-NP5, 2015.
7. Gunter JP, Yu YL. The tripod concept for correcting nasal-tip cartilages. Aesthet Surg J 24:257-260, 2004.
8. Roofe SB, Murakami CS. Treatment of the posttraumatic and postrhinoplasty crooked nose. Facial Plast Surg Clin North Am 14:279-289, v, 2006.
9. Immerman S, White WM, Constantinides M. Cartilage grafting in nasal reconstruction. Facial Plast Surg Clin North Am 19:175-182, 2011.
10. Katira K, Guyuron B. Contemporary techniques for effective nasal lengthening. Facial Plast Surg Clin North Am 23:81-91, 2015.
11. Adams C, Ratner D. Composite and free cartilage grafting. Dermatol Clin 23:129-140, vii, 2005.
12. Varadharajan K, Sethukumar P, Anwar M, et al. Complications associated with the use of autologous costal cartilage in rhinoplasty: a systematic review. Aesthet Surg J 35:644-652, 2015.
13. Daniel RK, Calvert JW. Diced cartilage grafts in rhinoplasty surgery. Plast Reconstr Surg 113:2156-2171, 2004.
14. Brenner KA, McConnell MP, Evans GR, Calvert JW. Survival of diced cartilage grafts: an experimental study. Plast Reconstr Surg 117:105-115, 2006.

15. Kelly MH, Bulstrode NW, Waterhouse N. Versatility of diced cartilage-fascia grafts in dorsal nasal augmentation. Plast Reconstr Surg 120:1654-1659; discussion 1654-1659, 2007.

16. Calvert JW, Patel AC, Daniel RK. Reconstructive rhinoplasty: operative revision of patients with previous autologous costal cartilage grafts. Plast Reconstr Surg 133:1087-1096, 2014.

17. Defatta RJ, Williams EF III. The decision process in choosing costal cartilage for use in revision rhinoplasty. Facial Plast Surg 24:365-371, 2008.

18. Jin HR, Lee JY, Shin SO, et al. Key maneuvers for successful correction of a deviated nose in Asians. Am J Rhinol 20:609-614, 2006.

19. Seyhan A, Ozden S, Gungor M, et al. A double-layered, stepped spreader graft for the deviated nose. Ann Plast Surg 62:604-608, 2009.

20. Sadooghi M, Ghazizadeh M. Extended osteocartilaginous spreader graft for reconstruction of deviated nose. Otolaryngol Head Neck Surg 146:712-715, 2012.

21. Cerkes N. The crooked nose: principles of treatment. Aesthet Surg J 31:241-257, 2011.

22. Neaman KC, Boettcher AK, Do VH, et al. Cosmetic rhinoplasty: revision rates revisited. Aesthet Surg J 33:31-37, 2013.

过度切除后的鼻重建

Nazim Cerkes

鼻修复是一个很特别的挑战,考验着外科医生的美学素养、判断力和创造力。初次鼻整形术可能造成各种严重程度不等的畸形,从鼻背或鼻尖的轻度不对称到骨软骨结构的严重扭曲和塌陷。其中,最复杂的鼻修复案例是鼻部结构要素被过度切除后造成的畸形。侵袭性的切除方式和被削弱的鼻骨架,包括鼻主要支持结构,会导致鼻出现美学畸形和功能障碍。鼻修复中,手术目标是通过重建鼻支架结构来实现鼻美学形态的改善和功能恢复。根据结构性鼻整形的原则,处理鼻的功能畸形,让鼻有一个更自然、更平衡的外形,重建鼻支架结构,恢复鼻尖突出度,以及处理鼻气道问题。

患者评价

整形医生在鼻修复前,必须先进行术前谈话和评估。术前谈话从详尽的病史采集开始。医生可以从中获得一些关于之前手术的信息,包括手术次数和具体手术时间。如果有条件,还可以拿出以前的相片进行对比分析。

术前谈话和理解患者期望值非常重要。在咨询时,外科医生应首先询问患者对自己鼻不满意的地方以及希望得到改善的方面。接下来,医生对鼻进行全面检查,并详细解释手术能够达到的预期目标。计算机成像软件可以用于展示术后鼻外形可能发生的改变。这种方式能让患者清楚地认识到自己目前的鼻畸形以及术后可能的效果。图像会让患者更清楚地向医生传达自己对手术的期望值,可以指导手术设计。更重要的是,医生有机会评估患者对手术的期望值,以及该期望值能否现实。外科医生必须谨言慎行,不要通过计算机图像向患者刻意夸大手术效果;这可能会导致患者对术后效果失望。评估患者的性格和心理稳定性至关重要。如果患者过度地关注自身鼻部形态,希望能矫正每一个微小瑕疵,这种患者不是理想的手术人选。不建议医生给性格不稳定和有强迫观念的患者做手术。

专科检查

鼻部评估可以分为两类:

　　1. 鼻皮肤和衬里

　　2. 鼻的结构要素,分为鼻中隔、鼻背和鼻尖

　　鼻部皮肤覆盖了整个鼻支架结构,需要仔细地评估。鼻部皮肤质地和特点对术后最终效果有非常显著的影响。之前多次手术可能导致鼻部软组织破坏,产生永久瘢痕和皮肤增厚。有的患者皮肤厚、皮脂腺分泌旺盛,前次手术遗留死腔导致过多的瘢痕组织产生。有的患者皮肤薄、皮肤萎缩,还伴有附件损坏,血管减少。

鼻内检查

　　鼻中隔应使用鼻镜和内窥镜进行检查。需要评估鼻中隔的完整性、鼻中隔偏曲、鼻甲肥大及鼻中隔是否出现穿孔或粘连。在鼻内检查中,还应该评估鼻中隔软骨是否可用。鼻中隔尾侧端过度切除会导致鼻尖支撑缺乏,可能引起气道阻塞。

　　对内、外鼻阀的评估方法是让患者仰头,观察患者用力吸气时鼻阀有无狭窄或者塌陷。鼻腔外侧壁如缺乏支撑,吸气时的负压会导致其塌陷。外鼻阀塌陷常见于鼻孔狭窄,鼻翼菲薄,鼻尖突出度过高的病例。如果在初次手术中这种鼻子的外侧脚被削弱,就可能导致外鼻阀功能障碍(图33-1)。内鼻阀塌陷常见于鼻背软骨和上外侧软骨的过度切除。

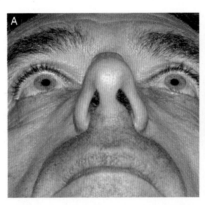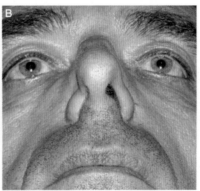

图 33-1　A,该患者4年前曾接受鼻整形术。B,在用力吸气时,外侧脚薄弱导致严重的外鼻阀功能障碍

鼻部系统分析

　　鼻部分析可以分为两个主要方面:鼻背和鼻尖。医生应从患者的正面观、斜面观和侧面观来评估鼻背情况。正面观,医生应从鼻背美学线、鼻背宽度、鼻背凹凸不平和鼻背偏斜这几个方面来评估。鼻背狭窄常提示可能存在中鼻拱塌陷,这是由于上外侧软骨被过度切除引起。倒 V 畸形也是一个因上外侧软骨被过度切除而引起的常见问题。骨性鼻锥过宽提示可能存在截骨不全。骨性鼻锥狭窄可能由外侧截骨术后导致的鼻骨塌陷引起。侧面观可以评估鼻背高度和鼻背的凹凸不平。鼻背过度切除常会导致鼻背低平。

　　接着评估鼻尖的外形、突出度和旋转度。鼻修复的案例中可见到各种鼻尖畸形。初次手术中过度切除外侧脚可能导致鼻尖夹捏畸形出现。不对称和不规则是常见的畸形类型。鼻尖支撑结构的损伤会导致鼻尖突出度降低。在初次鼻整形中切除鼻中隔软骨的尾侧端常会导致鼻尖支撑丧失和鼻小柱退缩。鼻尖过度旋转常由于过度切除鼻中隔尾侧端

或鼻中隔黏膜造成。鼻尖旋转度不足可能是由于初次鼻整形术中切除不足,或者鼻尖支撑不够。

治疗计划

诊断明确之后,主刀医生设定手术目标、拟定治疗计划。手术计划是针对每个患者目前的畸形情况制定的个性化方案。治疗计划包括解剖复位和填补缺失。解剖重建变弱的、不规则的软骨,重建稳定的鼻支架,术后效果必须可控。重建的新软骨支架应足够强大,才能更好地承受恢复期伤口收缩带来的增大的力量。

不管是在初次鼻整形术中还是在修复术中,我一直首选开放式入路。该入路能充分暴露鼻部结构,准确定位各种畸形,直视下完成所有必要的操作[1,2]。

自体软骨是鼻修复术中替代缺失结构的理想材料[2]。在所有修复重建术中,我都是采用自体软骨。有三种自体软骨可以使用:鼻中隔软骨、耳软骨和肋软骨。如果可能,鼻中隔软骨是自体软骨移植物的首选,因为它相对较直,而且与鼻修复术在同一个手术区域。它可以用作鼻小柱支撑移植物去支持鼻尖,如果需要也可以替代部分下外侧软骨复合体,或者作为撑开移植物。但是,在过度切除的鼻子中,鼻中隔软骨常常不足以替代缺失的部分。

当用耳软骨来进行结构移植和鼻背填充时,太软,而且会卷。

当鼻部需要强大的支撑力时,自体肋软骨是最佳的移植物。有几乎无穷无尽的肋软骨可以用于结构移植。肋软骨可以做成又长又直的支撑移植物,用于鼻中隔和下外侧软骨的加强和重建。[3,4]在年轻患者中,肋软骨的钙化少,弹性好。医生可以利用这个优点为下外侧软骨重建制作超薄的移植物。

采集腹直肌筋膜和肋软骨

女性患者可沿着乳房下皱襞做一条长约4~5cm的切口(图33-2 A)。在男性患者中切口较短,常常约2.5~3cm,位于取肋软骨处的皮肤表面(图33-2 B)。如果使用筋膜移植物来进行颗粒软骨和筋膜(diced cartilage and fascia,DCF)移植,在皮下深面向下潜行分离腹直肌上部的浅面,暴露腹直肌筋膜[5]。15号刀片切开筋膜,用尖头剪将筋膜与深部肌肉的连接附着处剪开,取下一块约5cm×5cm大小的腹直肌筋膜(图33-2 C~E)[5,6]。

然后,纵向分离腹直肌纤维,暴露第6、7肋软骨(图33-2 F)。最好是采集第六肋软骨最直的部分,其适合用于进行结构移植。首先,在软骨膜上平行于肋软骨长轴切开,掀开软骨膜暴露肋软骨。用弯剥离子剥离软骨下半部分的软骨膜。用15号刀片平行于肋软骨长轴切开,约1cm深,但别穿透内侧软骨膜(图33-2 G)。为避免损伤胸膜,用一个半锋利的直骨膜剥离子,通过轻柔地来回运动完成切开(图33-2 H~J)。然后用Adson镊抓住肋软骨下部,松解内侧的软骨膜附着,然后采集第六肋软骨的下部(图33-2,K和L)。如果还需要更多的软骨移植物,可隔1~1.5cm距离作平行切口,很容易取下更多的软骨条(图33-2 M~N)。手术结束后再关闭切口,这样如果术中需要,可以在同一肋软骨上切取更多的移植物。这个技术便于采集肋软骨,保护肋骨供区的完整性,减少创伤,缩短手术时间。

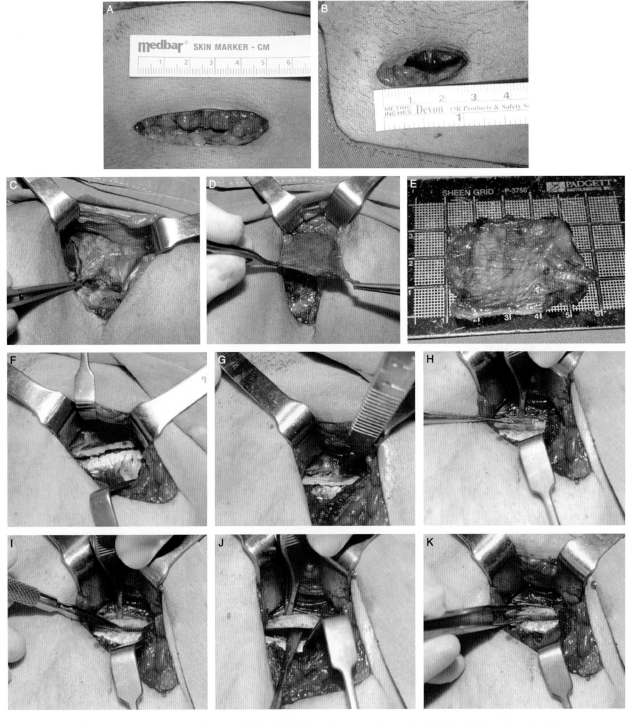

图 33-2 采集肋软骨。A，在女性患者中，在乳房下皱襞作一个 4.5cm 切口。B，在男性患者中，切口长约 2.5 ~ 3cm。C，用 15 号刀片切开腹直肌筋膜。D. 用尖头剪将筋膜与深面肌肉的连接附着处剪开。E，采集一块 5cm×5cm 大小的腹直肌筋膜。F，分离开腹直肌纤维，显露第六肋软骨。设计一条平行于肋软骨长轴的切口。G，在软骨膜上作一个平行于肋软骨长轴的切口，剥离软骨膜暴露肋软骨。用 15 号刀片平行于肋软骨长轴切开约 1cm 深，但别穿透内侧软骨膜。H，为避免损伤胸膜，使用一种半锋利的直的骨膜剥离子。I，通过轻微地来回运动，将切口完全切开。J，将下半部分肋软骨与上半部分分开。K，用 Adson 镊取出下半部分肋软骨

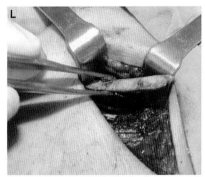
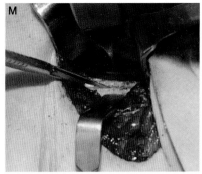
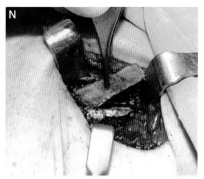

图 33-2(续)　L. 游离深面软骨膜的附着,采集第六肋软骨的下半部分。M,如果还需要更多的软骨移植物,隔 1 ~ 1.5cm 距离作平行切口。N,取下另一个软骨条

过度切除鼻的重建

鼻尖过度切除的重建主要分三步:

1. 重建鼻中隔
2. 重建鼻尖
3. 鼻背填充和细化

鼻中隔重建

在初次鼻整形术中,鼻中隔软骨的过度切除会因不同鼻型特点导致各种各样的畸形。背侧鼻中隔过度切除会出现鼻背过低或者鞍鼻畸形。如果鼻中隔尾部缺失,鼻尖支撑结构会被破坏,导致许多不同的畸形,包括鼻尖过度旋转、鼻小柱退缩、鼻尖突出度不足,鞍鼻畸形,或鼻尖下垂,取决于不同鼻的骨和软组织特点。如果鼻中隔支撑缺失,因为鼻尖缺乏支撑和鼻阀功能丧失,在美学畸形的同时通常还会伴有功能问题。

为了实现可控的鼻修复效果,重建一个稳定的鼻中隔 L 形支撑是重建鼻中隔的第一个必要步骤。一个坚固的 L 形鼻中隔背侧和尾侧支撑,对稳固的鼻结构和正常的功能必不可少[6-8]。L 形支撑的宽度由软骨强度决定。L 形支撑背侧和尾侧最少需要 10mm 宽,但在很多案例中,需要 15mm 宽鼻中隔软骨来进行重建,以维持远期支撑。肋软骨本身更为强硬,L 形支撑可做得稍微窄一些。

如果在初次鼻整形术中,鼻中隔并未进行操作,可以在鼻中隔后半部分获取中隔移植物用来构建鼻中隔 L 形支撑。但是,在绝大多数鼻过度切除案例中,用鼻中隔软骨来进行重建还不够。如果鼻中隔软骨不足时,重建鼻中隔最好的材料是肋软骨。其采集简单,能提供又直又强的支撑(图 33-3)[9]。在黏膜下充分剥离松解后,我更喜欢先重建鼻中隔尾侧支撑。将鼻中隔尾侧延伸移植物通过钻孔固定在鼻前棘(anterior nasal spine ANS)处,以保证鼻中隔重建的稳定性。用两块背侧支撑物作为撑开移植物来重建 L 形支撑的背侧部分。首先用多根 4-0 PDS 线将鼻中隔背部支撑物与鼻中隔背侧和上外侧软骨做水平褥式缝合。如果鼻中隔软骨不稳定,上外侧软骨在初次手术中被过度切除,鼻中隔背部支撑就需要通过在两侧钻孔来固定在鼻骨前方。接着用 1 ~ 2 针褥式缝合将鼻中隔背部移植物与尾侧移植物固定在一起。如果鼻中隔背侧在前次手术中被过度切除,那么鼻中隔背侧移植物需要准备得更宽,缝合在残留的鼻中隔软骨背侧,位置更

为靠前,来增加鼻背高度。有的案例鼻中隔背侧偏曲,首选单侧鼻中隔背侧支撑来进行矫正。但是,如果背侧偏曲不明显,应该用双侧鼻中隔背侧支撑物来避免出现术后鼻中隔尾侧端偏斜。

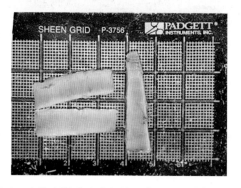

图 33-3　为鼻中隔重建准备的又直又硬的肋软骨支撑物

如果鼻尖突出度和位置需要调整,鼻中隔尾侧支撑可以作为鼻中隔尾侧延伸移植物向下延伸[3,4,10,11]。在这个案例中,首先将鼻中隔尾侧支撑以榫卯方式放置在内侧脚中间,并用水平褥式贯穿缝合固定。在鼻尖下方的移植物不应接触到鼻前棘(ANS)以避免鼻尖歪斜和面部表情运动时产生微小摩擦音。接着,放置双侧鼻中隔背部支撑移植物,并与鼻中隔背侧缝合固定。用4-0 PDS线将这些移植物向尾侧延伸的部分与鼻中隔延伸移植物缝合固定1~2针(图33-4)。

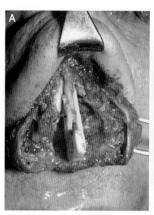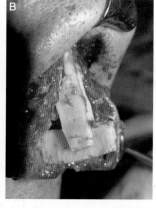

图 33-4　A,放置双侧鼻中隔背侧支撑移植物,并缝合在鼻中隔背侧。移植物向尾侧延伸与鼻中隔延伸移植物固定。B,鼻中隔重建使用两个背部支撑物和一个鼻中隔尾侧延伸移植物

鼻中隔重建完成后,采用水平褥式缝合将内侧脚与鼻中隔尾侧延伸移植物固定,调整鼻尖位置和突出度。

鼻尖重建

如果初次手术的医生并未理解结构鼻整形的原理,鼻尖支撑系统很可能已经被破坏。鼻尖软骨过度切除以及错误的缝合方式会使问题更加严重。随着这些畸形发生,可能还会出现不对称和功能问题。

　　鼻尖畸形修复的目标是解剖重建鼻尖框架结构,重建一个稳定的鼻尖三角支架,使鼻尖的外观和功能都得到改善[3,4,11,12]。要达到这些手术目标可能需要各种结构移植物。鼻尖支撑必须有一个既稳定又直的鼻中隔,因而鼻中隔重建应优先于鼻尖重建。

确定鼻尖突出度和鼻尖位置

　　成功的鼻整术需要一个定位准确且稳定的鼻尖。修复案例中鼻骨被过度切除,鼻尖突出度常会有损失,需要重建修复。维持鼻尖突出度的结构移植物包括鼻小柱支撑移植物、鼻中隔尾侧延伸移植物和鼻尖移植物[3,10,13,14]。增加鼻尖突出度需要一个较高的鼻背,这样使宽鼻形成一个相对狭窄的外观。这对鼻部皮肤厚、鼻软骨被过度切除的患者来说尤其重要。由鼻骨过度切除引起的典型的鹦鹉嘴畸形,可以通过调整鼻尖突出度来进行矫正。在大多数修复案例中,增加鼻尖突出度之后,鼻背也需要充填。

鼻小柱支撑移植物

　　鼻小柱支撑移植物是最全能的强大工具,可以稳定鼻小柱基底、加强薄弱的内侧脚和中间脚、增加鼻尖突出度和改变鼻尖旋转度[3,4,11-13]。将其放在内侧脚和中间脚之间,并在鼻前棘上使用软组织作缓冲。如果要增加鼻尖突出度,就需要又长又硬的鼻小柱支撑移植物,内侧脚就可以在这个支撑上向前延伸。如果鼻中隔还能用,可以将从鼻中隔软骨取下的两块支撑移植物通过重叠缝合来制备一个强硬的鼻小柱支撑移植物(图33-5 A)。如果选择肋软骨作为供区,就能很轻松地用肋软骨雕刻出又长又强硬的鼻小柱支撑移植物(图33-5 B)。把这个支撑移植物放在两侧内侧脚和中间脚之间,根据设计的鼻尖旋转度和突出度把内侧脚向特定的方向向上拉(图33-5 C)。针头穿过固定内侧脚和支撑移植物来判断是否达到理想效果,然后用5-0 PDS将两者缝合固定。

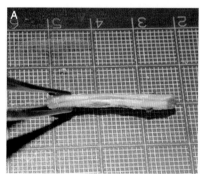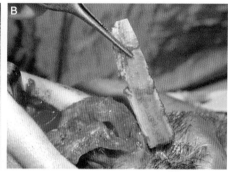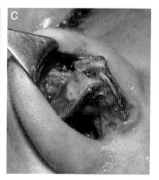

图33-5　A,把从鼻中隔软骨取下的2块支撑移植物通过重叠缝合来制备一个牢固的鼻小柱支撑移植物。B,如果选择肋软骨作为供区,就能很轻松地用肋软骨雕刻出又长又有力的鼻小柱支撑移植物。C,把这个支撑物放在两侧的内侧脚和中间脚之间,根据设计的鼻尖旋转度和突出度将内侧脚向特定的方向拉升

鼻中隔尾侧延伸移植物

　　鼻中隔尾侧延伸移植物是一块缝合在双侧内侧脚之间,用于延伸鼻中隔尾侧的矩形软骨[3,4,10,11]。它对鼻尖突出度设定和鼻尖旋转度的改善都有很大作用。为了增加鼻稳定性,避免不对称,需要用双侧撑开移植物来固定现有的鼻中隔尾侧端(图33-6)。跟固定鼻小柱支撑移植物一样,用针穿过内侧脚和鼻中隔延伸移植物来判断鼻尖位置,然后将两者缝合固定。

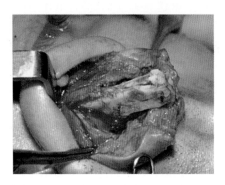

图 33-6 用两个撑开移植物将鼻中隔尾侧延伸移植物与鼻中隔进行固定

鼻尖移植物

鼻尖移植物用于增加鼻尖突出度和改善鼻尖轮廓[4,11,14]。在鼻修复案例中,常用鼻尖盾形移植物来实现鼻尖成形和掩盖鼻尖的不对称畸形(图 33-7)。如果鼻中隔软骨不够时,耳甲腔软骨也是盾牌移植物的一个好的供区选择。因为耳甲腔软骨更为柔软。如果用肋软骨制作盾形移植物,容易在术后远期出现软骨边缘形态显露,因此需要用筋膜或者肋软骨膜来包裹掩盖外形轮廓(图 33-8)。

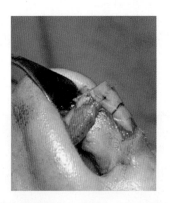

图 33-7 盾形鼻尖移植物用于增加鼻尖突出度和改善鼻尖轮廓

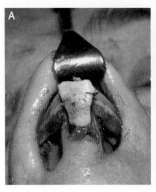
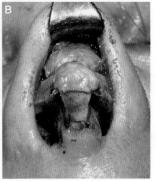

图 33-8 A,用肋软骨制作的鼻尖盾形移植物。B,盾形移植物上半部分用两层腹直肌筋膜进行遮盖

重建外侧脚

外侧脚的过度切除可能导致鼻翼缘塌陷,因为鼻翼缘支撑带被严重削弱或打断。患者常会出现鼻孔狭窄和夹捏畸形。在很多情况,这种畸形常伴有外鼻阀塌陷引起的气道阻塞。内鼻阀可能也会受影响。

薄弱、畸形、错位或者部分缺损的外侧脚必须进行重建,再造一个稳定的鼻尖三角支架来达到美学效果和改善内外鼻阀功能。外侧脚移植物是外侧脚重新塑形、重新定位和替代部分缺失外侧脚的常用工具[4,12,15,16]。该移植物可以使用鼻中隔软骨、耳软骨或者肋软骨。

如果畸形不太严重,比如外侧脚薄弱或者缺失部分较少,可以用外侧脚移植物替代或者加强畸形部分,这是重建外侧脚外形和稳定性的首选方法(图 33-9)。

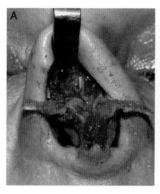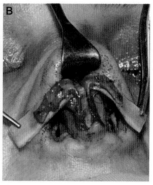

图 33-9　A,一个鼻修复的案例,下外侧软骨的外侧脚薄弱。B,用外侧脚移植物加强外侧脚

如果外侧脚缺失,而内侧脚和穹隆完整,在穹隆深面剥离前庭皮肤,固定外侧脚移植物。接着,将鼻中隔软骨或者肋软骨制备的长条形外侧脚移植物缝合在穹隆深面,替代缺失的外侧脚。移植物要求足够长,能向外侧延伸到梨状孔(图 33-10)。

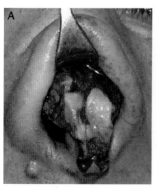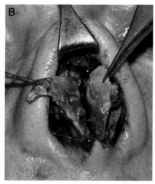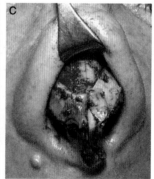

图 33-10　A,这名鼻修复患者,外侧脚缺失,内侧脚和穹隆部完整。B,在穹隆深面剥离前庭皮肤,固定外侧脚移植物。C,将鼻中隔软骨或者肋软骨制备的长条形外侧脚移植物缝合在穹隆深面,替代缺失的外侧脚

如果穹隆和外侧脚缺失或者畸形严重,放置鼻小柱支撑移植物,重建三角支架的尾侧腿来固定残留的内侧脚。用肋软骨(鼻中隔软骨的长度往往不够)来制备长条形外侧脚移植物,薄 0.5mm,便于移植物弯曲。缝合两针将外侧脚移植物固定在鼻小柱支撑移植物顶

端下方约 4 ~ 5mm 的位置。接着,采用穹隆跨越缝合使外侧脚移植物变弯,再造穹隆。采用穹隆平衡缝合把新形成的穹隆拉拢。这些缝合可以再造两个鼻尖表现点和一个鼻尖上转折点(图 33-11)。

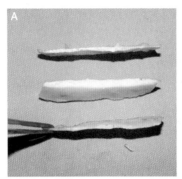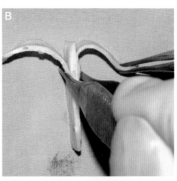

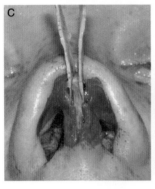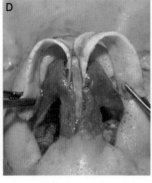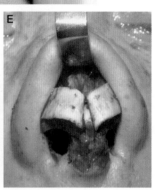

图 33-11 A,肋软骨制备的鼻小柱支撑移植物和两片外侧脚移植物。B,外侧脚移植物薄约0.5mm,易于弯曲。C,放置鼻小柱支撑移植物来重建三角支架的尾侧腿,并与内侧脚缝合到一起。用两针褥式缝合将外侧脚移植物固定在鼻小柱支撑移植物顶端下方约 4 ~ 5mm 的位置。D,使外侧脚移植物变弯,再造穹隆部。E,采用穹隆跨越缝合,进一步细化穹隆。采用穹隆平衡缝合把新形成的穹隆拉拢。这些缝合可以再造两个鼻尖表现点和一个鼻尖上区转折点

有些患者,特别是年龄偏大的患者,肋软骨有很多钙化、质地坚硬,常常不容易雕刻出又薄又柔软的、能被跨越缝合弯曲成新穹隆的外侧脚移植物。在这些情况下,把外侧脚移植物缝合在鼻小柱支撑移植物顶端,用来重建鼻尖三角支架。移植物向外侧延伸到梨状孔。鼻小柱支撑移植物和外侧脚移植物之间的夹角保持约 45°(图 33-12)。为形成鼻尖表现点和遮盖鼻小柱支撑移植物和外侧脚移植物的边缘轮廓,可以将鼻尖移植物放置在这两种移植物连接处上方(图 33-13)。再将腹直肌筋膜或者软骨膜放在重建的新穹隆上,来

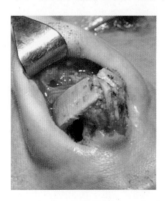

图 33-12 在肋软骨钙化、质地僵硬的患者中,将外侧脚移植物与鼻小柱支撑移植物顶端缝合来重建鼻尖三角支架

掩饰鼻尖移植物的边缘轮廓。

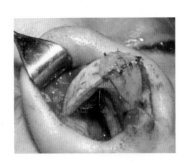

图 33-13　放置鼻尖移植物可以形成鼻尖表现点,遮盖鼻小
柱支撑移植物和外侧脚移植物的边缘轮廓

鼻背重建和充填

　　鼻背过度切除易导致鼻背低平和不平整。常伴有倒 V 畸形和中鼻拱塌陷。中鼻拱塌陷和内鼻阀功能不全可以通过放置撑开移植物来矫正[17]。撑开移植物应精确地放置在上外侧软骨和鼻中隔之间的软骨膜下层次。首先,把撑开移植物与鼻中隔缝合到一起;然后将上外侧软骨与两移植物和鼻中隔缝合。如果上外侧软骨被过度切除,就需要更厚的撑开移植物来矫正中鼻拱塌陷。在这种情况下,撑开移植物可以用鼻中隔较厚的部分(如果取下的鼻中隔移植物合适)或者肋软骨来制备。

鼻背充填

　　鼻背充填是鼻修复中最精巧的部分之一。鼻背移植物必须精心设计。鼻背移植物的厚度、长度和宽度必须准确适应鼻背缺损。尽管精心准备,术后鼻背移植物还可能会出现问题,比如轮廓可见,不平整,卷曲和吸收。在鼻背皮肤较薄的患者中,移植物边缘显形和鼻背不平整是最大的问题。

　　如果鼻背小范围需要轻度填充,可以将鼻中隔软骨轻轻压碎后制成盖板移植物来使用[18]。移植物的形状应精确匹配缺损区域,将边缘制成斜面以防轮廓显现。患者皮肤较薄时,可以将筋膜放在软骨表面以降低软骨轮廓可见的风险(图 33-14)。如果鼻中隔软骨无法使用,可以用耳软骨来制作盖板移植物填充轻度鼻背缺损(图 33-15)。但是,在术后远期效果中,耳软骨卷曲的天然特性可能使软骨边缘轮廓显现。

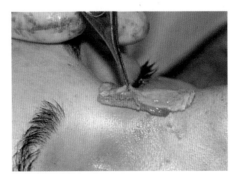

图 33-14　如果鼻背需要少量填充小的范围,可以将鼻中隔软骨轻轻压碎后制成盖板移植物来使用。把筋膜放在软骨表面来降低软骨轮廓显形的风险

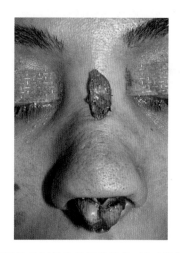

图 33-15 用耳甲腔软骨制备的盖板移植物,用于填充轻度的鼻背缺损

如果之前手术中鼻背切除过多,就需要更大的鼻背盖板移植物来充填鼻背。鼻背大量充填的两个主要制备方法:①用肋软骨制备整块鼻背盖板移植物;②筋膜包裹颗粒软骨(DCF)移植物。

整块鼻背盖板移植物

对于大量鼻背填充的需求,鼻中隔软骨常常是不够的。相对较大点鼻背移植物可以由两块耳软骨相对缝合构建,形成串联移植物。但是,这种方法并未得到推广,因为移植物的制备难度大,术后问题多,比如移植物边缘显形等。

当需要大量填充时,需要用肋软骨的中心部分制备整块的鼻背盖板移植物。移植物必须根据鼻背缺损精确雕刻,并准确放置于鼻背上,以免出现不对称。在特定案例中,用肋软骨制备的整块鼻背盖板移植物能达到非常好的效果(案例分析中会进一步讨论)。这种移植物主要的不足在于软骨自身有变弯的倾向。

根据 Gibson 和 Davis[9]原则雕刻软骨截面,可以将软骨变弯的倾向降到最低。在软骨中心用一根克氏针加固移植物也可以降低卷曲的发生率。[19]但是尽管采取了各种措施,鼻背移植物卷曲和轮廓显形仍是影响术后远期效果的问题。整块鼻背肋软骨移植物的另一个重要问题是移植的可移动性,因为移植物并未与移植床融为一体。肋软骨制备的整块鼻背盖板移植物的返修率相当高,哪怕是高手做的。

筋膜包裹的颗粒软骨

颗粒软骨移植物最早是在 1940 年代提出来的[20]。这种方法被埃罗尔[21]、丹尼尔和卡尔弗特[22]推广应用来做鼻背填充。丹尼尔和他的同事[22-25]用颞深筋膜包裹细小的颗粒软骨来填充鼻背。在这个方法中,软骨移植物被切割成小于 0.5mm^2 的颗粒,然后用筋膜包裹后制备成鼻背植物(图 33-16)。软骨移植物应该切割得非常细小,避免术后鼻背出现凹凸不平的现象,移植时也更容易塑形。将颗粒软骨装入 1cc 的结核菌素注射器,接着插入注射活塞将颗粒软骨压平(图 33-17)。将颞筋膜或者腹直肌筋膜制成筋膜套。筋膜套可以通过包裹 1cc 注射器或者在硅胶块上折叠的方法来制备。用 5-0 羊肠线或者快薇乔线连续锁边缝合成筋膜管。用缝线关闭筋膜移植物的头端(图 33-18)。根据鼻背缺少的量来设计移植物的尺寸。筋膜套的宽度大约为 7~10mm,长度约为 25~40mm。准备好筋膜套后,将注射器插入开放端,向筋膜套中填充颗粒软骨,直到筋膜套达到设计的厚度(图 33-

19）。筋膜套尾侧端仍旧是打开的。将移植物放在平台表面用示指塑形后，去掉多余的颗粒软骨（图 33-20）。

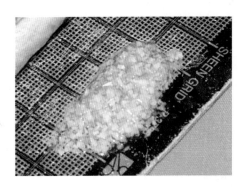

图 33-16　将软骨移植物切割成小于 0.5mm² 的小颗粒

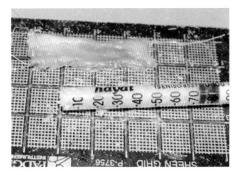

图 33-17　将颗粒软骨装入 1cc 的结核菌素注射器，接着插入注射活塞将颗粒软骨压平

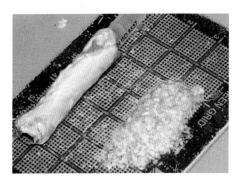

图 33-18　用 5-0 快薇乔线连续锁边缝合成筋膜管。用缝线关闭筋膜移植物的头端

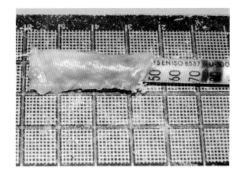

图 33-19　准备好筋膜套后，将注射器插入开放端，向筋膜套中填充颗粒软骨，直到筋膜套达到设计的厚度

　　如果选择肋软骨作为软骨的来源，可以在同一个供区获得腹直肌筋膜作 DCF 移植[4,6]。采集肋软骨之前，在腹直肌浅面可以取到大约 5cm×5cm 的腹直肌筋膜片（图 33-21）。腹直肌筋膜大约比颞筋膜厚两倍。根据这 5 年里 100 多个案例的经验，我发现它在移植物塑形和颗粒软骨存活方面和颞筋膜一样有用。相比颞筋膜来说，取腹直肌筋膜可以获得更大的筋膜片，如果需要的话，部分筋膜片还可以用来遮盖鼻尖移植物。

　　理论上，在鼻背皮肤较薄的患者中，厚一点的筋膜套会更有优势，能降低鼻背的凹凸不平感。

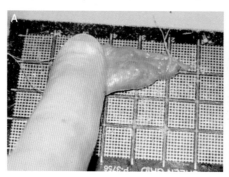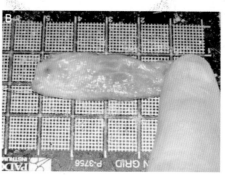

图 33-20   A,筋膜套尾侧端仍旧是打开的。将移植物放在平台表面用示指塑形后,去掉多余的颗粒软骨。B,用手将颗粒软骨和筋膜移植物塑形

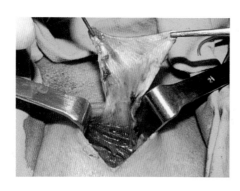

图 33-21   如果选择肋软骨作为软骨的来源,可以在同一个供区采集腹直肌筋膜作 DCF 移植。采集肋软骨之前,在腹直肌浅面可以取到大约 5cm×5cm 的腹直肌筋膜片

DCF 移植物的厚度大约有 2～10mm;但是,DCF 鼻背盖板移植物的厚度大于 5～6mm 会不理想,因为将颗粒软骨移植到鼻背这个特定的区域,移植物的厚度过大,鼻背的凹凸不平和不对称发生的可能性也会增大。

装入颗粒软骨后,移植物的形状会发生改变。如果需要,可以用拇指和示指将移植物的一端或者两端捏成锥形。在有的情况下,将移植物捏成锥形可以塑造出平滑的鼻背曲线。

在鼻根水平通过两根经皮牵引线将移植物放入受区。可用镊子辅助鼻背移植物滑入移植床(图 33-22 A)。放入移植物后,用手指轻轻压迫来塑造移植物的形态,并使其与移植床相互贴合(图 33-22 B)。可以从仍开放着的筋膜套尾侧端移除多余的软骨,来减少移植物的体积。最后,将移植物尾侧端的两侧固定在下外侧软骨的外侧脚或鼻背

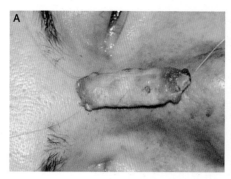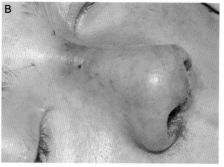

图 33-22   A,在鼻根水平用两根经皮牵引线将移植物放入移植床。B,放入移植物后,用手指轻轻压迫来塑造移植物的形态并使其与移植床贴合

软组织上。

DCF 移植物在最近 10 年被广泛接受是因为其制备简单,以及其他几个优点[6,22-25]。DCF 移植物制备快捷、没有卷曲的风险。根据我的观察,DCF 的再吸收率比整块的肋软骨盖板移植物还低。在几个月后,颗粒软骨就可融合成整体(图 33-23)。

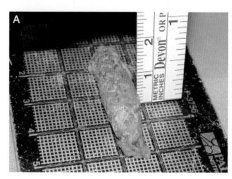 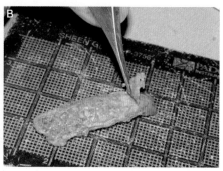

图 33-23　筋膜包裹颗粒软骨移植物的调整。A,取出移植物。术后 8 个月,颗粒软骨已经融为整体,筋膜也存活了。B,用刀片重新调整已经融为一体的颗粒软骨的外形

颗粒软骨移植物可以用鼻中隔软骨、耳软骨或者肋软骨制备。不需要用一块好的软骨片来制备颗粒软骨;鼻中隔和鼻尖重建后剩余的任何软骨块都可以。让助手或者洗手护士来切割制作软骨,这样可以缩短手术时间。移植物的形状和厚度很容易定制,只要与不规则的移植床贴合即可。

DCF 移植物另一个重要的优点是与移植床绝对吻合,这一点是整块的肋软骨盖板移植物做不到的。移植物在术中和术后早期均可塑形,以获得更好的形态。

尽管 DCF 移植物有这些优点,要想获得手术成功,有些因素需要强调。
- 制备的 DCF 移植物应该对称、精确,在尺寸上与鼻背缺损相匹配。
- 在放入移植物之前,鼻背的骨和软骨面应该平滑。移植床(腔隙)必须准备得足够大足够对称来容纳移植物。如果一侧鼻背皮肤比另一侧包裹得紧,颗粒软骨可能会向宽松的一侧移动,导致畸形。
- 移植物必须对称地放置在鼻背上,并分别固定头侧端和尾侧端。如果需要,可以与中鼻拱周围的鼻背软组织多缝合固定几针。
- DCF 移植物的宽度对重建鼻背美学线特别重要。筋膜套的宽度应该比计划的鼻背美学线宽出约 1mm。
- DCF 移植物不应制备得过厚。由于瘢痕的力量,较厚的 DCF 移植物可能会失去自身原有的形态。当 DCF 移植物厚度大于 5mm 时,无法预测颗粒软骨可能移动到鼻背不同区域的结果。如果需要大范围填充,明智之举是将整块的软骨盖板移植物(最好用鼻中隔软骨制备的)放置在鼻背最低的地方,与鼻背软组织缝合固定。接着,将相对薄的 DCF 移植物放置在整体移植物浅面,使术后效果更加精确可控(图 33-24)。

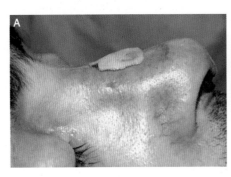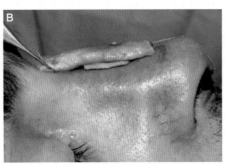

图 33-24　A,如果需要大范围填充,整块的盖板软骨移植物应该放置在鼻背最低的地方,与鼻背软组织缝合固定。B,相对薄的 DCF 移植物放置在整块移植物的浅面,使术后效果更加精确可控

朝天鼻矫正

朝天鼻是最难修复的问题之一,常常是由于手术切除或者破坏了鼻中隔尾侧端引起[26-28]。如果黏膜也同时被切除,矫正手术的难度就更大。当鼻部瘢痕严重时,牵拉鼻小柱尾侧端鼻不会被拉长,这时需要使用软组织移植物来辅助修复。

松解软组织和下外侧软骨

采用开放入路进行鼻整形术以便于瘢痕组织松解。松解瘢痕时需非常小心,避免损伤鼻部皮下的神经血管。在鼻中隔两侧松解内侧黏膜,从而减轻缝合切口时的张力。朝天鼻的下外侧软骨外侧脚常常向头侧移位。在黏膜下切开粘连的外侧脚。将外侧脚从鼻副软骨上游离下来,使鼻尖复合体向下旋转。

鼻中隔重建:鼻中隔尾侧延伸移植物

如果朝天鼻形成的原因是鼻中隔尾侧端过度切除,那就需要放置一个牢固的移植物达到持续稳定的效果。对大多数患者来说,鼻中隔无法采集到足够的软骨移植物,因此常使用肋软骨。耳软骨较软、外形弯曲,不适合用于重建鼻中隔尾侧端。

用双侧撑开移植物固定鼻中隔尾侧延伸移植物。撑开移植物需要有足够的长度,从鼻骨深面延伸到鼻中隔前角上方,来获得满意的鼻背长度。接着,用两到三针 4-0 或者 5-0 PDS 线将撑开移植物与鼻中隔缝合固定。再把上外侧软骨与延伸移植物缝合固定,重建鼻背。用鼻中隔或肋软骨制备一个矩形的鼻中隔尾侧延伸移植物。鼻中隔延伸移植物的宽度应等于鼻中隔需要延伸的长度与内侧脚宽度的总和。把移植物放在两个撑开移植物尾侧端的中间,用一到两针 4-0 PDS 线固定。

固定了鼻中隔尾侧延伸移植物后,向下牵拉内侧脚,拉拢到鼻中隔延伸移植物上。采用榫卯方式用两到三针 5-0 PDS 线将内侧脚与鼻中隔尾侧移植物贯穿缝合固定。在一个成功的鼻修复术中,内侧脚必须无张力的缝合到鼻中隔延伸移植物上。为确保内侧脚的无张力固定,需将外侧脚与周围软组织和鼻副软骨分离开,往尾侧方向重新定位。在这种情况下,需要插入一个外侧脚移植物,放置在外侧脚深面,延伸到副鼻软骨的连接处,填补在外侧脚与副鼻软骨间的空隙中,来加强鼻翼软骨条。

软组织瘢痕较多的患者,需要完全松解瘢痕组织,使鼻背皮肤能在新支架上延展。无张力缝合皮肤切口。在张力状态下缝合切口,会使鼻小柱皮肤缺血缺氧。如果在皮肤缝合时观察到任何血运问题,必须重新打开皮肤切口,再次松解组织,减轻缝合口处的张力。

鼻尖旋转度不足

鼻尖旋转度不足的原因是之前手术并未解决,或者是由于初次鼻整形破坏了鼻尖支撑结构引起。

鼻尖下垂的患者,下外侧软骨外侧脚往往也较长。在初次手术中如果没有解决这个问题,加上鼻尖支撑结构变弱,术后鼻尖下垂的程度会更加严重。

如果鼻中隔尾侧端被切除或者被削弱时,鼻修复术中必须进行重建。如果外侧脚过长,可以根据下垂的严重程度,采用外侧脚窃取技术或者横切覆盖技术缩短外侧脚。用榫卯缝合将内侧脚与鼻中隔尾侧缝合固定,可以成功地旋转鼻尖。

调整

尽管对鼻过度切除患者经过全方位重建,还是没有没有鼻修复能实现完美效果,我手术的返修率大约5%~6%。绝大多数术后调整的是小问题,有些在局麻下就可以进行。术后返修最常见的原因是对鼻尖突出度和旋转度的调整。放入DCF移植物后,降低DCF盖板移植物或者修改鼻背不平整也是较常见的返修原因。在一些案例中,我需要修剪鼻中隔延伸移植物尾侧底端,因为患者在面部活动时会有一些微小的摩擦音感觉。

在这5年里,只有两名患者在鼻修复术失败后要求再次使用肋软骨进行整体修复。其中一例失败的原因是术后感染。另一例原因是做过三次鼻整形后,肋软骨被意外吸收。

并发症

重建鼻中隔的L形支撑出现偏斜。这个罕见的并发症常由于L形支撑没能稳定地固定在鼻背结构上。L形支撑尾侧在中线处的不稳定也增加了偏斜的风险。如果L形支撑作为鼻中隔延伸移植物来延伸,移植物的下点不能和前鼻棘接触,以免术后鼻尖出现歪斜和面部运动时出现摩擦音。

结构移植物放置不平整会导致鼻尖出现不对称。移植物在术中应小心地对称放置。

如果鼻小柱支撑移植物直接放置在前颌骨上,术后可能出现从中线上的脱位。如果鼻小柱支撑移植物覆盖鼻中隔尾侧端,中线可能移动。如果鼻小柱支撑移植物和鼻前棘之间没有放置软组织垫,患者在微笑的时候可能会感觉有摩擦音。

如果外侧脚支撑移植物没有延伸到梨状孔,移植物会移位至前庭皮肤内侧,使气道变窄。

如果鼻中隔尾侧延伸移植物与鼻中隔尾侧以重叠的方式进行固定,可能引起鼻尖歪斜。为避免这一点，鼻中隔尾侧延伸移植物要用夹板移植物以端端对齐的方式与鼻中隔尾侧进行固定。

如果用作下外侧软骨重建的结构移植物较厚，移植物的厚度可能在鼻尖周围形成一块突起。对肋软骨制成的移植物来讲更是如此。肋软骨制备的外侧脚支撑移植物应雕刻得足够薄，来避免这一问题。

用于鼻背填充的盖板移植物术后也有一些问题。鼻背凹凸不平，鼻背美学线不对称以及移植物轮廓显现等是常见问题，特别是皮肤较薄的患者。如果移植物的厚度放置不合适，可能会出现矫正过度或者矫正不足。

尽管罕见，但 DCF 移植物可能也会出现感染。在近 5 年内，我观察到在 174 例采用 DCF 移植物填充鼻背的案例中，有 3 例出现感染。其中两例的 DCF 移植物基本都被吸收；但是，这些患者用于鼻中隔和鼻尖重建的结构移植物并未吸收。

案例分析

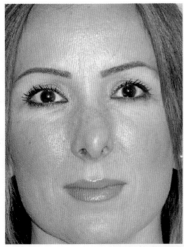
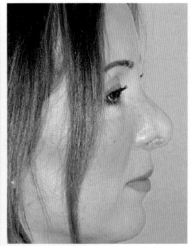
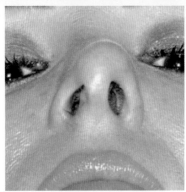

图 33-25

患者女性，38 岁，初次鼻整形术后，存在鼻尖不对称、鼻小柱悬垂、鼻背过度切除、鼻中隔偏曲以及功能问题。右侧中间脚部分缺失。鼻中隔软骨严重偏曲，但在初次手术中并没有进行调整。

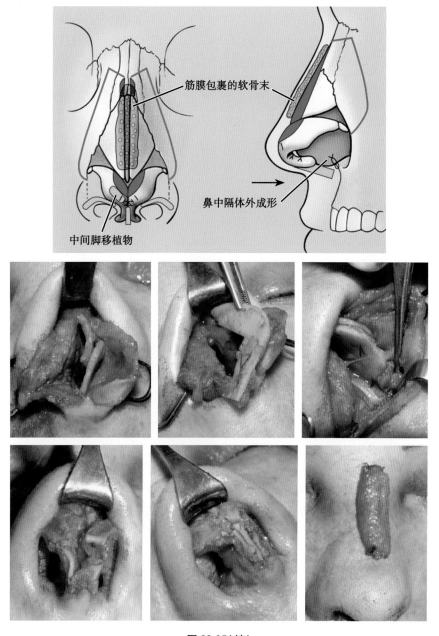

图 33-25（续）

在体外行鼻中隔成形术,用鼻中隔软骨进行鼻中隔 L 形支撑重建。将支架尾侧通过钻孔与鼻前棘固定,头侧与鼻骨(钻孔中穿过)和剩余的上外侧软骨固定。右侧中间脚缺失部分用鼻中隔软骨移植物进行重建。用鼻小柱支撑移植物固定内侧脚。两侧放置鼻翼缘轮廓线移植物来加强鼻翼缘。用 DCF 移植物填充鼻背、遮盖鼻背的凹凸不平。

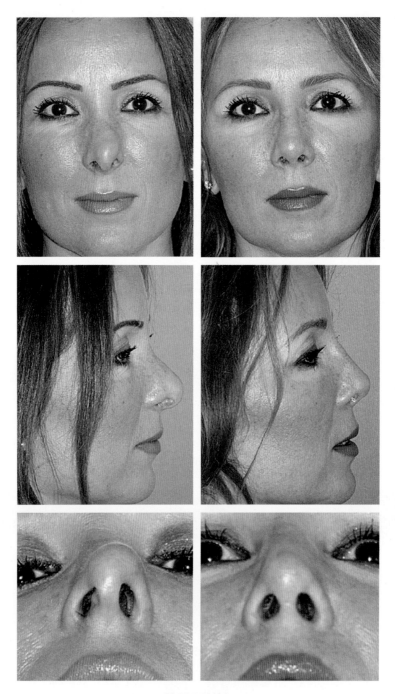

图 33-25(续)

　　患者术后 2 年。鼻尖不对称和鼻小柱悬垂得到矫正,鼻中隔笔直,鼻通气功能得到改善。填充的鼻背线条笔直、平滑。

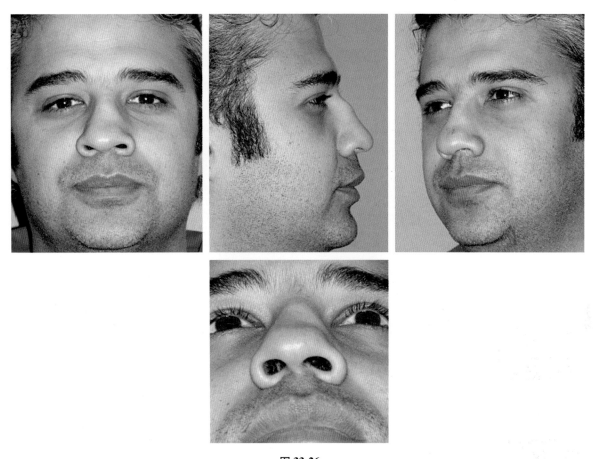

图 33-26

　　患者男性,32 岁,希望改善鼻功能问题和美学特征。4 年前曾行鼻中隔整形术。术后鼻背呈马鞍形,鼻尖下垂,鼻通气问题加重。术前检查发现鼻中隔尾侧端在前次手术被过度切除。

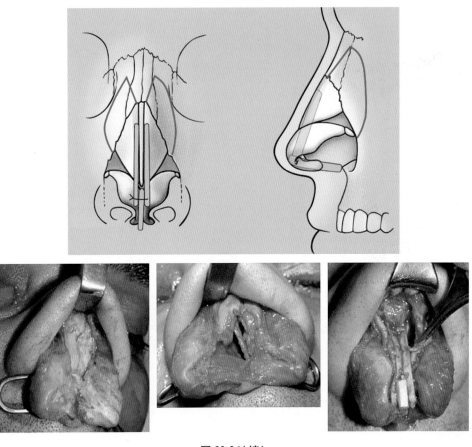

图 33-26（续）

　　采用开放式入路暴露鼻中隔。掀起双侧黏膜软骨复合组织瓣暴露鼻中隔软骨。发现鼻中隔软骨并不稳固，背侧和尾侧已被过度切除。从第六肋准备三块笔直的软骨移植物做鼻中隔 L 形支撑的重建。其中，用两块 35mm×10mm 大小的软骨重建鼻中隔背侧，另一块 25mm×10mm 大小的软骨用于重建鼻中隔尾侧。背侧支撑物作为撑开移植物放置在鼻中隔软骨和上外侧软骨之间。在软骨拱上端，将这两块软骨与残余的鼻中隔背侧软骨和上外侧软骨缝合。将较短的这块支撑物作为鼻中隔尾侧延伸移植物放置在两个背侧支撑物中间，用两针 4-0 PDS 行水平褥式缝合固定。采用榫卯缝合将内侧脚固定到鼻中隔尾侧延伸移植物上。外侧低到低截骨，内侧斜性截骨，缩窄较宽的鼻基底。

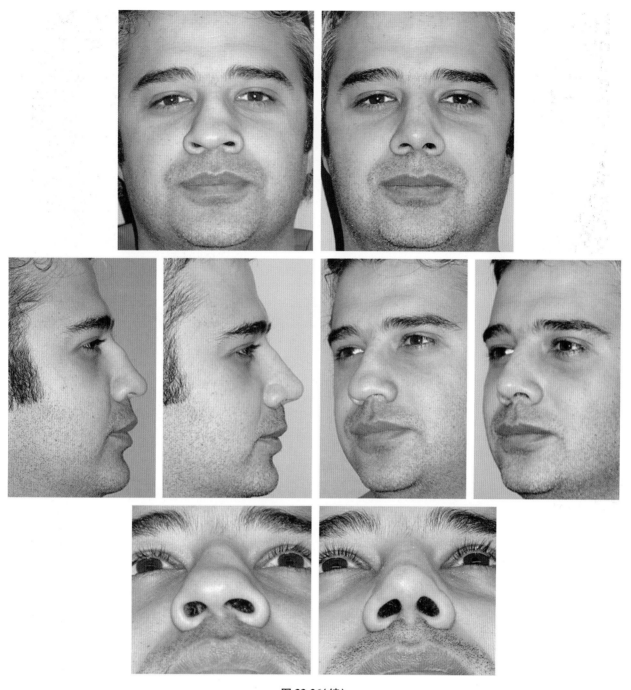

图 33-26(续)

术后 1 年,鞍鼻畸形得到矫正,鼻尖形态精致,鼻尖突出度增加。

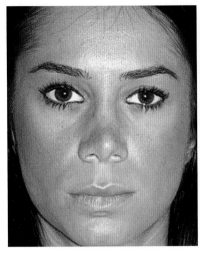
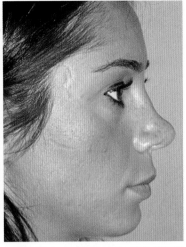
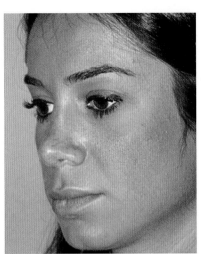
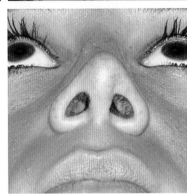

图 33-27

这名 23 岁患者 3 年前做过一次鼻整形。她希望鼻形态更自然,鼻尖突出度稍低、填充过度降低的鼻背。

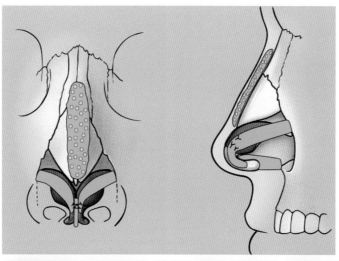

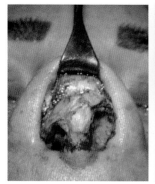
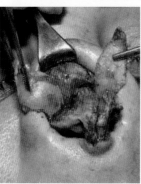
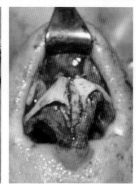
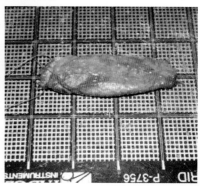

图 33-27(续)

　　掀起皮瓣后,可见鼻尖软骨严重畸形。畸形的外侧脚已被切除。取 5cm×5cm 腹直肌筋膜和第六肋软骨下段备用。用肋软骨准备三块移植物,其中两块外侧脚移植物,厚约 0.5mm,一块鼻小柱支撑移植物,厚约 1mm。在残留的内侧脚间放置鼻小柱支撑移植物。用两针水平褥式缝合将外侧脚移植物固定在鼻小柱支撑移植物前方。然后将外侧脚移植物弯曲再造新穹隆。采用跨越缝合使穹隆更容易弯曲,并缩窄穹隆。外侧脚移植物向外侧延伸到外侧脚-鼻副软骨连接处,缝合到深层黏膜上。用腹直肌筋膜准备 2mm 厚的 DCF 移植物作为盖板移植物填充鼻背。

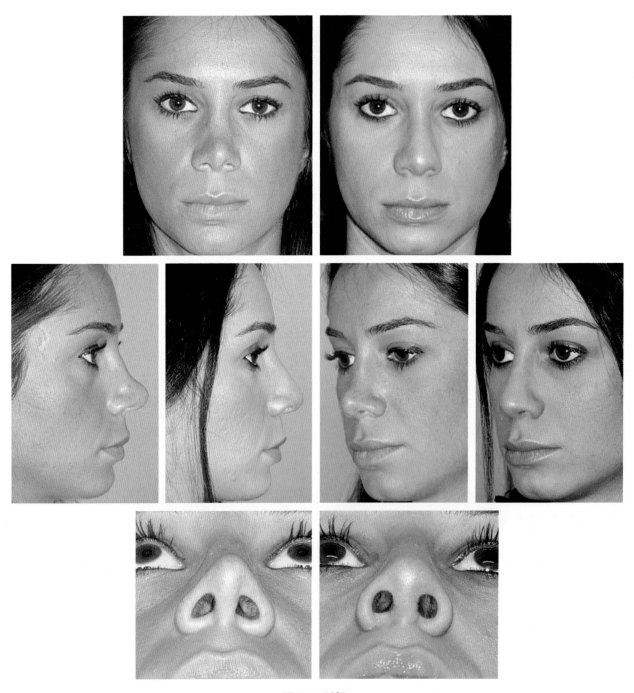

图 33-27(续)

术后 2 年,鼻尖突出度降低,鼻尖精致,鼻背高度得到提升,鼻部形态更自然。

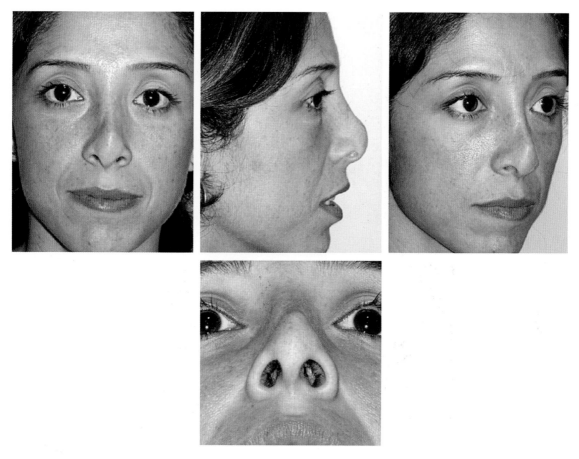

图 33-28

　　患者女性,26 岁,鼻整形术后鼻尖突出度不足,鹦鹉嘴畸形,倒 V 畸形,鼻部通气功能障碍。双侧外侧脚缺失,残余的内侧脚薄弱。

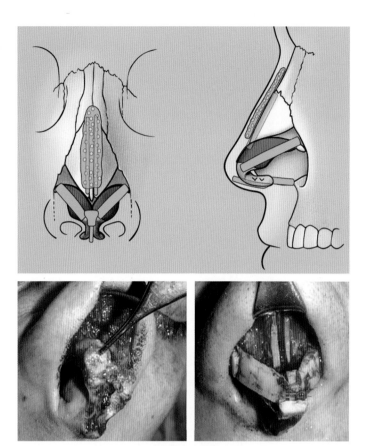

图 33-28（续）

　　取第六肋软骨备用。放置双侧撑开移植物重建内鼻阀。将长的鼻小柱支撑移植物放置在残余内侧脚之间，并将内侧脚向前推进。将外侧脚移植物与鼻小柱支撑移植物缝合固定。采用盾形鼻尖移植物增加鼻尖突出度。用腹直肌筋膜来遮盖鼻尖移植物锐利的边缘。用较薄的 DCF 移植物来隐藏鼻背的凹凸不平。

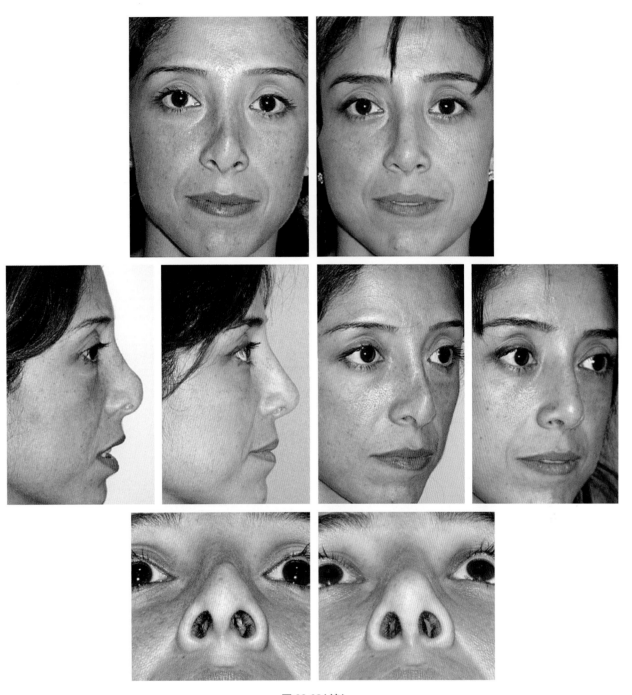

图 33-28（续）

　　术后 18 个月。鼻尖突出度增加，鼻尖结构清晰，鼻部功能改善。倒 V 畸形被矫正，鼻背变得平滑。

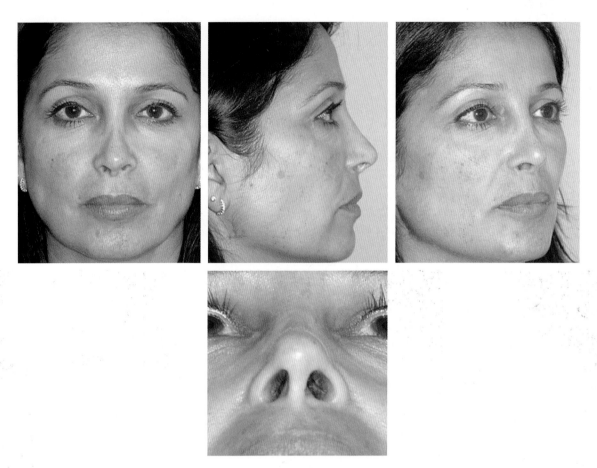

图 33-29

　　患者女性,34 岁,10 年前鼻整形术后引起倒 V 畸形、内鼻阀塌陷导致功能障碍。鼻内检查发现鼻中隔完整。

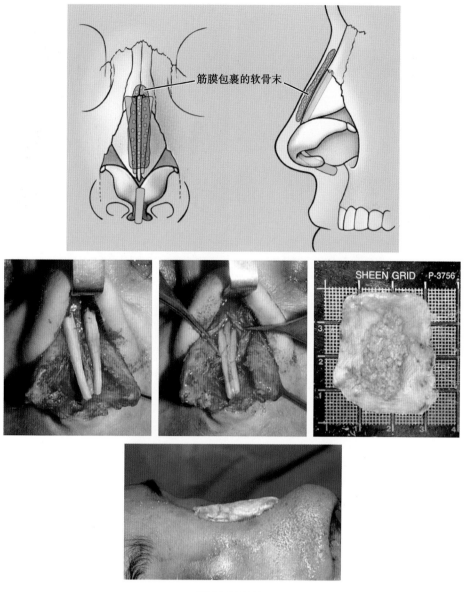

图 33-29（续）

　　用鼻中隔软骨较厚的部分制备两块撑开移植物。用来矫正倒 V 畸形,改善内鼻阀功能。撑开移植物较厚的部分朝向头侧,增宽鼻背键石区。把移植物与鼻中隔软骨以及残留的上外侧软骨缝合固定。用鼻小柱支撑移植物矫正鼻尖不对称、改善鼻唇角。

　　取颞筋膜制备小的 DCF 移植物(约 1mm 厚)。移植物作为盖板移植物,放置在鼻背凹陷处,用于遮盖鼻背凹凸不平、填充鼻背。

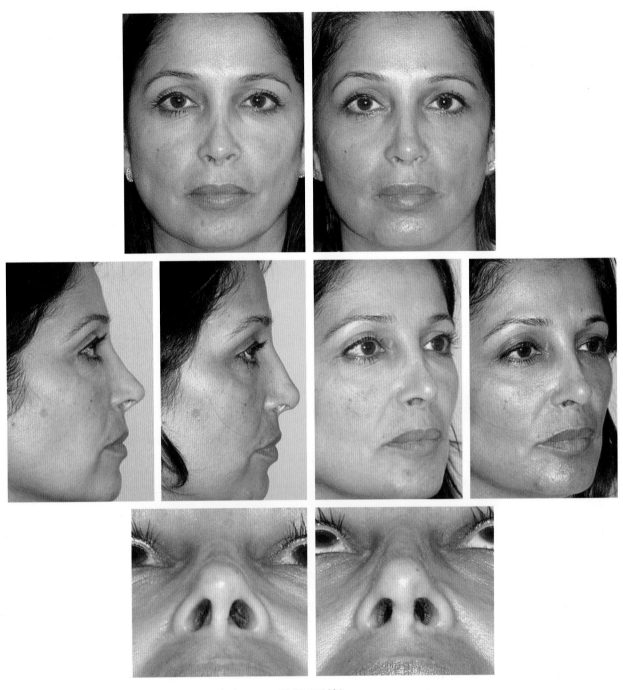

图 33-29(续)

　　术后 15 个月,倒 V 畸形得到矫正,鼻背美学线改善,鼻背平滑。患者诉呼吸得到很大改善。

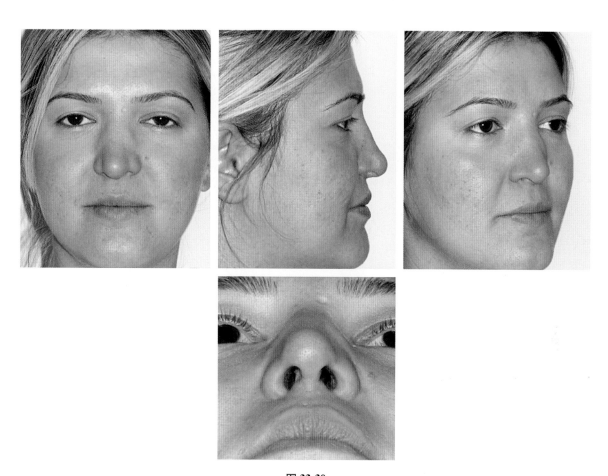

图 33-30

这名 27 岁患者希望改善美学和功能问题。她 3 年前做过一次鼻整形。

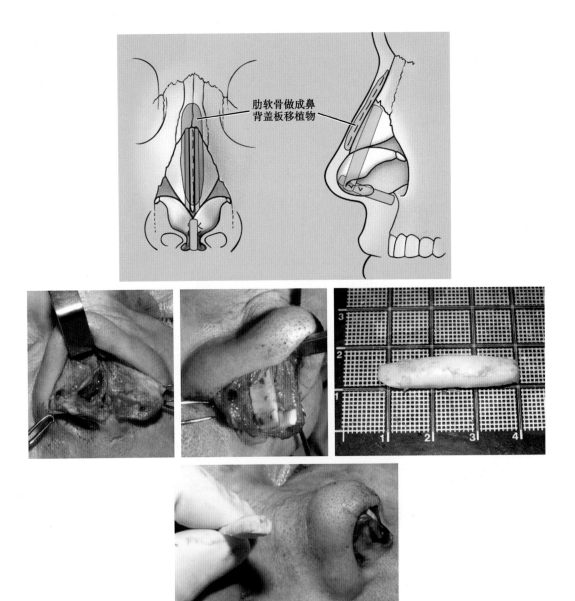

图 33-30(续)

　　通过外入路掀起皮瓣和黏软骨膜瓣,暴露鼻中隔软骨。发现之前手术中鼻中隔背侧和尾侧被过度切除。该患者第九肋软骨相当大,非常适合鼻重建。用取下的肋软骨制备笔直的鼻背支撑移植物来重建鼻中隔 L 形支撑。把尾侧支撑移植物放置在内侧脚中间,将内侧脚提升缝合在支撑物尾侧上方增加鼻尖突出度。

　　用肋软骨核心部分制备整块的盖板移植物。将克氏针插入移植物中心。磨平移植受区的不平整后,将移植物放在鼻背上。

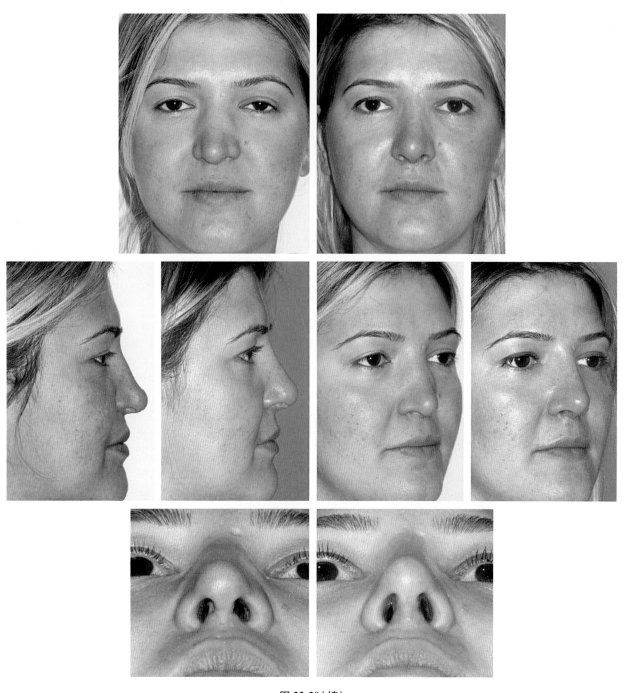

图 33-30(续)

术后 18 个月,鼻部抬高、平滑,鼻尖突出度增加,鼻尖更加精致。

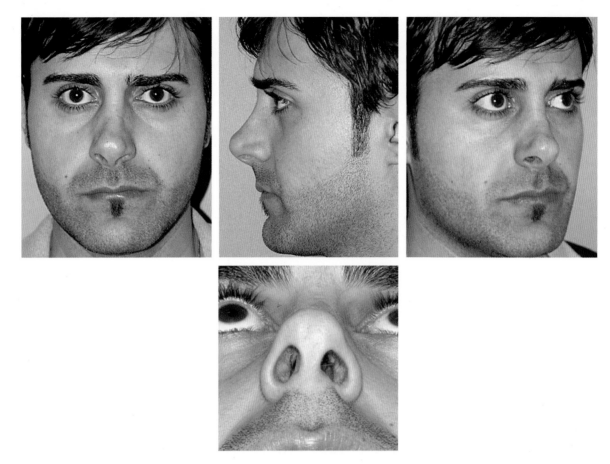

图 33-31

　　患者男性,26 岁,鼻整形术后 2 年,要求更自然阳刚的鼻部形态。之前没有动过鼻中隔。

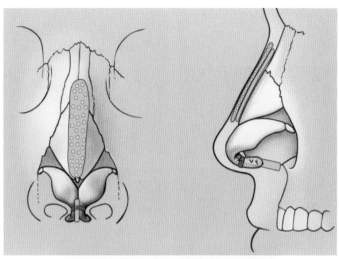

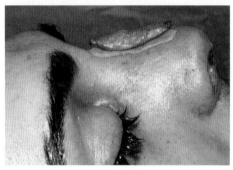

图 33-31（续）

　　取鼻中隔软骨，保留 15mm 稳定的鼻中隔 L 形支撑。内侧脚横切重叠来降低鼻尖突出度、向下旋转鼻尖。用鼻小柱支撑移植物固定内侧脚。采集 5cm×5cm 颞筋膜。制作约 4mm 厚的 DCF 移植物。轻度粉碎的鼻中隔软骨作为盖板移植物先被放置在鼻背上。再从眉间区拉出两根缝线牵引 DCF 移植物顶端将其安放到盖板移植物浅面。

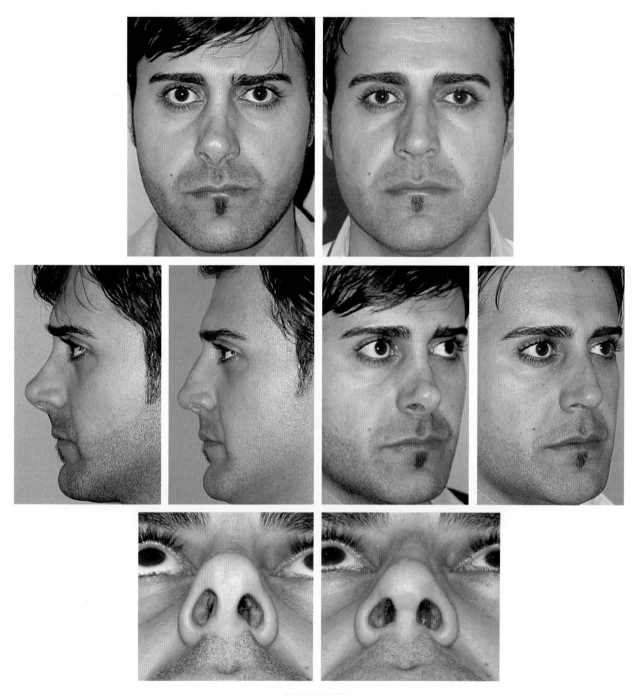

图 33-31(续)

术后 3 年,患者鼻背得到充填,鼻尖突出度降低,获得了更阳刚、更自然的鼻形态。

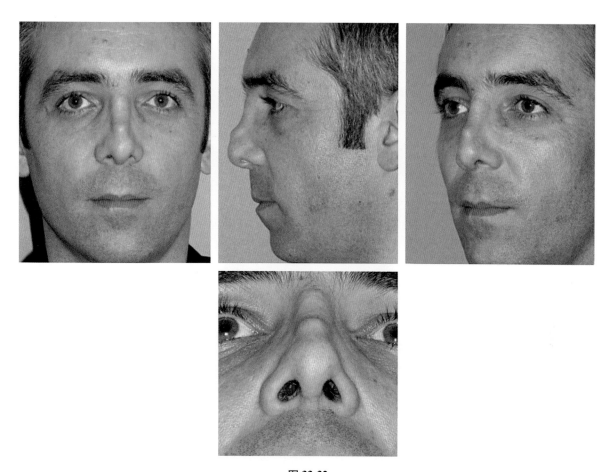

图 33-32

　　患者男性,34 岁,4 年前行初次鼻整形术,鼻背过度切除。2 年半之后另一位医生进行鼻修复术,用肋软骨制备整块的盖板移植物填充鼻背。手术后几个月,鼻背移植物出现了卷曲。术前检查发现鼻中隔软骨不稳定,背侧和尾侧被过度切除。

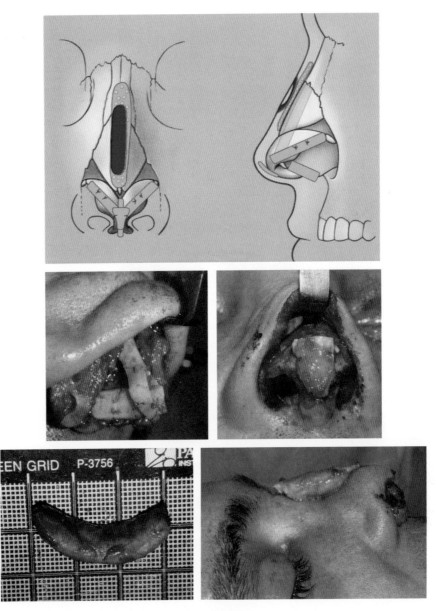

图 33-32（续）

　　取出之前鼻整形术中放置的鼻背盖板移植物。取 5cm×5cm 大小腹直肌筋膜和第六肋软骨下部。用肋软骨行鼻中隔 L 形支撑重建。用外侧脚移植物和鼻尖盾形移植物重建鼻尖。双侧也放入鼻翼缘轮廓线移植物。用腹直肌筋膜和肋软骨制备 8mm 厚的 DCF 移植物。移植物两侧呈锥形，用两根从眉间区域拉出的线牵引放置在鼻背上。

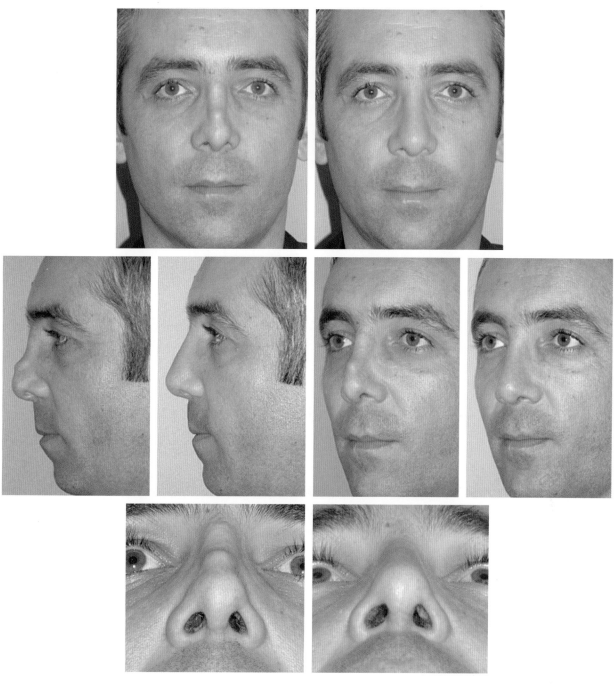

图 33-32（续）

术后 2 年,患者鼻部的外观得到很大改善。功能也得到显著改善。

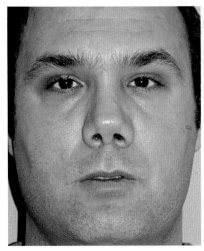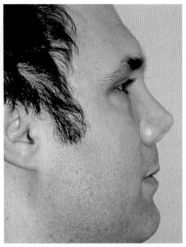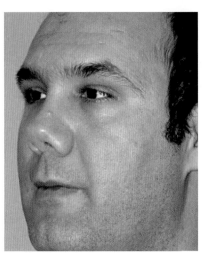

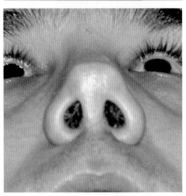

图 33-33

　　患者男性,30 岁,鼻整形术后 4 年,短鼻畸形。掀开皮瓣,松解鼻尖上区的瘢痕组织。在两侧鼻中隔黏膜下广泛剥离松解。在前次手术中,鼻中隔尾侧被切除。解剖外侧脚处的黏膜血管,释放鼻副软骨。发现外侧脚也被切除。

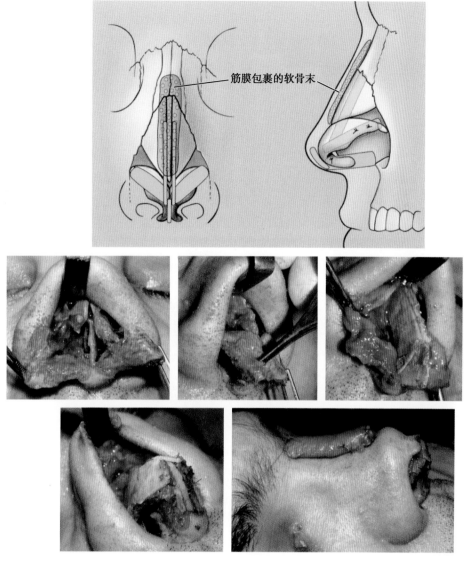

筋膜包裹的软骨末

图 33-33（续）

　　取第六肋软骨和腹直肌筋膜，制备三块支撑移植物。把大块的鼻中隔尾侧延伸移植物放置在内侧脚之间，另外两块鼻背支撑移植物作为撑开移植物放置在鼻中隔软骨两侧。用 4-0 PDS 线行水平褥式缝合，将鼻背支架固定到鼻中隔背侧头侧端以及鼻中隔延伸移植物尾侧。内侧脚向下推 10mm，采用榫卯缝合固定到鼻中隔尾侧延伸移植物上。用外侧脚移植物重建已被破坏的外侧脚并延长其长度。

　　用腹直肌筋膜和肋软骨制备 6mm 厚的 DCF 移植物作鼻背填充。鼻小柱小范围坏死，未行干预自行愈合。

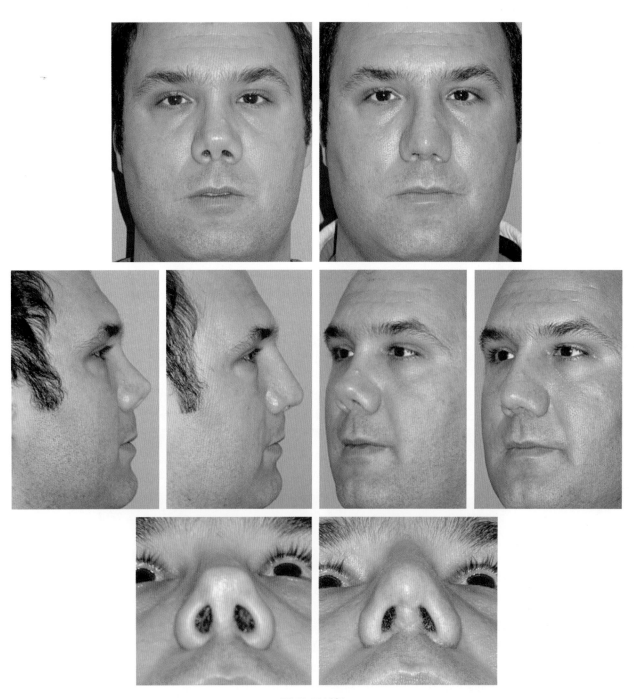

图 33-33(续)

术后 1 年,鼻明显得到延长。

<table>
<tr><td colspan="2">

要　点

</td></tr>
<tr><td colspan="2">

□ 鼻修复的目的是重建鼻的支架结构,改善美学外观和功能问题。根据结构鼻整形术的原则,治疗畸形使鼻获得更自然、平衡的外观,重建鼻支撑,恢复鼻尖突出度,处理气道问题。

□ 一个成功的鼻修复术,术前咨询和评估必不可少。全面讨论患者的期望值,准确诊断鼻畸形,设定手术目标,拟定个体化的治疗方案。

□ 必须解剖重建薄弱或者缺失的软骨,建立稳定的鼻支架结构,才能实现可控的术后效果。重建的新软骨支架应足够强大,才能更好地承受恢复期伤口收缩带来的增大的力量。

□ 开放式入路可以完全暴露鼻的支架结构。在直视下能准确定义畸形和拟定必要的改进方案。

□ 自体软骨移植是鼻修复手术中代替缺失结构的理想材料。当鼻畸形需要大量支撑时,自体肋软骨是理想的来源。肋软骨制备的支撑移植物又长又直,用于加强或者重建鼻中隔和鼻翼复合体。

□ 在鼻修复术中,重建强有力的鼻中隔 L 形支撑是修复计划的第一步。这对稳定结构和鼻功能十分重要。

□ 当鼻尖支架结构被过度切除时,鼻尖突出度常常被降低,需要用鼻小柱支撑移植物、鼻中隔延伸移植物、鼻尖移植物或者三者联合来进行重建。如果鼻尖突出度和鼻尖位置需要进行调整,用鼻中隔尾侧延伸移植物将鼻中隔尾侧支撑向下延伸;内侧脚用榫卯缝合固定在鼻中隔延伸移植物上。

□ 重建薄弱、畸形、错位或者分段缺失的外侧脚,建立稳定的鼻尖三角架结构,以实现漂亮的鼻外形和通畅的内外鼻阀。外侧脚移植物是外侧脚重新塑形、重新定位和替代部分缺失外侧脚的常用工具。

□ 筋膜包裹颗粒软骨(DCF)移植物因为制备简单等优点而获得广泛应用。DCF 移植物制备快捷、没有卷曲风险。其形态和厚度容易定制,该移植物主要用于遮盖凹凸不平的移植床。

□ 如果用肋软骨作为软骨来源,可以在同一个供区采集到腹直肌筋膜来制备 DCF 移植物,避免增加新的供区损伤。

</td></tr>
</table>

（田怡 译,李战强 校）

参考文献

1. Gunter JP, Rohrich RJ. External approach for secondary rhinoplasty. Plast Reconstr Surg 80:161, 1987.

2. Gunter JP, Rohrich RJ, Hackney FL. Open approach in secondary rhinoplasty. In Gunter JP, Rohrich RJ, Adams WP Jr, et al, eds. Dallas Rhinoplasty Nasal Surgery by the Masters. St Louis: Quality Medical Publishing, 2007.

3. Toriumi DM. Structure approach in rhinoplasty. Facial Plast Surg Clin North Am 10:1, 2002.

4. Cerkes N. Structural grafting of the nasal tip. In Rohrich RJ, Adams WP Jr, Ahmad J, et al, eds. Dallas Rhinoplasty Nasal Surgery by the Masters, ed 3. St Louis: CRC Press, 2014.

5. Cerkes N, Basaran K. Diced cartilage grafts wrapped in rectus abdominis fascia for nasal dorsum augmentation. Plast Reconstr Surg 137:43, 2015.

6. Gunter JP, Rohrich RJ. Management of the deviated nose. The importance of septal reconstruc-

tion. Clin Plast Surg 15:43, 1988.

7. Gubisch W. Extracorporeal septoplasty for markedly deviated septum. Arch Facial Plast Surg 7:218, 2005.

8. Cerkes N. The crooked nose: principles of treatment. Aesthetic Surg J 31:241, 2011.

9. Gibson T, Davis WB. The distortion of autogenous cartilage grafts: its causes and prevention. Br J Plast Surg 10:257, 1958.

10. Byrd HS, Andochick S, Copit S, et al. Septal extension grafts: a method of controlling tip projection, shape. Plast Reconstr Surg 100:999, 1997.

11. DeRosa J, Watson D, Toriumi DM. Structural grafting in secondary rhinoplasty. In Gunter JP, Rohrich RJ, Adams WP Jr, et al, eds. Dallas Rhinoplasty Nasal Surgery by the Masters. St Louis: Quality Medical Publishing, 2007.

12. Gunter JP, Cochran CS. The tripod concept for correcting severely deformed nasal tip cartilages. In Gunter JP, Rohrich RJ, Adams WP Jr, et al, eds. Dallas Rhinoplasty Nasal Surgery by the Masters. St Louis: Quality Medical Publishing, 2007.

13. Anderson JR. A new approach to rhinoplasty: a five-year reappraisal. Arch Otolaryngol 93:284, 1971.

14. Sheen JH. Achieving more nasal tip projection by the use of a small autogenous vomer or septal cartilage graft. A preliminary report. Plast Reconstr Surg 56:35, 1975.

15. Gunter JP, Freidman RM. Lateral crural strut graft: technique and clinical applications in rhinoplasty. Plast Reconstr Surg 99:943, 1997.

16. Gunter JP, Freidman RM, Hackney FL. Correction of alar rim deformities: lateral crural strut grafts. In Gunter JP, Rohrich RJ, Adams WP Jr, et al, eds. Dallas Rhinoplasty Nasal Surgery by the Masters. St Louis: Quality Medical Publishing, 2007.

17. Sheen JH. Spreader graft: a method of reconstructing the roof of the middle nasal vault following rhinoplasty. Plast Reconstr Surg 73:230, 1984.

18. Gunter JP, Rohrich RJ. Augmentation rhinoplasty: dorsal onlay grafting using shaped autogenous septal cartilage. Plast Reconstr Surg 86:39, 1990.

19. Gunter JP, Clark CP, Freidman RM. Internal stabilization of autologous rib cartilage grafts in rhinoplasty: a barrier to cartilage warping. Plast Reconstr Surg 100:161, 1997.

20. Peer LA. Diced cartilage grafts. Arch Otolaryngol 38:156, 1943.

21. Erol O. The Turkish delight: a pliable graft for rhinoplasty. Plast Reconstr Surg 105:2229, 2000.

22. Daniel RK, Calvert JC. Diced cartilage in rhinoplasty surgery. Plast Reconstr Surg 113:2156, 2004.

23. Daniel RK. Diced cartilage grafts in rhinoplasty surgery: current techniques and applications. Plast Reconstr Surg 122:1883, 2008.

24. Daniel RK, Sajadian A. Secondary rhinoplasty: management of the overresected dorsum. Facial Plast Surg 28:417, 2012.

25. Daniel RK. Dorsal augmentation: temporal fascia-wrapped diced cartilage. In Rohrich RJ, Adams WP Jr, Ahmad J, et al, eds. Dallas Rhinoplasty Nasal Surgery by the Masters, ed 3. St Louis: CRC Press, 2014.

26. Gruber RP. Lengthening the short nose. Plast Reconstr Surg 91:1252, 1993.

27. Guyuron B, Varghai A. Lengthening the nose with a tongue-and-groove technique. Plast Reconstr Surg 111:1533, 2003.

28. Guyuron B. Elongation of the short nose. In Rohrich RJ, Adams WP Jr, Ahmad J, et al, eds. Dallas Rhinoplasty Nasal Surgery by the Masters, ed 3. St Louis: CRC Press, 2014.

鼻修复的细化

C. Spencer Cochran

在鼻修复术中,重建骨软骨结构是获得持续的鼻部美学和功能的基础。鼻整形术后的畸形程度不一,可以有轻度的鼻尖、鼻背不对称,也可能发生严重的骨软骨变形和塌陷(表34-1)。无论严重程度如何,术后鼻畸形最常见的原因是:①解剖结构的位移或变形;②鼻支架切除得不到位;③过度切除。

表 34-1　常见的鼻整形术后畸形

鼻背	鼻尖
过度切除	不对称
鼻背凹凸不平	鼻翼退缩
鹦鹉嘴畸形	鼻小柱悬垂
倒 V 畸形	鞍鼻畸形
	小柱-上唇角减小
	鼻尖旋转过度

鼻中隔软骨通常被作为鼻整形术中软骨移植物的首选,但在鼻修复中,如果出现鼻支架结构的畸形,或鼻中隔软骨量不足时,便需要其他来源的替代移植物[1]。大多数情况下,耳软骨比较适合,但通常严重畸形都需要采取肋软骨[2,3]。

鼻修复是否成功取决于病例选择是否合适,精准的临床诊断和鼻畸形分析,全面的手术方案去调整每一处畸形,以及精细的外科操作技术等。

患者评价

鼻部分析及手术计划

对于成功的鼻修复手术来讲,关键因素之一在于对患者进行全面的术前评估,确定其是否能成为一个身体状况良好,情绪稳定,适合接受鼻修复手术的案例。全面的术前评估包括详细的病史采集和查体,以及全面的面部和鼻部美学分析,以明确每一种存在的畸形。

鼻部的检查首先要从皮肤软组织罩开始,皮肤厚度及软组织罩的弹性是影响手术效果的重要因素。之前手术带来的皮下瘢痕不仅限制了软组织包膜能否被安全掀起,也限制了皮肤罩能否重新贴合新构建的软骨支架的能力。根据我的经验,鼻部皮肤的质地和特征是确定鼻修复可行性,或能带来多大改善,最重要的因素。

接下来对鼻软骨结构进行评估。从上方开始,注意背部的高度、宽度和对称性。正常的鼻额角从上睑皱折开始,鼻背过度切除的患者看起来这个角度会偏低。要评估鼻背的轮廓并注意观察所有的不规则形态。要检查骨锥和上外侧软骨宽度的对称性,是否坍塌,是否出现倒 V 畸形等。当有鹦鹉嘴畸形或鼻尖上区转折缺失的时候要对鼻尖上区进行评估。对于鼻尖,要对其突出度和旋转度进行评价。要评价下外侧软骨的对称性、宽度和位置,以及鼻尖表现点的对称性。检查鼻翼缘是否有塌陷或退缩。要检查鼻小柱外露是增加了还是减少了。要检查小柱-小叶角和小柱-上唇角以确定期望的角度。通过鼻内检查评估鼻阀的通畅性,鼻中隔的位置和完整性,以及鼻甲的状态等。可用棉签轻轻地触摸鼻中隔组织,来评估鼻中隔的完整性,以及其能否用作软骨移植物。

术前评估的另一个重要方面,是对患者的心理状态和稳定性进行评价。抑郁和焦虑都是鼻整形术后的常见问题,并可影响患者对之后手术的满意度。此外,估计 5% 或更多的求美者都有躯体变形障碍(BDD),这种心理障碍缘于过度专注于自己身体外观轻微的或自己想象的缺陷,并干扰了正常生活[4]。一定要将合理看待自己术后美学及功能状况的患者,与那些过分关注鼻部微小缺陷的患者区分开。

治疗

确定所需移植物

检查完患者,完成了鼻部分析,并确认各处畸形后,要结合患者的要求,一起确定手术目标。我会用三维成像分析来明确患者的要求,手术预期,便于制定手术方案。对于医生来讲,存在两个关键问题:①患者的目标和预期是否现实;②能不能达到患者的目标? 即使面对一个非常适合修复的案例,也能实现外观和功能的改善,但是医生如果不能达到患者自己的目标并最终呈现出她所期待的鼻部形态,也不应该考虑手术。

一旦手术目标确定,患者也选择好,下一步就该进一步制定手术方案了。对于每一位患者来说,手术目标都是非常个性化的,对术后三维模拟的预期效果,以及对每种畸形的技术细节处理双方都应达成一致。手术目标可能是充填鼻背,矫正鼻中隔偏曲,降低鼻尖上区,矫正鼻尖不对称和鼻翼塌陷,减少鼻小柱显露等。如果已有的骨软骨支架切除不足时,要考虑进一步降低的量和位置。如果鼻框架切除过度时,缺失的组织和部位需要进一步填充。鼻修复手术方案的核心问题在于评估是否需要软骨移植物,以及应用哪种材料。

当之前的手术造成了结构性畸形时,鼻修复术常需要应用大量的移植物,例如撑开移植物,外侧脚支撑移植物,鼻背盖板移植物等。[1]我更倾向于使用自体软骨组织作为所有鼻支架的替代物。

鼻中隔软骨常是初次鼻整形和鼻修复中首选的移植物材料。可以在鼻整形中的同一术区内采集足量的中隔软骨和骨,避免给其他部位造成供区损伤。和耳软骨相比,鼻中隔软骨更硬,可以提供更好的支撑,并且不会打卷,或出现表面形态不规则的问题。鼻中隔软骨更适合作为小柱支撑移植物来应用,或者作为上外侧软骨和鼻中隔之间的撑开移植物,或者作为外侧脚支撑移植物来支撑或替换下外侧软骨复合体。当鼻中隔的软骨量很充分时,还可以当做鼻背盖板移植物,或者进行少量的鼻背充填。

严重的畸形,或缺乏可用的鼻中隔软骨时,需要其他来源的移植物材料。耳软骨可以提供适量软骨用于鼻重建,我经常用它当做鼻尖重建的外侧脚或盖板移植物,或者是盖子移植物和掩饰移植物(图34-1)。但是,由于它相较于鼻中隔软骨来讲偏弱,耳软骨仍然只能作为撑开移植物的备胎,而且由于它支撑力不足,也不能用作小柱支撑移植物。尽管以往单纯应用耳软骨进行鼻背充填的最初效果还能令人满意,但表面的形态不规则会随着时间推移而逐渐变得明显。因此,我常会将颞筋膜或咬肌前筋膜覆盖在耳软骨做的鼻背盖板移植物表面。这层额外的组织可以增加鼻背高度,并且能达到1~3mm的厚度。当需要更坚硬的结构支撑或更大量的充填时,可能就需要用到肋软骨了。

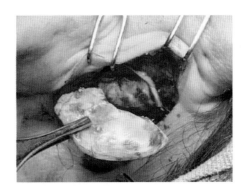

图34-1　通过耳后入路获取的软骨可以提供足够的移植量

开放式入路

即使对于每一个案例都有相对个性化的手术方法,并且操作步骤和顺序中都有可能出现变数,但总的来说,开放性鼻修复手术的操作步骤大致如下:切开、掀起软组织罩,确认术前诊断,再次评估所需移植物,鼻中隔成形术和鼻中隔软骨采取,鼻背调整,设定所需的鼻尖突出度,重建鼻尖复合体,截骨,最终鼻尖软骨定位和塑形,关闭切口,应用夹板和包扎。

虽然在某些情况下,闭合式入路也可以获得一定的效果,但是有限的分离和暴露还是会影响准确的评估和术中诊断,尤其是对于复杂解剖问题的有效处理。

一般首选开放式入路,其能更直观、不失真地观察鼻软骨结构。在鼻畸形修复中开放式入路的主要优势,在于对鼻软骨支架完整的,不失真的解剖暴露。这样可以实现精确的解剖学诊断,应用软组织和追加软骨移植物对畸形进行矫正。在术中可以对骨和软骨结构不断进行评估。最终的解剖对齐,以及鼻软骨支架的对称性,将更可控。尽管如此,并不是说每一个鼻畸形修复都需要采用开放式入路。有时候,小的不对称或者切除不足可以通过闭合式入路完成,但对于较大畸形还是需要开放式入路手术。

对于全麻下的患者,外鼻和中隔要注射含1∶100 000肾上腺素的1%利多卡因,用血管收缩药物例如盐酸羟甲唑啉浸润的 0.25 英寸的纱布条进行鼻腔内填塞。沿着下外侧软骨尾侧缘做双侧软骨下缘切口,内侧终止于小柱最窄部位,用经鼻小柱切口将其连接起来。

如果第一次鼻整形时做的是闭合式入路,则二次修复要用倒 V 字或波浪形切口。这种折线切口可以实现精细的伤口闭合,瘢痕会减少。如果上一次手术使用的是开放式入路切口,可以从之前有瘢痕的地方切开,使瘢痕形成最小。对于过宽的不美观的鼻小柱瘢痕,可以将其切除,但是,所有由此导致的小柱皮肤缩短有可能会阻碍伤口闭合,切口上会有过度的张力。

掀起软组织罩

将薄的鼻小柱皮肤从内侧脚尾部边缘位置掀起,并朝向穹隆掀起软组织罩。继续在外侧脚表面从内至外或从外至内进行分离。应注意防止不必要的牵拉或对软组织罩的损伤,特别是鼻小柱皮肤的损伤,因为上一次手术的创伤可能导致此处的血供非常脆弱。正常的组织层次常已不存在,而成为不等量的瘢痕组织,医生要小心,不要穿透覆盖着下外侧软骨复合物的皮肤。

在分离鼻尖上区时,保护穹隆段(如果还存在)的完整性非常重要,因为所有能用到的下外侧软骨部分都能便于鼻尖复合体的重建。鼻尖显露完成后,继续分离背侧鼻中隔和上外侧软骨。到达鼻骨后,用 Joseph 剥离子将骨膜从鼻骨上掀起,一直超过鼻额角水平。然后将整个分离区域拉起,暴露整个骨软骨支架。

确认术前诊断并再次评估所需移植物

把软组织罩从深层鼻支架上掀起来以后,要对鼻软骨进行评估并将所看到的和术前诊断进行关联对比。确定上外侧软骨和鼻尖的畸形程度,并将因瘢痕移位或扭曲的软骨组织进行游离。

在手术操作中一个关键的步骤是评估鼻尖突出度是否充分,因为对鼻背做降低或充填,都要与最终脑子里呈现的鼻尖突出度相匹配。

鼻背降低

在评估了预期的鼻尖突出度以后,继续评估软骨-骨性的鼻背,并且要在处理鼻中隔软骨之前降低鼻背。减少骨性鼻背通常用锉完成,对于所有残留的骨性轮廓不规则可以用一个粗菱形面的磨头进行打磨处理。鼻背中隔和上外侧软骨可以用手术刀或成角剪刀修剪成所需的高度。

鼻中隔软骨采集/鼻中隔成形术

采用开放式入路,先要用一个剥离子从鼻中隔前角开始,在双侧黏软骨膜下建立一个隧道,然后将上外侧软骨从鼻中隔分开,再从上方进入中隔。分离上外侧软骨后,从双侧掀起黏软骨膜瓣,并对中隔进行适当的调整或采集中隔软骨。采集鼻中隔软骨时,注意保留至少 10mm 宽的 L 形中隔支撑。

在鼻修复术中看到 L 形中隔支撑的完整性和强度遭之前的鼻整形破坏,这种情况并不少见。

稳定的中隔是外鼻支架的基础,并且对鼻子这样一个整体提供支撑具有非常关键的作用。如果中隔 L 形支撑的鼻背部位比较薄弱,或在上次手术中被过度切除了,应当沿中隔两侧放置鼻背撑开移植物以增加其稳定性。同样的,如果 L 形支撑的尾部过于薄弱,可以使用一小块软骨移植物或一块骨性中隔沿着变形的区域进行缝合以加强并拉直,需要提前将骨性中隔打一个 1mm 的缝合小孔(图 34-2 和图 34-3)。如果鼻中隔尾侧端从上颌骨鼻嵴或前鼻棘移位了,应当把它放回中线并用 8 字缝合法固定。

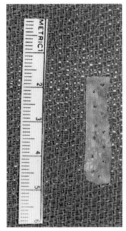
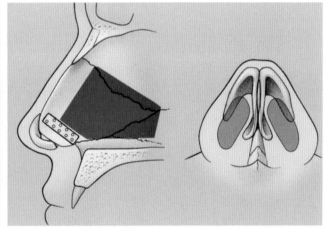

图 34-2　可以使用一块打好 1mm 缝合小孔的骨性中隔沿着变形区域进行缝合,以加强并拉直薄弱的 L 形中隔支撑

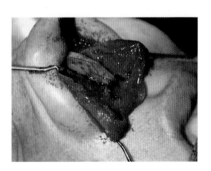

图 34-3　用骨性中隔来加强鼻中隔

放置鼻背撑开移植物

鼻修复的患者一般都需要放置鼻背撑开移植物。撑开移植物通常都是成对的,纵向放置在鼻背中隔和上外侧软骨之间(图 34-4)。撑开移植物常可用于矫直偏斜的背侧鼻中隔,改善鼻背美学线,矫正上外侧软骨塌陷,并重建顶板开放畸形。

重建鼻背需要应用鼻背撑开移植物,来保留或重建合适的鼻背美学线。撑开移植物的长度和形态可根据需要进行调整。移植物可以延伸超过背侧鼻中隔水平上方以轻微加高鼻背,或作为延长型撑开移植物,放置于鼻中隔前角的尾侧上方来延长鼻子。延长型撑开移植物也可以从软骨中隔的凹陷处重建鼻背高度(图34-4)。上外侧软骨要缝合到鼻中隔-撑开移植物复合体上,以防止出现倒V畸形或内鼻阀阻塞。

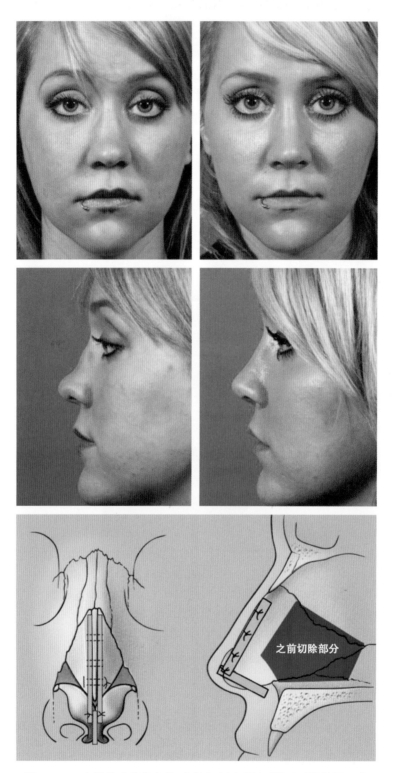

图 34-4　一个鞍鼻畸形的患者,术前和应用延长型撑开移植物矫正术后1年。双侧延长型撑开移植物与鼻小柱支撑移植物的联合应用

鼻背充填

　　在重建中鼻拱时,鼻背部也有必要按需进行充填。对于小量的背部充填,或只是用于掩盖背部不规则形态时,软组织移植物如肋软骨膜,颞筋膜或咬肌筋膜等可能就够了。对于中等程度的鼻背充填,使用中隔软骨可以增加 1~2mm 的鼻背高度(图 34-5)。此外,中

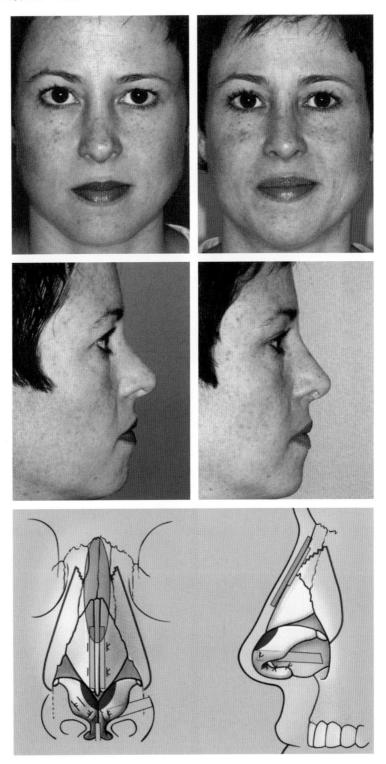

图 34-5　一个鼻背过度切除的患者术前和鼻背充填术后 1 年,用的是中隔软骨作为鼻背盖板移植物,加上双侧撑开移植物联合重建鼻背

隔软骨覆盖移植物可以与上述软组织移植物联合使用,以实现更大量的充填效果。由于软组织罩容易随着时间推移而收缩,有了这层软组织充填物,可以防止软骨移植物边缘过于清晰可见。对于更大量的鼻背充填,就需要使用肋软骨了。使用肋软骨的主要缺点在于它容易发生卷曲。为了预防较小移植物出现卷曲,我主要根据 Gibson 和 Davis[6]最初描述的,而后又被 Kim 等[7]证实的雕刻平衡截面的原理来避免这种问题。

在制备鼻背移植物之前,必须将鼻背形态处理到可以移植的程度。鼻背受区需要尽可能的平整光滑,提供可供鼻背盖板移植物接触的最大表面积。一个表面均匀的鼻背受区有助于让移植物更牢固地黏附到骨软骨支架上。这能预防完全愈合后移植物的移动,这经常容易在软组织罩中放入的移植物中看到。软组织的凹凸不平和瘢痕组织,也应该审慎地从软组织罩的下表面去除,以防止上方覆盖物出现不规则。

接下来,要放置和固定鼻背盖板移植物。先临时用一根 0.028 英寸的光滑克氏针,经皮穿过移植物到鼻前额角附近的鼻骨上,以固定鼻背软骨移植物的头端。这根经皮克氏针要在外夹板移除以后的术后一周内在门诊拆除。尾部要用缝线穿过移植物,以及上外侧软骨和鼻中隔-撑开移植物复合体,固定在鼻中隔前角区域。然后完成剩余的鼻尖处理工作,包括之前有指征的截骨等工作。

应用三脚架原理进行鼻尖重建

鼻背一旦处理完,就要估计预期的鼻尖突出度,进而设定最终的鼻尖突出度,并重建下外侧软骨。三脚架概念,涉及鼻尖支撑及其与两侧下外侧软骨复合体的形态,对于鼻尖重建和下外侧软骨变形矫正来说是一个有用的前提[8](图 34-6)。

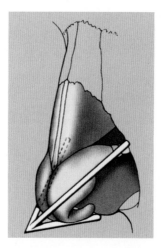

图 34-6　三脚架概念描述的是鼻尖外侧脚支撑形成两个分开的外侧头侧脚,相邻的内侧脚构成尾侧的脚

每个下外侧软骨复合体都有一个内侧脚和一个外侧脚。这些成对的复合物能被看做是一个三脚架,每侧的外侧脚构成了单独的外侧头侧的脚,两个相邻的内侧脚构成了尾侧的第三只脚。用这个概念,在解剖学上模拟成对的下外侧软骨复合体,可以重建这个三脚架,也是所有鼻尖重建的目标。

三脚架概念,涉及鼻尖支撑及其与两侧下外侧软骨复合体的形态,对于鼻尖重建和下外侧软骨变形矫正来说是一个有用的前提。要成功实现三脚架结构的重建,鼻尖支撑要有足够的强度,并防止鼻翼外侧壁塌陷,从而使鼻尖具有满意、自然的外观。鼻中隔、耳软骨或肋软骨都可以应用,每一种都有其自身的优点和缺点。

首先要重建三脚架的中间一只脚的支撑。在大多数鼻尖重建,重塑鼻尖支撑和突出度的情况下,我更喜欢用一个鼻小柱支撑移植物。鼻尖突出度用一个鼻小柱支撑移植物来重建[10,11]。

鼻中隔软骨适用于大多数的鼻小柱支撑移植物。在我的经验中,耳软骨因其软弱易卷的性质,不太适用于做小柱支撑移植物。当需要显著增加鼻尖突出度时,就必须要使用肋软骨。Jack P. Gunter 医生建议可以使用一根打在肋软骨中的克氏针来加强小柱支撑移植物的稳定性,但是,他也描述了一些应用这种技术可能出现的并发症,如穿出、克氏针折断,10% 患者会有发生牙痛的现象等(J. Gunter,2014)。当居中雕刻肋软骨时,通常不需要克氏针也能获得一块比较直的材料,作为小柱支撑移植物。

用来重建三角架结构头侧靠外两条腿的方法依赖一些因素。最重要的因素是:①在鼻尖区还有多少可应用的软骨组织;②哪种软骨(中隔、耳、肋)可以用于移植。对于下外侧软骨还在,或塌陷和变形轻微的鼻尖畸形来说,可以选择用中隔或耳软骨做成外侧脚支撑移植物,用于重建三脚架头侧靠外两条腿的形态和稳定性[12-14]。外侧脚支撑移植物要放进外侧脚下表面和前庭皮肤之间的腔隙中,并将其缝到外侧脚上(图 34-5)。它们可用于矫正鼻翼回缩;鼻翼缘塌陷;以及外侧脚的凹陷、凸起或错位。外侧脚支撑移植物向外侧延伸与梨状孔重叠,并终止于在鼻翼沟下方分离的腔隙中。对于伴有鼻翼软骨塌陷、变形、或缺失的鼻尖畸形,可以取自中隔软骨或耳软骨做成外侧脚支撑移植物,作为相对理想的移植物材料来重建三脚架头侧靠外两条腿的形态和稳定性。

当外侧脚缺失或变形到不能被利用时,其畸形的矫正将更富挑战性。如果外侧脚不能被利用而内侧脚和穹隆区完整时,可将一个小柱支撑移植物缝合在两个内侧脚之间以加强三脚架尾侧一条腿的稳定性。下一步,将前庭皮肤与穹隆下表面分离开。将外侧脚支撑移植物缝合在每侧穹隆的下表面,以替代缺失的外侧脚(图 34-7)。

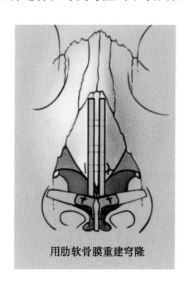

用肋软骨膜重建穹隆

图 34-7　如果外侧脚和穹隆段缺失或不能利用时,要用一块软组织(软骨膜,颞筋膜等)作为支架将外侧脚支撑移植物固定在小柱支撑移植物上,来重建一个新的穹隆

如果外侧脚和穹隆段缺失或不能利用时,要用一块软组织(软骨膜,颞筋膜等)作为支架将外侧脚支撑移植物固定在小柱支撑移植物上,来重建一个新的穹隆。为做到这一点,要先将小柱支撑移植物固定在小柱基底。接下来将6mm×15mm的软组织条固定在小柱支撑物的前外侧部。

重建三脚架头侧靠外的两条腿(外侧脚支撑移植物)的方式,与穹隆区存在时的处理方式类似。唯一不同之处,是要将移植物缝合在新的软组织穹隆下表面,而不是将外侧脚支撑移植物的内侧端缝合在原穹隆的下表面。一个额外的筋膜或软骨来源的软组织覆盖移植物,是一个非常有效的,遮盖鼻尖软骨或移植物不规则边缘形态的方法。

伤口关闭和夹板

对鼻支架进行最终检查之后,将皮肤罩重新放回。评估鼻外观和内部状况,然后关闭切口。用5-0镀铬缝线间断缝合软骨下缘切口,用6-0尼龙缝线精心间断缝合经鼻小柱切口。不需要进行皮下缝合。如果对中隔进行了操作,需要放置双侧中隔夹板,并在适当位置用3-0尼龙缝线贯穿缝合。如果止血充分,不需要鼻腔填塞。在鼻子上放置Steri-Strips胶布和刚性的铝夹板,并保持1周。

调整

我对于鼻修复的理念是,要解决前一次手术造成的鼻部畸形,必须重建鼻部的良好平衡性和正确比例,并使鼻功能保持正常。一般可以通过一次手术实现,但是有时候额外的调整可能也是必需的。我宁愿在最近一次手术后,推迟12个月再进行下一次小调整。通常,小的不对称是局部水肿或不规则瘢痕组织沉积的结果,这种情况通常能在手术后12个月内自行恢复。

我的鼻修复患者返修率约为8%。患者寻求修复的最常见的一个原因是沿着鼻骨的鼻背外侧边缘形态不规则,表现为沿鼻背侧面轮廓出现的一个高点,或者是从正面观上可见的鼻背美学线变宽。这可能是截骨愈合之前鼻骨的轻微移位导致。预防是关键,术后放置刚性铝外鼻夹板时要小心。通常在全麻下,通过打磨骨性突起来进行矫正。

第二个需要手术修复的指征是局部凹陷。这可能是软组织包膜不匀,或多次手术后形成不同厚度的瘢痕组织沉积所导致。要永久修复,我更喜欢通过内入路,在所需部位进行有限分离,再用颞筋膜来填补凹陷。

并发症

并发症—如出血和感染等—在鼻整形术后并不常见,但一旦发生会严重影响手术效果。对于鼻修复的患者,我首选术后1周让其预防性口服广谱抗生素,如氟喹诺酮或第三代头孢菌素。此外,会叮嘱有些患者,在术前5~7天和术后1周内,于鼻孔周围涂抹百多邦软膏。手术后如果出现任何感染活跃的迹象,要根据血培养结果,采用抗生素积极抗感染治疗。

术后出血是鼻整形术后最常见的并发症之一。预防术后出血取决于术前患者的风险评估,尤其那些具有出血性疾病史或家族史的患者,要应用特异性试验例如凝血酶原时间,活化部分凝血活酶时间和血小板功能进行排查。如果有使用抗凝药物、阿司匹林和NSAIDs等药物者,应至少在术前2周停药。

鼻衄一般不重,但也可能会变得严重。轻度鼻衄的最常见原因是切口部位和黏膜创伤性出血。幸好,轻度的术后出血一般可以通过以下方式解决:头部抬高60°,鼻孔轻柔压迫15分钟,并应用减充血剂鼻喷雾剂如羟甲唑啉或去氧肾上腺素等。如果出血持续,应去除鼻中隔夹板,并轻柔抽吸清除鼻道内的血块和结痂。局部区域的出血可用硝酸银烧灼,或用由甲基纤维素制成的棉条压迫在出血表面上。应用新的含有凝血酶的局部止血密封剂,可以减轻黏膜弥漫性出血。继续性出血可能需要正规的鼻部填塞,要么用纱布,或者用市售的鼻塞。填塞后应使用抗生素以降低中毒性休克的风险。

患者通常会有一些继发症状,如干燥、结痂和鼻塞等。鼻部使用生理盐水可缓解一些症状。但是,有些患者在鼻整形术后的几个月内还是会有自发的清亮鼻涕。这种现象最有可能的解释,为一种鼻内黏膜异常副交感神经张力引起的血管舒缩性鼻炎的变化形式。使用局部抗胆碱能制剂,例如0.03%异丙托铵溴化物,可以在局部发挥作用并且有效减轻水性鼻溢。推荐的给药方案是每天每个鼻孔两次到三次喷雾。

一个特别棘手的术后"并发症"是持续性水肿。应该指导鼻尖上区丰满的患者,术后每晚在鼻尖上区应用弹力胶带。通常来说这会有效,因为对于大多数患者来说,水肿和瘢痕形成才是鼻尖上区丰满的诱因。与传统胶带相比,具有弹性的胶带可以提供更好的压力。出现持续性凹陷后,改为间断加压。

对于应用压力胶带仍出现持续畸形的鼻尖上充填的患者,可以进行类固醇注射以改善过度的肿胀或瘢痕组织。在这些患者中,可以进行1mg醋酸曲安奈德真皮下注射,以2个月的间隔周期重复治疗直到获得满意的鼻尖上区轮廓。

案例分析

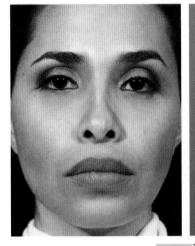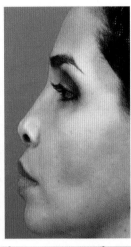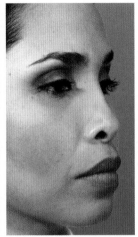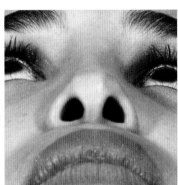

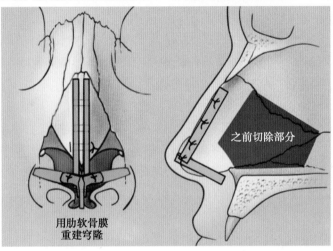

图 34-8

　　这名身体健康的女性曾接受过另一位医生的内入路鼻整形,呈现出一个骨软骨支架过度切除的鼻部外观,表现为鼻背高度不足、骨拱塌陷、鼻尖变形、鼻尖突出度不足等。这位患者接受了开放入路的鼻修复,选用肋软骨重建缺失的软骨支架。应用加长型撑开移植物和加长的鼻小柱支撑移植物矫正了鼻背高度。用肋软骨膜重建穹隆部分,把外侧脚支撑移植物固定到鼻小柱支撑移植物上,以重塑一个完整的鼻尖。

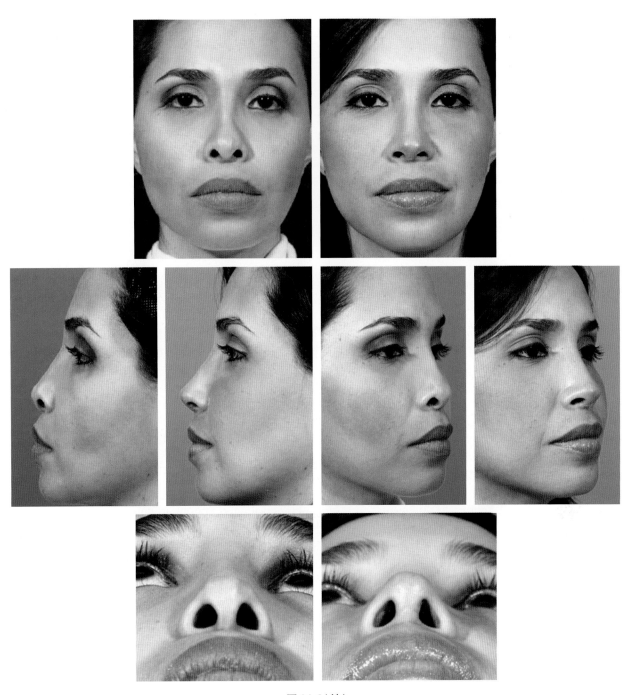

图 34-8(续)

　　术前和术后 1 年的结果显示她过度切除的鼻软骨支架得到修复,并重塑了一个平衡性良好的鼻部外观。

<table>
<tr><td>

要　　点

□ 皮肤通常是决定鼻部整体到底能有多大程度改善的限制因素。

□ 如果医生不能实现患者的诉求,不建议手术。

□ 确定所需的移植物,以及移植物的材料来源,是手术方案设计的一个关键要素。

□ 首选开放式入路,其能更直观、不失真地观察鼻软骨结构。

□ 对鼻背的降低或充填都要考虑最终的鼻尖突出度。

□ 稳定的中隔是外鼻支架的基础,并且对鼻子这样一个整体提供支撑具有非常关键的作用。

□ 重建鼻背需要应用鼻撑开移植物,来保留或重建合适的鼻背美学线。

□ 三脚架概念,涉及鼻尖支撑及其与两侧下外侧软骨复合体的形态,对于鼻尖重建和下外侧软骨变形矫正来说是一个有用的前提。

□ 鼻尖突出度用一个鼻小柱支撑移植物来重建。

□ 外侧脚支撑移植物可以用于重建三脚架外侧两条腿的形态和稳定性。

</td></tr>
</table>

（顾云鹏 译,李战强 校）

参考文献

1. Gunter JP, Rohrich RJ. Augmentation rhinoplasty: dorsal onlay grafting using shaped autogenous septal cartilage. Plast Reconstr Surg 86:39-45, 1990.

2. Marin VP, Landecker A, Gunter JP. Harvesting rib cartilage grafts for secondary rhinoplasty. Plast Reconstr Surg 121:1442-1448, 2008.

3. Cochran CS, Gunter JP. Secondary rhinoplasty and the use of autogenous rib cartilage grafts. Clin Plast Surg 37:371-382, 2010.

4. Veale D, De Haro L, Lambrou C. Cosmetic rhinoplasty in body dysmorphic disorder. Br J Plast Surg 56:546-551, 2003.

5. Sheen JH. Spreader graft: a method of reconstructing the roof of the middle nasal vault following rhinoplasty. Plast Reconstr Surg 73: 230-239, 1984.

6. Gibson T, Davis WB. The distortion of autogenous cartilage grafts: its causes and prevention. Br J Plast Surg 10:257, 1958.

7. Kim DW, Shah AR, Toriumi DM. Concentric and eccentric carved costal cartilage: a comparison of warping. Arch Facial Plast Surg 8:42-46, 2006.

8. Gunter JP, Lee MR, Ahmad J, Rohrich RJ. Basic nasal tip surgery: anatomy and technique. In Rohrich RJ, Adams WP Jr, Ahmad J, et al, eds. Dallas Rhinoplasty: Nasal Surgery by the Masters, ed 3. St Louis: CRC Press, 2014.

9. Anderson JR. A reasoned approach to nasal base surgery. Arch Otolaryngol 110:349-358, 1984.

10. Rohrich RJ, Hoxworth RE, Kurkjian TJ. The role of the columellar strut in rhinoplasty: indications and rationale. Plast Reconstr Surg 129:118e-125e, 2012.

11. Rohrich RJ, Kurkjian TJ, Hoxworth RE, et al. The effect of the columellar strut graft on nasal tip position in primary rhinoplasty. Plast Reconstr Surg 130:926-932, 2012.

12. Gunter JP, Friedman RM. Lateral crural strut graft: technique and clinical applications in rhinoplasty. Plast Reconstr Surg 99:943-952, 1997.

13. Cochran CS, Gunter JP. Lateral crural strut grafts. In Rohrich RJ, Adams WP Jr, Ahmad J, et al,

表 35-1　继发畸形的分类

类型	主要的查体发现
软组织挛缩造成的畸形	鼻背低平,鼻尖圆钝,鼻尖上区畸形,鼻小柱或鼻翼缘退缩
骨性塌陷造成的畸形	倒-V 形畸形,穹隆打折,鼻翼缘塌陷
比例失衡造成的畸形	鼻根低平,鼻基底过大或鼻背过高,鼻基底偏小

在每种模式中,一个继发的美学问题占主导—即软组织变形(1 型),骨组织塌陷(2型)或鼻上下部比例失衡(3 型)。因此手术方案也应该根据畸形的类型设计。外鼻检查的目的是发现具体的畸形类型,以及所有影响外形和功能的问题,明确塌陷和力量不均的区域,找出需要加强支撑的软组织,同时关注是否存在比例失调的问题。手术方案的制订需遵循三点原则:

1. 皮肤厚度和分布(其决定了术后能预期的挛缩程度和所需移植物的性质)
2. 鼻尖小叶的形态(其决定了是否需要进行鼻尖充填)
3. 鼻基底和鼻背高度间的平衡(决定了是否需要鼻背或鼻根移植物)

只要遵循上述原则,手术方案的性质基本确定,仅需根据移植物和软组织的特点决定具体操作到何种程度。唯一重要的,影响手术决策的解剖改变,就是局部外形扭曲或者气道阻塞;其他的术中发现最多满足术者的好奇心,显露这些部位对患者来讲并无价值。

鼻部的解剖结构之间并非独立存在,而是相互依存的关系。鼻部某个局部的改变势必影响其他部位(表 35-2)。鼻背会影响鼻长度、基底大小、鼻孔形态、鼻小柱位置、中鼻拱以及内鼻阀。上外侧软骨会影响鼻长度。鼻中隔尾侧端影响鼻长度,鼻下部和唇部形态。下外侧软骨影响鼻小柱形态、鼻尖突出度和外鼻阀。

表 35-2　鼻部结构的相互影响和重建方式的选择

结构	结构所影响的因素	重建方式选项
鼻背	鼻长度,基底大小,鼻孔形状,鼻小柱位置,骨性鼻拱宽度,中鼻拱(内鼻阀)的支撑力,鼻基底的表观大小	降低 充填
上外侧软骨	鼻长度	切除 撑开移植物
鼻中隔尾侧端	鼻的实际长度和表观长度,鼻下部形态,唇部形态	切除 充填 上颌骨填充
下外侧软骨	鼻小柱形态(内侧脚),鼻尖突出度(中间脚),外鼻阀(外侧脚)	切除 重新定位(外侧脚) 塌陷部位的支撑

手术医师必须找出患者是否存在以下四种解剖变异中的一种:鼻背或鼻根低平,中鼻拱狭窄,鼻尖突出度不足,和(或)下外侧软骨异位(表 35-3)。其他的都是枝节问题,无关大局。如果手术医师在初次鼻整形术中就能认识到以上四种解剖变异并进行相应处理,鼻修复中常见的畸形就有可能被避免。

表 35-3　重要的解剖结构变异及相应后果

解剖结构	可能的后果	处　　理
鼻尖突出度不足	鼻尖上区畸形	鼻尖移植物
中鼻拱狭窄或顶板去除	内鼻阀阻塞	撑开移植物 鼻背移植物
下外侧软骨错位	外鼻阀阻塞	外侧脚重新定位或使用鼻翼侧壁移植物
鼻根或鼻背低平	鼻部形态比例失衡	鼻背移植物 鼻根移植物

　　表 35-3 中的三种解剖变异类型与前面提到的鼻修复中的畸形种类相关,即软组织挛缩、骨性塌陷和比例失调造成的畸形(见表 35-1),其常由解剖变异导致,主要的手术矫正技术有如下四种:

　　1. 鼻尖突出度不足,是鼻尖的突出程度没有达到鼻中隔前角的水平,因此不能在鼻背高度的基础上进一步实现良好的鼻尖支撑。良好的鼻尖突出度是鼻背线条笔直的必要前提,这也正是其备受关注的原因。鼻尖突出度反映的是下外侧软骨中间脚的长度和力量,并非皮肤容量。这一概念十分关键但常被误解。鼻下部偏大只能反映鼻下部皮肤的肥厚,它与鼻尖突出度之间无直接关联,前者是软组织的特点,后者体现的则是骨性特征。鼻尖突出度不足代表中间脚短小,需要通过加强下外侧软骨进行解剖矫正。无法正确认识鼻尖突出度不足,就有可能导致鼻尖上区畸形和软组织畸形(表 35-3 首行显示的第一类畸形)。

　　2. 中鼻拱狭窄,为软骨性鼻拱的任何部位比鼻部的上 1/3 或下 1/3 窄至少 25%。中鼻拱狭窄时,如果进行鼻背截骨,将进一步削弱内鼻阀,让气道缩小达 50%。当外覆的软组织菲薄时,截骨术后的倒-V 形畸形也会十分明显(表 35-3 中间加深部分显示的第二类解剖变异)。治疗手段主要是根据美学需要使用鼻背移植物或撑开移植物。此时无论是否进行鼻中隔成形术,气道通气量均可成倍增加。

　　3. 下外侧软骨位置异常,为偏向外侧的正常外侧脚轴线变为朝向内侧。这种情况常见于"球形"或"盒型"鼻尖畸形以及唇裂鼻畸形的患侧鼻。如果不能正确地诊断外侧脚的头侧旋转,或者错误地将其判断为外形问题而非功能问题,就有可能导致鼻翼不稳定和外鼻阀阻塞,从而使气道缩小 50%。继发畸形包括鼻翼空洞、外侧脚轮廓显现,以及不同程度的鼻翼缘退缩。治疗方法是在塌陷和畸形的区域做一个小的前庭切口,分离出腔隙后将鼻翼移植物(鼻中隔软骨、肋软骨或耳软骨)插入合适的位置。如果软组织菲薄且鼻翼缘向头侧退缩时,需要利用皮肤和耳廓软骨复合组织移植物进行鼻翼衬里替换(表 35-3 中间加深区域的第二类解剖变异)。无论是否进行鼻中隔成形术,外鼻阀重建均可让通气量成倍增加。

　　4. 鼻根或鼻背低平指的是当患者平视时从鼻尾至上睫毛连线的鼻部低平。患者常主诉,经过初次鼻整形术后,鼻下部变得更大了(表 35-3 最后一行的第三类解剖变异)。此时的处理方法是置入鼻根或鼻背移植物。

　　根据一项包括了 150 例连续的鼻整形术患者的研究结果,80% 的患者初次手术前存在上述解剖变异中的三种或四种,所有的鼻修复患者则至少存在其中的一种。该项研究中最常见的畸形组合是鼻根低平、中鼻拱狭窄和鼻尖突出度不足(存在于 40% 的患者中)。因此识别出这些特征非常重要。尽管术后内外鼻阀的功能稳定,鼻部形态笔直且比例较理想,但对于大部分患者来讲,手术仍难以达到他们的最初目标。

手术设计

手术医师需要知晓,已发表的相关研究数据显示,与之前接受闭合入路鼻整形术的患者相比,既往手术采用开放式入路的鼻修复术患者畸形更多,特别是鼻小柱、外鼻阀、鼻翼缘和鼻尖这些与开放入路直接相关的部位差别更大。术后的继发畸形,部分取决于术者的手术技巧和对细节的关注程度,但有因就会有果,复杂的手术操作带来的后果更多。令人遗憾的是,截至目前,尚无研究结果提示何种手术方法既能让大部分患者获得良好效果,又能减少并发症的发生,因此资历尚浅的手术医师可能会觉得无所适从。因此我们建议刚接触鼻修复不久的医生,要对他们看到和听到的手术方法保持怀疑态度,即使是已经发表的功能或外形修复方法也要在临床证实稳定可行后方可采用。对于鼻修复患者,她们已经在之前的一次或数次失败的手术中消耗了大量的金钱、时间、信心和情感,所以她们最担心的和最想避免的就是再次失望。

大部分的继发或再继发的畸形可以通过以下两种手术方法中的一种得到矫正:①鼻根移植物、撑开移植物和鼻尖移植物(图 35-1 和表 35-4;见表 35-2);②鼻背移植物和鼻尖移植物。这些方案的制订完全参照了表 35-1 中的三种继发畸形的种类,以及得到证实的鼻部结构之间的关系(见表 35-2)。

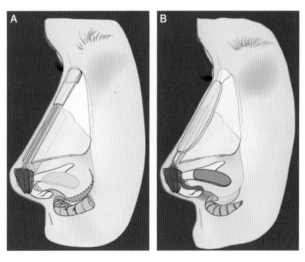

图 35-1 上图所示为鼻修复中最常用的两种手术方案。鼻修复中几乎所有的解剖和气道问题,都可以通过这两种手术方法和四种手术技巧得以解决(其中鼻根移植物指的是较短的鼻背移植物)。A,鼻根移植物,撑开移植物和鼻尖移植物。B,鼻背移植物、鼻尖移植物联合或不联合鼻翼侧壁移植物。相比之下,其他的重建方法如上颌填充、鼻翼楔形切除和复合组织移植物(图中黄色显示)等都属于相对细节性的操作。以上列出的两种手术方法及四种操作技术可以矫正最关键的问题

表 35-4 为什么鼻根移植物、撑开移植物和鼻尖移植物,或鼻背移植物联合鼻尖移植物

能矫正继发的鼻背驼峰
之前祛除驼峰时打开了中鼻拱:SG 或者 DG
鼻尖突出度不足或切除术后导致鼻尖突出度改变:TG
大部分驼峰鼻的鼻部比例不均衡且底部偏大:RG
能矫正继发性的鼻背低平或过度切除的鼻背
鼻背低平导致内鼻阀功能不全:DG 鼻尖突出度不足或鼻尖形态不佳:TG
鼻翼软骨过度切除,特别是术前存在外侧脚头侧旋转时:AWG

AWG,鼻翼侧壁移植物;DG,鼻背移植物;SG,撑开移植物;TG,鼻尖移植物;RG,鼻根移植物

因此手术医师只需要掌握四种手术操作方法,就能解决鼻修复(和初次手术)中最常见的畸形:

1. 鼻根或鼻背移植物(同样的移植物,只是长度不同而已)
2. 撑开移植物
3. 鼻尖移植物
4. 鼻翼侧壁移植物

初次鼻整形和鼻修复术唯一的手术策略区别就是供区的选择,但是对于瘢痕明显且鼻部组织结构破坏严重的病例,还需考虑到现有的不可逆的软组织和骨性改变,以及伴随而来的风险。病例情况越复杂,采用内入路的优势越明显,因为这种手术方式能让术者最大程度地利用有限的供区材料,避免对瘢痕化的软组织罩造成进一步损伤,限制术中的切除量,只显露需要操作的区域并进行细致的调整,同时还可避免切口闭合时张力过高。鼻部外形一半取决于皮肤,而非骨骼。手术医师在采用外入路手术方案时,只能改变骨性结构,因为软组织结构此时已被破坏,令人难以察觉皮肤形态的细微改变以及术中的位置变化。闭合入路的手术方式能为术者提供关于鼻部比例和骨性结构改变后,软组织相应变化的关键信息,所以术者能够对骨性结构进行精细调整,而这在开放式入路中几乎不可能实现,因为术者很难发现这些细微的缺陷。关键是这些技术会尽量少地带来新发畸形,如鼻小柱变宽、鼻翼凹陷、鼻尖或者鼻背畸形等。从这方面考虑,并不是所有期望的手术效果都能安全实现。我们需要引导患者理解一点,即鼻整形术后局部的骨和软组织变化会不可避免地对再次手术造成限制,所以需要将自己的预期调整至与实际情况相符。

调整

2012年笔者(M.B.C.)共接诊了150名继发畸形和三发畸形的患者,其中继发畸形患者的修复率是11%,初次手术患者的修复率为7.8%。修复患者的比例与病例难度、具体问题、患者要求和术者技巧等因素相关。这个数据很有意思,但不包括同时进行了其他手术的患者,也不适用于其他术者。

修复手术的部位包括鼻尖(n=5)、鼻孔(n=3)、鼻背(n=2)、中鼻阀(n=2)、气道(n=1)、正面观不对称(n=1)、鼻翼侧壁矫正(n=1)和上颌填充物(肋软骨)去除(n=1)。

骨性结构欠佳是最常见的修复原因,特别是使用了肋软骨移植物后。肋软骨的质量与患者年龄相关,40岁后的肋软骨钙化更严重,因此术后卷曲的可能性也较低。幸运的是大部分的移植物问题都还在手术医师的控制中,并可随着经验的增加会逐渐降低。几乎没有因为气道原因而进行手术调整的情况出现。

并发症

笔者(M.B.C.)使用的移植物种类相对较少,包括鼻背和鼻根移植物(仅在长度上存在差别),鼻尖移植物,撑开移植物,增加外鼻阀稳定性的鼻翼移植物,调节中鼻拱对称性的盖板移植物,或者延长鼻部的鼻小柱填充移植物(不是支撑移植物)。因此手术不会出现大问题。术中基础的解剖结构没有改变,组织没有被切开、分离或者重新缝合。所以可能出现的问题无非是移植物移位、需要缩小或者增加移植物,这些对于患者和术者来说都是简单的调整。我们的患者从未出现过医源性气道阻塞或者软组织损伤。我们最常见的矫正原因是鼻背或鼻尖移植物移位,矫正不足或者矫正过度。撑开移植物实际上很少需要修复,因此也是初学者应该最先掌握的手术技巧。

移植物相关问题

大部分的移植物相关问题都处于手术医师可掌控的范围。无论移植物种类是什么,它们的功能都应该是保护外形、改善功能或者保持平衡。有两种鼻背移植物的问题不太容易解决,即供区材料不足或质量欠佳,以及移植物愈合过程的个体化差异(最常见于肋软骨移植)。

自体肋软骨的质量与供体年龄关系密切。年轻的(通常见于小于 40 岁的患者)肋软骨呈白色且富有弹性,但与年龄偏大患者的肋软骨相比,更容易变形。解决肋软骨变形的方法之一是用肋骨替换肋软骨。对于年轻患者,笔者(M. B. C.)更倾向于使用软骨膜/肋软骨片或者自体肋骨,而不再用轴向克氏针来固定肋软骨。因为肋软骨卷曲的力量足以让其从克氏针上脱离。处理这种卷曲力更可靠的方法是尽量保证肋软骨两面的形态对称或者使用软骨片,但即使采用了这些预防措施,术后畸形仍时有发生。

根据临床经验,术后早期可能出现鼻根移植物形状明显,但随着手术技巧改进和对细节的关注度增加,这种情况可以避免。最常见的操作错误是移植物做得过宽、过短或者过硬。就像选择乳房假体时需要与软组织覆盖相匹配,鼻部的软骨和骨移植物都需要仔细测量、塑形和制备,这样才能保证移植效果明显但移植物本身不易被发现。每一个移植物在植入前都要在手术台上达到尽可能完美的状态。这样即使术后晚期移植物形状明显,它们也能被轻松取出并进行调整修正。

鼻尖移植物与鼻背移植物类似,可能出现矫正不足或矫正过度。预防的关键是保证移植物与软组织覆盖相匹配,应用多种移植物,术中充分矫正以达到理想形态的同时避免过分夸张。修复方式也十分简单,要么去除多余的移植物,要么改善剩余的缺陷部位。根据鼻尖的形状,鼻尖移植物有一到两种常规的处理方法。当下外侧软骨的结构对鼻尖形状没有不良影响时,可以通过自体软骨颗粒移植改善鼻尖的形态和突出度(见图 35-3)。但如果鼻尖因瘢痕化变硬或者残留的软骨量不够时(可见于大部分的鼻尖上区畸形),可以如 Sheen 等所描述的,将单个筛骨移植物制成"支撑物",以实现鼻尖突出度最大化并矫正水平方向上的鼻尖小叶旋转。将软骨颗粒移植物放置在筛骨支撑物前,可以突出鼻尖小叶并隐藏支撑移植物的形状(见图 35-5)。

移植物吸收并不常见但有可能发生。手术医师可采取的预防措施包括仔细操作,不过分压碎移植物,同时限制分离范围,以保证充足的受床血运。通常来说骨性移植物的吸收率高于软骨移植物,但这两种移植物的移植效果都是可靠的。

新近出现的重要并发症

医源性气道阻塞

术后气道的缩小过去常因采用软骨间入路切口或者截骨术造成,虽然与其他并发症相比,该并发症更常见,但其完全可以避免。即使术中没有截骨,甚至进行了充分的鼻中隔成形及鼻甲切除,仍有可能因鼻阀功能不全而出现气道阻塞。对于大部分患者来讲,再做一次鼻中隔成形和鼻甲切除术并不能缓解鼻整形术后的气道阻塞,但鼻阀重建可以实现该目的。在初次手术中手术医师就应该尽可能维持并建立良好的鼻阀功能,以减少术后气道阻塞的发生。通过鼻背移植物或撑开移植物都可以矫正内鼻阀功能,这两者效果相同。外鼻阀塌陷可以用自体软骨移植物,或者将头侧旋转的外侧脚重新定位加强鼻阀。所有鼻阀部位的重建都能使气流加倍。

在某些不太常见的情况下,新的气道阻塞可与鼻尖支撑不足有关,原因可能是鼻中隔塌陷或者鼻背或下外侧软骨被过度切除、鼻翼缘过度切除或者鼻衬里被切除等。

正常情况下,气流应该从鼻底向后通过,但鼻部缩短过度可能导致气流改变方向。改善方法包括鼻中隔尾侧端后部切除,鼻背、鼻尖小叶前下部和鼻小柱放置移植物,以及放置朝向头侧的复合移植物来降低鼻翼缘的高度。表 35-3 解释了这些方法的原理。

过去认为手术中截骨过度是术后气流受限的原因,但大部分情况下这不是气道狭窄的唯一成因。过于激进的骨性调整复位,有时会引起梨状孔缩小,这种情况可通过梨状孔外缘切除来矫正。如果将鼻中隔的切除范围限制在狭窄部位,采用 Killian 切口并避免从鼻中隔尾侧端至鼻底的切除,目的是保留鼻中隔头侧和尾侧的稳定支撑且不破坏鼻小柱和鼻基底的话,将很少会出现鼻中隔塌陷(笔者在 38 年间仅发生过 4 例)。

骨性问题或者新发的不对称

所有的骨性结构改变,都有可能引发不平整或不对称。它们的明显程度与被覆的软组织厚度有关。骨性鼻拱尾端的不平整常代表中鼻拱有塌陷。正确的处理方法是使用撑开移植物或鼻背移植物,而不是做进一步的骨性切除。

鼻背中部可触及的或较明显的低点(在多年前的一篇文献中曾被称为"中鼻背切迹")实际上不是骨性结构的凹陷,它是较薄的鼻背上部皮肤转变为偏厚的鼻尖上皮肤的过度,也就是一种软组织现象;它位于鼻骨和上外侧软骨构成的倒—V 形结构的中点。这种不连续性与鼻中隔塌陷无关,若术中出现这种情况往往提示鼻背切除过度,需要通过鼻背充填进行矫正。

如果术中切除鼻背后发现有高位鼻中隔偏曲,那么正面观察时就有可能出现新的鼻部不对称。因为鼻背切除后中鼻拱塌陷,鼻中隔凹面的上外侧软骨有更多空间向中线移位,所以会加重术前隐蔽的不对称性。高位鼻中隔偏曲可通过两种方法进行改善,一是在鼻中隔前缘使用不同厚度的撑开移植物,一是使用双侧对称的鼻背移植物。

缝合不当时可能导致下外侧软骨中间脚的扭曲。"可逆性"缝合实际上只在手术当天可逆。为了修复这种缺陷,我们可以切除扭曲的部位并通过鼻尖移植物进行替换。外侧脚的切除或缝合不当会破坏其内部应力而造成术后畸形,但当外侧脚的宽度在 8～10mm 之间时发生几率会明显降低。如果下外侧软骨粗壮且表现为凸起或轮廓凹凸不平等畸形,我们可以用鼻中隔软骨、耳软骨、或肋软骨等移植物条来替换它们。

软组织问题

软组织问题可以缘于真皮损伤或者植入的人工材料或移植物。在受损皮肤下分离将损伤真皮组织,使得移植物表面鼻尖部的皮肤呈现毛细血管扩张的状态。想要解决这一问题十分困难,笔者(M. B. C.)曾经用自体脂肪移植(通过 Coleman 方法制备,用细针或者 23G 针头注射在皮内和皮下层)成功治疗了骨性手术无法矫正的患者。极少数情况下,可能需要进行直接的鼻背中线切除(见图 35-3)。

血运问题

相比于闭合入路的鼻整形术,开放入路手术的血运问题更常见,特别是鼻小柱的血管使用了电凝止血,或者坚硬的骨性重建或支撑物明显增加了切口张力,或者术中过度牵拉时,该问题的发生几率更高。再次手术的时间过早,或者瘢痕组织下的直接切除,有可能造成鼻背皮肤穿孔或裂开。

为了预防这些并发症,手术医师需要将手术时机选择在组织软化后(至少前次术后 1年),同时尽量减少手术切口,只暴露需要操作的部位,并注意在切除时不损伤真皮组织。一定要注意避免进一步破坏真皮层。切口要在无张力条件下进行缝合。另外敷料包扎时不能过紧。

术后早期鼻尖部无痛性的变色,常表现为局部皮肤发红,可能提示轻度的、可自我恢复的缺血。

目前通常的情况是继发畸形越严重,患者已经历的手术次数越多,皮肤和骨骼的破坏越严重,所以再次手术的分离范围也越大。这种情况其实与外科手术的原则相悖,在身体其他的部位均无法成立。手术医生需要爱护组织,控制分离范围,根据手术目的尽可能缩小切口,并保证切口在无张力下闭合。同时还要警惕过度充填及包扎过紧。

感染

细菌感染在鼻整形术和鼻中隔手术后很少发生。在术后敷料还未打开时我们就使用抗生素来预防上颌窦炎症的发生。感染性休克、海绵窦血栓形成、鼻源性的颅内脓肿甚至感染性心内膜炎均很少发生,但既往可见相关报道。在美国耐甲氧西林的金黄色葡萄球菌(MRSA)变得越来越常见。大约有 3% ~ 4% 的美国人的鼻咽部携带 MRSA。笔者(M. B. C.)就曾亲历过两例 MRSA 感染。其中一名患者当时接受了口服抗生素(复方磺胺甲噁唑)治疗。另外一名患者的伤口在术后 48 小时出现了化脓表现,当时去除了所有的植入物,静脉使用了盐酸万古霉素,并对伤口进行了二期缝合。所有的鼻整形术患者我们都在术前进行鼻拭子检测,如果是 MRSA 携带者,均给予 5 天的 2% 莫匹罗星软膏(鼻用百多邦)的鼻内治疗。对于需要采取耳软骨的患者,术中注意无菌操作并更换新的器械。因为外耳道中可能存在铜绿假单胞菌,所有采用耳软骨的患者都接受了环丙沙星治疗。

人工植入物

人工植入物存在其自身所特有的术后问题。患者需要的是可维持终身的手术效果。没有任何一种人工材料可与自体组织相比拟。笔者(M. B. C.)自从业之初就决定不使用人工植入物,因此也未曾遇到过任何相关的并发症。当患者的植入物出现了外露及感染时(尚未化脓),我们一般会去除外露的部分(必要时去除整个植入物),并在术后 3 ~ 6 个月组织软化后进行肋软骨移植重建。虽然这段时间内的软组织塌陷十分可怕,但在修复术后大部分都可得到改善,并且这种方案强于整体重建。一些作者推荐对于感染患者进行即刻的肋软骨重建,但这将让患者面临不必要的巨大风险。一旦手术失败,患者不仅会损失宝贵的自体组织,同时还将丧失信心。鼻整形医师应该遵循与身体其他部位相同的外科基本原则。

不满意的患者

鼻修复术对手术医师而言是一项技术上的挑战,但对患者来说则是一种情感上的挑战。患者在经历了之前一次或数次的手术失败后往往情绪复杂,手术前不仅要让他们知道能实现的目标,更重要的是手术不能解决的问题,手术的费用以及切合实际的目标有哪些。当把这些信息呈递给患者时,她们可能正被担忧、内疚、苦恼和愤怒等情绪所困扰。愤怒的情绪对手术的影响最大,所以需要在术前加以化解。如果患者仍然对之前的手术医师充满愤怒,并且难以说服他们相信这些医师已经尽力来解决他们的问题,那么这类患者不属于良好的手术对象,除非误解能完全解除。

体像十分复杂,其可能受到孩童时期的创伤史(虐待或者遗弃)的影响。我们的研究显示,许多鼻修复患者,特别是那些经主观评估最初鼻部形态和功能都正常的患者,有很大一部分都在童年遭受了虐待或遗弃。具体的影响机制是童年时期的相关创伤(例如持续性的情感虐待、情感忽视,家长患有抑郁或精神疾病,家长或朋友的抛弃或死亡,严重的童年疾病,家庭成员中有酗酒或药物滥用史,贫困,被收养,常遭受愤怒的对待或身体虐待、性虐待,以及父母过于严厉或缺乏耐心等)会让孩子觉得自己有缺陷而产生羞耻感,其中最常见的由虐待引发的羞耻感就是身体羞耻。身体羞耻不是简单的对身体不满:它关乎自尊。因此对这些遭受了精神创伤的个体来说,修复自尊的途径就是整形手术——其中最常见的就是鼻整形或者各种各样的美容手术。

有部分患者对整形手术表现出一种近乎"痴迷"的状态:她们无视并发症反复多次手术,对修复有着无穷无尽的要求,如果效果不尽如人意或者出现并发症时她们会表现得极不成熟,此外她们还会不计代价地反复寻求医生的帮助。强迫性的矫正手术会造成一次次病态的再伤害,但对这些患者来说是一种自我宽慰的方法,这与食物、药物、酒精、工作、性或者赌博成瘾的人群类似。所以我们需要注意的重点是这类患者不能像正常成年人那样处理问题,她们常处于极端状态。因此这类患者中术后不满意的可能性极高。

作为手术医师,需要特别关注以下几类人:原始的畸形轻微甚至相对正常,对之前的修复手术耿耿于怀,性格忧郁或者要求苛刻,还有已经接受过三次以上美容手术的患者。我们发现满足这些标准的鼻整形者中有超过80%的人对进一步的手术效果不满意,而且这些患者中存在童年创伤的人数比例超过了90%,这会使患者行为和手术治疗更加复杂。这些标准其实体现了整形手术相关的体像障碍。这一概念显然与心理健康文献中的概念有所不同,由于专业的特殊性,我们接触的患者与其不同,她们来寻求的不是心理治疗而是手术。这些患者可能仍然适合手术,但在与她们接触和治疗的整个过程中我们必须要特别注意,严格参照本章开始提出的那些原则。

大部分的美容手术患者都希望即使是有技术难度的手术,也能获得良好甚至完美的效果,这不仅能改变外貌,同时也会对我们称之为体像的复杂的精神层面带来深远影响。一旦出现并发症,医患之间的关系就面临考验。在手术后的第一年,不满意的患者人数至少与满意的患者人数相当,处理的第一步是判断患者所认为的畸形能否纠正以及该由谁来纠正。施行修复手术的手术医师必须了解患者最原始的手术动机。根据现有的信息我们已经认识到在童年创伤(虐待或遗弃),身体羞耻,多次的美容手术以及术后不满意度之

间存在关联,修复手术的医师必须比之前任何时候都要更注意一点,即手术成功与否不仅
取决于医师的知识、技巧和处理方法,同时还与患者的个人经历密切相关。对许多患者来
说,不争的事实是鼻整形术就相当于一次脑部手术。

案例分析

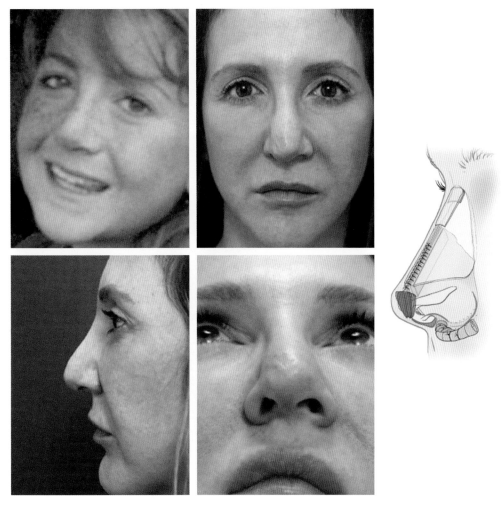

图 35-2

　　这名女性患者之前经历了多次手术,她的鼻部皮肤受损明显且存在鼻尖上区畸形;鼻
尖上区皮肤的修薄和缝合对真皮层造成了无法挽回的损伤,导致局部软组织僵硬、顺应性
下降而无法再贴合。

　　她的上唇退缩和内鼻阀狭窄都属于医源性畸形。她术前的鼻背形状较笔直,外侧脚
向头侧旋转。治疗方案包括用膨化聚四氟乙烯(1mm 厚的 Gore-Tex 片)进行上颌填充,并
使用了鼻中隔和耳廓软骨充当鼻根、鼻尖、鼻翼和撑开移植物。这位患者同时还接受了鼻
背皮肤切除,这不是一种常规术式,仅在其他方法无效的难治性病例中才使用。

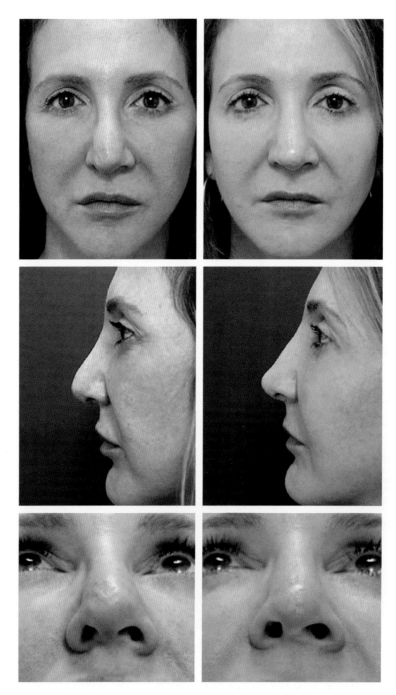

图 35-2(续)

　　从术后 4 年的随访照片可看出,该患者的鼻背笔直,鼻尖突出度正常,上颌牙弓不再退缩,此外她的气道通畅性扩大了 4 倍。双侧鼻孔的不对称仍然存在,这是由术前的组织损伤造成的。有一点需要注意,该名患者修复前的鼻部骨性结构笔直,但表面覆盖的软组织并非如此:人体表面的皮肤与被动形变的桌布不同,因此通过闭合入路评估皮肤弹性确实非常重要。

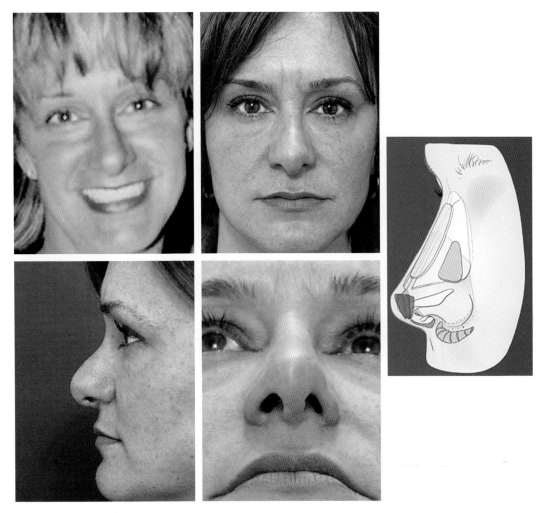

图 35-3

　　该名女性患者既往接受了三次鼻整形术,之后出现了鼻尖上部畸形以及内鼻阀和外鼻阀水平的气道狭窄。她的鼻中三分之一过窄,双侧鼻翼折痕且左侧较右侧严重。与此同时,鼻部软组织损伤也相当严重。她术前的鼻背偏低但笔直,中鼻拱偏窄,外侧脚位置异常,鼻尖突出度无法评估。驼峰去除后鼻部比例失衡,尽管鼻背的骨性结构笔直,但鼻部看上去显得臃肿肥大。鼻修复中常见的三种继发畸形在该患者身上均十分明显。

　　具体的治疗方案包括肋软骨填充上颌部、鼻背和鼻尖,同时使用了鼻翼侧壁移植物。手术重建平衡了鼻部形态并扩张了气道,尽管没有进行鼻中隔成形术,这类患者的通气功能也能得到明显改善。

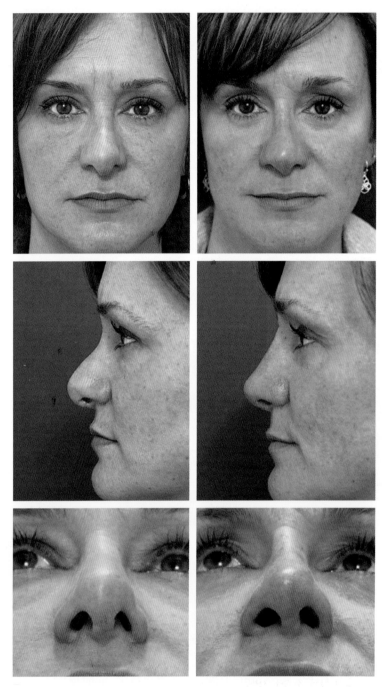

图 35-3（续）

　　从术后 4 年的随访照片中可看出，鼻部的整体形态改善，鼻尖显著缩小，且上唇的角度变垂直。现在患者的鼻背笔直，鼻尖突出度良好，中鼻拱和鼻翼缘的支撑稳定，通气量同样翻了 4 倍。

要　　点

- 鼻修复患者最常见的动机就是修复前次手术造成的医源性畸形。
- 初次鼻整形术和鼻修复唯一的策略区别在于供区部位，但鼻修复术针对的是满是瘢痕的受损鼻部，因此选择手术入路时需要考虑前次手术造成的骨及软组织不可逆的损伤，以及它们对手术方案和具体操作带来的影响。
- 鼻修复面对的畸形可分为以下三种：①软组织挛缩造成的畸形；②骨性塌陷造成的畸形；③比例失衡造成的畸形。
- 所有关键的手术决策都可以在术前根据鼻部外形确定。在手外科中每一个解剖点都直接与诊断和治疗一一对应，与之类似，鼻整形术前也能根据畸形种类确定手术方案。
- 仅有四种常见的解剖变异决定了鼻整形术能否成功：①鼻背或鼻根低平；②鼻尖突出度不足可使鼻部侧面观出现异常，同时也会导致鼻部外形不笔直；③中鼻拱狭窄；④下外侧软骨位置异常不仅影响鼻部的正面观，也会引发气道狭窄。
- 四种解剖变异能够解释所有的三种继发畸形模式：鼻尖突出度不足，中鼻拱狭窄，下外侧软骨位置异常，以及鼻背或鼻根低平。
- 无论是否进行鼻中隔成形，重建功能不全的内外鼻阀就能让患者的通气量增加为原来的三倍或四倍。
- 大部分的继发或再继发的畸形可以通过两种手术策略和四种技术中的一种得到矫正：一种是鼻根移植物、撑开移植物和鼻尖移植物；另一种是鼻背移植物联合鼻尖移植物，可酌情选择是否同时使用鼻翼移植物。
- 合理选择患者是必要条件。
- 体像十分复杂，其可能受到孩童时期的创伤史（虐待或者遗弃）的影响。

（孙维绎 译，李战强 校）

参考文献

Andrews B. Bodily shame as a mediator between abusive experiences and depression. J Abnormal Psych 2:277-285, 1995.

Andrews B. Bodily shame in relation to abuse in childhood and bulimia: a preliminary investigation. Brit J Clin Psych 36:41-49, 1997.

Andrews B. Shame, early abuse, and course of depression in a clinical sample: a preliminary study. Cognition Emotion 11:373-381, 1997.

Andrews B, Qian M, Valentine JD. Predicting depressive symptoms with a new measure of shame: the experience of shame scale. Brit J Clin Psych 41:29-42, 2002.

Attachment: the role of the body in dyadic regulation. In Ogden P, Minton K, Pain C. Trauma and the Body. New York: WW Norton, 2006.

Body shame. In Black C. It Will Never Happen To Me: Growing Up With Addiction as Youngsters, Adolescents, Adults, ed 2. Center City, MN: Hazelden, 2002.

Byram V, Wagner HL, Waller G. Sexual abuse and body image distortion. Child Abuse Neglect 19:507-510, 1995.

Cash TF. Body image and plastic surgery. In Sarwer DB, Pruzinsky T, Cash TF, et al, eds. Psychological Aspects of Reconstructive and Cosmetic Plastic Surgery. Philadelphia: Lippincott, Williams, and Wilkins, 2006.

Constantian MB. Endonasal approach in secondary rhinoplasty. In Rohrich RJ, Adams WP Jr, Ahmad J, et al, eds. Dallas Rhinoplasty: Nasal Surgery by the Masters, ed 3. St Louis: CRC Press, 2014.

Constantian MB. The new criteria for body dysmorphic disorder: who makes the diagnosis? Plast Reconstr Surg 132:1759-1762, 2013.

Constantian MB. Rhinoplasty: Craft and Magic. St Louis: Quality Medical Publishing, 2009.

Constantian MB, Clardy RB. The relative importance of septal and nasal valvular surgery in correcting airway obstruction in primary and secondary rhinoplasty. Plast Reconstr Surg 98:38-54, 1996.

Constantian MB, Lin CP. Why some patients are unhappy: part one: relationship of preoperative deformity to surgical number and a history of abuse or neglect. Plast Reconstr Surg 134:823-835, 2014.

Constantian MB, Lin CP. Why some patients are unhappy: part two: relationship of nasal shape and trauma history to surgical success. Plast Reconstr Surg 134:836-851, 2014.

Deckersbach T, Savage CR, Phillips KA, et al. Characteristics of memory dysfunction in body dysmorphic disorder. J Int Neuropsychol Soc 6:673-681, 2000.

Didie E, Tortolani CC, Pope CG, et al. Childhood abuse and neglect in body dysmorphic disorder. Child Abuse Neglect 30:1105-1115, 2006.

Edgerton MT, Jacobson WE, Meyer E. Surgical-psychiatric study of patients seeking plastic (cosmetic) surgery: ninety-eight patients with minimal deformity. Brit J Plast Surg 13:136-145, 1960.

Franzoni E, Gualandi S, Caretti V, et al. The relationship between alexithymia, shame, trauma, and body image disorders: investigation over a large clinical sample. Neuropsychiatr Dis Treat 9:185-193, 2013.

How the symptoms sabotage. In Mellody P. Facing Codependence. New York: Harper Collins, 2003.

Mellody P. The Intimacy Factor. San Francisco: Harper Collins, 2003.

Phillips KA. Body dysmorphic disorder: the distress of imagined ugliness. Am J Psychiatry 148:1138-1149, 1991.

Phillips KA. Obsessive-compulsive disorder versus body dysmorphic disorder: a comparison study of two possibly related disorders. Depress Anxiety 24:399-409, 2007.

Phillips KA, Menard W, Pagano ME, et al. Delusional versus nondelusional body dysmorphic disorder: clinical features and course of illness. J Psych Res 40:95-104, 2006.

Picavet VA, Gabriels L, Grietens J, et al. Preoperative symptoms of body dysmorphic disorder determine postoperative satisfaction and quality of life in aesthetic rhinoplasty. Plast Reconstr Surg 131:861-868, 2013.

Sarwer DB, Crerand CE. Body image and cosmetic medical treatments. Body Image 1:99-111, 2004.

Scaer R. The Body Bears the Burden: Trauma, Dissociation, and Disease, ed 2. New York: Routledge, 2007.

Scaer R. Eight Keys to Brain-Body Balance. New York: WW Norton, 2012.

Sheen JH. Spreader graft: a method of reconstructing the roof of the middle nasal vault following rhinoplasty. Plast Reconstr Surg 73:230-237, 1984.

Sheen JH, Sheen AP. Aesthetic Rhinoplasty. St Louis: CV Mosby, 1987.

van der Kolk B. The black hole of trauma. In van der Kolk B, McFarlane AC, Weisaeth L, eds. Traumatic Stress. New York: The Guilford Press, 2007.

van der Kolk B. The Body Keeps the Score. New York: Viking, 2014.

van der Kolk B. The body keeps the score. In van der Kolk B, McFarlane AC, Weisaeth L, eds. Traumatic Stress. New York: Guilford Press, 2007.

van der Kolk B. Trauma and memory. In van der Kolk B, McFarlane AC, Weisaeth L, eds. Traumatic Stress. New York: Guilford Press, 2007.